BASTEI
LÜBBE

Ingrid Benedict

Laßt mir meine bunten Farben

Ich habe keine Angst um mich

BASTEI LÜBBE

BASTEI-LÜBBE-TASCHENBUCH
Band 61410

Laßt mir meine bunten Farben

Lizenzausgabe im Bastei-Verlag Gustav H. Lübbe GmbH & Co.,
Bergisch Gladbach
Ich habe keine Angst um mich

Einbandgestaltung: Manfred Peters
Titelfoto: ZEFA
Satz: hanseatenSatz-bremen, Bremen
Druck und Verarbeitung: Elsnerdruck, Berlin
Printed in Germany Juli 1998
ISBN 3-404-61410-0

Der Preis dieses Bandes versteht sich einschließlich
der gesetzlichen Mehrwertsteuer.

Ingrid Benedict

Laßt mir meine bunten Farben

BASTEI LÜBBE

Nun aber bleiben Glaube, Hoffnung, Liebe;
aber die Liebe ist die Größte unter ihnen.
1. Korinther 13, Vers 13

ICH HABE BRUSTKREBS!
Die histologische Untersuchung eines Knotens, den man mir am Freitagfrüh aus der linken Brust entfernte, hat das ergeben.

Mein ursprüngliches Einverständnis, die Brust noch im Rahmen der Operation abzunehmen für den Fall, daß sich Hinweise auf Krebs ergeben, hatte ich eine halbe Stunde vor dem Eingriff zurückgezogen.

Heute ist Montag. Eine lange Stunde haben sie auf mich eingeredet, die Herren Ärzte, mein Operateur und ein junger Mann, der mich in der allgemeinen Brustsprechstunde, die das Krankenhaus regelmäßig am Montagnachmittag abhält, schließlich von der Notwendigkeit eines Eingriffs überzeugte.

Er hatte mich damals zunächst abgetastet, den Knoten geortet, wissen wollen, ob aus der Warze ab und zu Flüssigkeit austritt und mich schließlich zur Mammographie geschickt.

Und dort beginnt ein Verwirrspiel, das ich heute – drei Jahre danach – noch immer nicht begreife.

Die Röntgenärztin begrüßt mich herzlich und will wissen, mit welchem meiner Kinder ich diesmal hier bin. Wir kennen uns von zahlreichen Kontrolluntersuchungen, die ich bei Florian und Linda in regelmäßigen Abständen vornehmen lassen muß.

Meine Schwiegermutter war lungenkrank, meine Kinder hatten lange Zeit schwache Bronchien und müssen beobachtet werden.

»Nein, diesmal«, so nuschle ich, »bin ich dran. Es hat mich – wie mir scheint – erwischt. Ich habe einen Knoten in der Brust.«

Diese Mitteilung trifft sie zu überraschend. Sie hat keine Zeit mehr, sich in Allgemeinfloskeln zu flüchten. Übliches, wie »Wird schon nicht so schlimm sein, Sie machen gar keinen kranken Eindruck« – ist noch nicht parat.

Ich habe sie überfallen. Sie macht große entsetzte Augen und bringt keinen Ton heraus.

Ich werde geholt und in einen kleinen Raum geführt. Er ist bedrückend eng, wird von dem Röntgenapparat beherrscht. An der Wand hängt ein kleiner Spiegel, davor ein Bord zum Abstellen der Handtasche. Einen Vorhang, hinter dem man sich ausziehen kann, gibt es nicht. Nebenan ist die Herren- und Damentoilette.

Die Prozedur, von der es immer wieder heißt, sie sei absolut schmerz- und beschwerdefrei, beginnt.

Ich habe Schmerzen, sie macht Beschwerden – ich habe Angst!

Der Arzt ist schweigsam, sachlich und reagiert auf meinen beginnenden Widerstand recht unwirsch.

»Wir müssen die Brust einquetschen, je flacher sie liegt, desto besser kann man den Knoten erkennen«, brummt er.

Ich sage ihm, daß mir die Brust weh tut, daß ich jetzt genug habe, daß mich seine Routine kränkt und daß ich gehen will. Er macht ungerührt weiter, versucht mich bei der Ehre zu packen, indem er betont, Millionen Frauen vor mir hätten so eine Mammographie überstanden, ohne Schaden daran zu nehmen. Das weiß ich selbst. Ich sage kein Wort mehr und nehme mir vor, alle meine Freundinnen vor diesen Untersuchungsmethoden zu warnen.

Endlich ist er fertig, sind alle Aufnahmen gemacht. Ich darf mich anziehen und werde darüber informiert, daß ich mich auf eine gute halbe Stunde Wartezeit gefaßt machen muß. Normale Röntgenaufnahmen sind schneller entwickelt, das hier dauert länger.

»Sie können sich draußen hinsetzen oder einen kleinen Spaziergang im Park machen. Wir rufen Sie schon.«

Plötzlich ist er ganz freundlich zu mir. Mein Entsetzen und meine Angst haben ihn offensichtlich doch nicht ganz so ungerührt gelassen.

Vielleicht rettet er sich mit seiner Sachlichkeit und seinen gefühllosen Bemerkungen vor zuviel Mitleid. Wer weiß?

Ich gehe nicht in den Park, sondern lasse mich genau gegenüber der Tür nieder, durch die er mit den Aufnahmen verschwunden ist und warte.

Ich versuche in einer Zeitschrift zu lesen und lege sie sofort wieder weg.

Ich gehe auf und ab und höre einer Frau zu, die mit ihrem kleinen Buben redet. Er liegt auf einer Trage und wartet offenbar darauf, in einen der Röntgenräume geschoben zu werden. Er hebt seine kleinen Hände in die Höhe und die Mutter muß seine Finger zählen. Immer wieder. »Eins, zwei, drei . . . acht, neun, zehn.«

Plötzlich steckt er eine Hand unter die Wolldecke, die andere gibt er der Mutter: »Mami, wieviel Finger hab ich jetzt?«

»Du hast immer noch zehn. Ich kann aber nur fünf davon sehen.« »Wenn mir der Doktor drei davon abschneidet, wieviel Finger hab ich dann?«

Ich will die Antwort erst gar nicht hören und wende mich ab. Mein Gott, wie viele Brüste habe ich jetzt? Zwei! Wie viele habe ich, wenn mir der Doktor eine abschneidet?.

Endlich kommt die Radiologin auf mich zu. Sie hat das Kuvert mit meinen Aufnahmen in der Hand, strahlt mir entgegen.

»Na, sehen Sie, alles in Ordnung. Sie haben sich ganz umsonst aufgeregt.«

Ich verstehe überhaupt gar nichts mehr, bin einfach sprachlos. Sie führt mich zu einem Bildschirm, hängt eine Aufnahme davor, knipst das Licht an. Ich kann die Konturen meiner Brust erkennen und einen kleinen, kirschkerngroßen Punkt – offensichtlich den Knoten.

»Aber da ist er! Ich habe einen Knoten. Man sieht ihn doch!«

Meine Stimme ist belegt. Mein Herz klopft wie toll.

»Natürlich ist das ein Knoten, aber der schaut ganz und gar harmlos aus. Nichts geht von ihm ab. Der ist dort fixiert. Der macht Ihnen nicht zu schaffen. Sie können ganz beruhigt sein. Krebs sieht anders aus.«

Jetzt endlich begreife ich. Ich kann ganz beruhigt sein, ich habe keinen Krebs. Ich muß nicht operiert werden. Alles, alles war nur ein einziger Alptraum! Mir laufen die Tränen über die

Backen, ich falle ihr um den Hals. »Danke, danke, danke!« Sie lacht.

»Bei mir brauchen Sie sich nicht zu bedanken. Glück hatten Sie ganz einfach, ein Riesenglück!«

Sie scheint fast so froh zu sein wie ich. Wir beide verstehen uns.

Ich will von ihr wissen, ob ich gehen kann oder ob ich noch einmal zu dem Arzt in der Brustsprechstunde zurück muß. Sie entläßt mich, meint, ich könne jetzt nach Hause. »Ihr Mann wird sich freuen«, vermutet sie. »Ich bin geschieden«, informiere ich sie kühl. »Na ja.« Die Bilder schicke sie dem Kollegen per Hauspost. Mich werde er wohl nicht mehr brauchen.

Und da habe ich eine Idee.

»Oh nein, ich bringe ihm die Bilder selber. Er schien so aufgeregt und so sorgenvoll, daß er sich vielleicht freut, wenn ich ihm sage, daß alles nur falscher Alarm war.«

Ich nehme den hellbraunen Umschlag, dessen Inhalt plötzlich jeden Schrecken für mich verloren hat und mache mich durch einen langen Gang auf den Weg zu der Brustsprechstunde.

Als er mich wegschickte, hatte er gemeint, ich bräuchte nach der Mammographie nicht mehr zu warten, bis ich an der Reihe sei, sondern sollte mich gleich bei ihm melden. Er komme dann so schnell wie möglich zu mir in den Nebenraum. Dort stehe ich nun und warte auf ihn.

Er stürmt förmlich herein und sieht immer noch so bekümmert aus wie vorher, als ich ihn verließ.

Er muß noch sehr jung sein, er ist mit Leib und Seele dabei – das merkt man ihm an.

»Die Aufregung war umsonst, es ist alles in Butter.« Ich attackiere ihn förmlich mit diesem Ergebnis. Er sagt kein Wort, nimmt mir den Umschlag aus der Hand, hängt eine Aufnahme vor den erleuchteten Bildschirm und betrachtet sie lange. »Wer sagt Ihnen eigentlich, daß alles in Ordnung ist?« Es dauert etwas, bis ich die Frage verstanden habe. Dann sprudelt es aus mir heraus. Ich erzähle ihm, daß die Röntgenärztin meinte, ich könne alle meine Sorgen vergessen. Ich mache keine Pause, lasse ihm keine Chance, mich zu unterbrechen. Er unternimmt zwar ein paarmal einen schwachen Versuch, läßt es aber schließlich bleiben. Ich rede und rede, ich lache, freue mich und bin schließlich endlich ruhig.

»Sie müssen sich operieren lassen!« höre ich ihn sagen. »Diese Aufnahmen sagen gar nichts über die Beschaffenheit des Knotens aus. Wir wissen nicht, ob er gut- oder bösartig ist. Wir wissen lediglich, wo er sich befindet, aber das war vor der Mammographie auch bekannt. Nur halt nicht so genau.«

»Aber Ihre Kollegin meinte doch . . .« Mitten im Satz höre ich ganz einfach auf. In meinem Kopf dreht sich alles. Mir wird schlecht, und endlich höre ich ihm zu. In zehn Minuten sind wir fertig miteinander. Er hat mich davon überzeugt, daß ich mich trotzdem operieren lassen muß, auch seine Mutter, seine Schwester, seine Freundin würde er zu diesem Eingriff überreden. Er würde sie nicht in Ruhe lassen, bis sie sich beugten, die Gefahr sei zu groß.

Er telefoniert mit der Station. Am Donnerstag soll ich anrücken. Am Freitagfrüh werde ich operiert. Er verspricht mir, sich noch am Donnerstag bei mir zu melden, um mich zu trösten.

Ich will von ihm wissen, ob es nicht besser sei, beide Brüste zu amputieren. Dann sei ich wenigstens wieder gleich, bräuchte keinen Spezialbüstenhalter zu tragen. Er schüttelt den Kopf, hält mich wohl für verrückt und ist in Gedanken schon bei der nächsten Patientin, die in seinem Sprechzimmer auf ihn wartet.

Am Ausgang läuft mir die Röntgenologin über den Weg. »Na, hat er sich auch gefreut?« erkundigt sie sich. »Am Freitag werde ich operiert. Er will es ganz genau wissen«, informiere ich sie. Sie schaut etwas verdutzt und verschwindet wortlos in einem Röntgenraum.

Jetzt also steht der junge Arzt an meinem Bett und hämmert mit Sätzen förmlich auf mich ein. Er will mich davon überzeugen, daß dieser histologische Befund eine Amputation unumgänglich macht. Er preist meine Vernunft, daß ich folgsam war und zumindest eine Probe entnehmen ließ. Jetzt erst wisse man genau, in welcher Gefahr ich mich befinde.

Der Chirurg schaut zum Fenster hinaus. Er hat längst aufgegeben zu argumentieren, der Junge macht seine Sache ohnedies viel besser.

»So eine Amputation ist nichts gegen das, was Sie dadurch gewinnen«, höre ich diesen sagen. »Brustkrebs, wenn man ihn rechtzeitig erwischt, ist heute heilbar. Sie haben beste Chancen, bleiben Sie hier und lassen Sie uns morgen weitermachen.«

Er lehnt nun am Türrahmen, man hatte ihn eilig gerufen, um mir beizustehen. Er hätte es auf einem Stuhl vermutlich gar nicht ausgehalten. Seine Augen sind dunkel und beschwörend, traurig, wie mir scheint. Ich vertraue diesen Augen, sie lassen mich keinen Moment los. Ohne daß ich es zunächst bemerke, drängt er *mich* in die Rolle der Trösterin. »Sie brauchen keine Angst zu haben, ich lasse mich ja operieren. Ich sehe ja ein, daß die Brust weg muß, nur jetzt nicht, nicht schon morgen.«

Da schaltet sich der Chirurg wieder ein. »Frau Benedict, die Sache eilt. Sie riskieren zuviel, wenn wir nicht gleich operieren.«

Jetzt endlich kommen die Tränen, das erste Mal, seit die beiden in meinem Zimmer sind und mich zur Krebserkrankung gemacht haben. Ich würge an den Sätzen, habe fast keine Stimme für sie, drücke sie schließlich doch heraus.

»Nein, Herr Doktor, ich werde morgen dieses Krankenhaus verlassen. Ich werde mit meiner Tochter telefonieren und sie einladen, mit mir in den Süden zu fahren. Ich werde das bißchen, was ich an Papieren habe, verkaufen, um mir diese eine Woche Sonne und Meer leisten zu können.« Er will mich unterbrechen, aber ich lasse ihm keine Gelegenheit dazu. Jetzt bin ich dran!

»Seitdem ich geschieden bin, war ich nicht mehr im Urlaub. Das sind immerhin acht lange Jahre. Ich will, daß meine Tochter das Meer mit meinen Augen kennenlernt. Ich will mit ihr rumtoben, lachen und in der Sonne braten.« Die Vorstellung, nach Italien zu fahren, hat mich derart begeistert, daß ich vorübergehend vergesse, wem und warum ich das hier alles erzähle.

Beide Herren bleiben sachlich und wirken verständnislos,

sind gegen diesen Ausflug in die Ferien, argumentieren schwach und können sehr schwer verbergen, daß sie eigentlich nur Angst haben, ich würde nie mehr wieder in dieses Krankenhaus zurückkehren, wenn ich erst wieder einmal draußen gewesen bin.

Ich bleibe ruhig und stur. Langsam habe ich wieder Oberwasser. Vorher, als die beiden in mein Zimmer kamen, fühlte ich mich in meinem Bett seltsam ausgeliefert. Dasselbe Gefühl befällt mich übrigens immer, wenn ich im Krankenhaus Besuch bekomme. Man kann als Bettlägeriger dem Besucher nicht entgehen. Er sitzt da, nachdem er endlich seinen Blumenstrauß losgeworden ist, will allein durch Anwesenheit Freude bereiten, will Heiterkeit, Mut, Anteilnahme verströmen und treibt mich automatisch in die Defensive. »Sag mir bitte, wenn ich dich anstrenge, dann gehe ich wieder« oder »Du brauchst gar nichts zu sagen, ich erzähl dir einfach ein bißchen was von draußen« – das alles sind leere Versprechungen und rein rhetorische Angebote. Ich fühle mich von Besuchern fast immer bedrängt – sofern ich als Patientin im Krankenbett liege, mitten im Raum, ohne schützende Wand, der ich mich gähnend zuwenden kann.

Schließlich einigen wir uns auf einen Kompromiß. Ich werde mich morgen einer gründlichen Untersuchung unterziehen, Computer-Tomogramm, Knochenszintigraphie, Ultraschall und Röntgen. Man sagt mir eine Beruhigungsspritze zu, damit ich meine Platzangst überwinde und mich in die enge Röhre des Computers einpassen lasse. Was ein Knochenszintigramm eigentlich wirklich ist, daß man dabei radioaktiv gespritzt wird, hält man hingegen nicht für mitteilenswert. Im Rahmen der allgemeinen Annäherung verspreche ich dann auch, mich gleich nach meinem Italienurlaub zur Amputation einzufinden. Man reicht sich die Hände, lächelt einander zu, froh, daß das Gefecht beendet ist, und wünscht sich »Eine gute Nacht«.

Jetzt liege ich in meinem Bett und lasse den Satz langsam auf der Zunge zergehen: »Ich habe Brustkrebs«. Mir wird es gehen wie unzähligen Frauen in der ganzen Welt, wie zwei, drei Freundinnen, die ich im Laufe der letzten Jahre habe leiden und schließlich sterben sehen.

Ich werde einen ausgestopften Büstenhalter tragen, meine

Bikinis wegwerfen müssen. Ich werde einen dicken Arm bekommen und Schmerzen haben, wenn ich meine Arme um einen Hals legen will. Ich werde mich nie mehr unbefangen ausziehen können, wenn meine Kinder in der Nähe sind, ich werde darauf achten müssen, daß ich die Badtür immer fest verschließe, wenn ich dusche. Ich werde nie mehr flirten, nie mehr lieben können, denn die Versprechungen, die meine Augen, meine Lippen, meine Hände geben, wird mein Körper nicht mehr einhalten können, nicht mehr einhalten wollen. Ich habe Brustkrebs!

Zwei Wochen und drei Tage sind erst vergangen, seit ich den Knoten entdeckt habe.

Die Kinder machen Sommerferien. Tochter Linda, sie wird Ende August 12 Jahre, ist mit dem Vater für zwei Wochen in Kitzbühel, Sohn Florian – er kommt im nächsten Schuljahr in die Kollegstufe, nachdem er sich nun doch dazu durchgerungen hat, Abitur zu machen – verbringt mit Freundin Susanne und zwei Freunden einige Wochen in einem Ferienhaus auf Teneriffa. Seit gestern sind sie weg.

Heute ist also mein erster kinderfreier Tag. Es ist heiß draußen, ich habe beschlossen, nur Obst zu essen und ansonsten den Tag im Garten zu verbringen, am besten in der Nähe unseres kleinen Swimmingpools. Ich liege im Gras, über mir blauer Himmel, Sonne. Sie brennt auf die Haut. Das Oberteil meines Bikinis habe ich ausgezogen. Eine kleine Ameise krabbelt auf meinem Bauch und verursacht Pein. Zunächst versuche ich mich zusammenzunehmen und das penetrante Gekitzel einfach zu ignorieren. Das mißlingt. Trotzdem will ich sie nicht verscheuchen. Ich beschließe, sie auf ihrem Weg über meinen Körper zu beobachten. Das lenkt ab. Ich habe Zeit und ich bin glücklich. Da komme ich manchmal auf die unsinnigsten Ideen. Meine Freunde belächeln diese Fähigkeit. Ich genieße bei ihnen den Ruf, mit einem dicken Blumenstrauß voller Erlebnisse nach Hause zu kommen, auch wenn ich nur mal schnell zum Bäcker um die Ecke gehe.

Die Ameise, inzwischen habe ich ihr längst den Namen Roswitha gegeben, nimmt Kurs auf meinen Nabel. Er scheint ihr zu mißfallen, sie macht einen großen Bogen um den Krater, verweilt ein wenig, überlegt sich eine neue Route und steuert meine linke Brust an.

Vielleicht heißt sie gar nicht Roswitha, vielleicht ist sie ein strammer Ameisenmann mit Namen Jonathan, der es liebt, auf sonnenwarmen Brüsten herumzukrabbeln.

Er begibt sich auf den weich geschwungenen Hügel, erklimmt den Aussichtsturm, will sich auf meiner Brustwarze einen Überblick über das übrige Gelände verschaffen. Ich begleite ihn mit meinen Augen. Mein Blick saugt sich auf dem Vorhof fest. Ich sehe keine Brustwarze, sondern eine Schwellung, so, als sei ich von einer Wespe gestochen worden.

Ich setze mich auf. Die Ameise tritt ihren Rückzug an. Ich weiß nicht, ob sie ins Gras gefallen ist oder noch irgendwo auf mir herumturnt. Mit dem Zeigefinger der rechten Hand betaste ich ganz vorsichtig dieses fremdartige Gebilde, kreise es ein, habe mit der anderen Hand die Brust etwas an, um sie besser betrachten zu können.

Ich habe mich nicht geirrt, mit meiner linken Brustwarze ist etwas nicht in Ordnung. Ich drücke fest dagegen, presse die Brust zusammen. Nichts. Ich habe keine Schmerzen, ich spüre nichts.

Ich lege mich zurück ins Gras und hoffe insgeheim, daß ich mich ganz einfach getäuscht habe. Die Sonne ist plötzlich zu heiß, das Gras kratzt unangenehm auf der Haut, ich springe ins Wasser und schwimme wie eine Verrückte. Beim Auftauchen beobachte ich meine nackten Brüste. Rechts ragt die Warze in die Höhe, wie immer, wenn es mir kalt ist, links hat sich nichts verändert.

Ich nehme mein Handtuch, wickle es um den Oberkörper, schleiche mich wortlos an meiner Mutter vorbei, die im Liegestuhl liegt und vor sich hindöst. Haustüre zu! Ich will jetzt allein sein!

Im Bad stelle ich mich vor den Spiegel, immer noch in der Hoffnung, ich hätte mich getäuscht. Ganz langsam lockere ich das Handtuch und betrachte mich. Fast wundere ich mich ein wenig, daß mir die Veränderung an meiner Brust nicht schon längst aufgefallen ist. Sie sticht ins Auge, läßt sich nicht wegwischen.

Freilich, beim morgendlichen Duschen pressiert es in der Regel immer. Da bleibt keine Zeit für genußreiches Abtrocknen, für Einölen. Da muß es schnell gehen. Der Blick in den Spiegel informiert lediglich darüber, ob die Frisur sitzt oder ob die Nase glänzt, nichts weiter.

Warum habe ich mich nie abgetastet, so wie es immer empfohlen wird! Beim Frauenarzt war ich auch schon ewig nicht mehr. Ich habe gar keinen. Der Gynäkologe, der meine Kinder auf die Welt gebracht hat, ist vor Jahren nach Celle gezogen und dort gestorben. Einmal war ich noch bei einem Kollegen von ihm. Der verordnete mir einen kleinen Eingriff, entfernte Verwachsungen an der Gebärmutter und entließ mich nach vier Tagen Krankenhausaufenthaltes mit der Ermahnung, mich regelmäßig bei ihm zu melden.

Das habe ich tunlichst unterlassen. Schließlich fehlte mir nichts. Die Pille nahm ich ohne Unterbrechung in der Annahme, sie werde mir schon nicht schaden. Und überhaupt habe ich die Gesundheit und Stabilität einer russischen Kolchosenbäuerin! Meinte ich.

Jetzt stehe ich im Bad und inspiziere meine linke Brust so, als ob sie gar nicht mehr zu mir gehört. Nackt gehe ich ins Wohnzimmer und setze mich auf die schwarze Ledercouch. Sie ist eiskalt. Mir ist eiskalt. Immer wieder schaue ich auf meine linke Brust. Sie ist mir fremd, hat ein Eigenleben, von dem ich nichts weiß. Die rechte Brust und ich – wir gehören zusammen, mit meiner linken Brust habe ich nichts zu tun. Ich weiß, daß ich diese Gedanken wegschieben, daß ich aufwachen und den Tatsachen ins Auge sehen muß, aber ich fühle mich gelähmt. Ich bin so grenzenlos erschrocken, fassungslos – so schrecklich allein und ausgeliefert, einem Unheil, das ich auf mich zukommen sehe, ohne es abwenden zu können. Noch habe ich keine Kraft, mich zu wehren!

Ich muß jemanden fragen, mit jemandem sprechen, sonst schnappe ich über. Im Garten liegt meine Mutter immer noch in der Sonne. Wir beide hatten es nie leicht miteinander, wir sind einfach zu verschieden. Vertraute waren wir nie. Schon rein äußerlich unterscheiden wir uns. Meine Mutter ist klein, blond, sie macht irgendwie einen rundlichen Eindruck, obwohl sie es nicht wirklich ist. Vielleicht liegt es daran, daß sie dereinst, vor vielen Jahren, beschlossen hat, den Typ der Wienerin darzustellen. Und das bedeutete für sie taillierte Kostümchen, schmale Kleider, die in der Taille von einem breiten Gürtel zusammengehalten werden, knapp Sitzendes, Enges, Korrektes. Dazu viel, viel Schmuck, hohe Pumps und dauergewelltes, silberglänzendes Blondhaar, sorgfältig frisiert, durch Haarspray zur Bewegungslosigkeit verdammt.

Ich hingegen wirke immer nur sportlich, auch wenn mein geschiedener Mann sich in den 15 Jahren Ehe unverdrossen darum bemüht hat, mich auf »damenhaft« umzudisponieren. Ich fühle mich halt nur in Jeans und T-Shirts wohl, in flachen Collegeschuhen und weichen Espadrilles. Sicher hatte die Dauerwelle auch meine braunen Haare dereinst fest im Griff, aber schließlich ließ ich mir einen Bubikopf schneiden, und der ist mir – mit geringen Abweichungen – bis heute geblieben. Ich plaziere mich also vor den Liegestuhl meiner Mutter, so, daß ich Schatten auf sie werfe und sie damit sanft in die Wirklichkeit zurückhole. Sie scheint tatsächlich geschlafen zu haben, während für mich mit einem Schlag meine ganze Welt aus den Fugen geraten ist.

»Da schau mal her, Mutti, ich glaube, ich habe da einen Knoten in der linken Brust.« Ich sage das ganz leichthin, ohne Emotion, so nebenher, als ob ich nichts weiter Wichtiges mitzuteilen hätte.

Sie reißt die Augen auf und setzt sich kerzengerade hin. Meine Mutter weiß alles über Krebs, zumindest alles, was die Illustrierten darüber zu berichten haben.

Sachkundig greift sie nach meiner linken Brust, findet die Warze nicht mehr und diagnostiziert kühl: »Du hast recht. Da ist ein Knoten. Die Warze ist eingezogen. Das ist immer so bei Krebs. Du mußt zum Arzt.«

Eigentlich bin ich ganz froh über diese sachliche Reaktion, sie holt mich irgendwie zurück auf den Boden der Tatsachen. Außerdem regt sich in mir – wie oft, wenn meine Mutter etwas kategorisch erklärt – sofort ein gewisser Widerstand. Was heißt, das ist immer so bei Krebs? Ist doch noch gar nicht klar, ob das wirklich ein Krebsknoten ist. Schließlich gibt es auch gutartige Tumore. Zum Arzt gehe ich sowieso nicht. Zumindest überlege ich mir das erst einmal gründlich.

Oben in der Wohnung ziehe ich mir eine Leinenhose und ein weißes T-Shirt an. Dann gehe ich zu meinen Freunden zwei Häuser weiter. Der Büstenhalter drückt mich plötzlich, und ich lasse ihn weg. Das Thema Krebs ist zunächst einmal beendet. Ich will einfach nicht mehr daran denken, wenigstens heute nicht.

Meine Freunde – das ist eine neunköpfige Familie, bestehend aus der liebevollen Oma, aus deren Küche Tag für Tag duftende Köstlichkeiten auf den riesigen Eßtisch gelangen, das sind ihre beiden Töchter Helga und Gisi, das sind die Kinder Robbi, Frank, Mark, Holger und Trixi, das ist Helgas geplagter Ehemann Uli, das einzig männliche Familienmitglied, und ein leicht neurotischer, bildschöner Setter namens Hai.

»Meine Familie!« Elf Jahre ist es nun her, daß ich mit der Oma ins Gespräch kam. Stolz schob sie damals einen monströsen Kinderwagen vor sich her, in dem die putzigsten Zwillinge lagen, die ich jemals gesehen hatte. Trixi, mit verstrubbelten blonden Haaren und blauen Augen, schaute mich vergnügt an. Ihr Zwillingsbruder Holger, schwarzer Schopf und dunkle Kugelaugen, schrie wie am Spieß. Die Mutter Helga hat noch einen größeren Buben, der in strengen Momenten Robert und in zärtlichen Minuten Robbi genannt wurde. Dieser feine Unterschied besteht noch heute. Der leidenschaftliche Fußballer Robbi weiß genau, was es geschlagen hat, wenn die Mutter »Robert« zur Ordnung ruft. Mark und Frank sind die Buben von Gisi, einer ehemals erfolgreichen Geographin, die nach gescheiterter Ehe mit ihren Buben nach München zog und bei der »Familie« Unterschlupf gefunden hat.

Die Kinder, mit Ausnahme von Mark, der beleidigt ist und sich vor den Fernsehapparat zurückgezogen hat, toben im Wasser, die Erwachsenen sitzen auf der Terrasse und unterhalten sich. Sie haben noch gar nicht gemerkt, daß ich zu ihnen gekommen bin. Der Wachhund Hai weiß längst, daß ich zur Familie gehöre und wedelt wegen der großen Hitze, die auch jetzt am Abend noch spürbar ist, nur pflichtbewußt dreimal mit dem Schwanz. Mehr will er von mir nicht wissen. Ich bleibe so stehen, daß sie mich nicht sehen können und betrachte sie der Reihe nach.

Die Oma hat die Hände über dem Bauch gefaltet, ein Zeichen äußerster Entspannung. Helga strickt den wievielten Pullover auch immer in diesem Sommer, ihre Schwester Gisi liest Spannendes aus der Zeitung vor, und Uli kämpft ganz offensichtlich mit sich, ob er den Kindern ins Wasser folgen oder mit seinem Hund einen Spaziergang machen soll.

Ich mag diese Menschen, ich mag das Geschrei, das die Kinder machen, meine Freundin Helga, die meist vernünftiger ist als ich, obwohl ich eigentlich die ältere bin. Ich mag ihre Schwester Gisi, der keine Verspannung entgeht und die mit erbarmungslosen Händen verkrampfte Muskelpartien lockert. Ich weiß, daß Uli auch mich und meine Kinder längst unter seine Fittiche genommen hat, bereit ist, auch noch auf uns aufzupassen. Sie alle sind »meine Familie«, die ich jetzt mehr brauchen werde denn je. Ich gehe auf sie zu und nehme mir vor, ihnen heute Abend kein Wort über den Knoten in meiner Brust zu sagen. Das hat Zeit. Heute will ich bei ihnen unterschlupfen, will sie unbefangen lachen hören, ein Glas Wein mit ihnen trinken, Skatspielen und alle Rämsche verlieren. Wie so oft!

Die Wirklichkeit holt mich erst am nächsten Morgen, einem Sonntag, wieder ein. Ich habe gut geschlafen, aber um 6 Uhr früh bin ich hellwach. Draußen gießt es, der Sommer ist ganz offensichtlich mal wieder für eine Weile vorüber.

Ich spiele mit meiner Katze, erzähle ihr lange und ausführlich, daß das Frauchen vermutlich Krebs hat, ins Krankenhaus und vielleicht auch bald sterben muß. Mein Ton ist sanft und liebevoll. Mein ahnungsloser Gipsy fühlt sich wohl und beginnt zu schnurren. Wenn ich aufhöre, ihn zu streicheln, stupst er mich mit der Nase. Schließlich stehe ich auf, nachdem einige Versuche, wieder einzuschlafen, fehlgeschlagen sind.

Die Gedanken brausen durch den Kopf, machen Angst, bereiten Herzklopfen. An der Kellertüre begegne ich meiner Mutter. Sie will wissen, wie es mir geht, ob es bei unserer Verabredung zum Mittagessen bleibt, und dann kommt eine Frage, die wenig später wahre Tränenfluten bei mir auslöst.

»Ist der Knoten schon kleiner geworden?« Zunächst weiß ich gar keine Antwort darauf. Irgendwie rührt mich diese Formulierung. Meine Mutter scheint plötzlich zu glauben, ein Krebsknoten reagiert ähnlich wie eine Beule. Zunächst ist er groß, mit der Zeit geht er wieder zurück, um endlich ganz zu verschwinden. Das muß sie sich über Nacht selber zusammengereimt haben, denn zu lesen ist so etwas nicht, nicht einmal in den uninformiertesten Blättern. Ich murmle, daß wir natürlich zum Essen gehen, wenn ich aus der Kirche zurück bin, und dann heule ich eine Stunde in mein Kopfkissen, hemmungslos, mit immer neuen Tränen.

Am Montag meldet sich mein praktischer Arzt bei mir, von meiner Mutter aufgescheucht. Sein Ton ist wie immer leicht ironisch, er haßt große Gefühlsausbrüche, Sentimentalitäten aller Art.

»In diesem Jahr scheinst du den Kanal ja nicht vollzukriegen«, grantelt er.

Stimmt, seit Anfang Januar hatte ich mich immer wieder elend gefühlt. Einmal streikte die Galle. Nach einer Kolik rief ich ihn um Hilfe. Er unterbrach die nachweihnachtlichen Feiertage, um mich daheim zu untersuchen. Ich versprach ihm, sobald wie möglich in seinem Labor zu erscheinen. Ergebnis: erhöhte Leberwerte. Therapie: Diät und keinen Alkohol. Darauf steigere ich, ohne es zunächst zu bemerken, meinen Zigarettenkonsum auf täglich 60 Zigaretten. Ich sitze mit dem Heizkissen auf dem Bauch vor einer Kanne Kamillentee, um Leber und Galle zu erfreuen und huste mir die Seele aus dem Leib. Am 28. Februar, einem Sonntag, beschließe ich, am nächsten Tag mit dem Rauchen aufzuhören. Am Nachmittag teile ich diesen Vorsatz allen mit, die mir über den Weg laufen und stoße auf äußerste Skepsis. »Schön wär's ja«, bekomme ich zu hören. »Aber von 60 auf Null, das glaubst du wohl selber nicht.«

Am Montag, dem 29. Februar, beginne ich meinen Kampf gegen das Nikotin. Meine Kinder sind vorgewarnt. Ich kündige Nervosität, Hysterie, schlechte Laune und dergleichen schlimme Folgen mehr an und überstehe diese Zeit überraschend gut. Der Hausarzt, selbst ein starker Raucher, hält eine dauerhafte Abstinenz für unwahrscheinlich. »Außerdem brauchst du Kreislaufmittel, du wirst ganz schöne Beschwerden bekommen. Schließlich ist dein Körper seit vielen Jahren an das Gift gewöhnt.« Ich lehne sämtliche medizinischen Hilfsmittel trotzig ab. Dieses Mal ist es mir wirklich ernst. Ich will es schaffen, ganz ohne »Mätzchen«. Es geht mir überraschend gut. Die Zigarette, die mein Sohn beim Frühstück raucht, und die ich ihm ausdrücklich erlaubt habe, stört mich nicht sonderlich. Mein Vater räuchert mich ein, als er mich tags darauf in seinem Auto mit in die Stadt nimmt. Helga verläßt das Wohnzimmer, um in der Küche eine Zigarette zu rauchen. Ich hole sie zurück. Ich kann ohne weiteres zuschauen, ohne selbst nach einer Zigarette zu verlangen.

Anfang März wache ich eines Nachts mit einem äußerst lästigen Reizhusten auf. Er will nicht vergehen. Tagsüber wird er zwar leichter, aber nachts kann ich fast nicht mehr durchatmen. In der Apotheke werden mir verschiedene Mittel und Mittelchen empfohlen. Ich inhaliere, lutsche Bonbons, mache Brustwickel. Trotzdem bekomme ich keine Luft. Nachts sitze ich am geöffneten Fenster, weil ich Angst habe zu ersticken.

Nachdem ich auch untertags vor lauter Atemnot nicht mehr reden und mich kaum noch bewegen kann, ohne nicht sofort blau anzulaufen, rufe ich meinen Arzt schließlich doch an. Er ist im Skiurlaub.

Von seiner Frau, ebenfalls einer Ärztin, wird mir empfohlen, mich an den Notarzt zu wenden. Ferndiagnosen lägen ihr nicht, kommen könne sie nicht. Nach drei Stunden Wartezeit, die ich röchelnd auf meinem Bett verbringe, erscheint ein massiger Mann in meinem Zimmer. »Heute ist viel los«, erzählt er. »Vielleicht schlägt das Wetter um. Was haben Sie? Wo fehlt's denn?«

Nachdem er von mir nur ein unverständliches Gestammel hört, knipst er die Deckenbeleuchtung an und erschrickt. »Herrje, Sie sind ja ganz blau. Sind Sie am Ende herzkrank?« Er horcht mich ab und versichert mir nach einer langen Untersuchung, daß er noch nie so rasselnde Bronchien gehört habe wie bei mir.

Er gibt mir sofort eine Spritze, und nachdem keine Besserung eintritt, noch eine zweite. »Rauchen Sie?« fragt er mich, nachdem er sich neben mein Bett gesetzt hat, um auf die Wirkung des Medikaments zu warten. »Nein«, schüttle ich den Kopf. »Dann versteh' ich überhaupt nicht, was Ihnen fehlt. Sie müssen Asthma haben«, beschließt er. Langsam werde ich müde. Er verspricht mir, am nächsten Tag noch einmal vorbeizuschauen, auch wenn dann ein anderer Kollege als Notarzt unterwegs ist. Außerdem könne ich ihn jederzeit nachts anrufen, wenn sich der Zustand verschlimmere. Er muß viermal zu mir kommen, dann bin ich über den Berg.

Als mein Arzt aus den Skiferien zurückkommt, erhält er meine Nachricht. Sofort ruft er mich an, läßt sich alles erzählen und befindet dann, daß ich »wohl ein bissel arg dumm« sei. »Hast du denn dem Kollegen nicht gesagt, daß du kein Asthma, sondern vor vier Wochen das Rauchen aufgehört hast? Das waren ganz einfach schwere Entzugserscheinungen und nichts weiter. Mein liebes Kind, jetzt darfst aber mal aufhören. So oft wie heuer hast du mich noch nie gebraucht«, tadelt er mich. Ich verspreche ihm Besserung und verkneife es mir, ihn daran zu erinnern, daß ich jahrelang wirklich eine brave, also eine gesunde Patientin war und mir das Kranksein generell überhaupt nicht liegt. Eigentlich müßte er das selber wissen.

Jetzt also ist er am Apparat und will wissen, ob er sich bei meiner Mutter vielleicht verhört habe. »Wenn du einen Knoten fühlst, mußt du sofort zum Frauenarzt. Am besten, du gehst gleich zum Chef der Gynäkologischen in dem Krankenhaus, in dem du dann auch weiterbehandelt wirst. Ich rufe dort an, damit du schnell einen Termin bekommst.«

Er ist besorgt, das höre ich. Er ist geschäftig, sachlich und ohne wirkliche Anteilnahme. Es geht ihm jetzt um eine mögliche Brustkrebs-Patientin, nicht um mich. Wir sind seit vielen Jahren befreundet, er kennt viele meiner privaten Kümmernisse, er hat das Scheitern meiner Ehe miterlebt, er behandelte den Mann, mit dem ich anschließend zusammenlebte, er hat mich immer als einer der Ersten besucht, als ich meine Kinder zur Welt brachte, aber heute findet er kein tröstendes Wort. Was die gynäkologische Untersuchung und die Brustsprechstunde ergeben haben, scheint ihn dann nicht mehr zu interessieren. Daß ich operiert werden muß, erfährt er von meiner Mutter. Ich höre nichts mehr von ihm.

Doch am Abend, bevor ich zur Operation ins Krankenhaus gehe, unternehme ich noch einmal einen schwachen Versuch, mir Trost bei ihm zu holen. Gegen zehn rufe ich ihn an. Er wird von seiner Frau ans Telefon geholt.

»Werner, Werner, ich habe so fürchterliche Angst, die schneiden mir bestimmt die Brust ab, was mach ich nur?« Ich schluchze in den Apparat.

»Was willst denn«, höre ich ihn in weiter Ferne sagen. »Die Jüngste bist du doch auch nicht mit deinen 43 Jahren. So notwendig brauchst du doch deine Brust nimmer. Sei froh, wenn der Dreck draußen ist. Deine Eierstöcke und das ganze Zeug gehörten auch schon lange raus. Und sei ja nicht so verrückt und mach einen Rückzieher. Wenn erst mal Sauerstoff an die Krebszellen kommt, verbreiten die sich wie der Teufel.« Gute Nacht, Werner, scher du dich zum Teufel!

Heute ist Donnerstag. Um 8 Uhr früh bin ich in der Klinik. Ich gehe allein hin. Die Tochter ist halbwegs informiert und bleibt beim Vater. Der Sohn sonnt sich noch immer ahnungslos auf Teneriffa, mein Vater kurt zur Zeit in einem Sanatorium, meine Mutter fühlt sich von all dem total überfordert, Freunde und Bekannte sind im Urlaub. Schließlich ist August, Ferienmonat, Sommer.

Einen Koffer mit Wäsche habe ich bereits bei mir, ein anderer, vollgestopft mit Büchern, wartet noch zu Hause. Ich mache mich auf mindestens drei Wochen Krankenhaus-Aufenthalt gefaßt. So eine Brustamputation dauert mit Sicherheit länger als eine Blinddarm-Operation.

Den Weg von meinem Zuhause zur Klinik habe ich zu Fuß zurückgelegt, den schweren Koffer immer wieder abgestellt. Ich bleibe in meiner Gegend. Ich werde im Krankenhaus die Glocken meiner Kirche und von der Turmuhr dieselben Schläge hören, die mich auch in meinem Bett daheim wecken.

Es dauert noch ein wenig, bis der Chirurg zu mir kommt. Die Stationsschwester hat mir inzwischen mein Zimmer zugewiesen. Ursprünglich hatte man ein Zweibettzimmer für mich vorgesehen, aber ich bestehe auf einem Einzelzimmer. Ich will keine unendlichen Krankengeschichten hören, weder von anderen noch über andere. Seit meinem Entschluß, mich operieren zu lassen, habe ich mich eingeigelt, ich will keinen Menschen mehr an mich ranlassen, will ganz allein sein, nur in mich hineinhören und mich kennenlernen. Ich will wissen, wieviel ich aushalte, ohne daß ich mich an die Hand eines anderen klammere.

Es klopft. »Ich werde Sie operieren«, informiert mich ein grauhaariger Herr im weißen Kittel. Seine Hände sind feinfühlig und sachlich, als er mich untersucht. Er tastet die Brust sorgfältig ab, kreist den Knoten mit Zeigefinger und Daumen ein, befindet, daß er gut spürbar ist. »Bis morgen früh, Sie sind als erste dran«, verabschiedet er sich.

Eine junge, überaus sympathische Ärztin wischt herein. Stirnrunzelnd betrachtet sie die dicke Schlagzeile eines Boulevardblattes, das ich mir gekauft habe, um die Wartezeit zu verkürzen. »Krebs ist heilbar!« »Sie sollten so ein Zeug nicht lesen«, brummelt sie. Sie setzt sich nach einer kurzen Untersuchung an den kleinen Tisch und will meine sämtlichen überstandenen und eventuell noch vorhandenen Krankheiten wissen. Ich erzähle ihr, daß ich eigentlich nie ernsthaft krank war, daß die Geburten meiner Kinder normal verliefen, wenn man davon absieht, daß sich der Sohn 17 Stunden Zeit ließ, das Licht der Welt zu erblicken. Wir lachen plötzlich miteinander. Ich habe sie auf Anhieb gern, sie scheint mich auch zu mögen. Das schmale, kühl wirkende Zimmer ist für einen Moment hell und freundlich. Da kommt's: »Frau Benedict, Sie wissen, es ist Vorschrift. Sie müssen jetzt unterschreiben, daß Sie mit einer Amputation samt Entfernung der Lymphdrüsen einverstanden sind, für den Fall, daß die histologische Untersuchung, die während der Operation im Haus gemacht wird, Hinweise auf Krebs ergibt.«

Das Lachen bleibt mir im Halse stecken. Ich umklammere den Kugelschreiber, sie hat ihre Unterschrift. Zwar versucht sie, diese plötzlich entstandene Mauer zwischen uns wieder einzureißen, aber es gelingt ihr nicht. Sie weiß zu genau, was ich empfinde. Da geht sie besser.

Der Anästhesist will wissen, ob ich rauche, welche Medikamente ich nehme und ist zufrieden mit meinem Blutdruck. »Bis morgen früh«, verabschiedet er sich aufgeräumt.

Eine Schwester erscheint, nennt ihren Namen. Ich höre gar nicht hin, weil ich ohnedies weiß, daß ich mir Schwesternnamen noch nie merken konnte. Ich bekomme umgehend Blut abgezapft, erhalte die Speisekarte und stoße auf Unverständnis, als ich mitteile, daß ich nicht im Krankenhaus, sondern daheim essen werde. Man habe mir zugesagt, ich könne nach den vormittäglichen Untersuchungen noch einmal nach Hause und müsse erst gegen 18 Uhr wieder einrücken. Und so würde ich es auch halten.

Ich schwebe aus dem Krankenhaus, renne nach Hause. Schonzeit ist angesagt, ich kann tun und lassen, was ich will. Noch! Das Pech ist nur, daß ich eigentlich gar nichts mehr will, daß mir einfach nichts anderes mehr einfällt, als Löcher in die Luft zu starren. Schließlich wasche ich mir die Haare und föne so lange an ihnen herum, bis das schon reichlich strapazierte, altersschwache Gerät seinen Geist aufgibt. Dieser Defekt wird unvermittelt zur Katastrophe für mich. Ich brauche unbedingt einen Fön. Wenn ich im Bett liegen muß, verkleben die Haare im Nu. Ich werde fürchterlich aussehen. Eine amputierte Brust und fettige Haare – plötzlich wird mir alles zu viel.

Ich weine wie ein kleines Kind, völlig unkontrolliert. Im Moment ist gar nicht sicher, was mir mehr Entsetzen einjagt, die morgige Operation oder der streikende Fön.

Mit verquollenen Augen suche ich Zuflucht bei der »Oma«, die Haus und Hund hüten muß, nachdem die »Familie« verreist ist. Sie will mich in die Arme nehmen, weil sie Angst als Ursache für meine Tränen vermutet.

»Nein, Oma, mein Fön ist kaputt, und ich brauche doch einen fürs Krankenhaus.« Unfähig, darin ein Drama zu sehen, runzelt sie die Stirn und gibt mir kopfschüttelnd Gisis. »Kind, mußt dich nicht so aufregen.« Ich verabschiede mich von ihr, bleibe tränenlos, beim Hund fließen sie wieder. Der sitzt vor mir, hat seine dicke Pfote in meinen Schoß gelegt und leckt meine Hand ab. Offenbar schmecken ihm meine Tränen.

Um fünf Uhr nachmittags bin ich wieder in meinem Zimmer. Mein Nachthemd, das ich beim Verlassen des Krankenhauses auf das Bett gelegt hatte, signalisiert so etwas wie Begrüßung. Ich packe meine Bücher aus, richte mich häuslich ein. Dann setze ich mich angezogen auf das Bett. Versuche zu lesen scheitern kläglich. Die Buchstaben laufen davon. Blicklos schaue ich aus dem Fenster. Draußen scheint die Sonne, Menschen reden, rund um mich herum ist Leben. Auf dem Gang höre ich Stimmengewirr. Das Krankenhaus hat für Berufstätige am Abend noch einmal eine Besuchszeit eingerichtet. Zu mir kommt niemand. Warum auch? Ich bin ja noch nicht einmal richtig hier.

Das Telefon klingelt, zum ersten Mal. Eine langjährige Freundin will wissen, ob ich mich schon eingewöhnt habe. Eingewöhnt? Ich lache laut. »Ich habe mich noch nicht einmal ausgezogen, und das werde ich so schnell auch nicht tun. Wenn ich erst einmal das Nachthemd anhabe, ist das letzte Restchen Freiheit dahin. Heute bin ich noch gesund und munter. Mir fehlt überhaupt nichts. Der Knoten stört mich nicht. Meine Brust tut nicht weh, aber morgen um die Zeit, meine Liebe, da werde ich in diesem Bett liegen, werde Schmerzen haben, werde unbeweglich und nicht in der Lage sein, alleine auf die Toilette zu gehen. Ich werde ein kleiner Haufen Unglück sein, angewiesen darauf, daß die Schwestern, wenn sie zu mir kommen, freundliche Gesichter machen.«

Ich spucke diese Sätze ins Telefon, die Freundin muß sich zunächst notgedrungen aufs Zuhören beschränken.

Ich weiß gar nicht, wie sie es dann doch geschafft hat, aber nach dem Telefonat beginne ich wirklich mich auszuziehen, langsam zwar, aber immerhin.

Die Nachtschwester stellt sich vor. Sie wirkt kühl und unbeteiligt. Sie gibt mir ein Beruhigungsmittel, verspricht mir, noch eines zu bringen »wenn es mit dem Schlafen gar nicht klappen wird«. Allerdings – nach Mitternacht gäbe es dann nichts mehr. »Sonst kriege ich Schwierigkeiten mit dem Anästhesisten.«

Und dann beginnt für mich eine Nacht, die ich wohl mein Leben lang nicht vergessen werde. Es wird schnell dunkel draußen, die Geräusche sind leiser. Nebenan im Schwesternzimmer höre ich Lachen. Jemand raucht. Der Geruch zieht in mein weit geöffnetes Fenster. Lesen kann ich noch immer nicht. Ich höre ein bißchen Musik im Radio, doch die Lieder machen mich traurig. Ich schaue aus dem Fenster und suche den Himmel nach Sternen ab, aber es ist wohl noch zu hell draußen, um sie zu sehen.

Ich drehe mich auf die andere Seite und werde durch einen Lichtschein gestört. Er bewegt sich an meinem Schrank entlang, berührt die Wand, verschwindet wieder. Ein bißchen wirkt das alles, als ob jemand mit einer Taschenlampe in mein Zimmer leuchten würde. Es dauert ein wenig, bis ich begreife. Das Krankenhaus hat einen Landeplatz für Rettungshubschrauber, und was da das Zimmer periodisch in Licht taucht, ist der Scheinwerfer, der dem Piloten als Orientierungshilfe dient.

Unvermutet fühle ich mich an Suchscheinwerfer erinnert, die Gefängnisse beleuchten, Gefangene an der Flucht hindern, KZ-Häftlinge noch zusätzlich einsperren. Kalter Schweiß sammelt sich auf meinem Körper, so groß ist die Angst. Ich will Vorhänge zuziehen, Rolläden runterlassen, finde weder Kordeln noch Riemen, krieche zurück ins Bett.

Irgendwie erwarte ich, daß die Welt untergeht, jetzt sofort!

»Lieber Gott, hilf mir, was soll ich machen?« Es ist nicht neu, daß ich mit Gott rede, aber es ist absolut ungewöhnlich, daß ich ihn um etwas bitte.

Das habe ich bis jetzt selten getan. Gebete waren immer Dank an ihn. Alles, was mir an Gutem widerfahren ist, hielt ich stets für ein Zeichen seiner Liebe zu mir. Den Mut, ihn wirklich um etwas zu bitten, hatte ich nie. Das geschah wohl auch in erster Linie, um mich selbst vor Enttäuschungen zu bewahren.

Meine Überlegungen dabei sind kindlich genug. Ich habe mich immer davor gefürchtet, daß man meine Bitten abschlagen könnte. Schon als kleines Mädchen beschritt ich unendliche Umwege, wenn ich meinen Vater oder meine Mutter um etwas bitten wollte. Und wenn ich es dann schließlich doch tat, dann brachte ich fast kein Wort heraus, so stark klopfte mein Herz. So lang ich die Bitte nicht klar formuliert hatte, bestand immer noch Hoffnung, daß sie in Erfüllung gehen würde. In dem Moment, wo sie erst einmal im Raum stand, rückte die Entscheidung näher, also auch die mögliche Enttäuschung.

Mit meinen Wünschen wollte ich Gott nie in Zugzwang bringen.

Ich fürchtete mich zu sehr vor einem Schachmatt. Meine Gebete waren und sind meist heute noch Dank für Gewährtes und selten Bitte um Erfüllung meiner Wünsche und Hoffnungen.

In dieser Nacht ist meine Hilflosigkeit wohl zu groß, um solche Überlegungen anzustellen. Ich suche das Gespräch mit Gott.

Was ist los mit meinem Leben? Warum hat es so dicke schwarze Flecken? Warum so wenig schöne Erinnerungen? Warum hast Du mich eigentlich immer nur am Rande mitschwimmen, hast mich nie als Erste ankommen lassen?

Die Mauern meines Hauses haben immer gewackelt, haben es nie wirklich gestützt.

Ein Elternhaus mit vielen Geschwistern gab es nicht. Der Vater war nach dem Krieg beschäftigt, Karriere zu machen, war bienenfleißig, ehrgeizig, erfolgreich – zu Hause war er wenig. Ein Kind genügte.

Auch der Mutter lag ein Familienleben nicht. Sie wollte Ordnung und Sauberkeit, alles mußte korrekt sein, Zärtlichkeiten gab es nicht.

Zehnjährig wanderte ich mit zwei großen Koffern in ein Internat, blieb dort acht Jahre, kam nach Hause zurück, von einer Fremde in die andere. An meine Jahre, zunächst als Volontärin, später als Reporterin, in einer Münchner Tageszeitung erinnere ich mich gerne. Doch wirklich frei von familiären Zwängen wurde ich auch dort nicht. Der Vater dominierte nach wie vor, bestimmte und bedrohte, ohne es zu wissen und wirklich zu wollen.

Er lief Amok, als er hörte, daß ich mit einem verheirateten Kollegen liiert war. Man mischt sich in keine Ehe, man weiß doch schließlich, was verheiratete Männer von jungen Mädchen wollen, man wirft sich nicht einfach weg. Man tut, man tut nicht. Es gehört sich, es gehört sich nicht! Ein tödliches Karussell.

Daß besagter Mann kein Abenteuer suchte, daß er tatsächlich schon in Scheidung lebte, bevor er mich näher kennenlernte, spielte dann eigentlich keine Rolle mehr. Man hatte uns längst auseinandergepreßt. Wir hatten keine Chance, er mit zwei kleinen Kindern, ich neunzehnjährig und voller Zukunftsangst. Daß wir uns beide wirklich liebten, interessierte eigentlich niemanden. Man hatte sich zu sehr in Schablonen verrannt.

Für uns beide ist diese Liebe hingegen heute noch sehr wichtig – achtundzwanzig Jahre danach.

Ich wollte endlich raus aus der Abhängigkeit vom Vater, heiratete schließlich, tat mein Bestes, um ein Familienleben meiner Vorstellung aufzubauen, mit gemütlichen Abenden daheim, mit üppig gedeckten Tischen, großem Freundeskreis und vor allem mit Kindern, mit meinen eigenen und mit befreundeten. Ich gluckte über meiner Familie, versuchte alle meine Lieben unter meinem Rock zu wärmen, festzuhalten.

Als erster brach der Mann aus. Er brauchte gesellschaftliches Leben, wollte jeden Tag einen neuen Menschen kennenlernen, liebte Partys und schätzte Damen von Welt. Die burschikose, fröhliche, jeans-behoste Mittdreißigerin, die mit ihren Kindern auf dem Teppich tobte, jeden Hund streichelte und absolut nichts von Nerzjäckchen und Perlenkolliers hielt, jagte ihn schließlich in die Flucht.

Sieben Jahre gemeinsames Leben mit einem Jugendfreund schlossen sich an. Beide hatten wir eine Scheidung hinter uns. Insgesamt lastete die Sorge für vier Kinder auf uns, schlechte Erfahrungen mit anderen Partnern hatten uns füreinander verdorben. Wir trennten uns wieder, die Freundschaft ist gottlob geblieben.

»Was ist los mit meinem Leben, lieber Gott?« Längst rede ich laut mit ihm, hier in diesem unfreundlichen Zimmer mit kreisendem Scheinwerfer. »Bitte, bitte, hilf mir! Sag Du mir, was ich machen soll. Zeig mir, daß Du mich lieb hast, daß Du mich mit Deiner Botschaft meinst, im Augenblick nur mich, niemanden sonst!«

Bis heute kann ich nicht sagen, was dann mit mir passiert ist. Ich war mit einem Mal völlig ruhig, konnte klar denken, war ohne Zweifel und voller Entschlossenheit. Ich werde mich morgen früh operieren lassen. Sie können den Knoten entfernen, sonst nichts. Ich werde die Brust nicht abschneiden lassen, nicht morgen. Ich habe mich in meinem Leben so oft zu etwas zwingen lassen, man hat mir soviel kaputt gemacht, und ich habe tatenlos dabei zugesehen oder war zu feige, mich wirklich zu wehren. Damit ist es vorbei! Morgen bestimme ich, was zu tun ist!

Ich darf das nicht vergessen, wenn sie kommen und mir die erste Spritze verpassen wollen. Ich muß bitten, daß mich der Chirurg noch einmal besucht, bevor er mich operiert. Ich muß hart bleiben. Ich muß mir unbedingt die unterschriebenen Formulare mit der Vollmacht zur Amputation geben lassen und sie sofort vernichten, bevor ich in den Operationssaal komme. Dann können sie mir nichts mehr tun.

Noch in dieser Sekunde schlafe ich ein.

Kein Scheinwerfer, keine Nachtschwester, kein Stationstelefon wecken mich mehr. Ich schlafe tief.

Linda und ich sitzen im Omnibus, der uns über Nacht von München nach Cattolica bringen soll, ans Meer, an die Sonne, in die Wärme.

Mein Vater hat uns diese Reise geschenkt. Ich brauche also meine Ersparnisse nicht anzugreifen.

Als er durch die Mutter nun doch von meiner Erkrankung erfahren hatte, brach er seine Kur ab und kam umgehend zu mir ins Krankenhaus. Im Gegenlicht saß er mir gegenüber. Ich konnte sein Gesicht nur schwer erkennen. Etwas verkrampft versuchte er, die Situation herunterzuspielen.

Es hatte Differenzen zwischen uns gegeben, die letzten Monate, wir hatten wenig miteinander gesprochen und uns auf Sachliches beschränkt. Jetzt lag die Tochter plötzlich wie ein Häufchen Elend im Bett und brauchte Streicheleinheiten anstelle von Vorwürfen.

Er brachte einen Vorschlag mit, der meine Situation schlagartig verändern sollte. Aber das merkte ich erst später. »Hast du schon mal etwas von Professor Hackethal gehört? Den treff' ich in der nächsten Woche beruflich. Ist es dir recht, wenn ich ihm von dir erzähle und eventuell einen Termin für dich ausmache?«

Es war mir recht, obwohl ich bis zu diesem Zeitpunkt noch reichlich wenig von und über diesen umstrittenen Mediziner wußte. Ich hatte seinen Beitrag zum Thema Sterbehilfe zur Kenntnis genommen. Daß er im Kampf gegen den Krebs eigene Wege eingeschlagen und damit gute Erfolge erzielt hatte, war mir hingegen ziemlich neu.

Mein Vater und ich waren übereingekommen, daß ich erst einmal die Woche Urlaub genießen sollte, soweit wie möglich unbelastet von Kommendem, und er sich inzwischen darum bemühen werde, ein Gespräch zwischen mir und dem Professor zu vermitteln.

Linda hat ihren Kopf an meine Schulter gelegt und schläft. Es ist ein Uhr in der Nacht, der Bus hat eben den Brenner-Paß hinter sich gelassen und schaukelt in Richtung Gardasee. Rund um mich schläft fast alles. Ich habe anderes zu tun. Meine Platzangst macht mir zu schaffen. Als ich noch gedämpfte Unterhaltung hörte, als die Tochter noch wach war und sich von mir zum wiederholten Mal das Meer beschreiben ließ, war diese Angst noch erträglich. Aber jetzt hat sie mich fest im Griff.

Am dunklen Himmel finde ich einen besonders glitzernden Stern. Mit den Augen halte ich mich daran fest. Ab und zu verschwindet er hinter einem der Berge, die den Gardasee einsäumen, aber er taucht immer wieder auf und zwinkert mir beruhigend zu.

Seit meiner Entlassung aus dem Krankenhaus hat sich nicht mehr sehr viel getan. Wir haben Lindas Geburtstag gefeiert und beschlossen, ihr kein Wort über eine neuerliche Operation zu sagen. Der Termin, der 27. September, steht jetzt endgültig fest. Als ich in der Klinik war, damit der Chirurg die Fäden ziehen konnte, verhielt sich dieser mir gegenüber fast liebevoll. »Wie gut sind meine Chancen, wenn ich die Brust abnehmen lasse?« will ich von ihm wissen. »Nun«, so meint er bedächtig, »mit der Abnahme ist es natürlich nicht getan. Wir müssen anschließend eine Strahlenbehandlung durchführen.«

Ich erschrecke zutiefst. Daran hatte ich ja überhaupt noch nicht gedacht. Irgendwie war ich der Meinung, die Abnahme stelle einen gewissen Endpunkt aller möglichen Scheußlichkeiten dar. Daß die Therapie weitergehen würde, hatte ich übersehen oder auch verdrängt.

»Aber zu einer Chemotherapie werden Sie mich bestimmt nicht bringen«, brause ich auf. »Wir werden sehen«, schiebt er diesen Protest ungeduldig beiseite, »zunächst ist sie sowieso nicht vorgesehen.«

»Wenn die Brust abgenommen ist und ich die Strahlenbehandlung hinter mir habe, bin ich dann gesund?« Ich lasse nicht locker und begreife gar nicht, daß ich damit Unmögliches wissen will, daß er mir ganz einfach keine Garantien auf einen Heilerfolg geben kann. Nachsichtig erklärt er mir, daß bei Krebserkrankungen zunächst immer die Fünfjahresfrist abzuwarten sei, daß man erst danach klarer sehen könne. Ich füge mich, stelle keine weiteren Fragen mehr, lasse mir von ihm einen schönen Urlaub mit meiner Tochter wünschen und verabschiede mich bis zum 27. September.

»Kommen Sie im Laufe des frühen Vormittags, damit wir die üblichen Laboruntersuchungen noch machen können«, rät er mir. Ich werde mein möglichstes tun.

Bei Bologna macht der Bus eine Rast. Es ist jetzt 5 Uhr in der Früh. Bevor der letzte Teil der Reise anbricht, haben wir Gelegenheit, uns mit Espresso oder Cappucino zu stärken. Eine gute Stunde Fahrt bis ans Meer liegt noch vor uns. Wir haben alle müde Gesichter, verstrubbelte Haare und erwartungsvolle Augen.

»Sie dürfen auf keinen Fall jetzt einschlafen«, ermahnt uns eine Mutter mit Sohn, die hinter uns sitzt. »Der Sonnenaufgang ist wunderschön. Die Sonne ist wie ein riesiger glühender Ball.« Beide machen diese Reise schon zum dritten Mal. Sie kennen sich aus, wissen, welches Hotel sie erwartet, kennen die Plätze, wo es die besten Scampi, den süffigsten Wein und die knusprigsten Pizzas gibt. Ich beneide sie ein bißchen um ihre Sicherheit. Ich habe nämlich ein wenig Herzklopfen. Es ist das erste Mal, daß ich ins Ausland fahre und für alles verantwortlich bin. Allein das Umrechnen in Lire bereitet größte Kopfschmerzen. Mit Tausendern um mich zu werfen, liegt mir nicht, auch nicht, wenn es sich dabei nur um Lire handelt. Als ich auf der Bank den Berg von Geldscheinen abholte, war ich zunächst richtig entsetzt.

Unlösbare Probleme schienen sich anzubahnen, nicht einmal die Hälfte der Scheine paßte in meinen schmalen Geldbeutel.

Verständigungsschwierigkeiten fürchtete ich hingegen nicht. Vor vielen Jahren parlierte ich ganz prächtig italienisch. Allerdings – das muß ich gestehen – unter dem Einfluß mehrerer Vini und dank der Spezialbetreuung eines feurigen Italieners mit Namen Arturo. Ich erzähle meiner Tochter von ihm. Sie lächelt mich an, kann sich wohl gar nicht vorstellen, daß ihre Mutter dereinst dem Charme eines italienischen Kellners erlegen ist.

Das »Caravelle« ist die letzte Station des Busses, der seine Reisenden in Riccione und Cattolica bereits an Hotels und Pensionen verteilt hat. Georg Lindinger, der Inhaber des Unternehmens, stellt uns die Chefin vor, dann verabschiedet er sich. Wir sind allein. Ab jetzt habe ich die Regie des Unternehmens Italienurlaub übernommen.

Wir sind beide hundemüde. Unser Zimmer ist noch nicht frei. Vorübergehend bringt man uns in einem schmalen Einzelzimmer unter, wo wir unser Gepäck unterstellen und uns ausruhen können. Es ist stickig da drinnen, durch das Fenster können wir auf einen gepflegten Swimmingpool und eine belebte Straße, die Viale Carducci, schauen. Um diese Zeit – es ist mittlerweile halb acht Uhr morgens – sieht man nur Geschäftsleute auf der Straße. Sie liefern Lebensmittel an, bringen frisches Weißbrot, knusprige Croissants, Obst, Gemüse. Sie holen leere Flaschen ab und ersetzen diese durch volle. Es ist noch nicht allzu heiß, man kann sich bewegen, ohne daß der Schweiß in Strömen fließt. Eine Stunde später ist dann nur mehr wenig von der alltäglichen Geschäftigkeit zu bemerken. Dann tauchen die ersten Touristen auf, dann wird nicht mehr gehastet, dann wird gebummelt.

Linda und ich haben unsere Badeanzüge übergestreift und kommen uns plötzlich albern und deplaziert vor. Im Spiegel stehen uns zwei übernächtigte Wesen gegenüber, deren Haut ziemlich weiß ist, die eigentlich ins nächste Bett und nicht an den Strand gehören.

Genau dorthin wandern wir aber jetzt. Wenn wir schon keine eigenen Betten haben, wollen wir zumindest zwei Liegestühle und einen Sonnenschirm.

Augustino, der rotlockige Bademeister, hat uns bereits ausgemacht. Mit breitem Lächeln kommt er auf uns zu. Er fragt uns nicht, was wir wollen, er weiß es. Jetzt kommt für mich die Stunde der Wahrheit. Einmal muß ich jetzt meine Italienischkenntnisse zur Diskussion stellen, und zum zweiten heißt es Unmengen von Lire auf den kleinen Holztisch zu blättern.

Ersteres gelingt so einigermaßen. Beim zweiten scheitere ich kläglich. Obwohl Augustino den Betrag dreimal nennt, verstehe ich nichts.

Die Tochter wird bereits unruhig und beginnt an der Mutter zu zweifeln. Augustino lächelt mich an. »Permesso«, meint er, greift in meinen Geldbeutel und nimmt sich die passenden Scheine heraus. »Grazie« sage ich und gebe ihm vor lauter Erleichterung, die schwierige Situation so genial gemeistert zu haben, noch 5000 Lire Trinkgeld. Nach meiner Rechnung sind das zehn Mark. Du lieber Himmel, zum Glück ist das Hotel schon in München bezahlt worden! Wenn ich so weitermache, können wir im Zimmer bleiben und uns auf das beschränken, was bereits beglichen ist.

Jetzt dösen wir endlich auf unseren Liegestühlen, in der ersten Reihe, direkt dem Meer gegenüber. Geld und Reisepässe sind noch in meiner Handtasche verstaut, die ich fest umklammere.

Von Entspannung keine Spur. Solange ich meine Koffer nicht ausgepackt und mein Nest nicht gebaut habe, bin ich nirgends daheim, auch nicht in meinem Traumland Italien.

Linda liegt neben mir und wartet vergeblich auf den von der Mutter zugesagten Freudenschrei. Nichts dergleichen ist von mir zu hören. Ich liege da und bin maßlos enttäuscht. Ich würge an einem dicken Knödel, der mir im Hals sitzt und den Namen Heimweh trägt. Nichts gefällt mir hier, rein gar nichts.

Es ist viel zu heiß, die Leute sind viel zu laut. Außerdem sprechen sie alle italienisch, die wenigsten deutsch. Für Italien nicht weiter verwunderlich, für mich plötzlich unerträglich. Das Meer macht einen langweiligen Eindruck, kein Wind regt sich, Wellen scheint es an der Adria nicht mehr zu geben.

Linda will mit mir ins Wasser gehen. »Ich kann doch nicht unser Geld unbeaufsichtigt lassen«, lehne ich ab. »Wenn das heute nachmittag im Hotel-Tresor ist, komme ich auch rein, jetzt nicht.«

Das Kind schaut ausgesprochen grantig drein. So hat sie sich ihre Begegnung mit dem viel gepriesenen Meer sicher nicht vorgestellt. Ich müßte sie aufmuntern, müßte ihr helfen, das Fremdsein abzulegen, denke ich im stillen und bringe nichts weiter raus als die blödsinnige Ermahnung: »Mach den Mund beim Schwimmen zu, das Wasser ist ziemlich salzig und schmeckt abscheulich.«

Ich könnte mich ohrfeigen, aber hier am sonnigen, heiß ersehnten Strand von Cattolica habe ich nur einen einzigen Wunsch: ich möchte heim, so schnell wie möglich. Lieber noch im Krankenhaus liegen als hier in der Fremde verloren sein. Was ist, wenn meine Narbe aufbricht und die Brust zu bluten anfängt? Zwar hat der Chirurg gemeint, ich könnte beruhigt ins Wasser gehen, aber was weiß der denn schon? Was heißt Brustkrebs auf italienisch? Was mache ich mit Linda, wenn ich hier ins Krankenhaus muß? Ich steigere mich in eine derartige Hysterie hinein, daß ich fast keine Luft mehr bekomme. Ich werde den Aufenthalt hier abbrechen, mir vom Hotel das Geld wieder ausbezahlen lassen und mit dem Taxi nach München zurückfahren. Vielleicht gibt es auch Krankenflüge? Rimini hat einen Flughafen. Ich muß heim! Ich bin krebskrank! Linda fliegt als Begleitperson mit. Die Krankenversicherung wird schon bezahlen. Schließlich habe ich sie jahrelang nichts gekostet. Jetzt bin ich krank! Jetzt brauche ich Hilfe!

Die Entwarnung kommt am späten Nachmittag. Inzwischen haben wir unser erstes Mittagessen hinter uns, bewohnen ein für italienische Hotelverhältnisse großzügig geschnittenes Zimmer im 4. Stock mit Blick aufs Meer, haben einige Stunden geschlafen.

Jetzt gehen wir zwei am Strand spazieren. Wir halten uns an den Händen. Ich erzähle Linda von einem Urlaub, den ich vor 18 Jahren mit ihrem Vater hier verbrachte. Ich zeige ihr das Albergo, in dem ich mit meinem Vater vor 35 Jahren gewohnt habe. Ich merke, wie ich langsam entkrampfe, alles ganz leicht wird in mir.

»Kind, wir sind in Italien«, lache ich, »wir zwei machen Urlaub hier, ganz allein, nur wir zwei.« Wir hüpfen im Sand, spritzen uns an, fahren mit den Zehen durch den warmen Sand. Auf unseren Liegestühlen entwerfen wir einen Schlachtplan. Wir werden nicht zu spät aufstehen, denn schließlich haben wir nur eine Woche zur Verfügung, da können wir keine Zeit so einfach herschenken. Lieber gehen wir am Abend früher ins Bett.

Wir müssen natürlich mit dem Tretboot fahren. Vergnügt erinnere ich mich daran, daß Peter, mein Mann, immer Höllenängste ausgestanden hat, wenn er sich mit mir auf ein Tretboot begab. Während mich stets die Weite des Meeres lockte, bestand er darauf, eine Sightseeing-Tour entlang dem Strand zu unternehmen. Man mußte das Boot jederzeit verlassen und anstandslos zu Fuß ans Ufer gelangen können, meinte er.

Ich will Linda Gabicce Monte zeigen, einen kleinen Ort, der an den Hang gebaut ist. Wir haben so viele Dinge vor!

Im Hotel sieht uns wohl jeder unsere Freude an. »La Mamma et la sua figlia«, die Mutter und ihre Tochter werden sehr schnell ein Begriff, ohne daß wir es auf diese Popularität abgesehen haben. Eine besondere Faszination übt das abendliche Shopping in den Straßen auf die Tochter aus.

Stundenlang wandert sie an den Verkaufsständen entlang, vergleicht Preise und Qualität, um dann mit geradezu traumwandierischer Sicherheit das Teuerste zu ergattern. Sie hat von der Oma und dem Vater ein Taschengeld zugesteckt bekommen, das muß unter die Leute gebracht werden. Ich habe da keinerlei Einspruchsmöglichkeiten.

Urlaubsfreundschaften schließen wir mit niemandem. Wir haben einfach keine Zeit dazu. Es ist so herrlich, alles gemeinsam zu entdecken, darüber zu lachen. Wir brauchen eigentlich keine Ansprache. Zwar stellt sich nach drei Tagen heraus, daß ich das Ehepaar mit zwei Töchtern und Enkelkind, das neben uns die Liegestühle bezogen hatte, von München her kenne, aber das ist kein Grund für uns, ab jetzt immer zusammenzukleben.

Unsere Urlaubsruhe gerät vorübergehend ins Wanken, als die Tochter eines schönen Tages zwei sonnenheiße Engländer von den Klippen lockt und ihnen einen Platz auf unserem Tretboot anbietet. Hocherfreut nehmen die Herren die Einladung an. Mir hat es zunächst die Sprache verschlagen, während Linda ihr Schulenglisch zur Diskussion stellt. Bemerkenswert, was sie plötzlich für einen Wortschatz hat. Ich komme aus dem Staunen gar nicht mehr heraus.

Erst als ich das englische Wort für »geschieden« vernehme, blinken in mir Warnsignale auf. Woher kennt das Kind dieses Wort? Mir bleibt wenig Zeit, darüber zu rätseln, denn einer der Herren hat sich bereits auf den Platz neben mir geschwungen und versucht, das Ruder in die Hand zu nehmen. »Mami, warum redest du denn nichts?« erkundigt sich die Tochter. »Du kannst doch Englisch.« Ich kann nicht! Ein warnender Blick läßt sie verstummen. Schweigend steuere ich das Ufer an und bitte Augustino das Boot aus dem Wasser zu ziehen. Ein Glück, daß »terrible« und »terribile« ziemlich ähnlich klingen. Die »schrecklichen« Engländer trollen sich auf jeden Fall. Sie haben verstanden. Linda ist zunächst verwundert über die ungewohnte Schroffheit ihrer Mutter, versteht mich aber dann doch. »Ich will den Urlaub mit meiner Tochter verbringen, nicht mit zwei liebestollen Engländern«, schimpfe ich.

Vier Tage haben wir noch vor uns, vier wunderschöne Urlaubstage liegen hinter uns. »Linda, in vier Tagen ist alles vorbei«, beschwere ich mich beim Frühstück. Ihre Antwort verblüfft mich und stimmt mich nachdenklich. »Aber Mami, wir haben doch erst die Hälfte unseres Urlaubs verbraucht. Genauso lange können wir noch hier bleiben.« Wir unterschiedlich zwei Menschen über dieselbe Sache denken. Für mich ist die Hälfte schon vorbei. Linda hat die Hälfte noch vor sich. Zwei Welten trennen uns in diesem Moment.

Während ich auf der Terrasse meinen Campari trinke und auf die Tochter warte, die mit zwei kleinen Engländerinnen zum Flippern abgewandert ist, kommt die Signora, die Besitzerin des Hotels, auf mich zu. Sie spricht ein wenig Deutsch, ist klein, rundlich und trägt stets leichte Hängekleidchen, eines schikker als das andere. »Signora Benedict, fühlen Sie sich wohl bei uns?« will sie von mir wissen. Das ist keine unverbindliche höfliche Routinefrage. Sie interessiert sich tatsächlich dafür. Die Lindingers, von meinem Vater über meine Krebserkrankung informiert, haben die Signora gebeten, sich besonders um mich zu kümmern und mich im Auge zu behalten.

Daß diese dafür besonders geeignet ist, wissen sie. Vor einem Jahr hat man ihr die Brust abgenommen.

Es geht ihr gut. Sie fühlt sich prächtig, hat sich durch diese Prozedur nicht den geringsten seelischen Defekt zugezogen.

»Fausto ist lieb zu mir, wie immer«, sagt sie. »Was will ich mehr?« Fausto ist ihr Mann, ebenfalls klein und ebenfalls von eindrucksvoller Eleganz.

»Wann lassen Sie sich die Brust abnehmen?« fragt sie interessiert und ohne die mindeste Dramatik in der Stimme. Sie ist und bleibt die einzige Frau in meinem Bekanntenkreis, die ihre Amputation trägt wie einen Schnupfen, der im Abklingen ist. »Kommen Sie mit«, bittet sie mich in einen kleinen Nebenraum. Bis ich so richtig zur Besinnung komme, hat sie ihr Kleid geöffnet und mir die Narbe gezeigt. Sie ist schön verwachsen, da gibt es nichts daran zu kritisieren. Sicherlich eine chirurgische Meisterleistung, eine Haute-Couture-Brustamputation sozusagen, doch mich packt das große Grausen. Ich will keine Narben sehen.

»Ich werde Ende September operiert«, gebe ich Auskunft. »Aber bitte sagen Sie kein Wort zu meiner Tochter. Sie hat noch keine Ahnung. Ich will es ihr irgendwann hier erzählen. Den Zeitraum werde ich bestimmen.« »Kopf hoch, Frau«, ermutigt mich die Signora. »Es ist gar nicht schlimm. Ich gehe zum Baden wie immer. Ich mache Liebe wie immer. Alles ist wie immer.«

Beim Abendessen brauche ich einen kräftigen Schluck Rotwein, um die dunklen Schatten zu verdrängen, die sich plötzlich wieder zwischen mich und den Himmel geschoben haben. Linda merkt nichts von meinem Tief. Sie hat beschlossen, daß wir heute mit unseren Münchner Bekannten ins Delphinarium gehen und freut sich darauf. Patschnaß bespritzt kommen wir gegen 23 Uhr nach Hause. Linda spielt noch ein wenig mit Teufel, dem hoteleigenen Schäferhund.

Ich vermeide eine neuerliche Begegnung mit der Signora und lasse mich auf einen anregenden Flirt mit Signore Martinelli, einem grauhaarigen Industriellen aus Bologna ein. Er bewundert meine Sprachkenntnisse, meint, daß ich braun bin wie ein »pollo arrosto«, und prostet mir zu. Ich finde, daß er mir mit seiner südländischen Bewunderung sehr gut tut. Aber das sage ich ihm besser nicht. Mehr Zeichen seiner Bewunderung will ich nicht.

Peter ruft an und teilt mir mit, daß Florian aus dem Urlaub zurück und nun zu ihm gezogen ist. Mein Sohn ist auf der Flucht vor der kranken Mutter. Er weiß – im Gegensatz zu seiner Schwester – jetzt genau Bescheid über meinen Zustand und hat offensichtlich Angst davor, mir zu begegnen und irgendwelche Zeichen beginnenden Siechtums an mir zu bemerken. Es hat Streit gegeben zwischen uns in der letzten Zeit.

Der Abnabelungsprozeß ist für uns beide besonders schmerzhaft. Ohne es wirklich zu wollen, versuche ich, ihm meine Lebensweise aufzudrängen, er wehrt sich dagegen, bisweilen recht direkt und ohne Rücksicht.

Ich nehme die Mitteilung gelassen entgegen. München mit all seinen Problemen ist weit weg. Ich werde sie lösen, wenn ich wieder daheim bin.

Heute steht die Besichtigung des Yachthafens auf unserem Programm. Beim Verdauungsespresso an der Hotelbar habe ich Pedro kennengelernt, einen Liliputaner, der hier im Hotel wohnt und in einem Nachtlokal in Gabicce Monte allabendlich auftritt. Er ist mit den Hotelbesitzern befreundet, sitzt immer mit ihnen zusammen, sucht keinen Kontakt mit anderen.

Neugierige Blicke, die ihn ansteuern, übersieht er geflissentlich. Er weiß, daß er auffällt. Schließlich verdient er sein Geld damit. Er lädt mich zu einem Cognac ein, will wissen, woher ich komme, wie lange ich hier bleibe, ob mir das Leben hier gefällt.

»Ich habe Sie und Ihre Tochter beobachtet. Sie lachen viel. Sie müssen sich sehr gut verstehen«, vermutet er. Ich erfahre von ihm, daß er in Monte Carlo und Mailand wohnt, verheiratet ist und eine Tochter hat. Vor Jahren hat er sich dem Show-Business zugewandt. Er filmt in Europa und Amerika, er ist ein gesuchter Musical-Clown im Fernsehen.

Schließlich lädt er mich und Linda zu einer Bootsfahrt mit Vittorio ein. Auf seinem Segelschiff gleichen Namen fährt dieser tagaus, tagein Touristen zwischen Cattolica, Gabicce Mare und Punte Ala hin und her und sorgt mit gewagten Wendemanövern für leichtes Gruseln unter seinen Passagieren. Ein Hauch Abenteuer muß schon dabei sein!

Er kennt Pedro natürlich und weist uns einen windgeschützten Platz zu. Die Kinder im Boot bestaunen den Liliputaner in Shorts, Hawaiihemd und Käppchen. Die Erwachsenen starren ihn an. Ich würde sie am liebsten allesamt im Meer versenken, so unangenehm sind mir diese aufdringlichen Blicke, Linda schaut auf die Seite und tut so, als gehöre sie nicht zu uns. Pedro verzieht keine Miene, plaudert mit mir, allmählich legt sich die Befangenheit. Vittorio übergibt das Ruder seinem Sohn, setzt sich zu uns und schenkt in kleine Pappbecher Vino domestica ein. »Cin, cin.« Wir prosten uns zu.

Als wir wieder zurück sind, will Pedro an der Strandbar mit mir noch einen Espresso trinken. Linda empfiehlt sich, ich überlege fieberhaft, wie er es schaffen wird, den unverhältnismäßig hohen Barhocker zu erklimmen. Soll ich ihm dabei helfen? Bleiben wir stehen? Ich weiß es nicht.

Doch der Barkeeper löst das Problem souverän. Er will wissen, was wir wünschen und serviert uns die Getränke auf einem Tablett, das er in den Sand stellt. Wir lassen uns dort nieder. Alles ist in Ordnung. Am Abend will Pedro mir nun den Yachthafen zeigen. Ein Taxi fährt uns hinüber. Linda ist im Hotel geblieben und hat verkündet, daß sie auf mich warten wolle. »Wirst schon nicht so spät kommen«, sagt sie hoffnungsvoll. Es wird ein lustiger Abend.

Längst habe ich mich an die Blicke gewöhnt, die uns begleiten. Pedro führt mich in einige Nobelkneipen, wird überall freudig begrüßt, gibt Autogramme. Ich habe den dritten Gin Fizz hinter mir, ein Schwips bahnt sich an. Da stoßen wir auf Enrico, einen Kollegen von Pedro. Auch er hat heute abend frei, ist eigentlich noch ohne Programm, fragt, ob er sich uns anschließen kann. »Wer ist diese Signora?« will er von Pedro wissen.

»Una signora molto simpatica«, wird ihm mitgeteilt.

Basta! Ich halte die Auskunft für zu dürftig, sortiere mein Italienisch und erzähle ihm ein wenig von mir. Enrico hat große verträumte Augen und macht ein wenig den Eindruck, als sei er gerade erst vom Himmel auf die Erde gefallen. Er will noch einen Wein mit uns trinken. Ich stimme zwar zu, bestehe aber darauf, daß wir nach Cattolica zurückfahren und uns dort eine Bar suchen. Die Herren sind damit einverstanden, und ich bin froh, daß ich mich wieder meinem Hotel und damit der Tochter nähere.

Der Zufall läßt uns eine kleine Pizzeria abseits der Viale Carducci entdecken. Wir sitzen in einem gemütlichen Garten vor einem groben Holztisch. Von dem Touristenrummel, der Abend für Abend in Cattolica angesagt ist, spürt man hier überhaupt nichts. Außer unserem sind noch drei weitere Tische besetzt, einer von den Besitzern. Wir bestellen einen Liter Rotwein und zwei Pizzabrote. Enrico und Pedro diskutieren irgendein Problem, ich bekomme wenig mit, eigentlich höre ich ihnen auch gar nicht zu.

Ich registriere den Namen »Laura«, vergesse ihn aber wieder.

Meine Aufmerksamkeit gilt vielmehr drei Katzen, den scheußlichsten, die ich jemals auf einem Haufen gesehen habe. Einer schmutzig graugestreiften fehlt ein Auge. Sie sitzt mir in der Dunkelheit gegenüber, das gesunde Auge ist unverwandt auf mich gerichtet, an der Stelle des anderen gähnt ein dunkles Loch.

Die weiße – sie scheint noch sehr jung zu sein – jagt alles, was sich bewegt, unter anderem auch ihren eigenen Schwanz. Es ist lustig, ihr zuzusehen, wie sie sich unverdrossen um die eigene Achse dreht. Sie ist klapperdürr.

Das dritte Tier ist zutraulich und ganz offensichtlich schrecklich hungrig. Es ist neben mich auf die Bank gesprungen, stupst mich zunächst mit seiner kleinen Nase, um auf sich aufmerksam zu machen. Ich streichle das struppige Fell. Daß die Katze allerdings weniger Wert auf meine Zärtlichkeit und mehr auf mein Pizzabrot legt, wird mir schnell klar. Immer, wenn ich ein Stück davon abbreche, legt sie ihre Pfote auf meinen Arm, so als wolle sie mich daran erinnern, daß sie auch noch da ist.

Ich nehme mir vor, morgen abend mit Linda hierher zu gehen, damit sie die Kätzchen sieht. Sie hat meine Liebe zu Tieren geerbt, ebenso wie Florian, der in unserem Bekanntenkreis ein gesuchter Tier-Sitter ist. Wer immer in den Urlaub fährt und ein Haustier alleine daheim lassen muß, wendet sich erfolgreich an meinen Sohn. Selbst ein Papagei gehörte zeitweise zu seinen Klienten.

Daß bei uns bereits eine zweite Karaffe mit Rotwein steht, merke ich nur am Rande, so sehr bin ich mit den Katzen beschäftigt. Die übrigen Gäste sind inzwischen gegangen. Der Familientisch hingegen ist voller geworden. Daß sie Pedro erkannt haben, war klar, als ein junges Mädchen, offenbar die Tochter des Hauses, unsere Bestellung aufnahm. Jetzt, wo die Familie noch durch einige Freunde Verstärkung bekommen hat, berät man ganz offensichtlich darüber, ob man den bekannten Liliputaner auch ansprechen könne.

Die »Mamma« faßt sich schließlich ein Herz, steuert auf Pedro zu und bittet ihn, sich in ihr Gästebuch einzutragen. Er lacht sie an, ist freundlich und unbefangen und bittet schließlich den ganzen Clan samt Freunden an unseren Tisch. Der Platz reicht nicht mehr, wir bauen an. Rund um mich klingt es italienisch, es wird gelacht, gestikuliert, sich zugeprostet, mich scheint man völlig vergessen zu haben. Mir macht das nichts aus. Erstens weiß ich mein Hotel in der Nähe und zweitens fühle ich mich daheim unter diesen Menschen.

Ich habe keine Ahnung mehr, worüber sie reden. Wieder einmal regt sich in mir die alte Liebe zu diesem Land, zu seinen Menschen, zu seiner Wärme, seiner Freundlichkeit, seiner Fröhlichkeit.

»Ti piace!« Enrico, der Zauberer, hat den Arm um mich gelegt und will wissen, ob es mir gefällt. »Ma si, mi piace molto. Sono felice.« Enrico, es gefällt mir sehr. Ich bin glücklich. Einen kurzen Augenblick zieht er mich fester an sich. Ich bekomme Herzklopfen!

Linda macht ein brummiges Gesicht. Enzo, unser Frühstückskellner, hat den Sonnenschirm aufgespannt, weil die Butter wegzuschmelzen droht. Es wird heute heiß werden, Vittorio, den man bis zu unserer Terrasse hinauf singen hören kann, wird ein gutes Geschäft machen.

Die Tochter nimmt übel, ganz zweifellos. Als ich gegen ein Uhr in unser Zimmer schlich, um sie nicht aufzuwecken, machte sie ein Auge auf und drehte sich wortlos auf die andere Seite.

Jetzt bekomme ich die längst fällige Standpauke. »Ich habe auf dich gewartet, Mami, das war doch ausgemacht. Warum bist du denn so lange ausgeblieben?« Ich erzähle ihr von dem Abend, vom noblen Yachthafen, der mich nicht so sonderlich beeindruckt hat, von der gemütlichen Pizzeria, gleich in unserer Nähe, von den häßlichen Katzen, und ein bißchen erzähle ich auch von Enrico. Außerdem verspreche ich ihr, daß wir heute abend gemeinsam dorthin gehen werden. Beim Mittagessen erfahre ich, daß mich Enrico und Pedro zu ihrer Abendvorstellung eingeladen haben. Ich sollte mit meiner Tochter ein Taxi nehmen und zum Monte fahren. Pro forma berate ich mich mit Linda, was wir tun sollen. Doch eigentlich ist schon von vornherein klar, daß wir die Katzen besuchen werden. Auf ein lautes Nachtlokal, auch wenn man im Freien sitzt und sich die Musikwellen etwas verteilen, haben wir beide nicht die geringste Lust.

Samstagfrüh! Unser letzter Tag! Am Abend um acht Uhr fährt uns der Bus wieder zurück nach München. Ich bin unsagbar traurig. Der Kummer kriecht schon am Morgen in mir hoch und lähmt mich. Mit der Signora habe ich vereinbart, daß wir das Zimmer noch den ganzen Tag über bewohnen und auch im Hotel essen wollen, obwohl das Arrangement bereits am Morgen mit dem Frühstück abgelaufen ist.

Wir können ohne Aufpreis bleiben, das Haus ist nicht mehr voll. Außerdem wollen uns Fausto und seine Signora heute abend zum Abschiedsessen einladen, bevor wir zum Bus müssen.

Ich bringe mit Müh und Not ein weiches Ei hinunter, die Semmel bleibt mir im Hals stecken. Linda hingegen plappert ununterbrochen auf mich ein. Sie freut sich auf München. Sie freut sich auf so vieles. Ich beneide sie darum. Es ist immer so bei ihr gewesen. Nach einer Reise mit dem Vater, die sie mit großer Begeisterung antrat, war die Heimkehr genauso schön für sie. Es graut ihr auch nie vor der Schule, wenn die Ferien sich dem Ende zuneigen. Im Sommer freut sie sich auf den Winter. Im Frühjahr kommt der Sommer bald, im Herbst sind die Abende daheim so schön gemütlich, wenn es draußen nebelt. Ein glückliches Kind!

Mir wird plötzlich klar, daß ich ihr von meiner neuerlichen Operation noch nichts erzählt habe. Sie weiß nicht, daß ich diese Reise mit ihr nur gemacht habe, weil ich zurück ins Krankenhaus muß. Sie hat keine Ahnung, daß die Diagnose »Krebs« lautete, daß man mir die Brust abnehmen wird und daß ich bestrahlt werden muß. Es war einfach nie Gelegenheit dazu, ihr reinen Wein einzuschenken. Wir waren so unbeschreiblich glücklich und unbeschwert. Ich ließ einfach nicht zu, daß uns die Schatten von München hier einholen.

Im Bus werde ich ihr heute abend alles erzählen, nehme ich mir vor. Wir sitzen dann ganz eng zusammen, können uns an den Händen halten, sie kann spüren, daß ich lebe, wenn sie ihren Kopf an meine Schulter legt, um zu schlafen.

Am Vormittag sind wir mehr im Wasser als auf unseren Liegestühlen. Einer deutschen Zeitung haben wir entnommen, daß es in München nur noch 3 Grad hat und in der Nacht die Gefahr von Bodenfrost besteht. Also nichts wie hinein in die lauwarme Adria. Die Sonne hängt hier zuverlässig am Himmel, man sieht ihr an, daß sie auch morgen wieder strahlen wird, zumindest hier in Italien.

Das Schwimmen ist heute für mich ein beinahe sinnliches Vergnügen. Mein Körper wird verändert sein, wenn ich irgendwann wieder im Meer baden werde. Ich werde ihn nicht mehr leiden können. Es hilft nichts, wenn die Signora mir sagt, alles sei wie immer, nichts habe sich nach der Amputation geändert. Sie ist verheiratet, ihr Mann läßt sich nichts von seinem Unbehagen anmerken. Ich bin eine alleinstehende Frau. Ich habe keinen Ehemann mehr, mit dem mich viele gemeinsame Jahre und Erinnerungen verbinden und zusammenknüpfen.

Ich brauche meinen Körper als Visitenkarte. Das heißt nun beileibe nicht, daß ich Affären suche. Es bedeutet lediglich, daß er einen Teil meines Selbstbewußtseins darstellt. Ich weiß, daß ich immer eine begeisterungsfähige Geliebte war. Leidenschaft ist ein sehr wichtiger Teil in meinem Leben.

Nach Scheidung und Trennung vom Freund war ich zwar allein geblieben, aber das war meine freiwillige Entscheidung gewesen und geschah nicht, weil mich ohnedies niemand mehr begehrte.

Nach dem Mittagessen bezahle ich die Rechnung. Wir wollen von den eventuell verbliebenen Lire noch Einkäufe machen, außerdem habe ich eine Fahrt mit Vittorio im Sinn.

Von Pedro, der keineswegs böse ist, daß wir nicht in seine Vorstellung gekommen sind, habe ich auch Abschied genommen. Vielleicht sehen wir uns im nächsten Sommer wieder hier. Enrico läßt mich grüßen. Er mußte zurück nach Florenz. Dort lebt seine krebskranke Frau. Man hat ihr kürzlich die Brust abgenommen. Enrico wußte nichts davon. Gestern nacht hat er telefonisch von der Operation erfahren. Er fuhr sofort zu ihr. Pedro erzählt mir das so nebenher und begreift natürlich nicht, warum ich plötzlich zu zittern beginne.

Der Nachmittag vergeht viel zu schnell. Um sechs Uhr wollen wir den Strand verlassen, keine Minute vorher. Die letzte Fahrt mit Vittorio ist herrlich. Als er etwa in der Mitte der Route wie üblich mit seinem zur Geldtasche umfunktionierten Waschbeutel zum Kassieren kommt, lächle ich ihn an. »Vittorio, heute abend fahren wir nach Hause. Wir sehen uns lange nicht mehr.« »Nächstes Jahr wieder, Frau«, tröstet er mich. Ich leere meinen Geldbeutel aus. Alles, was an Münzen übriggeblieben ist, landet in Vittorios Kasse.

Die Koffer sind gepackt, die Haare frisch gewaschen, das letzte bißchen Salzwasser sorgfältig abgeduscht. Linda kontrolliert zum hundertsten Mal, ob Schränke, Schubladen und Regale auch wirklich leer sind, ob sie auch bestimmt keine ihrer gesammelten Muscheln vergessen hat. Ich stehe am Balkon, schaue aufs Meer hinaus, beneide die Möwen um ihren unbeschwerten Höhenflug und bete »Lieber Gott, ich will hier noch einmal zurückkommen. Ich will das alles noch einmal sehen! Laß mich das Meer noch einmal spüren! Lieber Gott, gib mir Kraft!«

Beim Abendessen ernähre ich mich hauptsächlich von Rotwein, während Linda höllisch aufpaßt, daß ja kein Spritzer Tomatensoße ihr weißes T-Shirt verschmutzt. Wir werden uns nach dem Gänseblümchenprinzip bekleiden. Hier ist es um halb acht Uhr noch heiß, wenn wir morgen früh in Mühchen aussteigen, wird es nicht wärmer als drei Grad sein. Wir müssen immer mehr anziehen, je näher wir dem Brenner kommen, uns sozusagen der metereologischen Schallmauer nähern.

Wir wollen uns von der Signora verabschieden, uns für die Einladung zum letzten Abendessen bedanken, da macht diese einen Fehler.

»Sei tapfer, Frau«, sagt sie liebevoll. »Operation ist nicht schlimm. Wenn Brust weg, dann gehen besser. Werden alles gut.«

Ich verstehe gar nicht, warum sie das alles in deutsch sagen muß, wir haben uns doch sonst immer auf italienisch unterhalten.

Linda steht neben mir, sie wird von dieser Neuigkeit ganz einfach erschlagen. »Warum hast du mir denn nicht gesagt, daß du wieder ins Krankenhaus mußt«, würgt sie heraus. Ihre Tränen hängen schon an den Wimpern. Meine fließen bereits. Die Signora merkt sofort, was sie angerichtet hat und schickt Mario, den Getränkekellner, weg, damit er zwei Cognacs holt. Für Linda lehne ich ab, dafür kippe ich beide hinunter.

Jetzt also weiß sie es, auf die brutalste und gnadenloseste Weise. Hätte ich ihr doch irgendwann etwas davon gesagt. Tausend verpaßte Gelegenheiten gehen mir durch den Kopf. Für lange Erklärungen hier in der Hotelhalle bleibt keine Zeit mehr. Der Boy wartet bereits mit unseren Koffern, wir müssen zum Bus. Die Signora entschuldigt sich für ihre Voreiligkeit, hat selbst Tränen in den Augen vor lauter Reue. Ich nehme sie in die Arme und versichere ihr, daß ich keineswegs böse, daß ich wohl selbst dumm gewesen bin, weil ich Linda bisher noch nicht aufgeklärt habe. Bussi rechts, Bussi links auf die Wangen. Ciao. »Vediamo il prossimo anno!« Wir sehen uns im nächsten Jahr wieder!

Im Bus empfängt uns ein wie üblich nervöser Reiseleiter. Er teilt uns die Plätze zu, bewundert unsere Bräune, unsere verweinten Augen bemerkt er nicht. Vielleicht will er sie auch gar nicht sehen. Schließlich kommt es öfters vor, daß weibliche Wesen weinend Abschied von Italien nehmen. Allerdings sind in der Regel wohl mehr glutäugige Enzos oder leidenschaftliche Raffaels die Ursache für rotgeweinte Augen. Daß wir andere Gründe dafür haben, sieht man uns ja nicht an.

Als der Bus auf die Autobahn rollt und sich das Reisefieber

auch bei den anderen Insassen spürbar gelegt hat, reden Linda und ich über das, was auf uns beide zukommen wird.

Ich erzähle ihr, daß ich zwar Professor Hackethal noch konsultieren werde, im übrigen aber sicher bin, daß man mir am 27. September die Brust abnimmt. Sie wird bei unseren Freunden wohnen, sich mit Trixi das Zimmer teilen. Nach drei Wochen hoffe ich wieder daheim zu sein. Sie kann mich immer besuchen, jeden Tag, wenn sie will. Das Krankenhaus ist schließlich bei uns um die Ecke. Die Bestrahlung wird ambulant gemacht, da brauche ich nur stundenweise weg.

Linda hört sich alles an. Sie unterbricht mich ganz selten, ist bemerkenswert ruhig und gefaßt. »Wo ist der Flori, wenn du im Krankenhaus bist und ich bei den Geigers?« »Er ist für eine Weile zum Papi gezogen und versorgt sich dort selbst.« Jetzt weiß sie auch das!

Ein Glück, daß wir eine solch schöne Woche hatten. Davon werden wir zehren können, wenn die Sorgen und der Kummer zu arg drücken. Linda hat ihren Kopf an meine Schulter gelehnt, ihre Schlafhaltung wieder eingenommen. Ich bin froh, daß sie jetzt nicht in ihrem Zimmer alleine schlafen muß, sondern daß sie beim Aufwachen zwischendurch immer wieder spüren kann, daß der Krebs zunächst noch nichts verändert hat an mir und meinem Körper.

Enricos Frau hat sich amputieren lassen. Sie hat ihrem Mann nichts davon gesagt. Erst als alles vorüber war. Ich kann das nicht verstehen.

In München empfängt uns das erwartete Regenwetter. Am Ostbahnhof verlassen wir todmüde und frierend den Bus, bekommen vom Chauffeur unsere Koffer in die Hand gedrückt und werden von ihm mit den besten Wünschen verabschiedet. »Gewöhnen Sie sich gut wieder ein in München«, empfiehlt er uns. Der Fahrer des einzigen Taxis am Standplatz sieht uns ungerührt zu, wie wir die Koffer über die Straße in Richtung seines Autos wuchten. Obwohl er annehmen muß, daß wir mit ihm fahren wollen, bewegt er sich erst, als wir direkt vor ihm stehen.

Wütend zische ich ihm unsere Adresse entgegen. Auf dem Weg

dorthin werde ich meinen Zorn los. Ich schimpfe auf das Wetter im allgemeinen und auf die Unhöflichkeit der Münchner Taxifahrer im besonderen. Er hat kapiert und behauptet, er habe uns nicht gesehen. »Wenn man die ganze Nacht durchfährt, ist man in der Früh halt müd«, entschuldigt er sich schließlich. Zu Hause angekommen, zeigt er sich dann schließlich doch noch von einer besseren Seite. Er trägt unser Gepäck bis ins Wohnzimmer, und ich bin wieder halbwegs versöhnt. Linda schicke ich sofort ins Bett. Nach fünf Minuten ist sie eingeschlafen.

Ich sitze im Wohnzimmer auf dem Boden und lasse mich von meiner Katze begrüßen. Schnurrend schleicht sie immer wieder an mir entlang, streichelt mich mit ihrem Schwanz, legt sich auf den Rücken, spielt mit meinen Fingern, beißt und kratzt ein bißchen. Schließlich reiße ich mich los und suche nach Spuren, die mein Sohn bei seinem Auszug hinterlassen hat. Im Bad fehlt sein Rasierapparat, nur noch die leere Halterung klebt an den Kacheln. Schlagartig fühle ich mich an den Auszug meines Mannes nach der Scheidung erinnert. Auch damals registrierte ich das Fehlen des Rasierapparates als besonders deprimierend. Ich verstehe gar nicht, warum.

Gemeinsam mit Gipsy steige ich die Treppe hinauf und wage einen Blick in sein Zimmer. Seltsamerweise fehlt hier auf den ersten Blick gar nichts. Er hat offenbar nur sein Schulzeug und seine Bettdecke mit zum Vater genommen, vielleicht auch ein paar Lieblingsplatten, aber das kann ich nicht beurteilen.

Ich stelle mir das entsetzte Gesicht des Vaters vor, wenn der Sohn mit seiner lauten Musik durch die Wohnung fetzt. Unwillkürlich amüsiert mich der Gedanke und ich lächle vor mich hin. Irgendwie bin ich sicher, daß dieses Vater-Sohn-Intermezzo nicht sehr lange dauern wird.

Diese Annahme verstärkt sich noch, als ich den leicht verzweifelten Kindsvater am Montag in aller Früh mit einem langen Zettel bewaffnet beim Einkaufen treffe. Fast hat er keine Zeit, mich zu begrüßen und sich zu erkundigen, ob wir wieder gut in München angekommen sind. »Sag mal, wo ist dieser komische Brotaufstrich?«, will er wissen. Ich lache schallend. Der Sohn hat dem Vater eine lange Besorgungsliste hinterlassen. Er selbst schläft noch.

Ich erinnere Peter daran, daß er mir immer vorgeworfen hat, ich würde mir von den Kindern zu viel gefallen lassen und sie zu wenig fordern. Mein Hinweis, jetzt sei ja wohl er dran, scheint ihm keine besondere Freude zu machen. Immerhin nimmt er sich vor, daß das sein letzter Einkauf sein wird.

Florians Anruf erreicht mich zwischen der dritten und vierten Wäschetrommel, irgendwann am Vormittag. Er klingt etwas kleinlaut und erkundigt sich, wann er mal vorbeikommen und mit mir wegen weiterer Schritte verhandeln kann.

Ich verschiebe dieses Gespräch um zwei Tage. Bis dahin hoffe ich, meinen Haushalt wieder in den Griff bekommen zu haben und nicht weinen zu müssen, wenn mir ein etwas fremd gewordener Sohn gegenübersteht.

Mein Vater meldet sich. Er hat am 19. September für mich einen Termin bei Professor Hackethal ausgemacht. Am Nachmittag um 3 Uhr müssen wir in seiner Klinik am Chiemsee sein. Er wird mit mir dorthin fahren. Die Aussicht auf diese Sprechstunde läßt mich ziemlich kalt. Ich erwarte mir von seinen Untersuchungen nichts Neues. Mittlerweile habe ich mich damit abgefunden, daß ich am 27. September amputiert werde, mache mir keine Hoffnungen auf ein Wunder.

Die Tage bis dahin vergehen im Flug. Linda und ich sind oft eingeladen. Wir müssen von unserem Urlaub erzählen, unsere gesamte Umgebung scheint bestrebt zu sein, uns zu streicheln.

Der Sohn ist mittlerweile auch wieder zu Hause. Der Beginn des neuen Schuljahres hatte recht schmerzhaft gezeigt, daß sich der Terminkalender des Vaters mit dem des Sohnes schlecht vereinbaren ließ. Beide mußten beinahe gleichzeitig aus dem Haus, sie kamen sich überall in die Quere, also trennte man sich wieder. Peter ist das Leben mit Kindern nicht mehr gewöhnt.

In meinem Bad ist also wieder ein Rasierapparat, ich habe wieder zwei Kinder, für die ich sorgen muß. Florian und ich leben zwar immer noch auf Distanz, sparen Gespräche über Schule, Auto, Freizeit, Zigaretten und ähnliche Reibungspunkte aus und verstehen uns deshalb ganz gut.

Wir haben alle drei Angst vor dem 27. September. Linda und

ich können darüber reden. Der Sohn frißt alles in sich hinein. Er ist mit Sicherheit derjenige, der unter meiner Krankheit lange Zeit am meisten zu leiden hat.

Der 19. September ist ein strahlender, warmer Herbsttag. Ich trage weiße Jeans, einen gleichfarbigen Baumwollpulli und rote Sandalen.

Meine Italienbräune hat sich erhalten, ich sehe mit Sicherheit nicht aus wie eine Krebspatientin, die sich einer letzten entscheidenden Untersuchung unterzieht, bevor sie operiert wird.

Mein Vater und ich sind blendend aufgelegt. Ich erzähle ihm von Italien, wir lachen viel. Es ist das erste Mal, daß wir wieder diesen seit langem zwischen uns üblichen heiteren Smalltalk praktizieren.

Er plätschert so an der Oberfläche dahin und tut niemandem weh. Natürlich wissen wir beide, daß es da eine ganze Menge Vorbehalte gibt. Pläne, die mein Vater mit seiner Tochter einstmals hatte, wurden von mir recht gnadenlos durchkreuzt. Und das hat er mir bis heute nicht verziehen.

Er kann immer noch nicht verstehen, warum ich vorhandene Talente nicht genutzt habe. Er sah meine Zukunft nicht als Hausfrau, sondern als erfolgreiche Journalistin oder Rechtsanwältin. Daß ich früh heiraten, sehr bald Kinder bekommen und für ein Berufsleben unerreichbar bleiben würde, war so gar nicht in seinem Sinne gewesen. Er hat mir dieses Abwandern in den Alltag eigentlich nie wirklich verziehen. Diskussionen, die sich bisweilen einfach nicht vermeiden lassen, zeigen, wie dünn die Haut über seinen »Wunden« ist.

Klage ich über die Lernunlust der Kinder, erinnert er mich sofort an meine schulischen Mißerfolge, die er ausschließlich auf meine Faulheit zuruckführt. Zeige ich ihm Narben, die Verletzungen bei mir hinterlassen haben, tröstet er nicht, sondern erklärt mir recht sachlich, wie hoch mein Verschulden daran war.

Nun, jetzt sind wir gemeinsam unterwegs, um von Professor Hackethal zu erfahren, was er als Behandlungsmethode vorschlägt. Über meine Erkrankung haben mein Vater und ich eigentlich noch nicht ernsthaft gesprochen. Er hat sie zwar registriert, aber er ist offenbar auch gleichzeitig zu der Ansicht gekommen, daß sie so schlimm einfach nicht sein darf.

Die Privatklinik Chiemseewinkel entpuppt sich als zweigeschossiges Nobelquartier mit viel Holz, Geranien und einladenden Balkonen. Sie ist in Sichtweite des Sees, mitten im Grünen. Irgendwie wirkt sie wie ein bayrischer Lockvogel für norddeutsche Touristen.

Ich habe später einmal erlebt, daß ein junger Amerikaner mit seinem Mädchen an der Rezeption für das Wochenende ein Doppelzimmer mit Balkon mieten wollte. Erst mein Hinweis auf die Lampen, die den Schwestern den Weg zu den hilferufenden Patienten zeigen, überzeugte ihn schließlich davon, daß er sich nicht in einem Hotel, sondern in einem Krankenhaus befand.

Am Eingang erkundigen wir uns bei einer jungen Frau nach dem Sprechzimmer und sind im Nu darüber informiert, daß sie Patientin und am letzten Dienstag vom Professor operiert worden ist. »Ganz hervorragend«, wie sie versichert. Man sähe überhaupt nichts. Beschwerden habe sie keine, »glücklich und dankbar sei sie, daß sie der Zufall hierher geführt habe. Kein Arzt kommt mehr an mich ran.« Das hat alles höchstens 10 Minuten gedauert, und schon kennen wir fast die ganze Krankengeschichte der Frau. Sie will wissen, ob auch ich operiert werde. Daß es bei mir an der Brust liegt, hat sie ganz einfach vorausgesetzt, obwohl hier im Haus auch andere Operationen durchgeführt werden.

Sie rät mir, für diesen Fall unbedingt an einem Mittwoch in die Klinik zu gehen. Der Professor operiert nämlich nur einmal in der Woche, am Dienstag, verlangt aber eine gründliche Vorbereitungszeit auf die Operation mit entsprechender Behandlung. »Kommen Sie erst am Samstag, müssen Sie über eine Woche warten. Treffen Sie aber am Mittwoch ein, dauert es nur 6 Tage.« Ich verspreche, diese Überlegungen zu berücksichtigen, wenn ich einen Operationstermin ausmachen würde, und betrete recht verwirrt die Klinik.

Auch das Innere erinnert nicht an ein Krankenhaus, eher an eine Kurklinik. Ich nehme eine Unmenge an Blumengestecken wahr, alle künstlich, eine breite Treppe, die ebenso wie der übrige Boden mit einem weichen, rot-grünen Teppich ausgelegt ist.

Ich sehe Menschen in Bademänteln. Sie haben meistens noch ein Handtuch über den Arm gehängt und tragen Mappen bei sich. Ich beobachte junge Mädchen in weiß-grau gestreiften Kleidern, offenbar Schwestern, und eine Frau in weißer Hose, weißem T-Shirt, weißen Schuhen und einem offenen weißen Mantel, sicherlich eine Ärztin. Sie ist noch sehr jung, hat lange schwarze Haare und weist uns den Weg zum Sprechzimmer.

Im Vorzimmer des Professors notiert man, daß ich mich pünktlich zum angegebenen Termin eingefunden habe. Dann werde ich in ein kleines Nebenzimmer gebeten.

Dort bekomme ich einen weißen Frotteemantel. »Der Professor findet, daß es für die Patienten angenehmer ist, wenn sie schon ausgezogen zu ihm kommen«, klärt mich eine stupsnäsige Schwester auf, die mich wiegen und messen muß. Ich versichere ihr, daß ich diese Idee auch für gut halte, weil es unangenehm ist, wenn man sich vor einem Arzt Stück für Stück entkleiden muß.

Ansonsten bin ich schweigsam und befangen. An Krankenhausatmosphäre habe ich mich mittlerweile gewöhnt. Dies hier macht mich unsicher. Gewaltsam muß ich mich daran erinnern, daß ich nicht für einige Wochen ein Zimmer mieten und Urlaub machen möchte, sondern daß in wenigen Minuten das Thema »Krebs« wieder zur Debatte stehen wird. Brustkrebs!

Amputation! Bestrahlung! Chemotherapie! Ein Wort entsetzlicher als das andere.

Eine große, stämmige Dame betritt den Raum und lächelt mich an. Ihr weißer Mantel über einem dunklen Tweedrock und einer beigen Leinenbluse ist geöffnet. Sie wirkt rundherum gesund, kräftig, aktiv, hat glatte Haut, lange glänzende Haare, naturbelassen, selbstverständlich. Ein wenig sieht sie aus, als habe man sie engagiert, um für Vollwertkost, Bierhefe und Buttermilch Reklame zu machen. Später stellt sich dann heraus, daß sie tatsächlich Hackethals Ernährungsexpertin ist. Zunächst vermittelt sie bei mir den Eindruck von Gesundheit, Freundlichkeit, Vertrauenswürdigkeit. Sie hat einen Fragebogen in der Hand und will wissen, welche Krankheiten, Operationen und andere

Behandlungen ich bereits hinter mir habe. Sie muß wenig notieren. Ich war wirklich selten krank.

Dann bringt sie mich unvermittelt völlig aus dem Konzept. »Haben Sie Kummer? Wovor haben Sie Angst? Stimmt es in Ihrer Familie? Wie läuft Ihre Ehe? Haben Sie Kinder? Verstehen Sie sich mit ihnen? Was bedrückt Sie am meisten, und wie lange schon?«

Zunächst bin ich ziemlich sprachlos. Der unerwartete Fragenkatalog überrascht mich zu sehr.

Wann hat mich in letzter Zeit jemand nach meinem seelischen Wohlergehen, nach eventuellen Kümmernissen gefragt? Ich kann mich nicht daran erinnern.

»Sehen Sie, wir wollen von den Patienten noch vor einer Behandlung wissen, wie es in ihrem Inneren aussieht«, bekomme ich zu hören. »Es bringt nichts, wenn man den Körper alleine sieht, die Psyche des Menschen ist meistens genauso wichtig, wenn er krank ist.«

Da sie merkt, daß mir diese unerwartete »innere Einkehr« etwas schwerfällt, schlägt sie vor, mich alleine zu lassen.

»Nehmen Sie sich Zeit. Der Professor hat sowieso noch einen Patienten bei sich. Und Ihrem Vater werde ich sagen, daß er sich gedulden muß. Hier haben Sie Papier und Kugelschreiber. Notieren Sie alles, was Ihnen zu meinen Fragen einfällt.« Sie klopft mir auf den Rücken und verläßt mich.

Jetzt sitze ich also an einem wunderschönen Herbsttag, bekleidet mit einem weißen Bademantel, auf einem hellen Ledersessel vor einem Bauernschreibtisch, schaue auf die Kampenwand und soll schriftlich niederlegen, wie es in meinem Inneren aussieht. Eine absurde Idee! Draußen vor der Türe wird mein Vater sicherlich langsam nervös, weil er eine Zigarette rauchen will und aus der Tatsache, daß es in dem Wartezimmer keinen Aschenbecher gibt, bereits geschlossen hat, daß Rauchen hier verboten ist.

Die Sonne malt Kringel auf den Schafwollteppich. Eine Wespe kämpft verbissen gegen das Fliegengitter am weit geöffneten Fenster an. Immer wieder stößt sie mit dem Kopf dagegen. Sie müßte doch schon längst einen Brummschädel haben, geht es mir durch den Kopf. Aber offenbar ist der einzige Schädel, der weit und breit brummt, mein eigener.

Ich bringe keinen Satz zu Papier, bin einfach nicht vorbereitet auf diese Untersuchung der Seele. Die Brust, die Achselhöhlen, die Halspartie, sie alle waren dran, nicht mein Herz. Und trotzdem steht plötzlich der erste Satz auf dem Papier: »Ich habe Angst.«

Es ist mir entschlüpft. Und dann scheint die anfängliche Hemmung überwunden. Ich schreibe, ohne auf Punkt und Komma, auf Stil und Rechtschreibung, auf elegante Formulierungen zu achten, zwei, drei Seiten runter. Mit immer schneller werdenden Fingern.

Ich vertraue diesem Papier an, daß ich mich alleine fühle, unverstanden von den Eltern, verlassen von meiner Familie, daß ich Sorgen habe, finanzielle, gesundheitliche, menschliche, daß ich Angst habe, sterben und meine Kinder alleine zurücklassen zu müssen, daß ich befürchte, daß man sie umgehend in ein Internat stecken wird, daß ich mich nach einem Menschen sehne, der nicht immer nur Erwartungen in mich setzt, sondern der mich hätschelt, mich streichelt und mit mir träumt. Ich bin noch nicht fertig, als mein Vater klopft und mir mitteilt, daß der Professor auf uns wartet.

Er fragt mich, ob es mir recht ist, wenn er mit ins Sprechzimmer kommt. Natürlich bin ich damit einverstanden, eigentlich ist es mir ziemlich egal. Ich bin noch derart mit dem, was ich da hastig zu Papier gebracht habe, befaßt, daß ich gar nicht zuhöre.

Unerwartet groß ist er, einen kleinen Bauchansatz und wenig Haare hat er. Mit lustigen blauen Augen über einer halben Brille strahlt er, eine weiße Hose und ein weißes Hemd trägt er: Professor Dr. Julius Hackethal, Deutschlands zur Zeit meist geschmähter Mediziner.

Einen Nestbeschmutzer hat man ihn genannt, einen Scharlatan, einen Mörder in Weiß; Eitelkeit, Geldschneiderei, Verantwortungslosigkeit, Ehrlosigkeit, Großmannssucht hat man ihm nachgesagt. Illustrierte und Magazine widmeten ihm Titelseiten, verunstalteten sein Bild mit zur Warnung gekreuzten Gebeinen, verzerrten sein Gesicht zur teuflischen Fratze. Dieses Ungeheuer kommt also auf mich zu und nimmt mich zur Begrüßung ganz einfach in den Arm. »Schön, daß Sie zu mir gekommen sind, bevor Sie Endgültiges entscheiden. Ich freue mich darüber. Vielleicht kann ich Ihnen helfen.«

In diesem Moment springt in mir ein dicker Ring, der mein Herz zusammengepreßt, der mir die Luft abgeschnürt und den Blick zur Sonne und zu den Sternen zeitweise erschwert hat.

Zu diesem Mann, der mir mittlerweile hinter einem dicken Schreibtisch gegenübersitzt, fasse ich sofort Vertrauen. Noch nie bin ich einem Menschen begegnet, der mir vom ersten Augenblick an soviel Sicherheit und Zuversicht übermittelt hat wie dieser Arzt.

Zunächst läßt er mich erzählen, will von mir wissen, wie ich in dem Münchner Krankenhaus behandelt wurde, erfragt von mir die Diagnose und den histologischen Befund, obwohl er beides vor sich liegen hat. Er unterbricht mich kein einziges Mal, als ich erzähle, daß ich am 27. September zur Amputation in dieses Krankenhaus zurückkehren werde.

»Warum sind Sie zu mir gekommen?« will er wissen. »Mein Vater und Freunde haben von Ihnen erzählt. Ich selber weiß eigentlich nichts von Ihnen«, gebe ich wahrheitsgemäß zu. »Seien Sie froh«, grinst er.

Er untersucht mich. Seine Finger sind zart, aber gründlich. Millimeter für Millimeter tastet er sich an meiner linken Brust entlang. An der Operationsnarbe im Warzenbereich ist eine Verhärtung spürbar. Er kennzeichnet sie mit einem roten Kreis. Ich muß die Arme hinter dem Kopf verschränken, er gräbt in den Achselhöhlen herum, wandert mit seinen Fingern an den Schlüsselbeinen entlang, kehrt zurück zur linken Brust, prüft noch einmal die Verhärtung, befühlt die rechte Brust, verharrt besonders lange an deren Warze, kann nichts finden.

Während der Untersuchung redet er nur wenig. Er macht mich auf die harten Stellen an der linken Brustwarze aufmerksam und meint, daß auch er, wenn ich mit einer Behandlung durch ihn einverstanden wäre, dort aufschneiden müsse. Nur eine Notoperation könne endgültig klären, ob die Verhärtung eine Folge des ersten Eingriffs sei, oder ob man dort nachlässig geschnitten habe, weil anzunehmen war, daß die Brust ja ohnedies abgenommen wird. Alles andere sei frei von eventuellen Knoten. Absolut frei.

Er sagt das mehr zu meinem Vater, der sich abgewandt hat, offenbar aus Rücksicht auf mich. In unserer Familie lief man niemals nackt über den Gang, ein Badetuch, das Intimes wenigstens spärlich verhüllte, war obligatorisch.

Daß seine Tochter diese Hemmungen nicht kennt, kann der Vater nicht wissen. Wir haben nie über so etwas gesprochen. Auch jetzt hält sich sein Interesse an meiner kranken Brust in Grenzen.

Lediglich einmal reagiert er, als Professor Hackethal in sein Diktiergerät etwas von »einer großen Brust« spricht. »Das darf doch nicht wahr sein. Meine Tochter und eine große Brust. Früher mußte man gleich zweimal hinschauen, damit man merkte, wo vorne und hinten ist.« Er lacht, ich lache und der Professor ebenfalls.

Die gute Stimmung bleibt im Raum, vereint sich mit den Sonnenstrahlen, die das Zimmer hell und freundlich machen.

Nachdem er Details über meine linke Brust verlauten ließ, äußert er sich nun auch über die andere. »Rechte Brust, nichts Besonderes.« »Mag sein, daß Sie ein begnadeter Chirurg sind, ein Kavalier sind Sie auf jeden Fall nicht«, unterbreche ich ihn sofort. Verdutzt schaltet er den Knopf aus. »Wie bitte?« »Ich meine, daß diese Bemerkung doch recht abfällig ist. Man kann das doch auch etwas charmanter formulieren.« Hackethal lacht, daß ihm die Tränen über die Backen laufen. »Sie sind vielleicht ein verrücktes Huhn«, gurgelt er. »Wie hätten Sie's denn gern?« Zu zweit basteln wir an einer neuen Formulierung. »Rechte Brust recht ansehnlich, jedoch ohne Befund.« Darauf einigen wir uns schließlich.

Irgendwie ist es ihm gelungen, mich wieder zu einem ganz normalen Menschen zu machen. Gut, ich bin wegen einer Krebsdiagnose zu ihm gekommen. Aber er geht mit diesem Wort um, als sei es ohne besondere Bedeutung. Er sagt im übrigen auch nicht »Krebs«, sondern »Krebsid«, als handle es sich dabei nur um eine Abart davon.

Nachdem die Untersuchung abgeschlossen ist, schildert er mir seine Behandlungsmethode. Auch er müsse schneiden, um festzustellen, ob die Verhärtung Krebsidzellen enthält. Auch bei ihm werde ich bestrahlt, allerdings mit der niedrigstmöglichen Strahlenmenge von 2500 Rad, gezielt nur auf die Stelle, wo der Knoten saß. Chemotherapie komme jedoch unter gar keinen Umständen in Frage. In der Klinik gibt es Vollwertkost für die Patienten, es gibt Mistel- und Magnesiumtabletten, Thymus- und Therapiespritzen in den Bereich des Tumors, um dort die Durchblutung zu fördern. Es gibt Blutwäschen, Ultrarotbestrahlungen, Massagen, Bäder. Ich höre mir dieses Programm schweigend an.

»Können Sie mir garantieren, daß mit einer Nachoperation samt anschließender Bestrahlung die Sache überstanden ist?« will ich wissen. Dieselbe Frage also, mit der ich meinen Münchner Operateur traktiert hatte. »Natürlich nicht«, erwidert er sofort. Er empfiehlt mir, die Sache noch einmal zu überschlafen. »Sie müssen sich jetzt nicht entscheiden«, meint er. »Ich denke, Ihre Chancen sind gut. Sie sind rechtzeitig zu mir gekommen. Ich kann Ihnen wohl besser helfen, als so manchen anderen, die fast schon zu Tode therapiert wurden und für die ich die letzte Rettung sein soll.«

Ich brauche keine Bedenkzeit mehr. Ich habe mich längst entschieden. Beide Ärzte können keinen Garantieschein auf Heilung ausstellen. Lediglich ihre Behandlungsmethode unterscheidet sich. Der eine geht mit scharfen Geschützen vor, er will amputieren, bestrahlen, eventuell chemotherapieren. Der andere hat mehr Verständnis für meine seelische Not. Er weiß, daß eine Frau ihre Brust nicht so einfach abschneiden läßt, mögen auch noch so viele vernünftige und medizinische Gründe dafür sprechen. Ich werde zu ihm gehen, mich von ihm behandeln lassen. Ich werde das Risiko eingehen, von dem man mir in München gesagt hatte, es sei viel zu hoch. Dort hat man gemeint, wenn ich nicht amputieren ließe, hätte ich nicht mehr lange zu leben.

Vielleicht haben sie recht, die konventionellen Doctores, vielleicht bin ich wirklich bald tot, aber die Zeit, die mir noch bleibt, möchte ich nicht verstümmelt und nicht ohne Hoffnung erleben. Ich bin sicher, daß ich mein Leben noch einmal in den Griff bekomme, und dieser Arzt mit seinem Schwung, seiner Liebenswürdigkeit und vor allem mit seiner Respektlosigkeit gegenüber dem Ungeheuer Krebs wird mir dabei helfen! Ich will leben! Jetzt!

Ich lasse meinen Vater und den Professor an meinen Überlegungen teilhaben. Der Vater schaut nachdenklich, der Professor ruft nach seiner Frau, um die Zimmerfrage und den Operationstermin abzuklären.

Li Hackethal erscheint auf der Bildfläche, ein blondlockiger Quirl mit umwerfendem Temperament. »Julius, bist du wahnsinnig, wir haben kein Zimmer! Wir haben die nächsten Jahre überhaupt kein Zimmer mehr frei, so wie das hier ausschaut. Ich kann die Leute doch nicht übereinander legen!« Die Zeit, die seine Frau braucht, um wieder Luft zu holen, nützt er, um ihr mitzuteilen, daß Frau Benedict am 2. Oktober operiert wird, also am 26. September ein Zimmer braucht, damit sie auf die Operation vorbereitet wird.

»Gut«, zischt es zurück, »Julius, mach nur so weiter. Ich schnapp' noch mal über!«

Ich kenne Li nun schon seit drei Jahren. Sie schnappt nicht über, sie ist immer in Aktion und sie ist ganz nebenher der gute Geist des Hauses, der immer dann auftaucht, wenn Not am Mann ist. Sie schafft einfach alles, und ihr Julius schafft sie irgendwann einmal. Das wenigstens befürchtet sie.

Als ich mich von den beiden verabschiede, scheinen sie mir schon irgendwie vertraut. Daß mich mit beiden einmal eine tiefe Freundschaft verbinden wird, weiß ich zu diesem Zeitpunkt noch nicht. Mit ihrem »Bis bald« und »Machen Sie's gut« schaffen sie es sogar, daß ich mich auf ein Wiedersehen mit ihnen freue. Auch wenn das eine neuerliche Operation bedeutet, weil ich Krebs habe.

Zu Hause werde ich von meinen Kindern, von meiner Mutter, von meinen Freunden erwartet. »Wie war's? Was meint er? Was machst du?«

Ich sage ihnen allen, daß ich zu Professor Hackethal gehen und den Kampf gegen meinen Brustkrebs aufnehmen werde, daß der im übrigen nicht mehr Krebs, sondern Krebsid heißt und daß er, seitdem er einen neuen Namen, auch seinen Schrekken für mich verloren hat.

Bis spät abends tagen wir auf dem Balkon, Helga und Gisi, Brigitte und Guggi, meine beiden Nachbarinnen, Florian und Susanne.

Wir schaffen einige Flaschen Wein, lachen viel, blödeln und albern herum. Die dumpfe Stimmung, die seit Wochen auf uns lastete, hat sich verflüchtigt. Es wird neue Wege geben.

Am nächsten Morgen, einem Freitag, rufe ich in dem Münchner Krankenhaus an und sage meinen Operationstermin ab. Durch Zufall habe ich den Chef der Chirurgie am Apparat. Er weiß von nichts, hört nur, daß ich nicht kommen kann und verspricht, dies dem Kollegen, der mich operieren sollte, auszurichten.

Später erfahre ich, daß der Terror sofort begann, als dieser davon hörte. Er telefonierte mit meinem alten und meinem neuen Hausarzt. Beide sollten mich zur Vernunft bringen, mir den Hackethal, diesen Wahnsinnigen, ausreden, ich sei im höchsten Maße gefährdet. Beide Ärzte paßten schließlich, der alte, weil er meinen eisernen Willen bereits seit vielen Jahren, und der neue, weil er mich noch nicht gut genug kennt.

Die Zeit, die mir vor meiner Operation noch bleibt, nütze ich, um mich bei Lindas neuen Lehrern vorzustellen und anzukündigen, daß die nächsten vier Wochen Helga für Unterschriften und Rückfragen zuständig ist. Ich bespreche mit Florian, wie er sich am besten selbst versorgt. Linda räumt so nach und nach ihre Habseligkeiten in Trixis Schränke und Regale.

Ich kaufe mir zwei schicke neue Nachthemden, lasse mir meine Haare vorsorglich schneiden, damit sie mich im Bett nicht allzu sehr stören und fahre schließlich mit meinem Vater durch wolkenbruchartige Regengüsse in Richtung Chiemsee, um dort mit Hilfe von Professor Hackethal in seinem »gastlichen Krankenhaus ohne Angst«, wie es ein Prospekt verspricht, dem Krebs den Kampf anzusagen.

Eine Kostenübernahmeerklärung meiner privaten Versicherung habe ich in der Handtasche. Beim ersten Aufenthalt erweist sie sich noch als überaus großzügig. Dieses Entgegenkommen verliert sich indessen, je häufiger ich in die Klinik zurück muß, um dort weiterhin beobachtet und versorgt zu werden.

Ich muß gestehen, je näher wir der Klinik kommen, desto tiefer sinkt mein Stimmungsbarometer. Nur noch schwach erinnere ich mich an die gute Laune, die ich hatte, als wir nach dem Sprechstundentermin wieder in Richtung München gefahren waren.

Heute, am 26. September um 10 Uhr vormittags, fühle ich mich elend und hoffnungslos. Vielleicht liegt es auch an dem naßkalten Herbstwetter, vielleicht macht mir auch die Trennung von den Kindern und der Katze mehr zu schaffen, als ich das zugeben wollte – auf jeden Fall steige ich weinend aus dem Auto meines Vaters, der verstohlen auf die Seite schaut, um nicht reagieren zu müssen.

Als wir die Rezeption ansteuern und uns erkundigen, welches Zimmer für mich reserviert wurde, nähert sich eine hochgewachsene, attraktive Blondine.

»Kann ich Ihnen irgendwie helfen?« will sie wissen. Sie kann. Wie sehr, das zeigt sich erst etwas später. Sie ist Patientin, seit zwei Wochen hier, hat Brustkrebs, wird in Traunstein bestrahlt.

Während wir in der Halle warten, bis wir gerufen werden, erzählt sie uns alles, was wir ihrer Meinung nach so wissen sollten. Ich sitze ziemlich schweigsam dabei, erfahre, daß sie woanders schon einmal operiert wurde, daß man auch ihr die Brust hatte abnehmen wollen und daß sie buchstäblich im letzten Moment durch ihren Freund auf Professor Hackethal aufmerksam gemacht worden war.

Seit sie hier ist, fühlt sie sich blendend. Die Bestrahlungen bekommen ihr gut, die Vollwertkost überzeugt sie ebenso wie alles andere, was man hier unternimmt, um ihren Körper widerstandsfähiger zu machen. Ursula, sehr schnell hat sie mir diese Vertrautheit angeboten, scheint auf den ersten Blick rundum zufrieden zu sein.

Daß sie später immer wieder von Zweifeln geplagt sein wird und sich schließlich woanders doch die Brust abnehmen läßt, konnte zu diesem Zeitpunkt noch niemand ahnen. Sie verläßt uns. Eine Vollmassage mit anschließender UV-Bestrahlung steht auf ihrem Laufschein. »Ich muß mich beeilen. Wir Bestrahlten –sind in dauernder Zeitnot. Die Fahrt nach Traunstein – dort wird bestrahlt – mit allem Drum und Dran dauert etwa drei Stunden. Wenn wir zurückkommen, jagen sich die

Termine. Wir müssen die Spritzen abholen, und an die Luft sollten wir auch.« Sie schildert den täglichen Streß so komisch, daß ich zu lachen anfange.

Bevor sie verschwindet, verspricht sie mir, dafür zu sorgen, daß ich beim Mittagessen an ihrem Tisch sitzen kann. »Dann sind Sie nicht ganz so fremd hier.«

Ich beziehe ein gemütliches Dachzimmer im 2. Stock mit Balkon und Blick auf den See. Im Vorraum des Patientenappartements, wie es hier heißt, ist eine Schrankwand, vis-à-vis ein kleines Bad.

Ein bäuerlicher Schreibtisch, auf dem ein Fernsehapparat steht, ein runder Tisch, ein kleiner Sessel und ein niedriges Bett verbreiten eine wohlige Atmosphäre in meinem Zimmer. Von Krankenhaus keine Spur. An den Wänden hängen bunte Bilder. Es gibt keine kahlen weißen Wände hier. Während ich dabei bin, meine Sachen in den geräumigen Schränken unterzubringen und mein Vater mir sämtliche wichtigen Telefonnummern aufschreibt, weil ich dafür viel zu zittrig bin, erscheint eine Elfe namens Elfi. »Ich bin hier die Stationsschwester«, verkündet sie, und man glaubt ihr das kaum. Sie ist zart, zerbrechlich und ganz einfach nur lieb. Sie erklärt mir das Telefon, übergibt mir die Hausordnung, kündigt einen jungen Arzt an, der neben dem Professor mein zuständiger Leibarzt sein wird und empfiehlt mir im übrigen, mich mit allen Bedürfnissen und Fragen getrost an sie zu wenden, mittels Haustelefon, mittels Schwesternglocke, oder auch persönlich, ganz wie ich will. Mit einem Lächeln schwebt die Elfe Elfi zur Türe hinaus. Daß sie sehr viel Kraft hat, sowohl körperliche als auch seelische, habe ich später oft erlebt. Sie spritzt phantastisch, bettet um wie keine zweite und sitzt an den Betten Schwerkranker und Sterbender, die nur sie um sich dulden wollen. Heute lebt sie mit ihrem Mann in Indien.

Es wird Zeit, daß wir uns verabschieden, mein Vater und ich. Ich werde nicht mit ihm hinuntergehen, sondern ihm von meinem Balkon aus zuwinken. Ich will tapfer sein oder zumindest von der Ferne aus so scheinen. Ein letztes Bussi, ein gewohntes »Mach's gut, Alte. Kopf hoch«, – dann ist er aus dem Zimmer.

Ich gehe zur Balkontüre, will das Fliegengitter öffnen. Es bleibt verschlossen. Ich klopfe, stampfe, trommle dagegen. Es bewegt sich nicht. »Vati« brülle ich und rase den Gang entlang. »Vati!« Er wartet noch auf den Lift und fährt erschrocken herum, als er mich so kreischen hört. Gemeinsam gehen wir zurück. Ich hänge an seinem Arm und schluchze. »Ich bring das blöde Gitter nicht auf. Ich kann dir doch dann nicht zuwinken, und du glaubst da unten vielleicht, ich hätte dich schon vergessen!«

Jetzt bin ich keine 45 Jahre mehr alt, oh nein, jetzt in diesem Moment bin ich 10 Jahre, werde von meinem Vater im Internat, einem alten Schloß, abgeliefert bei einer knopfäugigen Frau Jecke, die immer ein passendes Volkslied auf den Lippen hatte. Schon jetzt habe ich Heimweh nach meinem Vater, obwohl er noch im Schloß ist und ich seine Hand noch halten kann. »Ich mag diese fremde Frau nicht, die jetzt meine Familienmutter ist, ich möchte wieder heimfahren, zu meinen Puppen und zu meinen Teddybären. Die sitzen auf meinem Bett und warten auf mich.« Natürlich läßt sich das Fliegengitter ganz einfach öffnen, auch für Fliegen und Mücken stellt es kein ernsthaftes Hindernis dar, wie ich am nächsten Morgen an meinen zerstochenen Armen feststellen kann.

Ich stehe auf dem Balkon und winke meinem Vater. Wir benützen seit meiner Kindheit einen Geheimgruß, den haben wir einmal in einem Film gesehen und sofort übernommen. Mit der rechten Hand zeichnen wir einen Halbkreis in die Luft, so eine Art Regenbogen. Er steigt ins Auto, fährt an. Ich könnte ihm noch nachsehen, bis er auf die Autobahn stößt, doch das will ich nicht mehr.

Ich gehe ins Zimmer zurück und rufe meine Mutter an. Ich gebe ihr meine Nebenstelle durch und bitte sie, meine Kinder zu grüßen, wenn sie aus der Schule kommen. Da mir nur mehr eine halbe Stunde bleibt bis zum Mittagessen, setze ich mich auf den Sessel, der bemerkenswert unbequem ist, und versuche in der Zeitung zu lesen.

Da klopft es. Ein junger Arzt kommt auf mich zu. Er ist klein, hat einen wuscheligen blonden Lockenkopf und ist mir auf Anhieb sympathisch.

»Ich bin Dr. Herbst, Ihr Leibarzt. Wenn es Ihnen recht ist,

dann werde ich Sie jetzt untersuchen.« Es ist mir recht. Doch da fällt sein Blick auf meinen Radiowecker. »Jesses, es ist ja gleich halb eins. Wissens' was, da gehens' zuerst zum Essen, und in einer Stunde komme ich wieder.« Auch das ist mir recht.

Am Eingang des Speisezimmers wartet bereits Ursula auf mich. Sie nimmt mich an der Hand und führt mich zu ihrem Tisch. Ich stelle mich einer vierköpfigen Gesellschaft vor und fühle mich entsetzlich fremd, trotz der mir zumindest ein wenig bekannten Ursula. Rechts neben mir sitzt ein älterer Herr. Er hat sichtlich Schwierigkeiten beim Schneiden seines Fleisches, außerdem befindet sich nur eine winzige Portion auf seinem Teller. Er hält eine 800-Kalorien-Diät, wie ich später erfahre.

Mir gegenüber sitzt ein Amerikaner mit Namen Jim. Er hat zwar einen Nachnamen, der dem Schild auf seiner Serviettentasche zu entnehmen wäre, aber alle nennen ihn nur Jimmy. Seine Backen sind rot, er hat liebe Augen und hält offenbar recht wenig von Essenskultur. Die Suppe wird lässig geschlürft. Einige wenige Tropfen erreichen sogar seinen Mund, der Rest tropft ab. Beim Frühstück am nächsten Tag muß ich übrigens feststellen, daß ihn auch mit Honig eine unglückliche Liebe verbindet. Er ißt ihn leidenschaftlich gern, allerdings braucht er einen Honigtopf offenbar nur anzusehen, um bis zum Ellenbogen klebrig zu werden. Die übrige Nahrungsaufnahme gestaltet sich für ihn problemlos. Er schneidet erst alles auf, dann wird es mittels einer Gabel zu einem Brei zusammengemischt und anschließend recht hörbar ausgelöffelt. Jimmy macht das prächtig. Man gewöhnt sich an ihn.

Beim ersten Mittagessen habe ich da allerdings noch meine Schwierigkeiten. Später nicht mehr.

Neben ihm stochert »Sir Henry«, eine energische 83jährige Dame mit Namen Henrici, in ihrem Fleisch herum. »Staubtrocken«, schimpft sie, »und natürlich ohne Soße.« Nach dem Essen erfahre ich von Ursula, daß »Sir Henry« in der Küche ausdrücklich Anweisung gegeben hat, man möge ihr Putenfleisch und dieses ohne jegliche Soße servieren. Sie will unter allen Umständen ihre schlanke Figur erhalten. Eine selbstverschuldete Dürre also!

Die Mannschaft wird komplettiert von einer »ambulanten« Düsseldorferin, die sich hier lediglich Thymusspritzen geben läßt und ansonsten nur die Baderabteilung in Anspruch nimmt. Gemeinsam mit ihrem Dackel namens Pürschi hat sie in Bernau ein Appartement bezogen. Mittags wird sie in der Klinik verköstigt. Ebenso ihr Dackel Pürschi. Sobald einer von uns ein Stück auf seinem Teller liegen läßt, flötet sie: »Ach, essen Sie das nicht mehr? Da wird sich mein Pürschi aber freuen!« Schon hat sie es an sich genommen und in einer kleinen Dose versenkt.

Ursula und ich machen uns bald einen Sport daraus, sie in Spannung zu halten. Manchmal essen wir ganz langsam und bedächtig, legen immer wieder unser Besteck hin, um sofort weiterzuessen, wenn sich Frauchen mit ihrer alles vereinnahmenden Gabel nähert. Selbst der Nachtisch ist nicht sicher vor ihr. »Mein Pürschi ist ein Prachttier und überhaupt nicht heikel. Er frißt einfach alles.« Man sieht es Pürschi auch an. In den zwei Wochen, in denen ich ihn täglich begrüße, hat er mehrere Pfunde zugenommen.

Nachdem die ersten Anlaufschwierigkeiten überwunden sind, werden wir übrigens ein viel beneideter Tisch. Bei uns spricht man nicht über die Krankheit oder so wie nicht. Wir lachen viel über Kleinigkeiten. Allein der ältere Herr mit seiner Diät ist ein Quell ständiger Freude. Er hat gebeten, daß man ihm zum Frühstück und zum Abendessen die angegebene Menge vom Buffet holt, damit er ja nicht in Versuchung kommt, doch zu sündigen. Das geht gut bis zu einem Sonntag. Er sitzt schon an seinem Platz, als Ursula und ich kommen. Er ist unruhig und ständig um seine Serviettentasche besorgt. Wenig später erfahren wir auch den Grund. Er hat sich heimlich dem Frühstücksbuffet genähert, blitzartig ein weiches Ei eingesteckt und selbiges in seiner Serviettentasche verstaut. Er genießt es jetzt, von uns vor den Blicken der Bedienerinnen gut geschützt. Ähnlich »diebisch« reagiert Herr Hacker, so sein Name, als es an einem Abend Bratheringe und Pellkartoffeln gibt. Zunächst bedankt er sich artig für das zugestandene Knäckebrot mit einer halben Packung Butter und je einer Wurst- und Käsescheibe.

Doch dann schlägt er zu! Unter dem Vorwand, er wolle sich noch einen Nieren-Blasen-Tee bestellen, verläßt er uns. Als er an den

Tisch zurückkehrt, glänzen seine Augen. Beide Hände hat er in den Sakkotaschen vergraben. Müßig zu erwähnen, daß sich da drin zwei riesige Kartoffeln und drei Butterstücke verbergen.

Beim Schälen seiner Beute muß ich ihm allerdings behilflich sein. Ein kürzlich überstandener Schlaganfall hat seine Hände ungeschickt werden lassen. Auch seine Psyche ist verändert. Von einer Minute zur anderen bricht er in Tränen aus, fünf Minuten vorher haben wir noch gelacht. Herr Hacker und ich verstehen uns prächtig. Ich werde seine Komplizin bei seinen Beutezügen am Buffet und trockne die Tränen, wenn sie wieder unvermittelt hervorbrechen.

Nach dem Mittagessen erwartet mich also Dr. Herbst auf meinem Zimmer. »Sie gehen auch zu Fuß die Treppe hinauf, wie ich«, stellt er fest, als ich mich in meinem Bad für die Untersuchung fertig mache. »Da habens' recht, das hält fit.«

Ich lasse mich streicheln mit diesem Lob und verschweige, daß mich lediglich meine Platzangst davon abhält, einen Aufzug zu betreten. Soll er ruhig einen guten Eindruck haben von meiner Vitalität. »Also, ich sehe da gar keine Probleme bei Ihnen«, stellt er fest. »So wie Sie beinand sind, überstehen Sie das alles locker. Ich glaube auch gar nicht daran, daß die Verhärtung ein neuer Krebsknoten ist. Für mich ist das lediglich Fettgewebe.«

Er will mir nicht nur Mut machen, er ist wirklich überzeugt davon, daß es mir gutgeht. »Am Dienstag ist die Operation, die macht der Chef natürlich selbst. Ich komme jeden Tag zur Visite. Wenn Sie außerdem etwas brauchen, können Sie mich jederzeit ansprechen. Sie werden mich schon irgendwo finden. Irgendwann läuft man sich in diesem Haus immer über den Weg. Spätestens bei der Therapiespritze, alle zwei Tage.« Mit dem Rat – »So, jetzt packen Sie sich zusammen und gehen Sie spazieren, der Regen hat aufgehört« – verabschiedet er sich wieder. Ich habe ihn sofort ins Herz geschlossen. Viele andere auch. Wann immer ich gefragt werde, wer mein Leibarzt ist, und der Name Dr. Herbst fällt, höre ich wahre Loblieder. Und begegnen tun wir uns tatsächlich auf Schritt und Tritt. Er ist ständig in Aktion, immer unterwegs.

Bei der Rezeption erkundige ich mich nach einem Weg nach Bernau. Er wird mir narrensicher beschrieben. Ich höre mit größter Aufmerksamkeit zu und weiß im selben Moment, daß diese ausführlichen Erklärungen zwecklos sind. Mein Orientierungssinn ist seit eh und je gleich Null. Ich soll mich, sofort, wenn ich aus dem Haus komme, *rechts* halten, durch die Birkenallee gehen, die Landstraße überqueren, unter der Bahnunterführung durchgehen, rechts in die Kastanienallee einbiegen – schon bin ich in Bernau. Ich verlasse die Klinik, halte mich sofort *links*, durchmesse nahezu unpassierbares Schilfgestrüpp, wundere mich ein wenig, und schon bin ich auf dem Weg nach Prien. Na bitte!

Im Prinzip macht mir dieser Fehltritt nichts aus, denn ich weiß, daß ich in den kommenden Wochen noch Gelegenheit genug haben werde, die gesamte Umgebung kennenzulernen.

Noch bis vor einem Vierteljahr hätte ich es übrigens nicht gewagt, alleine spazieren zu gehen. Ich war genau genommen immer ein schrecklicher Angsthase. Bei Dunkelheit mußten mich Helga und Ulli nach Hause begleiten, obwohl ich auf Sichtweite von ihnen wohne. Das Heimkommen vom Kegeln mit der Trambahn setzte mir arg zu. Unsere Straße ist typisch für Villenviertel. Ab 20 Uhr spielt sich alles hinter verschlossenen Rolläden ab. Erst als ich geschieden und für meine Familie alleine verantwortlich war, gewöhnte ich es mir ab, unter Betten, hinter Vorhängen und Türen nach unerwünschten Eindringlingen zu fahnden.

Seit meiner Krebsdiagnose hat sich das alles schlagartig geändert. Stundenlang bin ich alleine an der Isar entlangspaziert. Die Dunkelheit hatte jeden Schrecken für mich verloren. Nachts schlief ich bei weit geöffneten Fenstern. Die Haustüre blieb unverschlossen. Eines Nachts hörte ich auf der Wiese gegenüber unserem Haus laute Schreie. Während ich früher angstvoll unter die Bettdecke gekrochen wäre, zog ich mir diesmal lediglich einen Bademantel über und lief auf die Straße. Betrunkene demolierten ein Straßenschild. Ich blieb an der Gartentüre stehen und schaute ihnen ungerührt zu.

Eigentlich wäre es mir die ganze Zeit über recht gewesen,

wenn man mein Sterben mittels eines Holzknüppels beschleunigt hätte.

Auf meinen Wegen am Chiemsee war ich augenblicklich völlig ohne Angst. Die Tatsache, daß in Bernau, also in unmittelbarer Nähe des Krankenhauses, ein Zuchthaus ist, aus dem hin und wieder Häftlinge ausbrechen, störte mich nicht im mindesten. Geheimnisvoll rauschende Schilfgräser, die mich um einiges überragten, erregten zwar mein Interesse. Angst einflößen konnten sie mir indes nicht.

So gegen vier bin ich wieder zurück in der Klinik. Es riecht nach Kaffee. Ich hole mir eine Tasse und setze mich in den Aufenthaltsraum für Raucher. Er ist im Gegensatz zum Nichtraucherabteil etwas belebter. »Sir Henry« bittet mich an ihren Tisch. Sie sitzt dort mit zwei Patientinnen, einer Kölnerin, die ganz offensichtlich eine Perücke trägt, und einer drahtigen jungen Frau, die in Südafrika lebt und dort von einem jungen Arzt auf Professor Hackethal aufmerksam gemacht worden war. Sie hatte Brustkrebs. In Johannesburg war lediglich der Knoten entfernt worden. Jetzt hat sie starke Schmerzen in der Wirbelsäule. Man vermutet Metastasen. Die Frau ist höchstens 40 Jahre alt, hat einen schmal geschnittenen blonden Bubikopf und wunderschöne blaue Augen. Ihre Stimme ist dunkel und wohlklingend. Die Art, wie sie erzählt, ist packend und bildhaft. Man könnte ihr stundenlang zuhören. Sie weiß das und hält gerne Hof. Freie Plätze an ihrem Tisch sind im Nu besetzt. Wölflein wird sie genannt.

Die Dame aus Köln erkundigt sich, wie ich den ersten Tag verbracht habe und ob es mir hier gefällt. Sie scheint große Schmerzen zu haben. Ihre Augen sind dunkel und traurig. Ich nehme eine kleine Dose Honig, süße damit ihren Tee und reiche ihr die Tasse, nachdem ich gemerkt habe, daß es ihr schwerfällt, ihren rechten Arm danach auszustrecken. Daß auch der linke nahezu bewegungsunfähig ist, fällt mir erst einige Tage später auf. Trotz offensichtlicher Beschwerden ist Frau Joly, so hat sie sich inzwischen vorgestellt, lustig und macht unsere Albernheiten begeistert mit. Nur am Abend, so gegen 19 Uhr, verläßt sie uns regelmäßig für eine Stunde. Später erfahre ich, warum. Sie geht dann in ihr Zimmer und wartet darauf, daß ihr Mann und die dreißigjährige Tochter anrufen. Die Tochter ist seit Geburt behindert, auf die Hilfe der Eltern angewiesen. Wenn diese nicht mehr leben, wird sie wohl in ein Pflegeheim müssen. Die Eltern sparen dafür. Die Krankheit der Mutter, die viel Geld verschlingt, bringt die Familie an den Rand des finanziellen Ruins.

Frau Joly wartet also auf den Anruf. Und wenn das Telefon dann läutet, bemüht sie sich allabendlich darum, Mut und Zuversicht zu verströmen. »Es geht mir gut. Es wird schon wieder werden. Ich fühle mich schon besser.«

Diese gnädigen Lügen bekommen Mann und Tochter Abend für Abend von ihr zu hören. Nach so einem Gespräch bricht Frau Joly jedesmal zusammen. Ihren Kummer vertraut sie einem Tagebuch an. Das sollen ihre Lieben einmal lesen, wenn sie gestorben ist. Sie erzählt mir, daß sie Gift auf die Seite geschafft hat, das sie nehmen will, wenn es zu Ende geht, wenn sie nicht mehr genügend Luft bekommt.

Noch während meines Aufenthaltes muß ich erleben, daß sich der Zustand von Frau Joly verschlechtert. Professor Hackethal hat sie zu sich gerufen und ihr eine Stunde lang behutsam klar gemacht, daß sie ab jetzt alles tun und lassen darf, was sie will. Sie kann Wunschkost bekommen, braucht sich nicht an das strenge Reglement der Behandlungen zu halten, soll ab und zu ein Glas Wein oder ein Bier trinken, soll sehen, daß sie so oft wie möglich in Gesellschaft ist.

Sie sitzt neben mir und erzählt mir das alles. Ich streichle ihre Hand, weine mit ihr. Beide Brüste hat man ihr amputiert, die Lymphdrüsen entfernt. Eine Totaloperation folgte. Man hat sie von einer Chemotherapie in die andere gehetzt. Nichts hat ihr geholfen. Ihre Arme wurden dick und unbeweglich, die Haare gingen aus. Metastasen tauchten auf, in der Leber, in der Lunge, in der Wirbelsäule.

Zu Hackethal ist sie gekommen, nicht weil sie hoffte, er könnte sie heilen, lediglich, damit er ihre fürchterlichen Beschwerden wenigstens ein klein wenig lindere.

»Sie haben gute Chancen«, sagt sie zu mir. »Sie sind rechtzeitig gekommen. Ihnen konnte man noch nichts vormachen. Sie sind stark. Bleiben Sie das auch.«

Am Morgen vor meiner Operation kommt sie in mein Zimmer und setzt einen kleinen Vogel auf mein Nachtkästchen, einen frechen Spatz aus Keramik.

Er steht noch heute an meinem Bett zu Hause. Frau Joly verließ Mitte Oktober die Klinik. Ich habe noch einige Male mit ihr telefoniert. Später mußte ihr Mann meine Grüße und guten Wünsche weitergeben, sie konnte den Hörer nicht mehr halten, hatte keine Luft mehr zum Reden. Im Januar ist sie gestorben. Das Gift hat sie nicht genommen.

Am ersten Abend lerne ich Ursula besser kennen. Nach dem Abendessen will sie zu mir ins Zimmer kommen, weil ich alleine wohne und ihre Zimmergenossin ruhebedürftig ist. Außerdem hat mir mein Vater ein paar Flaschen Rotwein mitgegeben, davon wollen wir eine köpfen, auf unsere unerwartete Bekanntschaft anstoßen.

Mein Zimmer ist schon so etwas wie ein Daheim für mich geworden. Der kleine Bär von Linda liegt auf dem Kopfkissen, aus dem Radiowecker kommt Musik, draußen ist es dunkel. Ich habe die bunten Leinenvorhänge zugezogen. Es ist gemütlich. An eine Krebsklinik erinnert im Moment nichts. Die schweren Fälle haben wir ausgesperrt. Ursula ist es gelungen, zwei Weingläser und einen Korkenzieher zu organisieren. Ich erfahre von ihr, daß sie Lehrerin ist, zwei erwachsene Töchter hat, von ihrem Mann getrennt lebt. Im Juli habe sie zum ersten Mal gemerkt, daß mit ihrer Brust etwas nicht stimmen konnte. Nachts wachte sie regelmäßig auf, weil ihr T-Shirt, das sie statt Nachthemd bevorzugt trägt, über der rechten Brust naß war.

Zunächst hielt sie die Flüssigkeit für Schweiß, als der aber nicht versiegte, auch wenn es ihr kalt war, wurde sie mißtrauisch und ging zu ihrem Frauenarzt. Der schickte sie zur Mammographie. Ein Probeschnitt ergab Krebs, angesiedelt in den Milchgängen.

Als sie amputiert werden sollte, entschied sie sich für die Hackethal'sche Methode. Ihre Brust blieb erhalten, sie ist überzeugt davon, richtig therapiert zu werden. Noch!

Sie will meine Krankengeschichte hören. Wir prosten uns zu und haben fast gleichzeitig die Idee, uns zu duzen. Mit dem

Gefühl, eine Freundin gefunden zu haben, verabschiede ich Ursula. Morgen früh um acht Uhr wollen wir uns beide beim Frühstück treffen.

Wenig später liege ich im Bett, aber das Einschlafen bereitet Schwierigkeiten. Ich habe keinen Kummer, eigentlich auch kein Heimweh. Ich kann nur nicht schlafen. Schließlich stehe ich auf und erbitte im Schwesternzimmer eine Schlaftablette. Von der Nachtschwester höre ich einen langen Vortrag über Sinn und Unsinn von solchen Pillen. »Wenn Sie nicht einschlafen können, denken Sie ganz einfach an was Schönes, dann wird's schon klappen«, meint sie zuversichtlich.

Um mich nicht gänzlich ohne Medizin wegzuschicken, gibt sie mir ein Baldriangemisch mit auf den Weg. Die Tablette bewirkt nichts, wohl aber ihre Verpackung. Ich sehe darauf das Bild einer friedlichen Kleinstadt mit verwinkelten Fachwerkhäusern. Aus deren Fenstern dringt warmer Lichtschein, über allem wölbt sich ein dunkler Himmel, an dem ein lachender Halbmond und lauter strahlende Sterne aufgehängt sind. Auf den Giebeln der Dächer spazieren schwarze Katzen. Sie machen hohe Buckel und haben lustig gekringelte Schwänze. Eine nächtliche Idylle! Mit der Schachtel in der Hand schlafe ich schließlich ein.

Am nächsten Morgen erklärt mir Schwester Elfi, warum man im Haus Hackethal so ungern Tabletten verteilt, wenn es nicht unbedingt nötig ist. »Der Professor ist entschieden gegen diese ganze Chemie. Außerdem wirken Medikamente im Ernstfall wesentlich effektiver, wenn der Patient nicht durch Mißbrauch an sie gewöhnt ist.«

Mein erster Kliniktag ist ausgefüllt mit Untersuchungen und Tests. Der Plan aus der Badeabteilung liegt auch schon vor, für heute ist eine Massage vorgesehen. Das Mittagessen habe ich mehr überstanden als genossen. Die Esser von Vollwertkost und normaler Verpflegung sind gleichzeitig am Tisch, und das bereitet Pein. Zumindest mir, denn ich bin nun mal ein unverbesserlicher Fleischfresser. Für Ursula, die Dame aus Düsseldorf samt Dackel Pürschi und mich wird gebackener Sellerie serviert, auf Kartoffelpüree. Herr Hacker und der Amerikaner essen Roastbeef mit Bohnen, und die Dame Henrici schimpft mal wieder über ihr staubtrockenes Putenschnitzel.

Am Nachmittag gehe ich spazieren, diesmal mit Ursula. Sie kennt die Wege hier bereits bestens, ein Verlaufen ist diesmal ausgeschlossen. Ich entdecke einen kleinen Krämerladen und bitte die Inhaberin, mir täglich die in München gewohnte Zeitung zurückzulegen. »Nur nicht am kommenden Dienstag und Mittwoch«, schränke ich ein. »Da werde ich nämlich operiert.« Die Frau ist nicht überrascht. Hier in der Gegend ist man an Hackethal-Patienten gewöhnt.

Die kleine evangelische Kirche hat sich unter lauter buntem Efeu versteckt. Beinahe wären wir daran vorbeigegangen. Um 9 Uhr findet hier der Sonntagsgottesdienst statt. Ich werde also um halb neun aus dem Haus gehen müssen, um pünktlich zu sein.

Am Freitag teilt mir Li Hackethal mit, daß ich mein gemütliches Dachzimmer verlassen und in die Wachstation umziehen muß. Ich protestiere umgehend und heftig. »Sie werden doch nicht glauben, daß ich mich jetzt schon in ein Intensivbett lege, obwohl ich erst am Dienstag unter das Messer komme«, schimpfe ich. Es dauert ein wenig, bis ich mich beruhigt und die Gründe für diesen Zimmerwechsel begriffen habe.

Die Bettenplanung rechnet immer eine Woche pro Bett, das bedeutet eine Woche Vorbereitung auf die Operation in der offenen, eine Woche Operation und Nachbehandlung in der Pflegestation und zwei Wochen Bestrahlung wieder in der Allgemeinen. »Außerdem können Sie ganz beruhigt sein, so sehr unterscheiden sich die Zimmer in der Pflegestation auch nicht von den anderen«, lacht sie. Ich melde meine Zweifel an, sehe mich schon aufgebahrt zwischen sterilen Apparaturen in einem weißen ungemütlichen Zimmer mit Sehnsucht nach meinem Dachgeschoß.

Daß Li Hackethal nicht übertrieben hat, merke ich, als ich mein neues Zimmer besichtige. Es ist in der Tat haargenau so eingerichtet wie mein altes. Lediglich das Bett ist höher, hat Räder und steht in der Mitte des Raumes. Sonst ist alles gleich: der Schreibtisch, der kleine runde Tisch mit dem rüschenbehangenen Sessel, der Fernsehapparat, der Vorraum mit den

Schränken, das Bad. Später bemerke ich, daß alle Zimmer in diesem Haus mit dem gleichen Mobiliar und denselben Bildern ausgestattet sind. Das verhindert Eifersüchteleien unter den Patienten.

Beim Umzug helfen mir die Schwestern, im Nu ist wieder alles auf seinem Platz. Mein kleiner Bär gewöhnt sich schon an das neue Bett.

Daß ich mich jetzt in der sogenannten Wachstation befinde, bemerke ich zunächst nicht. Lediglich zwei Rollstühle und ein Sauerstoffgerät auf dem Gang weisen darauf hin, daß hinter den verschlossenen Türen Schwerkranke liegen. Man trifft hier häufiger auf Schwestern oder auf Angehörige, die den ganzen Tag über bei ihren Kranken bleiben.

Das erste Wochenende in der Klinik naht. Ich habe allen, die Ihren Besuch ankündigen wollten, abgesagt und darum gebeten, mich alleine zu lassen und erst dann zu kommen, wenn ich die Operation überstanden habe. Ich brauche jetzt dieses Alleinsein. Es stürmen täglich so viele Eindrücke auf mich ein. Ich möchte mich mit den Menschen unterhalten, die ich hier kennengelernt habe.

Es ist ein Bilderbuchwetter hier am Chiemsee. Am Samstagvormittag werde ich mit einem Herrn aus Hamburg, der stolz verkündet, er sei 76 Jahre alt, obwohl er aussieht, als habe er gerade erst die 60iger Marke erreicht, eine Wanderung am See entlang nach Prien machen. Am Sonntag möchte ich in die Kirche gehen und auf der Liegeterrasse meine Bücher durchschmökern. Ursula hat Besuch von ihrem Freund bekommen und verbringt das ganze Wochenende außerhalb der Klinik.

Am Samstag, nach dem Mittagessen, packe ich die gehorteten Frühstückssemmeln und gehe an den See, um Enten und Schwäne zu füttern. Auf dem Weg dorthin begegne ich Traudel, einer Schwester, die etwas älter ist als ihre Kolleginnen und die in der Regel Schwerkranke betreut. In ihren Freistunden schiebt sie sie meist mit dem Rollstuhl ein wenig spazieren. Traudel hat heute traurige Augen. »Frau Dollinger geht es so miserabel. Ich weiß gar nicht, was ich mit ihr machen soll.« Traudel weint sich bei mir aus. Ich habe von Frau Dollinger gehört. Sie ist erst 42 Jahre alt, hat

Unterleibskrebs und verfällt zusehends. Ihre Schmerzen nehmen zu, die Mittel, die man ihr geben muß, werden immer stärker und schwächen die Frau immer mehr.

Für dieses Wochenende hat sie ihren Mann ausgeladen. Sie will ihn nicht sehen, weil sie nicht die Kraft hat, ihm etwas vorzumachen. Sagt sie ihm aber, wie elend sie sich fühlt, weint er. »Soll ich die Frau Dollinger mal besuchen?« frage ich Schwester Traudel. Sie stimmt sofort zu, nicht zuletzt deshalb, weil ich mir in den 4 Tagen, die ich nun in der Klinik bin, sehr schnell den Ruf eingehandelt habe, fröhlich und immer blendend aufgelegt zu sein. »Vielleicht können Sie sie mit Ihrem Temperament ein wenig aufheitern«, hofft sie.

Die Frau hat die Augen geschlossen, als wir eintreten. Ihre weißblonden Haare sind struppig, Gesicht, Hände, Arme, alles ist schmal und spitz. »Frau Dollinger, ich habe Ihnen Frau Benedict hergebracht. Die ist am Wochenende auch alleine und möchte Sie kennenlernen.« Die Traudel flüstert das alles. Frau Dollinger öffnet die Augen, dunkelblaue, kugelrunde, zärtliche Augen. Sie lächelt mich an, umarmt mich mit diesem Lächeln, scheint sich wirklich zu freuen, mich zu sehen. Traudel bemerkt das auch und verläßt leise das Zimmer. Ich stelle mich noch einmal vor, sage, daß ich gern ein bißchen bei ihr bleiben würde, daß ich sie nicht anstrengen, sondern ihr nur etwas Gesellschaft leisten will. »Das freut mich«, lächeln die Augen, bevor sie wieder zufallen.

Frau Dollinger hat gerade erst eine Spritze bekommen gegen ihre tobenden Schmerzen. Sie schläft ein. Ich bleibe noch ein wenig bei ihr sitzen und betrachte sie. Sie sieht todkrank aus, am Ende ihrer Kraft, ohne Reserven. Auf einem Zettel, den ich auf ihre gefalteten Hände lege, hinterlasse ich einen Gruß, mit der Bitte, mich durch die Traudel zu verständigen, wenn sie mich sehen will.

Ich gehe in mein Zimmer, setze mich auf mein Bett. Draußen ist es immer noch sonnig, aber meine gute Laune ist weg. Die Angst vor der Krankheit, vor der Hartnäckigkeit, mit der der Krebs sich in den Körper krallt und ihn nicht mehr losläßt, ist wieder an ihre Stelle getreten. Plötzlich scheint mir meine Hoffnung, ihn zu besiegen, sinnlos und aufgeblasen. Eines Tages werde ich auch so im Bett liegen, ohne Kraft, betäubt von Spritzen und immer stärker dosierten Schmerzmitteln.

Ausgerechnet durch Frau Dollinger werde ich aus meinen trüben Gedanken gerissen. Traudel ruft mich an und erzählt mir, daß diese jetzt wach sei und nach mir gefragt habe. Sie würde schrecklich gerne etwas an die Luft gehen und bittet mich, ob ich sie dabei begleiten könnte.

Ich sause sofort los. Sie sitzt auf ihrem Bett und wartet auf mich. Eine weiße Lederhose flattert um ihre dünnen Beine. In dem weiten Angorapullover hätten wir bequem zu zweit Platz. Sie hat ihre Haare zu einem Pferdeschwanz zusammengebunden, die Nase gepudert, die Lippen bemalt. Sie begrüßt mich, als würden wir uns schon lange kennen. »Würden Sie mich führen, nur ganz wenig?« bittet sie mich.

Den kurzen Weg zum See schafft sie fast nicht. Immer wieder müssen wir anhalten und warten, bis sie wieder Luft bekommt. Erschwert wird das alles, weil sie nicht davon abzuhalten ist, mit mir zu reden. Sie will mir einfach alles von sich erzählen, und das möglichst schnell. Wir setzen uns an einen Tisch im »Fischerstüberl«, einem Ausflugslokal direkt am See. Frau Dollinger bestellt Kakao für uns, ich kann sie sogar zu einem Stück Zwetschgenkuchen überreden. Die Bedienung, die Frau Dollinger offenbar kennt, ist ganz begeistert. »Sagens' amal, wie haben Sie das fertig gebracht! Sie ißt ja tatsächlich den Kuchen«, freut sie sich.

Es dauert eine Weile, bis diese schmale, zarte Frau ihr Stück bewältigt hat. Sie redet ohne Punkt und Komma. Ich erfahre von ihr, daß sie in Graz eine renommierte Bar haben, sie und ihr Mann Ferdl, daß die Ehe prächtig geht, obwohl sie aus Berlin und er aus Wien stammt, daß sie immer schon zart und zurückhaltend war und er ein bisweilen recht aggressiver Teddybär sein kann, daß er ein sehr begehrter Mann ist, den die Frauen anhimmeln. Sie vermutet sogar, daß sich da »einige Hoffnungen auf ihn machen, wenn ich sterbe.« Doch ihr Ferdl liebt sie, das weiß sie ganz genau. Sicher, manchmal gibt es da eine andere Frau für ihn, aber das interessiert sie nicht so sehr.

»Schließlich habe ich Unterleibskrebs und das schon seit langer Zeit. Mein Ferdl ist ein gesunder, vitaler Mann. Warum sollte er nicht ab und zu sein Vergnügen haben?« Wichtig sei nur, daß sie davon nichts erfahre, daß sie seine Liebe und seine Fürsorge habe. »Ein einziges Mal hat sich eine Frau aus unserem Bekanntenkreis den Ferdl für eine Nacht geangelt. Das war fürchterlich, für ihn und für mich. Er hat sich schrecklich geschämt. Und diese Kuh hat das Erlebnis überall herumerzählt in der Hoffnung, ich würde alles erfahren und den Ferdl dann rauswerfen.«

Frau Dollinger hat rote Backen bekommen beim Erzählen. Ihre Stimme ist schwach, aber beharrlich. Sie will offenbar einiges loswerden bei mir und ist schließlich selber erstaunt darüber. »Ich weiß auch nicht, warum ich Ihnen das alles erzähle, wo ich Sie doch eigentlich noch gar nicht kenne«, wundert sie sich. Ich lächle sie an.

Es dauert lange, bis wir wieder in ihrem Zimmer sind. Sie ist total erschöpft. Ich ziehe ihr Schuhe und Pullover aus, lege sie aufs Bett und decke sie zu. Sie ist sofort eingeschlafen. Von Traudel bekomme ich am Abend ein dickes Lob. »Wie haben Sie das fertiggebracht«, will sie von mir wissen. »Die Frau Dollinger hat fest geschlafen, ohne Spritzen. Sie läßt Sie schön grüßen und bittet Sie, morgen noch bei ihr vorbeizukommen, bevor Sie am Dienstag operiert werden.«

Der Montag unterscheidet sich durch nichts von den vorangegangenen Kliniktagen. Die Behandlungen sind dieselben wie immer. Ich mache mit Ursula einen langen Spaziergang. Allmählich gehen mir die Anziehsachen aus. Ich hatte mich auf Krankenhaus, also Krankenbett, eingestellt. Doch die schikken neuen Nachthemden ruhen ungenutzt im Schrank. Meine sauberen Blusen und Pullis indessen werden immer weniger. Außerdem fehlt mir ein Jogginganzug, stelle ich fest. Viele der Patientinnen wandern so bekleidet zu ihren Anwendungen, die typischen Morgenmäntel, buntgemustert und aus Kunststoff, sieht man hier ganz selten.

Am Nachmittag muß ich zum Professor. Er untersucht mich noch einmal, will wissen, wie ich mich fühle, ob ich Angst habe vor der morgigen Operation. Ich verneine das entschieden. Ich weiß, daß die Brust nicht abgenommen wird, daß nur eventuelle

Verwachsungen herausgeschnitten werden. Wovor also sollte ich mich fürchten? Er lacht mich an und empfiehlt mir, den letzten Abend noch zu genießen. »Sie können ruhig noch mit den anderen ein Bier trinken«, meint er. »Es wird in der Klinik sowieso etwas ruhig sein, wenn Sie morgen aus dem Verkehr gezogen sind.« Zunächst verstehe ich ihn nicht so ganz. Dann erzählt er mir, daß er von einigen Patienten gehört habe, wie ansteckend mein Lachen und meine Fröhlichkeit auf sie wirke.

Er sei sehr froh darüber, sagt er zu mir. »Sie glauben gar nicht, wie wichtig das Lachen in einer solchen Klinik ist. Es kann die Atmosphäre verändern, kann Schwung geben, wo Hoffnungslosigkeit herrscht.«

Traudel habe ihm erzählt, daß Frau Dollinger sogar ihre kleinen Spaziergänge wieder aufnehmen will, wenn ich ihr dabei helfe. »Machen Sie nur so weiter«, verabschiedet er mich. »Dann verpasse ich Ihnen noch ein Schwesternhäubchen und stelle Sie bei mir ein.«

Am Abend sitzen wir noch eine Stunde im Aufenthaltsraum. Unsere Tischrunde hat sich inzwischen vergrößert. Frau Waldmann gesellte sich zu uns, eine zierliche Frau aus dem Schwarzwald. Sie kommt schon zum dritten Mal in die Klinik und muß mit Sicherheit noch einige Wochen hier bleiben. Sie hat Unterleibskrebs, wurde in Stuttgart operiert. Ihr Zustand verschlechterte sich dort. Die Ärzte gaben sie auf. »An den Tumor kann man nicht hin.« Eine Bestrahlung schien zwecklos. Sie kam an den Chiemsee, erholte sich zusehends. Jetzt ist sie wieder hier, um ihre Widerstandskräfte zu aktivieren. Sie schwört auf die Hackethal'sche Behandlung, fühlt sich gut aufgehoben bei seinen Schwestern und Ärzten. »Ich gehe nie mehr in ein anderes Krankenhaus«, hat sie sich vorgenommen. Jetzt sitzt sie bei uns und strickt sich einen Pullover. Sie hat leichtes Fieber, keinen Appetit, aber einen unbeugsamen Willen, aus diesem Tal wieder herauszukommen. Zwei Jahre wird es dauern, bis ihre Kraft aufgebraucht ist. Ich begleite sie die ganze Zeit über, begegne ihr immer wieder, schreibe ihr, telefoniere mit ihr.

Herr Hacker hat sich auch eingefunden, um mich zu verabschieden. Doch er hält es nicht lange bei uns aus. Ununterbrochen laufen ihm die Tränen über die Backen. »Ich habe Angst um Sie«, sagt er zu mir. Ich verspreche ihm, ihn zu besuchen, sobald ich mich wieder ohne fremde Hilfe bewegen kann.

Mir wird das jetzt alles langsam zu rührselig, sogar »Sir Henry« ist traurig, daß ich morgen nicht beim Essen sein werde. »Am Donnerstag bin ich wieder beim Frühstück.« Mit dieser Zusage verabschiede ich mich. Ich will noch mein Versprechen einlösen und Frau Dollinger besuchen. Sie liegt mit starken Schmerzen im Bett und weint. Ich setze mich zu ihr, nehme ihre Hand. »Ich mache das nicht mehr lange mit«, sagt sie schwach. »Morgen will mich der Professor noch einmal untersuchen. Ich habe das nicht gewußt, einer Schwester ist das so rausgerutscht. Es ist alles so schrecklich schmerzhaft. Er muß mir unbedingt eine leichte Narkose geben.« Natürlich rede ich ihr gut zu, versuche ihr Mut zu machen, aber im Grunde genommen weiß ich natürlich, daß diese Frau ihrer Krankheit wirklich nicht viel entgegenzusetzen hat. Sie ist schwach und verzweifelt, ohne Kraft. Wunder werden auch hier nicht vollbracht.

Ich läute nach der Nachtschwester, sie gibt ihr eine Spritze und ich bleibe bei ihr, bis sie eingeschlafen ist. Gerade als ich mich aus dem Zimmer schleichen will, geht das Telefon. Ihr Mann meldet sich am anderen Ende der Leitung, möchte wissen, wie es seiner Frau geht. Ich will mich ihm vorstellen, aber er kennt mich bereits aus Erzählungen. »Lassen Sie meine Frau ned alleinigs«, bittet mich dieser fremde Mann. »Sie findet so schwer Anschluß, hat so wenig Zutrauen zu den Menschen. Zu Ihnen hat sie's. Bleibens' bei ihr.« Ich verspreche ihm das.

Endlich bin ich in meinem Zimmer. Es ist halb neun Uhr. Ich rufe meinen Sohn an. Wir machen aus, daß er sich morgen am frühen Abend bei mir melden wird, vorher hat es keinen Sinn, denn ich werde noch mit der Narkose zu kämpfen haben. Mein Telefon läutet. »Die Familie« ist dran. Zuletzt kommt Linda an den Apparat. Sie mimt zunächst große Tapferkeit, ist ganz »cool«. Dann gibt es unvermittelt Tränen. Ein Schäferhund aus unserer Nachbarschaft mit Namen Coco, den sie betreut und öfters Gassi geführt hatte, ist in Italien überfahren worden. Meine Tochter ist nicht zu trösten. Uns allen ist klar, daß sie um den Hund weint und die Mutter meint. Da helfen keine tröstenden Worte. Ich lasse sie ausweinen, mehr kann ich nicht tun, telefonisch nicht.

Während ich mich ausziehe, läuft der Fernsehapparat. Ich achte nicht auf die Sendung, will lediglich Stimmen hören. Plötzlich erinnere ich mich an die Nacht vor meiner Münchner Operation, an meine Verzweiflung, meine Angst, an den Suchscheinwerfer, an mein Gebet. Ich bete heute auch, aber diesmal ist es wieder ein Dankeschön. Ein Dank für mein Hiersein, für meine jetzige Gelassenheit, für meine Hoffnung, mein Vertrauen in den Arzt und in die Klinik, und vor allem ein Danke für die Gabe, anderen Menschen, die in ähnlicher Lage sind wie ich, Trost spenden und Mut machen zu können.

Als ich das Licht auslösche, brauche ich keine Schlaftabletten, nicht einmal so ein Gute-Nacht-Dragee aus der Stadt der Träume.

Am nächsten Morgen bin ich schon um 6 Uhr wach mit einem fürchterlichen Frühstückshunger. »Das kann lustig werden«, schmunzle ich in mich hinein. »Du bist erst gegen halb elf mit deiner Operation dran. Inzwischen wirst Du verhungern.« Ich beschließe, ausgiebig zu duschen und mir die Haare zu waschen. Kurz vor acht will Professor Hackethal noch einmal schnell vorbeischauen und auf meiner linken Brust den Weg anzeichnen, den er als Operateur gehen muß, um alle Verhärtungen auszuschneiden.

Gegen sieben Uhr bin ich mit meiner Körperpflege fertig. Wohlfrisiert und duftend sitze ich auf dem Bett. Das Operationshemd schlappert um meinen Körper. Mit dem Gürtel meines Bademantels raffe ich seine Weite zusammen, lege immer neue Falten, entwerfe Modellkleider, einmal Mini, einmal Midi. Gefallen tun sie mir allesamt nicht.

Also löse ich den Gürtel und lasse das schlichte Büßerhemd gerade nach unten fallen. Mein Kettchen habe ich bereits ausgezogen, Metall ist bei Operationen verboten.

Finger- und Fußnägel sind ablackiert. Die Nachtschwester hat mich gestern abend noch daran erinnert, daß sie frei sein müssen, damit man jederzeit sehen kann, wenn sie sich verfärben sollten.

Der Professor erscheint. Mit ihm seine Frau Li, die Stationsschwester und die Anästhesistin. Er bemerkt sofort meine ausführliche Körperpflege. »Sie riechen direkt sündig«, flachst er mit mir. Sein Blick für Frauen, sein Wissen um deren Eitelkeit machen einen Teil seines Charmes aus. Ich erlebe es in den nächsten 3 Jahren immer wieder, daß er neue Kleider, umfrisierte Haare, gut sitzende Hosen, hübsch gebundene Tücher sofort notiert und auch darüber redet.

Jetzt wird er ernst. Mit einem roten Stift kreist er den Vorhof ein, halbiert die Warze. »Passen Sie auf, daß Sie dieses Kunstwerk nicht verwischen«, ermahnt er mich. »Es ist mein Wegweiser.« Ich werde darüber aufgeklärt, daß meine Narkose nicht sehr stark sein wird, da man mich zusätzlich akupunktiert. »Dann ist der Kater hinterher nicht ganz so schlimm.« Ansonsten käme die Schwester so gegen zehn mit der ersten Spritze. »Anschließend wird Ihnen sowieso alles egal sein«, meint er. Daß ihm eine Patientin ausfällt, weil sie versehentlich zum Frühstück gegangen ist und mit vollem Bauch nicht operiert werden kann, weiß er zu diesem Zeitpunkt noch nicht.

Ich rücke also automatisch nach vorne. Das paßt uns gar nicht. Uns – das sind Li Hackethal und ich. Sie ist, nachdem sie mit ihrem Mann alle Patienten, die auf der Liste standen, besucht und beruhigt hat, wieder zu mir zurückgekommen. »Ich will mich noch ein bißchen mit Ihnen unterhalten«, begründet sie ihre Rückkehr. Ein wenig später erfahre ich dann den wahren Grund. Sie hatte sich in einer ruhigen Minute meinen Hilferuf durchgelesen, den ich am Tag der ersten Sprechstunde unter der Rubrik »Was bedrückt Sie« niedergeschrieben hatte, und sie vermutet, daß ich mich jetzt, kurz vor der Operation, allein und hilflos fühle. Ich kann sie beruhigen. Im Gegensatz zu München und meiner damaligen Operation bin ich zwar nervös, das ist klar, aber nicht ängstlich.

Sie fragt mich, wie ich es schaffe, innerhalb so kurzer Zeit so viele Freunde zu gewinnen. »Überall hört man, daß Sie die Leute aufheitern. Das finde ich toll.« »Frau Hackethal, ich bin nun mal ein lustiger Mensch«, lache ich.

Das ist sie im übrigen auch. Sie erzählt mir, wie sie ihren Julius kennenlernte, daß es ziemlich lange gedauert hat, bis er bei ihr landen konnte, obwohl er bei ihrer Eroberung sehr viel Phantasie entwickelte und einfach nicht locker ließ. Ich erfahre die Geschichte ihrer ersten Ehe, aus der die Tochter Nicole stammt, und ziehe Parallelen zu meiner gescheiterten Ehe, vermute in unseren geschiedenen Partnern charakterliche Ähnlichkeiten, stelle fest, daß sie und ich uns über dieselben Dinge ärgern und freuen können.

Ganz ähnlich sind wir in unserer Liebe zu Tieren. Ebenso wie ich liebt Li Hackethal alles, was kreucht und fleucht. »Wenn Sie wieder auf den Beinen sind und wie ich Sie kenne, dauert das bei Ihnen höchstens zwei Tage, müssen Sie mich unbedingt in meinem Haus in Bernau besuchen. Ich habe zwei Erdhörnchen und zwei ganz liebe Katzen.«

Es klopft, und fast augenblicklich stürmt die Stationsschwester herein. »Frau Benedict, der OP-Plan hat sich verschoben. Sie sind schon dran und haben noch gar keine Spritze bekommen.« Die Schwester dreht durch. Li Hackethal, ehemals medizinisch-technische Assistentin, nimmt dem Nervenbündel die Spritze aus der Hand und verpaßt sie mir. Die Schwester holt inzwischen den Rollstuhl, mit dem ich zum OP gefahren werden soll. Brille runter. Die Fahrt zum OP verweigere ich strikt. »Was wollen Sie denn, ich kann doch alleine gehen.« »Die Spritze macht Sie schwindlig«, sagt mir die Schwester voraus. »Schmarrn, die hat sie doch jetzt erst gekriegt«, fährt Li Hackethal dazwischen. »Die kann doch noch gar nicht wirken.« »Na, der Professor wird jedenfalls schön schimpfen, wenn die Frau Benedict zu Fuß in den OP kommt«, vermutet die Schwester. »Der Professor wird mich gar nicht sehen. Schließlich hat er zu operieren«, beende ich die Diskussion. Zu dritt wandern wir in Richtung OP. Li Hackethal, die Schwester, die den leeren Rollstuhl schiebt, und ich, die echte Schwierigkeiten hat, den Weg zu finden. Aber nicht etwa, weil die Spritze nun doch ihre Wirkung zeigt, sondern weil ich ohne Brille blind bin wie eine Eule im Sonnenschein.

Im OP mache ich gerade noch Dr. Herbst aus, der mich in Empfang nimmt. Er ist in helles Grün gewandet, soviel kann ich mehr erahnen als sehen. Seine Stimme klingt gepreßt durch den Mundschutz. Ich muß mich auf eine Trage oder so etwas

Ähnliches legen, werde angeschnallt, mein linker Arm bekommt eine Manschette um, die Narkose-Spritze wird angesetzt. »Ich bin noch völlig da, Herr Dr. Herbst«, lalle ich. »Das wird sich schon ändern«, verspricht er mir. »Zählen Sie inzwischen.« »Eins, zwei, drei... fünf.« Bis »sieben« habe ich es geschafft, erfahre ich später.

Die Stimmen kommen von ganz weit her, haben Ähnlichkeit mit der von Li Hackethal und der Schwester, die mich zum OP gebracht hat, so genau weiß ich das auch nicht. Ich fühle mich zentnerschwer und bin unfähig, mich von der Trage auf mein Bett zu bewegen. Außerdem ist es mir fürchterlich schlecht. Die Operation scheine ich lebend überstanden zu haben, soviel steht zumindest fest. Irgend jemand mißt meinen Blutdruck und schreit mich immer wieder an »Frau Benedict, es ist alles vorbei, machen Sie die Augen auf.«

Ich will die Augen nicht aufmachen, es ist mir übel. »Bitte bringen Sie mir eine Schale, ich muß spucken«, ist alles, was ich mühselig aus mir rausquetsche. »Das gibt es doch gar nicht«, wundert sich die Schwester. »Ihnen kann doch gar nicht schlecht sein. Sie haben nichts im Magen, und außerdem ist die Narkose ganz leicht gewesen.«

Nun, das mag ja alles richtig sein, ich übergebe mich trotzdem. Dann habe ich nur noch den Wunsch zu schlafen. Doch daraus wird nichts. Den ganzen Tag nicht! Im 20-Minuten-Rhythmus kommen die Schwestern, um meinen Blutdruck zu messen, oder die Gymnastinnen, um meine Beine zu massieren. Kaum habe ich die Augen zu, sind sie schon wieder im Zimmer und schrecken mich aus beginnenden Träumen. Ich weiß nicht, wie lange das schon so gegangen ist. Plötzlich bekomme ich einen Wutanfall. »Kann man mich denn nicht in Ruhe lassen? In jedem anderen Krankenhaus ist es üblich, daß der Patient seine Narkose ungestört ausschlafen kann, wenn man ihn erst einmal geweckt hat. Und hier wird man einfach nur dauernd gestört.« Die Krankengymnastin, die ich angebrüllt habe, bleibt gelassen und versucht mir zu erklären, warum sie mich dauernd massiert. »Sie haben keine Gummistrümpfe an, also müssen Sie massiert werden, damit es keine Embolie gibt.«

Diese Auskunft versöhnt mich keineswegs mit meinem Schicksal. Ich bleibe weiterhin unfreundlich, mit dem Erfolg, daß mir das arme Mädchen noch tagelang aus dem Weg geht, wenn es mir irgendwo in der Klinik begegnet. Auch die Übelkeit ist noch da, zwar nicht mehr so schlimm wie gleich nach der Operation, aber immerhin: Der Brechreiz bleibt und ist unangenehm.

Beim Blutdruckmessen bekomme ich den Operationsbericht überreicht. Uninteressiert lege ich ihn beiseite. Ich will schlafen und nicht lesen. »Wann hört Ihr Dienst eigentlich auf?« erkundige ich mich scheinheilig bei der penetranten Masseurin. »Um 18 Uhr, warum fragen Sie?«

Ich versage mir eine unverschämte Antwort und rechne mir indes aus, daß ich in drei Stunden und einigen Minuten endlich meine wohlverdiente Ruhe haben werde. Doch bis dahin gilt es noch, einige Hürden zu überwinden. Eine Schwester will mir beim Aufstehen helfen. Damit bin ich sofort einverstanden, denn nichts fürchte ich im Krankenhaus mehr als die Schüssel, die man unter das Hinterteil geschoben bekommt. Nach einem eher geringfügigen Schwindelgefühl durchmesse ich am Arm der Schwester mein Zimmer, kann aber sehr schnell wieder alleine gehen. Hinter mir her schleife ich eine kleine Plastikflasche, die an einem langen Schlauch in meiner Brust verankert ist. Diese »Überlaufdrainage«, in der Klinik von Schwestern und Patienten auch »Fiffi« genannt, ist zwar beim Gehen etwas hinderlich, wird aber am Tag nach der Operation schon wieder entfernt.

Dann endlich ist es 18 Uhr und damit das Ende der Massagen gekommen. Erleichtert wickle ich mich, so gut es eben geht, in meine Bettdecke ein, um zu schlafen. Neben mir läutet das Telefon. Florian ist am Apparat und will wissen, wie es mir geht. Ich versichere ihm, daß alles bestens ist, es mir aber ganz fürchterlich schlecht sei. Er glaubt mir kein Wort und fürchtet, daß mein Gestammel andere Ursachen haben könnte als nur Übelkeit, daß ich vielleicht weine. Er hängt ein, meldet sich aber nach zwei Stunden noch einmal. »Kind, es ist alles in Ordnung«, versuche ich ihn zu überzeugen. »Ich bin nur so schrecklich müde, weil ich bis jetzt noch nicht dazu gekommen bin, meinen Narkoserausch auszuschlafen.« Eine ähnliche Auskunft erhalten mein Vater, Helga, meine Mutter, die sich nacheinander bei mir gemeldet haben. Und dann ist endlich Ruhe. Ich bin noch einmal ohne fremde Hilfe auf meine Toilette marschiert, konnte mich waschen, ohne gleich umzukippen, habe eigentlich keine Schmerzen und schlafe sofort ein.

In der Nacht träume ich zum erstenmal von einem Baumhaus, ein Traum übrigens, der seitdem immer wieder zurückkehrt. Mit geringen Abweichungen stets in derselben Version. Es befindet sich auf einem weit ausladenden Laubbaum, einer Rotbuche vermute ich, ist von unten nicht einsehbar und öffnet sich nach oben. Die Zweige sind so angeordnet, daß sie als Mobiliar dienen, als Tisch, als Stühle, als Bank, als Regal, in dem lauter bunte Töpfe und Tassen stehen. Mein Bett, eine Hängematte aus weichem Leder, schwebt in dem Raum, füllt ihn fast aus. Das Baumhaus ist warm, die Äste sind voller Moos, ich muß höllisch aufpassen, daß ich nicht ausrutsche, wenn ich gehe. Auch die Strickleiter, die aus meinem Baumhaus nach unten zu einem kleinen Teich führt, ist bemoost und glatt.

Ich kralle mich mit den Zehen an den Sprossen fest, um nicht abzustürzen. Am Ende des Teiches sitzt ein Mann. Er hat mir den Rücken zugewandt. Sein Gesicht kann ich nicht sehen. Ich kenne seinen Namen nicht, aber ich weiß, daß ich zu ihm hin muß, daß ich ihn liebe, daß er mein Mann ist, mit dem ich das Baumhaus eingerichtet habe und mit dem ich es hier bewohne. Ich rufe ihn, aber er hört mich nicht. Meine Stimme klingt ganz hohl, so als säße ich in einem Rohr. Sie dröhnt richtig. Der Mann, den ich liebe, hört mich nicht. Er nimmt mich gar nicht wahr. Er hat mir den Rücken zugewandt. Sein Gesicht kann ich nicht sehen. Ich bin zwar verzweifelt darüber, doch im selben Augenblick weiß ich, daß er zu mir in das Baumhaus kommen wird, daß ich ihn dann kennen werde, daß er mir vertraut ist und daß er mich ebenfalls liebt.

Um halb acht Uhr früh steht mein Sohn an meinem Bett und weckt mich auf. Ich kann das zunächst gar nicht fassen. »Du hast gestern abend am Telefon so geklungen, als sei etwas Schreckliches passiert. Ich weiß doch, daß der Hackethal und das alles hier Deine ganze Hoffnung ist.« Ich nehme seine Hand und spüre, wie die Mauern, die wir voreinander aufgebaut haben, Stück für Stück einstürzen, jetzt in diesem Moment! Ich gehe in mein Bad, wasche mich, komme putzmunter wieder zum Vorschein und bitte die Schwester, meinem Sohn auch ein Frühstück zu bringen. Ich erzähle ihm von der Operation und von der lästigen Krankengymnastin, von den Schwestern, die ununterbrochen meinen Blutdruck messen wollten. Gemeinsam lesen wir den Operationsbericht durch, erfahren, daß die Prozedur insgesamt 22 Minuten gedauert hat und einiges mehr, was wir aber nicht so genau verstehen.

Ein Pfleger kommt und hängt mich an den Tropf. Florian wird sofort mißtrauisch. Wir hören, daß es sich hier um eine Ozoninfusion handelt, die das Blut mit Sauerstoff anreichert, nichts weiter. Gedanken an Chemotherapien verschwinden sofort wieder. Florian erzählt mir von seinem Leben daheim, daß er es ganz gut schafft, für sich selbst zu sorgen, daß er seine Schwester schon ein paarmal besucht hat, daß sich die Oma darüber beschwert, daß seine Stereoanlage zu laut dröhnt. Das kann ich mir lebhaft vorstellen.

Mit Susanne gibt es momentan einige Schwierigkeiten. Man sieht es ihm an. Er ist sehr blaß. Jetzt muß er fahren. Er hat die Schule geschwänzt und will wenigstens daheim sein, wenn sie aus ist und die Freunde kommen. Ich will ihn nach unten begleiten, stark genug fühle ich mich. Auf dem Weg zu seinem Auto bitte ich den Sohn, mich noch bei Herrn Hacker vorbeizuführen, damit der sieht, daß es mir gut geht. Wir klopfen an seiner Zimmertür. Ich bereue fast, daß ich zu ihm gegangen bin, so heftig ist seine Reaktion. Er weint und kann gar nicht aufhören damit. »Bin ich froh, daß Sie wieder auf den Beinen sind«, sagt er immer und immer wieder. Ich zeige ihm meinen »Fiffi«, den ich unter dem Bademantel versteckt habe, und verspreche ihm, morgen früh wieder am Tisch zu sein. Allerdings unter einer Voraussetzung: Er darf sich freuen, aber nicht weinen.

Den restlichen Tag verbringe ich in meinem Bett. Ich lese, telefoniere, träume, fühle mich wohl. Am Nachmittag kommt Professor Hackethal zu mir. Ich will von ihm wissen, was er da rausgeschnitten hat, ob es noch verbliebene Krebszellen waren oder Vernarbungen. Er bleibt überraschend zurückhaltend, gibt keine Auskünfte, meint, wir müßten eben abwarten, etwas Genaueres könne und wolle er nicht sagen. Noch nicht! Dr. Herbst entfernt meinen »Fiffi«. Er scheint darin ein wahrer Meister zu sein.

»Atmen Sie tief ein, jetzt husten Sie«, befiehlt er mir, und schon hat er die Nadel aus der Brust entfernt. So nach und nach kommen sie alle und besuchen mich. Meine Tischnachbarn, Frau Waldmann, Frau Joly und Ursula. Diese schlägt mir vor, daß wir morgen eine Radeltour nach Prien machen könnten. Erstens wäre das Wetter herrlich, zweitens sei meine operierte Brust mit einem starken Klebeband festgehalten und könne folglich nicht weh tun, und zum Dritten würde damit die Wartezeit auf den histologischen Befund aus Rosenheim angenehm verkürzt. Etwas skeptisch sage ich zu, ohne allerdings zu glauben, daß ich morgen schon dazu in der Lage sein werde.

Später am Abend gehe ich zu Frau Dollinger. Sie freut sich über meinen Besuch, ist aber sehr schwach. »Ich werde bald heimfahren«, sagt sie zu mir. »Der Professor hat mich untersucht und gemeint, daß man im Augenblick nichts zu machen braucht. Da sei ich wohl zu Hause besser aufgehoben. Sicher werde ich wiederkommen müssen, aber jetzt darf ich erst einmal heim.« Sie erzählt mir das alles mit hellen, klaren Augen, voller Zuversicht. Da scheint der Therapeut Hackethal am Werk gewesen zu sein, denke ich im stillen. Er hat ihr Mut gemacht, und sie glaubt ihm. Ich verspreche, ihr beim Packen zu helfen.

Am Donnerstagfrüh bin ich tatsächlich topfit. Die Radeltour nach Prien mit anschließender Dampferfahrt auf die Fraueninsel ist kein Problem. Vorsichtshalber habe ich mir noch die Erlaubnis von Dr. Herbst eingeholt. »Wenn's Ihnen zu anstrengend wird, kehren Sie halt um«, rät er mir. Der histologische Befund sei nicht vor dem Abend zu erwarten. Er werde sich bei mir melden, meint er noch.

Wir sind um 18 Uhr zurück und laufen als erstem Dr. Herbst über den Weg. »Ist der Befund schon da?« Er windet sich, muß schnell irgendwo hin und eilt davon. Ursula und ich gehen zum Essen. Mir schmeckt nichts. Der Unterhaltung am Tisch folge ich nur so nebenher. Langsam werde ich ungeduldig, zumal ich erfahre, daß Dr. Herbst das Haus inzwischen verlassen und am Wochenende frei hat. Ich stürme in das Vorzimmer des Professors und begegne dort der Ärztin, die meinen Vater und mich beim ersten Mal zur Sprechstunde geführt hat. »Ich will meinen Befund jetzt wissen«, beschwöre ich sie. »Ja, hat Ihnen Dr. Herbst nicht Bescheid gegeben?« fragt sie erstaunt. »Nein, hat er nicht!« schreie ich fast. »Moment einmal, ich gehe schnell zum Professor. Warten Sie hier.« Weg ist sie. Wenig später erscheint sie wieder. »Gehen Sie bitte auf Ihr Zimmer. Der Professor wird Sie anrufen.« Ich nehme zwei Treppen auf einmal, um so schnell wie möglich in meinem Zimmer zu sein. Diesen Spurt hätte ich mir sparen können, denn auf den heißersehnten Anruf warte ich eine halbe Stunde, unendlich lange dreißig Minuten.

Zwischendurch ruft ein Freund an und will wissen, wie es mir geht. Ich keife ihn derart an, daß er verschüchtert wieder einhängt und mich wohl für total übergeschnappt hält. Ich werde ihn nachher anrufen und ihm alles erklären, nehme ich mir vor.

Dann endlich läutet das Telefon. »Hackethal«, meldet er sich. »Sie brauchen nicht böse zu sein, daß Ihnen der Herbst nichts gesagt hat. Er kann nichts dafür. Ich wollte Ihnen selber den Bescheid mitteilen.« »Ist es so schlimm?« flüstere ich in die Muschel. »Nein, liebe Dame. Wir haben Glück gehabt. Nichts, rein gar nichts wurde mehr gefunden. Der Befund ist negativ. Das harte Zeugs war alles nur Fettgewebe, enthielt keine einzige Krebsidzelle. Den Befund aus Rosenheim bringt nachher meine Frau bei Ihnen vorbei.« Er erklärt mir noch, daß es ihm so wichtig war, mich selber zu benachrichtigen. »Was glauben Sie, wie selten ich meinen Patienten einen solchen Bescheid geben kann. Bei den meisten ist es doch Krebsid, was ich da herausschneide und untersuchen lasse. Da muß man mir doch mal gönnen, daß ich mich mit jemandem mitfreue.«

Ich gönne ihm in diesem Moment alles, einfach alles!

Die große laute Freude, die ich empfunden hatte, als mir die Münchner Radiologin mitteilte, sie könnte absolut nichts Beängstigendes an dem Röntgenbild feststellen, stellt sich diesmal nicht ein. Inzwischen bin ich ein gebranntes Kind, ducke mich vorsichtshalber, um eventuelle Schläge von vornherein abwehren zu können. Die Mitteilung, der Befund sei negativ, habe ich lediglich akustisch wahrgenommen, mein Herz hat sie noch nicht erreicht.

Ich sitze auf dem Bett und starre Löcher in die Luft. Aus dieser Bewegungslosigkeit reißt mich wenig später Li Hackethal mit dem Papier aus Rosenheim in der Hand. Ich lese: »Sie übersandten ein im größten Durchmesser 4 cm messendes Fettgewebestück. Im Zentrum glasiges, z.T. gelblich geflecktes Gewebe. Makroskopisch kein Tumor. Mikroskopisch: Fettgewebe, das z.T. von fibriotischem Blutdrüsengewebe durchsetzt wird. Im Zentrum finden sich Organisations- und Resorptionsveränderungen sowie Hinweise für alte Blutungen. Es dürfte sich um den Rand der alten PE-Höhle handeln. Auch histologisch kein Tumor nachweisbar.«

Da las sich der histologische Befund in München schon ganz anders: »Mäßig differenziertes, ductales, z.T. verschleimtes Karzinom, das nicht nur intraductal wächst, sondern in einem bis zu 0,9 cm großen Herd infiltratives Wachstum aufweist. Es liegt, soweit erkennbar, mindestens ein Stadium Pt I G 2 vor. Da die Patientin bei malignem Befall ausdrücklich eine Mastektomie ablehnte, wurde der Eingriff somit beendet. Sie wurde darauf hingewiesen, daß der vorgenommene Eingriff lediglich diagnostischen Charakter aufweist und in keinem Fall als Therapie zu betrachten ist.«

Zweieinhalb Monate liegen zwischen diesen beiden Befunden. Der eine ausgestellt am 22.8. in München, der andere ausgestellt am 4.10. in Rosenheim. Am 27. September hätte man mir in München die linke Brust abgenommen, am 2. Oktober hat Professor Hackethal die Brust noch einmal aufgeschnitten, verdächtiges Gewebe entnommen, das sich jetzt als harmlos herausstellte.

Ich schüttle den Kopf, als ich diese beiden Papiere vergleiche. Nicht auszudenken, was geschehen wäre, was man mit mir anstellen wollte, ohne Notwendigkeit. Langsam merke ich, daß Glück in mir hochsteigt, mich ganz warm und leicht macht. Die Starre, die mich während des Telefonates mit dem Professor gefangen gehalten hatte, ist weg. Ich bin unendlich dankbar für alles, dankbar meinem Vater, der mich hierher gebracht hat, dankbar dem Professor, der mich operiert hat. Nur – ich fühle mich schrecklich allein in diesem Moment, wünsche mir dringend einen Menschen, den ich an meiner Freude teilhaben lassen könnte. Denn eines ist mir sofort klargeworden: hier in dieser Klinik, unter all diesen kranken Menschen, darf ich nichts von dem guten Befund verlauten lassen. Zu viele würden den Kopf noch ein wenig tiefer senken. Was hat der Professor zuerst am Telefon zu mir gesagt? »Was glauben Sie, wie selten ich meinen Patienten einen solchen Bescheid geben kann?« Ich werde mich ganz ruhig verhalten, wenn ich jetzt in den Aufenthaltsraum zu den anderen gehe, das nehme ich mir fest vor.

Unterwegs stoße ich auf die Ärztin, die mich bei der ersten Sprechstunde aufgenommen hatte. »Der kann ich's erzählen!« schießt es mir durch den Kopf. Zurück in meinem Zimmer überrumple ich sie mit der Neuigkeit. Sie freut sich von Herzen, das merkt man. Und dann sagt sie etwas, was mich tagelang beschäftigt: »Wenn ich Krebs hätte, wäre das mein Ende. Ich hätte weder die Kraft noch den Mut, gegen diese Krankheit zu kämpfen. Ich habe Angst vor Krebs.« Ich bin schweigsam geworden. Sie merkt das und will sofort wieder auf lustig umschalten. Aber ich möchte das jetzt genau wissen. »Frau Dr. Reiser, Sie haben Angst vor Krebs. Wie können Sie in dieser Klinik arbeiten? Wie können Sie Patienten Stillstand der Krankheit und sogar Heilung versprechen, wenn Sie selbst nicht daran glauben?« Sie windet sich, gibt keine befriedigende Antwort. Es ist ihr offensichtlich peinlich, daß sie diese Bemerkung gemacht hat.

Schließlich muß sie sich ja daran erinnern, daß auch meine Diagnose das erstemal lautete: »Krebs«, daß er sich auch in meinem Körper vorübergehend angesiedelt hatte. Bloß weil man bei dem Nachschnitt nichts mehr gefunden hat, heißt das noch lange nicht, daß keine Gefahr der Metastasierung mehr besteht. Ich breche die Unterhaltung schnell ab, habe keine Lust, mir meine gute Laune verderben zu lassen.

Im Aufenthaltsraum erwartet mich bereits die gewohnte Runde. Obwohl alle wissen, daß ich den Befund bereits haben muß, fragt mich keiner danach. Und ich bin froh darüber. In Anwesenheit von Frau Joly, die heute offenbar große Schmerzen hat, hätte ich ungern von meinen Hoffnungen und Überlegungen gesprochen. Ich erzähle ihnen, daß sich für das kommende Wochenende die »Familie« angesagt hat und folglich ein größerer Menschauflauf in der Klinik zu erwarten ist. Schließlich rücken zusammen mit Linda sechs Kinder und vier Erwachsene an. Ich verspreche, sie allesamt vorzuführen.

Am Freitag kann ich die Wachstation verlassen. Ich wechsle in den Altbau um und beziehe dort ein zauberhaftes Zimmer, das mir so gefällt, daß ich es immer erbitte, wenn ich in den darauf folgenden Jahren zur Nachbehandlung an den Chiemsee fahren muß. Es ist zwar ebenso eingerichtet wie alle anderen Krankenzimmer hier im Haus, aber es liegt ebenerdig. Ich habe eine kleine Terrasse mit Liegestuhl und bekomme täglich Besuch von einer kleinen schwarzen Katze, die mit mir schmust und mich an meinen verlassenen Gipsy daheim erinnert. Ihr Schwanz ist zwar wesentlich buschiger als der meines Katers, dafür hat sie keine weißen Flecken am Hals und an den vier Pfoten wie er.

Das Bad ist imponierend groß und hat zwei Waschbecken und zwei Spiegel. Das Zimmermädchen erzählt mir, daß dieser Raum ursprünglich für zwei Personen gedacht war, für Patient und pflegenden Begleiter, dafür aber dann im Endeffekt doch zu klein war. Außerdem hätten sich viele Patienten, die hier schon wohnten, über den Hahn von gegenüber beschwert, der sich ganz und gar nicht an die gebotenen Ruhezeiten hält und um fünf Uhr früh lautstark das Krähen anfängt. Tatsächlich! Am nächsten Morgen werde ich von einem fröhlichen Kikeriki geweckt. Doch das stört mich nicht im geringsten. Ganz im Gegenteil. Ich bin froh für alles, was mich an ein normales Leben ohne Krankheit und Schmerzen, ohne Angst und Sorgen erinnert.

Das tägliche Zusammensein mit krebskranken Menschen, meine eigene Erkrankung, meine Gespräche mit Frau Dollinger und Frau Joly beginnen mich langsam und zunächst unmerklich zu verändern. Zunächst fällt mir auf, daß ich beim Spazierengehen immer häufiger anhalte, weil mir eine Blume, ein Baum, ein Vogel besonders gut gefallen. Das ist mir früher selten passiert. Ich kann stundenlang am Ufer des Chiemsees sitzen und den Möwen zusehen, ohne daß ich mich dabei langweile, ohne daß es mir kalt oder ungemütlich wird. Außerdem ist es mir neuerdings nicht mehr möglich, eine lästige Mücke, eine Wespe oder sonstiges Getier zu töten, bloß weil ich mich gestört fühle.

Ich habe seit meiner Diagnose nie mehr wieder zu einer Zeitung oder einem anderen Gerät gegriffen, um solch ein Tier zu erschlagen. Ich würde mich schandbar fühlen, wenn ich es täte. Meine Sehnsucht zu leben ist so groß und stark, daß ich einfach jedem Lebewesen die gleiche Freude am Leben unterstelle.

Außerdem beginne ich, mich selbst bewußter zu erleben. Ich höre mir manchmal genau zu und verbessere mich sofort, wenn mir das Gesagte nicht gefällt. Ich hüte mich vor Redensarten, die nichts weiter sind als Bla-Bla-Bla. Ich frage nicht irgend jemanden, wie es ihm geht, und bin dann – ohne die Antwort abzuwarten – schon wieder zehn Schritte weiter. Ich erlaube mir keine Lüge und keine Heuchelei mehr. Wenigstens probiere ich das. Ich versuche mich kennenzulernen. Ich möchte gerne mit mir befreundet sein. Ich ahne in meinem Innersten, daß ich ab jetzt alleine sein werde, mit mir und der Entscheidung, nicht den konventionellen medizinischen Weg zu gehen. Ich werde meine Ängste nicht immer mitteilen können, denn ich fürchte mich zu sehr vor den sattsam bekannten »Hättest Du« oder »Hättest Du nicht«. Beschwerden werden meine Beschwerden bleiben müssen, solange es irgendwie geht. Das alles aber werde ich nur dann packen, wenn ich mich ausgelotet habe, wenn mir meine Reaktionen nicht mehr fremd sind, wenn ich mich auf mich verlassen kann!

Der Besuch der »Familie«, von mir mit großer Freude erwartet, erweist sich als strapaziös. Sie sind alle unglaublich vital und gesund, sehr darauf bedacht, heiter und hoffnungsfroh zu wirken. Sie besichtigen mein Zimmer und füllen es bis auf den letzten Winkel aus.

Einer nach dem anderen muß auf die Toilette, es geht zu wie in einem Taubenschlag. Den Kindern habe ich eingeschärft, daß man mir vielleicht nicht auf die Schultern hauen sollte, weil die operierte Brust noch schmerzt. Das war nötig, nachdem sich meine liebe Tochter mit voller Kraft in meine Arme geworfen hatte.

Damit sich die Menge etwas verteilt, beschließen wir, einen ausgiebigen Spaziergang zu machen. Vorher haben wir noch unseren großen Auftritt im Aufenthaltsraum. »Sir Henry« bekommt den Mund nicht mehr zu, als ich ihr einen nach dem anderen vorstelle. Frau Joly macht ebenfalls große Augen. Frau Waldmann hat ihr Strickzeug weggelegt und lacht. »Mensch, ist das ein Leben«, freut sie sich. »So ist es bei mir daheim mit meinen drei Buben und deren Freunden.«

Wir marschieren hintereinander in Richtung Chiemsee. »Sind das alle Ihre Freunde?« ruft mir eine Dame zu, die am Balkon steht und es offenbar gar nicht fassen kann, daß man soviel Besuch auf einmal bekommt.

Jeder will alles von mir wissen. Mir dröhnt langsam der Kopf. Inzwischen haben wir uns für einen Weg quer über die Wiese in Richtung Bernau entschieden. Oben auf dem Berg, gleich neben einer weithin sichtbaren Kapelle, soll ein nettes Wirtshaus sein, erinnert sich Oma, die noch heute eine recht aktive Bergsteigerin ist und alle Plätze hier zu kennen scheint.

Ich habe mich mit Linda etwas abgesetzt und erzähle ihr von meinem Leben hier im Krankenhaus. Sie klagt ein wenig, daß ich ihr abgehe, daß das Leben zu dritt in der eigenen Umgebung doch leichter ist als das Sich-Eingliedern-Müssen in einen so großen Familienverband.

Und außerdem tut ihr das Steißbein weh. Da ist sie beim Turnen draufgefallen, und keiner nimmt die Schmerzen so richtig ernst. Innerlich muß ich ein wenig lächeln: Die verwöhnte Tochter vermißt die Streicheleinheiten der Mutter. Sie will sich halt ein bisserl bedauern lassen, und ich tue ihr den Gefallen. Vor dem Wirtshaus, das wir endlich erreichen, spielt eine kleine Promenadenmischung. Meine Tochter sieht den Hund, und Minuten später tobt sie mit ihm den Abhang rauf und runter. Soviel zum Thema »Schmerzen am Steißbein«.

Wir sitzen am Tisch und unterhalten uns über den Münchner Alltag. Viele Bekannte fragen nach mir, wissen nicht so recht, was mit mir los ist. Hat sie nun die Brust weg oder nicht? War es Krebs oder nicht? Helga verspricht mir, alle Fragen abzublocken. Außerdem wird sie dafür sorgen, daß nicht die ganze Straße über mich herfällt, wenn ich wieder nach Hause komme. Das Stimmengewirr der Kinder hat sich inzwischen gelegt. Ich bin wieder mitten unter ihnen, gehöre zu ihnen, liebe sie allesamt. Außerdem müssen riesige Eisbecher und Kuchenberge bewältigt werden. Ich – ganz brave Hackethal-Patientin und auf Vollwertkost eingestimmt – trinke nur einen Fruchtsaft.

Der Weg zurück in die Klinik zieht sich. Wir müssen zahlreichen Radfahrern ausweichen, die den sonnigen Sonntag zu einer Tagestour ausgenutzt haben, unter ihnen viele Patientinnen mit ihren Angehörigen. Im Haus kann man sich die Räder leihen, sie sind am Wochenende schon am späten Vormittag vergeben. Der Abschied fällt uns allen schwer, obwohl ich zugeben muß, reichlich erschöpft zu sein. Vor allem das viele Reden hat mich angestrengt. Ich bin es nicht mehr gewöhnt. Sicher, beim Essen und im Aufenthaltsraum wird auch nicht geschwiegen. Aber ich kann mich jederzeit in mein Zimmer zurückziehen, wenn mir danach ist.

Lange winke ich ihnen nach, schicke meiner Tochter das 27. Bussi durch die Luft, dann ist das Auto um die Ecke gebogen. Auf dem Weg zum Zimmer begegne ich Schwester Traudel. »Nach dem Essen müssen Sie gleich in den OP kommen. Dort wird Ihnen der Verband abgenommen«, teilt sie mir mit. »Außerdem sollen Sie heute abend unbedingt noch Frau Dollinger besuchen. Sie fährt nun endgültig am Dienstag ab.« Ich verspreche beides.

Im OP erwartet mich Dr. Bauer, ein junger Arzt, der eigentlich für die Prostata-Patienten zuständig ist. Brustkrebsdamen gegenüber ist er bemerkenswert schüchtern. Bei Aufnahmeuntersuchungen, bei Sonntagsdiensten oder anderen Gelegenheiten, wo er sie übernehmen muß, fühlt er sich spürbar unwohl. Doch heute ist er dran.

Er muß die Verbände abnehmen, denn am Montag beginnen für die meisten Operierten die Bestrahlungen in Traunstein. »Herr Dr. Bauer, reißen Sie den Verband schnell ab«, bitte ich ihn. »Ich habe nämlich viele kleine Haare auf der Haut, und da leide ich immer Höllenqualen, wenn das Pflaster langsam abgelöst wird.« In seinen Augen steht so etwas wie »Das hat mir gerade noch gefehlt«, als er sich an die Arbeit macht. Stück für Stück löst er das Pflaster, wäscht mit Äther nach. Ich bin leicht benebelt, aber tapfer. Schließlich, ein letzter Ruck, die Prozedur ist überstanden und Dr. Bauer offensichtlich völlig fassungslos. Er schaut erst mich an, dann meine Brust. Schließlich schüttelt er den Kopf. »Ist etwas nicht in Ordnung«, erkundige ich mich leicht verunsichert. »Ja, wo sind denn die Haare, die so zwicken?« will er wissen. Jetzt begreife ich. Der arme Dr. Bauer hat nach meinen Ankündigungen so etwas wie eine behaarte Mannerbrust unter dem Verband vermutet. Der helle Flaum, der meinen ganzen Körper überzieht, ist ihm zu wenig. Wir lachen beide von Herzen. Ich will mich für seine einfühlsame Behandlung noch bedanken und ihm eine gute Nacht wünschen, da hält er mich zurück. »Morgen um neun Uhr geht der Klinikwagen nach Traunstein zur Bestrahlung. Seien Sie bitte pünktlich, denn beim ersten Mal dauert alles länger. Die neuen Patienten müssen aufgenommen werden.« Mich haut es buchstäblich um!

Im selben Moment fauche ich los. »Wieso muß ich denn bestrahlt werden? Mein zweiter Befund war doch negativ. Der Nachschnitt war doch gar nicht Krebsid!« Dr. Bauer sieht aus, als würde er am liebsten fluchtartig den OP verlassen. »Ich weiß es doch auch nicht, Frau Benedict. Ich habe mich selber darüber gewundert. Aber der Chef hat Sie auf die Liste gesetzt.« Ich kann das alles nicht verstehen. Mit einer Bestrahlung hatte ich nicht gerechnet. Meinen Leibarzt, Dr. Herbst, kann ich nicht fragen, der ist noch in seinem freien Wochenende, und den Professor will ich nicht stören, obwohl ich seine Privatnummer inzwischen habe.

Ich fliehe zu Ursula, die in ihrem Zimmer auf den Anruf einer ihrer beiden Töchter wartet. Den Freund hat sie gerade verabschiedet. Sie ist guter Dinge. Noch eine Bestrahlung, dann ist sie fertig. Am Dienstag fährt sie heim. Daß meine Stimmung hingegen auf dem Nullpunkt ist, sieht sie mir sofort an. Sie versteht meine Angst vor der Bestrahlung überhaupt nicht. »Du spürst nichts. Platzangst brauchst Du auch keine zu haben, der Raum ist nicht richtig im Keller, hat also Tageslicht, und er ist groß. Du zählst langsam bis 120, und dann sind die zwei Minuten vorbei.« Meine Panik ist ihr absolut unverständlich.

Ebenso verständnislos sind alle anderen, die mich am nächsten Morgen sehen. Die fröhliche, optimistische, stets gut aufgelegte Frau Benedict ist einfach nicht wiederzuerkennen. Beim Frühstück würge ich an meinem Müsli.

Im Bus quetsche ich mich neben Ursula und rede kein Wort. Die anderen lassen mir meine Ruhe. Insgesamt sind wir vier Neuzugänge. Einer davon hat Hodenkrebs. Er wurde vor einigen Wochen in Hamburg operiert. Seine Beschwerden haben zugenommen. Verkrümmt sitzt er auf der Bank des kleinen Busses, so stark sind seine Schmerzen. Manchmal stöhnt er leise. Ursula sagt ihm, daß er als erster zu dem Radiologen gehen soll, dann kann ihn unser Fahrer, bis wir alle fertig sind, vielleicht schon wieder zurück in unsere Klinik bringen. Der Mann nickt dankbar, aber ich bezweifle, daß er alles verstanden hat.

Hinter mir plappert eine Frau gedankenlos die Krankengeschichte ihrer Zimmergenossin aus, die ihr deren Mann unter dem »Siegel der größten Verschwiegenheit« anvertraut hat. Mehreren hat er davon erzählt, wie sich schnell herausstellen soll, auch Ursula und mir. Seine Frau und sein 16jähriger Sohn, der wegen der Erkrankung seiner Mutter schon einmal einen Selbstmordversuch unternommen und den sie dieses Mal mit zum Chiemsee genommen hat, scheinen die einzigen zu sein, die die volle Tragweite der Erkrankung noch nicht kennen.

Alle anderen sind durch ihn informiert, daß seine Frau schon aufgegeben war, daß auch der Professor wenig Hoffnung für sie sieht, daß sie vielleicht gerade noch ein Vierteljahr zu leben hat. Die Frau ist 36 Jahre alt. Ich fordere diese mitteilungsbedürftige Dame hinter mir auf, jetzt endlich den Mund zu halten und nehme mir vor, dem Ehemann der Kranken Bescheid zu sagen. Bei der Begeisterung, mit der hier so manche Patienten in den Krankengeschichten anderer herumwühlen, ist es abzusehen, bis seine Frau von anderen hört, daß sie sterben muß. Nicht auszudenken, wie der Bub reagieren könnte, wenn er diese Wahrheit so nebenher erfährt. Er sitzt so oft unbemerkt von den anderen im Aufenthaltsraum und erholt sich von der kranken Mutter.

Gemeinsam mit den anderen betrete ich zum ersten Mal wieder eine gewöhnliche Klinik. Sie hat den typischen Geruch nach Desinfektionsmittel, ist vorwiegend hellgrau, die Linoleumböden glänzen, die Schwestern haben weiße Kittel an, es herrscht ein reges, unpersönliches Treiben. Dagegen kommt mir die Hackethal'sche Klinik, kommt mir mein kleines Zimmer dort wie mein Zuhause vor.

Ich fürchte mich. Irgendwie erwarte ich, daß sich eine dieser Schwingtüren öffnet, ein Chirurg und sein OP-Team heraustreten, mich fesseln und in den Operationsraum zerren. Ich packe Ursulas Hand und erkläre ihr das. »So ist es mir anfangs auch gegangen, bis ich gemerkt habe, daß sie mir gar nichts wollen.«

Wir gehen eine Treppe hinunter in das Souterrain. Dort befindet sich die Strahlenabteilung. Sie hat zwar Tageslicht, aber die vielen Warn- und Hinweisschilder, die auf mögliche Strahlen-Gefahren aufmerksam machen, erzeugen Unbehagen. Am hinteren Ende eines langen Ganges, von dem rechts und links Behandlungsräume ausgehen, befinden sich der Bestrahlungsraum und das Sprechzimmer des Radiologen. Eine dicke Eisentüre, die bei Beginn einer jeden Bestrahlung schwer ins Schloß fällt und erst nach der Entwarnung wieder geöffnet wird – beides von außen, versteht sich – sticht mir als erstes ins Auge.

Vor dieser Tür steht ein Schreibtisch, an seiner Verlängerung befindet sich ein Monitor. Er gewährt Einblick in den Strahlenraum, überwacht den bestrahlten Patienten und seine Reaktionen. Der Schreibtisch muß immer besetzt sein, der Bestrahlte darf nicht unbeaufsichtigt bleiben.

Zunächst glaube ich das noch, als es mir von einem Arzt versichert wird, am Ende meiner Bestrahlung weiß ich, daß es nicht immer stimmt.

Wir setzen uns in Reih und Glied, diejenigen, die zur Aufnahmeuntersuchung müssen, rechts von der Tür des Sprechzimmers, die anderen, die schon erfaßt und angezeichnet sind, links daneben.

»Aha, da sind die Neuzugänge«, begrüßt uns ein kleinwüchsiger Mann mit dicker Brille und noch dickeren Kreppsohlen an seinen hellbraunen Wildlederschuhen. »Wer ist heute zum letzten Mal da?« erkundigt er sich mit barschem Ton. Ursula meldet sich. »Gut, dann kommen Sie zuerst dran.« Das klingt nach Kommando. Unsere Bitte, den Herrn mit den starken Schmerzen vorzuziehen, wird mit einer Handbewegung weggewischt.

Ich sitze auf Platz 4 der Wartereihe und bin kreuzunglücklich. Sämtliche Versuche der anderen, mich zu trösten, sind fehlgeschlagen. Schließlich geben sie auf. Ich will mich an den Monitor stellen und werde von dem Arzt wieder an meinen Platz zurückverwiesen. Ursula kommt aus dem Sprechzimmer und setzt sich weinend neben mich. »Der hat mich fertiggemacht, dieser widerliche Gnom«, schluchzt sie. Es dauert, bis sie sich gefangen hat und der Reihe nach erzählen kann. »Glauben Sie allen Ernstes, daß Sie ausreichend therapiert worden sind?« Mit diesem Satz wurde sie überfallen. »Ich wußte zunächst gar nicht, was ich ihm hätte antworten können.« Das scheint auch nicht nötig gewesen zu sein, nach allem, was ich so nach und nach von ihr erfahre.

Dieser Arzt hat ihr innerhalb von höchstens 10 Minuten all die Hoffnungen genommen, die sich durch und bei der Hackethal'schen Behandlung bei ihr angesammelt hatten. Er meinte, die Bestrahlung hätte überhaupt nichts genützt, könnte sie bei dieser minimalen Dosierung auch gar nicht. Die Brust hätte selbstverständlich amputiert werden und eine starke Bestrahlung nachgeschickt werden müssen. »So, wie Sie jetzt behandelt wurden, geht die Sache nicht gut aus.« Das war der Abschied von diesem medizinischen Gefühlsathleten.

Den schmerzgeplagten Mann hat er im übrigen immer noch nicht drangenommen. Nach seiner Meisterleistung bei Ursula muß er erst einmal in eine Dienstbesprechung. Ich koche. Meine Angst hat sich zunächst einmal verflüchtigt.

Vor allem bei Ursula sind solche Reden äußerst gefährlich. Sie ist zwar generell eine recht selbstbewußte Frau, aber in Sachen Krankheit erliegt sie sämtlichen nur möglichen Einflüsterungen. In ihrem Zimmer zeigte sie mir einmal eine dicke Mappe, die lauter Artikel über mögliche Krebsbehandlungen enthielt. Sie sammelt alles, was sie darüber bekommen kann und macht sich damit immer unsicherer. Erhält einer in unserer Klinik ein Medikament, das man ihr nicht verabreicht, wird sie sofort unruhig. Der Hinweis, dieses und jenes sei für sie nicht geeignet, weil das Maß ihrer Erkrankung ein völlig anderes sei, helfen ihr dabei wenig. »Ingrid, es ist alles zu spät«, schluchzt sie. »Das ist alles noch nicht vorbei.« Im Moment hat es gar keinen Zweck, ihr zu sagen, daß genau diese Stimmung, diese Hoffnungslosigkeit und diese Angst es sind, die den krebskranken Menschen so gefährlich schwächen und damit anfällig machen. Ist der seelische Widerstand erst einmal gebrochen, wehrt sich auch der Körper nicht mehr. Davon bin ich überzeugt. Und der Verlauf der darauf folgenden drei Jahre, die nun seit unserer beider Operation vergangen sind, hat mir recht gegeben. Während sich Ursula aus der Formulierung »wir Krebskranke« nie wirklich befreien konnte, habe ich sie bisher noch kein einziges Mal gebraucht.

Der »Giftzwerg«, wie ich ihn mittlerweile nenne, ist wieder zurückgekehrt und mit ihm mein Kleinmut. Als letzte der zu Untersuchenden werde ich in sein Sprechzimmer gebeten. Obwohl er sich nicht anders benimmt als sämtliche anderen Ärzte, die mich seit meiner Erkrankung an der Brust untersucht haben, hätte ich ihm am liebsten auf die Finger gehauen, so sehr verachte ich ihn. »Wenn Sie liegen, komme ich und zeichne die Punkte an, wo diese gezielte Bestrahlung ansetzen muß.« Ich sage ihm, daß ich Angst habe, auch vor dem »bißchen Bestrahlen«. »Eigentlich komisch. Diejenigen, die den Mund am vollsten nehmen, haben die meiste Angst«, ist seine Antwort darauf. Offensichtlich hat er etwas von meinem Wutanfall draußen vor der Tür mitbekommen.

Ursula ist wieder ruhiger geworden. Sie verspricht mir, sich vor den Monitor zu stellen, wenn ich bestrahlt werde. Der junge Arzt vor dem Bildschirm wird informiert. Beiden sage ich noch, daß es mir leicht schlecht wird, wenn ich Angst habe, daß ich ganz starkes Herzklopfen bekomme und deshalb früher schon mehrfach kollabiert bin. Sollte ich merken, daß sich so etwas anbahnt, gebe ich ein Handzeichen. Dann muß man den Strahl abschalten und mich rauslassen. Der Arzt verspricht mir, darauf zu achten. Ursula ebenfalls.

Dann muß ich rein in diesen beängstigenden Raum. Es riecht fürchterlich nach Schweiß. Ich vermeide einen Blick auf die Apparaturen, die über der schmalen Liege hängen und nach unten drohen. »Gell, Sie lassen mich sofort raus, wenn ich was will«, versuche ich den jungen Arzt noch einmal an sein Versprechen zu erinnern.

Ich liege und warte auf den Radiologen. Noch ist die schwere

Eisentüre nach außen nicht zugefallen. Noch kann ich die Stimmen hören. Der Radiologe kommt. Er kennzeichnet die angegebenen Punkte und informiert mich darüber, daß die Bestrahlung heute von rechts oben nach links unten geht. Morgen wird dieses umgekehrt sein. Ich solle beim Duschen darauf achten, daß ich die Markierungen, die er jetzt anzeichnet, nicht wegwasche.

Ich frage ihn, ob die Patienten in diesem Krankenhaus wissen, daß hier unten auch leichter bestrahlt wird. »Nein«, bekomme ich sofort zur Antwort. »Aber Herr Doktor, sowas spricht sich doch in einem Krankenhaus rum.« »Sehen Sie, bei uns bekommt kein Patient diese Bestrahlung. Die ist lediglich den Patienten von Professor Hackethal vorbehalten.« Ich will Zeit schinden, frage weiter. »Was machen Sie, wenn ein Patient Ihrer Klinik diese Art von Bestrahlung will?« »Er wird sie nicht bekommen, denn es müßte ein Arzt von uns seine Zustimmung geben und unterschreiben, und das würde keiner von uns hier tun.« So, jetzt weiß ich es! Die Unterhaltung ist endgültig beendet. Die Tür fällt ins Schloß. Ich höre ein leichtes Klicken, die Apparaturen sind eingeschaltet. Im selben Moment bekommt mein linkes Bein ein Eigenleben. Es kribbelt. Mein ganzer Körper beginnt zu jucken. Mein Herz jagt. Ich bekomme keine Luft mehr! So etwas habe ich noch nicht erlebt. Ich erinnere mich, daß man mich ja da draußen beobachtet. Also gebe ich ein Handzeichen. Der Strahl erlischt nicht, nagelt mich weiterhin fest. In meiner Verzweiflung beschließe ich, einfach aufzustehen, von der Liege runterzuklettern. Gerade noch rechtzeitig bedenke ich, daß dann vielleicht mein Kopf in diesen tödlichen Lichtkegel geraten könnte und dort dann wichtige Zellen verbrannt würden. Meine Panik wächst. Was hat man mir geraten? Ich sollte einfach bis 120 zählen, dann seien die 2 Minuten vorüber. Ich beginne zu zählen, verheddere mich immer wieder, bin mal bei 44, mal bei 36, mal bei 54, schaffe es einfach nicht. Da schnurrt der Apparat wieder, der Strahl verlöscht. Die Türe öffnet sich, der Arzt kommt herein. Ich bleibe liegen und gebe keinen Ton von mir.

»Na, hat es Ihnen so gut gefallen, daß Sie gar nicht mehr runter wollen?« Ich verabscheue seine Taktlosigkeit. »Warum haben Sie nicht reagiert, als ich Ihnen ein Handzeichen gab«, schnaube ich. »Haben Sie? Ist mir gar nicht aufgefallen.« Später erfahre ich von Ursula, warum. Er war zeitweise gar nicht an seinem Platz, und sie konnte ihm nicht sagen, daß ich da Hilferufe signalisiert hatte.

Fix und fertig versuche ich mich anzuziehen. Den Büstenhalter vergesse ich zunächst. Die Bluse muß ich dreimal umknöpfen, bis sie endlich paßt. Neben meinem hemmungslosen Entsetzen fasziniert mich am meisten die Tatsache, daß dieser ganze, für mich ewig scheinende Alptraum lediglich zwei Minuten gedauert hat. Das kann ich überhaupt nicht fassen! Was sind schon zwei Minuten im Laufe eines Tages? Nicht einmal die Hälfte der Kochzeit, die ich für mein Frühstücksei beanspruche.

In zwei Minuten bin ich bei dir – das bedeutet doch, ich bin sozusagen schon da. Daß zwei Minuten so lange dauern könnten, das habe ich nicht gewußt.

Im Bus, der uns wieder in unsere Klinik bringt, bietet mir eine Patientin an, die Wache am Monitor zu übernehmen, wenn Ursula morgen nicht mehr dabei ist. Ich bedanke mich schwach, ohne aber wirklich erfreut und dankbar zu sein. Ein Morgen wird es für mich nicht geben, denke ich im stillen. Dahin werde ich nicht mehr wieder fahren.

Auf dem Weg zu meinem Zimmer falle ich um. Ich kann mich grade noch an meiner Türklinke abstützen, dann weiß ich von nichts mehr.

Als ich aufwache, liege ich auf meinem Bett. Schwester Elfi mißt meinen Blutdruck und kann sich gar nicht genug über die ohnmächtige Frau Benedict wundern. »Als uns eine Patientin verständigte, glaubte ich zuerst, ich hätte mich verhört«, erzählt sie. »Sie werden uns doch nicht schlappmachen.« Etwas später kommt Dr. Herbst bei mir vorbei.

Ich erzähle ihm, was sich ereignet hat und daß ich mich eigentlich für eine ziemlich hysterische Kuh halte.

Er lacht. »Frau Benedict, das, was Ihnen da heute passiert ist, ist gar nicht so selten. Viele Menschen vertragen die Strahlen nicht. Man nennt das Strahlenpsychose. Das hat mit Hysterie wenig zu tun.« Ich berichte ihm über die deprimierenden

Erlebnisse mit dem Traunsteiner Radiologen, von dessen Rücksichtslosigkeit gegenüber Ursula.

»Was haben Sie denn erwartet? Meinen Sie vielleicht, die können dem zustimmen, wenn sie in ihrem Krankenhaus ganz andere Methoden anwenden? Die müssen doch gegen uns sein. Lassen Sie sich nicht verrückt machen. Wir sind froh, daß dieses Krankenhaus unsere Bestrahlung durchführt. Ob die Ärzte damit auch einverstanden sind, muß uns egal sein.«

Er bringt mich dazu, daß ich morgen doch wieder nach Traunstein fahren werde. Allerdings verspricht er mir, im Schwesternzimmer Anweisung zu geben, daß ich eine Viertelstunde vor Abfahrt Beruhigungstropfen bekomme. »Dann packen Sie das locker«, verabschiedet er sich.

Am Nachmittag habe ich wieder Oberwasser. Bevor ich mit Ursula, die fast schon alles gepackt hat, einen letzten Spaziergang mache, laufe ich Li Hackethal über den Weg. Über meinen Zusammenbruch, seelisch und körperlich, hat man sie bereits informiert. Auch sie ist für die Beruhigungstropfen vor dem Start, auch sie ist der Ansicht, man sollte die Traunsteiner ruhig reden lassen. »Wissen Sie, wir sind es inzwischen gewöhnt, daß man unsere Behandlungsmethoden anfeindet. Damit müssen wir leben.« Ursulas Erlebnis sei kein Einzelfall. »Die haben sich auch schon mal massiv in unsere Therapie eingemischt, oder haben es zumindest versucht. Die Leibärzte rufen halt manchmal an, wenn es allzu dick kommt und knurren ein bißchen. Das Beißen können wir uns gar nicht erlauben. Wir brauchen den Raum.«

Bevor ich am Abend in mein Bett gehe und schon wieder Angst vor dem morgigen Tag in mir hochkriechen fühle, schaue ich noch bei Frau Dollinger vorbei. Morgen fährt sie heim. An ihrem Bett stehen bereits die vollen Koffer. Allerdings hat sie keinen einzigen von ihnen packen können. Traudel mußte helfen. Sie liegt in ihrem Bett und hat Angst vor morgen. Ferdl wird sie abholen. Sie wollen noch einen Tag am Chiemsee bleiben und dann heimfahren.

»Das schlimmste ist, daß ich dem Ferdl daheim eine Last sein werde«, weint die sterbenskranke Frau mit den eingefallenen blauen Augen.

»Nachts muß er in der Bar arbeiten, und tagsüber kann er nicht ausschlafen, weil er sich um mich kümmern will.« Natürlich haben sie eine Hilfe, die kommt und den Haushalt und das Essen richtet, aber der Ferdl bräuchte halt eine gesunde Frau und nicht so ein »Krepierl«, wie sie das nun mal geworden sei.

Es ist schwer, Frau Dollinger zu trösten. Mir liegt es nicht, Tatsachen, wenn sie so offensichtlich sind, wegzuleugnen. Ich kann auch nicht sagen »Sie sehen blendend aus«, wenn ein Mensch so armselig in seinen Kissen liegt. Das einzige, was ich versuche ihr klarzumachen, ist dieses: »Ihr Ferdl weiß, daß es Ihnen schlechtgeht. Er will Sie bei sich haben. Vielleicht hat er Angst, daß Sie endgültig weggehen, ohne daß er Gelegenheit hatte, sich von seiner Frau zu verabschieden.«

Ich erzähle ihr ein wenig von meinen Traunsteiner Erlebnissen, doch wir sind beide müde. Ich verspreche ihr, mich bei ihr zu melden, sie von München aus anzurufen. Einige Male habe ich noch telefoniert mit ihr. Einmal bat sie mich, ihr ein starkes Schlafmittel zu besorgen, das es in Österreich nicht gibt, einmal rief sie mich an und weinte nur in den Hörer, sprechen konnte sie nicht mehr. Sie ist tot. Ebenso wie Frau Joly, ebenso wie die Mutter des 16jährigen, die der Darmkrebs buchstäblich aufgefressen hat.

Am nächsten Morgen bin ich zunächst gelassen, frühstücke sogar ein wenig. Dann hole ich mir im Schwesternzimmer meine verordneten Beruhigungstropfen. Ich bekomme das ganze Fläschchen mit. 25 Tropfen soll ich nehmen. Ich erhöhe eigenmächtig auf 40. Auf dem Weg zum Bus begegne ich einer Schwester, die zuversichtlich meint, daß es ja wohl heute besser klappen wird. »Ich nehme das doch schwer an«, antworte ich. »Schließlich habe ich die Dosis vorsichtshalber stark erhöht. Hoffentlich schlafe ich nicht auf dem Weg nach Traunstein im Bus ein.« »Keine Sorge«, lacht sie. »Davon können. Sie jede Menge nehmen, bevor da was passiert.« Aus ist's! Das hätte nicht kommen dürfen. Ich war der Meinung, ich hätte tatsächlich Wirksames bekommen. Mit Placebos ist mir nicht gedient. Das Herzklopfen setzt wieder ein, wie gehabt. Diesmal will die Busmannschaft, daß ich als Erste in den Bestrahlungsraum gehe, damit ich nicht so lange Zeit habe, mich davor zu fürchten. Ich höre mir das alles an, ohne auch nur die Spur beruhigt zu sein. Ich habe dieselben Zustände wie am Vortag. Die Türe fällt ins Schloß. Das Surren setzt ein, der Strahl kommt diesmal von links unten und trifft genau die operierte Warze. Schweißperlen sammeln sich auf meiner Stirn, laufen mir über das Gesicht. Mein Herz pocht, in meinen Beinen brennt es. Es ist fürchterlich!

Wenn ich wenigstens eine Stimme hören könnte! Gut, ich sehe ein, daß kein Mensch bei mir herinnen sein und meine Hand halten kann. Die Strahlen sind halt gefährlich. Aber wenigstens sprechen müßte jemand mit mir. Er müßte mir sagen, jetzt hast du es gleich überstanden, nur noch eine Minute, eine halbe, noch 30 Sekunden . . .

Warum hat man eigentlich nicht daran gedacht, solche Gegensprechanlagen in Bestrahlungsräumen zu installieren?

Wenn man nur zwei Minuten lang bestrahlt wird, ist das vielleicht nicht notwendig. Aber es gibt schließlich Menschen in anderen Krankenhäusern, die das tagelang aushalten müssen. Trotz meiner immer stärker werdenden Übelkeit gebe ich dieses Mal kein Handzeichen. Ich bezweifle, daß man überhaupt darauf reagieren würde.

»Heute waren Sie schon tapferer«, lobt mich der junge Mann am Monitor, als er mich aus meinem Strahlengefängnis herausholt. Ich sage kein Wort zu ihm, setze mich auf einen Stuhl, der etwas abseits von den anderen steht, atme tief durch, damit die Übelkeit vergeht. Als es nicht besser wird und die innere Unruhe auch nicht aufhören will, steige ich die Treppe empor und setze mich vor der Klinik auf eine Bank. Es ist mir klar, daß ich so nicht weitermachen kann, daß meine Ruhe, meine Gelassenheit verlorengehen würde. Sollte ich täglich, mit Ausnahme von Samstag und Sonntag, hierher müssen, ist zumindest ein Ziel der Hackethal'schen Behandlungsmethode bei mir verfehlt. Er will, daß man sich in seiner Klinik entspannt, daß das alltägliche »ich muß« zugunsten eines »ich will« in den Hintergrund tritt, daß sich der Krebspatient nicht mehr so leicht unterkriegen läßt von seinen lieben Mitmenschen, daß er sich und seine Bedürfnisse in den Vordergrund stellt. »Gönnen Sie sich jeden Tag eine kleine Freude, die nur Ihnen gehört. Nehmen Sie sich wichtig. Lassen Sie nichts mehr mit sich geschehen, was Sie nicht wollen.« Diese Thesen ziehen sich wie ein roter Faden durch seine Therapie.

Nun, wenn ich mich jeden Tag in diesen Bestrahlungsraum zwingen lasse, verstoße ich gegen diese Gebote ganz massiv. Ich werde die Vorzimmerdame bitten, mir einen Termin beim Professor zu verschaffen. Dieser Vorsatz allein entspannt mich schon. Ich bin sicher, daß er mich verstehen wird, wenn ich ihm meine Beschwerden schildere, daß er mir diese Tortur nicht weiter zumuten wird. Schließlich hat doch die Nachoperation auch keinen Hinweis auf Rückfallkrebsid ergeben. Damit beruhige ich mich.

Mein Nachmittag in unserem Krankenhaus ist – wie bei allen Traunstein-Pendlern – gedrängt voll. Ich muß mir zwei Spritzen abholen, Thymus und Procain, bekomme eine Vollmassage mit anschließender Fangopackung und UV-Bestrahlung. Diese halte ich allerdings nicht aus. Offenbar ist meine momentane Abneigung gegen alles, was strahlt, daran schuld. Auch den Ultrarot-Termin breche ich aus demselben Grund ab. Zwischendurch habe ich gerade noch Zeit, um mich von Ursula zu verabschieden.

Eine ihrer Töchter holt sie ab, ein kräftiges, rotbackiges Mädchen mit langen blonden Haaren, die sie in einem dicken Zopf geflochten hat. Ursula wirkt schmal und hilfsbedürftig neben diesem jungen Mädchen. Wir werden telefonieren, uns schreiben, uns bald sehen. Ursula ist noch krankgeschrieben und will mich in München für ein paar Tage besuchen. In ihrem Koffer hat sie eine dicke Mappe, die alles an Information enthält, was sie über Krebs hat sammeln können.

Vor dem Abendessen bleibt mir noch Zeit zu einem Spaziergang. Längst kenne ich jetzt die Wege, wähle einen, der mich durch dichtes Schilf auf eine Wiese führt, weit ab von anderen Spaziergängern. Ich bin ganz alleine unterwegs und habe das erste Mal, seit fast drei Monaten, wieder Angst. Sie kriecht in mir hoch, beschleunigt meine Schritte. Ich bleibe stehen, beobachte das Schilf, die Büsche, fürchte mich vor einem Radler, der am Ende des Weges auftaucht und wieder verschwindet.

»Ingrid, das haben wir schon lange nicht mehr gehabt!« schießt es mir durch den Kopf. »Du hast wieder Angst beim Spazierengehen, du hängst wieder an deinem Leben. Du wartest nicht mehr darauf, daß dir jemand das erlösende Holzscheit über den Schädel schlägt.« Auf meinem Rückweg benütze ich die große asphaltierte Straße, die zum Krankenhaus führt. Beim Abendessen erzähle ich der Tischrunde von meiner Rückkehr in das Reich der Angsthasen.

Am Abend fühle ich mich einsam, nachdem Ursula weggefahren ist. Ich telefoniere mit Sohn und Tochter, spiele meine Strahlenangst etwas herunter, kündige aber an, daß ich versuchen werde, der Bestrahlung zu entgehen. Das hätte ich wohl besser nicht tun sollen. Linda ist so unvorsichtig und erzählt der »Familie« davon. Ein reger Telefonverkehr beginnt. Jeder will mich davon überzeugen, daß ich mich ganz einfach zusammennehmen muß und die Bestrahlung notwendig ist. Ich soll mich nicht so anstellen. Helga schimpft mich richtig, doch ich nehme ihr das nicht übel. Ich weiß, daß sie allesamt wirklich nur Angst um mich haben. Außerdem verspreche ich ihnen, daß ich sowieso erst noch einmal mit dem Professor reden werde.

Von dem habe ich im übrigen noch nichts gehört. Zwar wurde mir zugesagt, mich auf die Warteliste zu setzen, aber heute ist OP-Dienstag und anschließend werden nur mehr dringende Fälle angenommen. Ich scheine nicht zu ihnen zu gehören, denn als ich gegen 21 Uhr noch einmal zum Sprechzimmer gehe, ist dort bereits alles dunkel.

Also schleiche ich mich wieder in mein Zimmer zurück und versuche, nicht an morgen zu denken. Beim Fernsehprogramm schlafe ich ein, bei Sendeschluß bin ich hellwach. In dieser Nacht lese ich bis drei. Als ich in der Früh um sieben Uhr unter der Dusche stehe, weiß ich sehr genau, daß ich heute nicht mehr mit nach Traunstein fahren werde. Ich reihe mich zwar ein in die Gruppe, die auf unseren kleinen Bus wartet, doch meine Augen suchen die Straße ab, auf der sich der Professor für gewöhnlich der Klinik nähert. Und ich habe Glück! Noch bevor unser Bus startbereit ist, sehe ich Hackethals Auto um die Ecke biegen. Ich laufe ihm entgegen, zwinge ihn zum Anhalten. Er öffnet mir die Beifahrertüre und läßt mich einsteigen.

Gemeinsam fahren wir die letzten Meter zur Klinik. »Was, um Himmels Willen, ist denn mit Ihnen los?« will er wissen. »Sie sehen ja schrecklich aus.« »Ich kann nicht zum Bestrahlen fahren. Ich halte das nicht aus. Bitte lassen Sie mich hierbleiben!« flehe ich.

Zu weiteren Erläuterungen bleibt uns zunächst keine Zeit. Der Busfahrer winkt bereits ungeduldig. Hackethal sagt ihm Bescheid. »Fahren Sie ohne Frau Benedict los. Die bleibt heute hier.« Ich bin so froh über diese Entscheidung, daß ich ihm um den Hals falle. »Jetzt kommen Sie erst einmal mit mir ins Sprechzimmer. Es tut mir leid, daß ich gestern keine Zeit mehr für Sie hatte, aber es war einfach zu spät. Außerdem vermute ich, wollten Sie mich sowieso nur rumkriegen, daß Sie heute nicht nach Traunstein fahren müssen.« Er grinst mich an und bietet mir einen Platz an. Diesmal aber nicht vis-à-vis von seinem Schreibtisch, wo man als Patientin sitzt, sondern in der Couchecke, die den Besuchern vorbehalten ist.

Ich schildere ihm meine Ängste und Beschwerden und sage ihm auch, daß sowohl Dr. Bauer als auch ich völlig überrascht gewesen seien, daß ich überhaupt bestrahlt werden muß. »Sehen Sie, das war eigentlich mehr eine prophylaktische Entscheidung. Deshalb habe ich Sie jetzt auch leichteren Herzens daraus entlassen.« Immerhin seien ja die Rosenheimer Bescheide gut gewesen. »Es wäre wohl besser, Sie ließen sich bestrahlen, aber wenn Sie dabei derart am Boden zerstört sind, lassen wir das lieber bleiben. Sonst kommen Sie mir noch als Nervenbündel wieder nach Hause, und damit ist niemandem gedient.«

Er will von mir wissen, ob es mir ansonsten gut geht oder ob ich noch irgendwelche Probleme habe. Er untersucht meine Narbe und befindet, daß morgen die Fäden gezogen werden müssen. Bevor ich aus seinem Zimmer schwebe, habe ich noch eine Frage an ihn, die mich sehr bedrückt. »Was mache ich eigentlich, wenn ich wirklich einmal bestrahlt werden muß, wenn es sich nicht um eine vorbeugende Maßnahme, sondern um eine Notwendigkeit handelt?« »Nun, gehen wir erst einmal von dem günstigsten Fall aus, daß bei Ihnen der Tumor rechtzeitig entdeckt und entfernt wurde. Das hieße, Sie haben ein für allemal Ruhe vor Bestrahlungen. Wenn Sie wirklich einmal lebensnotwendig oder für die Therapie unumgänglich wären, müßte man Ihnen halt ein sehr starkes Beruhigungsmittel geben. Aber vergessen Sie das jetzt alles. Freuen Sie sich, daß wir die Bestrahlung gestrichen haben, und werden Sie wieder lustig!« lacht er mich an. »Ich habe sowieso schon von meiner Frau gehört, daß sich einige Patienten den Kopf darüber zerbrechen, warum Frau Benedict nicht mehr vergnügt ist.« Ich spüre direkt, wie meine erlahmten Lebenskräfte wieder zurückkehren. Da ich ja eigentlich in Traunstein sein sollte, habe ich am Vormittag keine Anwendungen. Also gehe ich spazieren. Ich besuche die Kioskfrau in Bernau und rede sie fast tot vor lauter Glückseligkeit. Sie teilt meine Freude, obwohl sie den Grund dafür nicht so recht begreifen kann.

An einem Bach spiele ich mit einer kleinen Katze. Schließlich gehe ich noch einmal zu dem Kiosk zurück und kaufe für meine Tischnachbarn und unsere Runde im Aufenthaltsraum lauter kleine Überraschungen. Heute war Anreisetag, aber für Ursula haben wir keinen Neuzugang bekommen. Wir sind ganz unter uns. Am Tisch freut man sich über meine gute Laune, jeder bekommt sein Mitbringsel. Herr Hacker hat zunächst Skrupel, ob er mit einer kleinen Praline sündigen soll, doch ich erinnere ihn an die riesige Kartoffel letzte Woche und er schiebt seine Bedenken beiseite.

»Sir Henry« beschließt, die Schokoladentafel anstelle ihres Putenschnitzels zu essen. Ihr geht es nicht gut. Sie ist stark erkältet, hat einen schrecklichen Husten und Halsschmerzen. Ihre alte Angst kehrt zurück. Sie hat einen Tumor am Kehlkopf. Erkältungen sind gefährlich für sie.

Ein Besucherwochenende bahnt sich an. Am Donnerstag wurden mir die Fäden gezogen, die Narbe ist einwandfrei, jetzt bin ich also fit für fast alles. Mit meinem Vater bummle ich am Seeufer entlang. Wir füttern die Enten und Schwäne. Er erzählt mir, daß wir früher, als ich noch ein ganz kleines Mädchen war, auch immer zum Schwänefüttern spaziert sind, daß ich damals sehr stark gelispelt habe und alles andere zischte, nur nicht das »Sch« für »Schwäne«. Er findet, daß ich prächtig aussehe.

Über meine Entscheidung, die Bestrahlung aufgeben zu lassen, ist er hingegen weniger erfreut. »Du mußt wissen, was du machst«, meint er. »Ich hätte mich zusammengenommen.« Wir trinken im Aufenthaltsraum noch einen Tee. Er knabbert staubtrockene Vollwertplätzchen und süßt den Tee mit Honig. Dabei stellt sich heraus, daß er ein ähnlich gestörtes Verhältnis zu Honig hat wie Jimmy, der Amerikaner. Ich erzähle ihm das. »Sei nicht frech«, weist er mich in meine Grenzen und lacht dabei. Wir sind sehr froh, daß die Spannungen zwischen uns verschwunden sind.

Am Sonntag in der Früh gehe ich wieder in die kleine Bernauer Kirche. Als ich um Punkt halb neun Uhr den Frühstückstisch verlasse, werde ich gefragt, wohin es mich denn am Sonntag so zeitig treibt. »In die Kirche.« Ich spüre, daß diese Auskunft manche zum Nachdenken anregt. »Ich würde gerne auch einmal hingehen, aber eine halbe Stunde kann ich nicht laufen«, bekomme ich mehrmals zu hören.

Nach dem Gottesdienst warte ich, bis die Besucher ihrem Pfarrer die Hand geschüttelt haben, dann nähere ich mich ihm. Er hat mich während der Predigt ein paarmal angesehen. Ein neues Gesicht, auch wenn ich schon zweimal hier aufgetaucht bin, erregt Interesse. Ich stelle mich als Patientin von Professor Hackethal vor. Zurückhaltung begegnet mir. »Viele Patienten würden auch gerne in die Kirche gehen, aber der Weg ist zu weit für sie. Könnte man denn nicht einmal im Monat in der Klinik einen Gottesdienst halten? Interessenten gibt es genug.« Der Pfarrer bedauert und entschuldigt sich mit Arbeitsüberlastung. »Die Gemeinde, die wir hier betreuen müssen, ist groß und vor allem weitläufig. Die Wege zwischen den Orten sind lang.« Ich schlage einen ökumenischen Gottesdienst vor, so daß es ihn oder seinen katholischen Kollegen nur alle zwei Monate treffen würde. Er wird plötzlich nachdenklich und sagt mir schließlich zu, sich bei Frau Hackethal zu melden und diese Anregung mit ihr zu besprechen.

Auch ich rede mit Li Hackethal über dieses Thema und sage ihr, welchen Vorschlag ich dem Pfarrer in Bernau gemacht habe. »Da werde ich gar nichts hören«, vermutet sie. »Die Kirchen halten sich von uns fern. Das liegt sicherlich an der Sterbehilfe, die mein Mann geleistet hat.« Sie hatten schon die größten Schwierigkeiten, als sterbende Patienten und deren Familien um einen Pfarrer am Krankenbett baten. »Ich telefonierte überall rum. Gekommen sind sie nicht.« Einmal habe sie sogar höchstpersönlich ein Pfarrhaus in der Umgebung gestürmt, weil sie immer nur die telefonische Auskunft erhielt, der Herr Pfarrer sei unterwegs und auch nicht erreichbar. »Ich habe den Pfarrer in seinem Amtszimmer angetroffen, und er ist mitgekommen. Mein Argument, er erkenne doch damit nicht das Tun meines Mannes an, sondern er helfe einem Sterbenden, und das gehöre zu seinen Aufgaben, überzeugte ihn schließlich.« Ich bin traurig. Bei den beiden Pfarrern in meiner Münchner Gemeinde kann ich mir soviel Starrsinn und Intoleranz eigentlich nicht vorstellen.

Am Nachmittag kommen Florian und Susanne. Sie haben mal wieder Ärger miteinander. Mich deprimieren die beiden. Nach einem recht kurzen Spaziergang am See entlang, bei dem eigentlich nur ich plaudere, lade ich sie in das Ausflugslokal ein, in dem ich mit Frau Dollinger war. Ich bestelle ihnen, gegen ihren Willen, eine kräftige Brotzeit. Sie zupfen beide ein wenig an Schinken und Käse herum, haben keinen Appetit. Ich rede und rede, um zu verhüten, daß die Stimmung endgültig auf den Nullpunkt sinkt. Aber schließlich resigniere auch ich. Ich will wissen, was eigentlich los ist, aber sie können es mir nicht sagen. Es wäre wohl besser für die beiden, sie könnten Freunde sein. Als Liebespaar sind sie schon seit geraumer Zeit eine ziemliche Katastrophe. Sie haben zwar abwechselnd schon einige Male Schluß gemacht, aber völlig loslassen konnten sie bis jetzt beide noch nicht.

Ich stütze meinen Kopf auf die Hände und betrachte die beiden. Da spüre ich plötzlich eine Verdickung am Hals. Ich streiche noch einmal mit den Fingerkuppen an der Stelle entlang. Kein Zweifel, links am Hals bin ich geschwollen.

Im ersten Moment glaube ich, mein Herz bleibt stehen, so sehr erschrecke ich. Sämtliche Diagnosen und Krankengeschichten, die ich in den letzten Wochen gehört habe, schießen mir durch den Kopf. Kehlkopfkrebs! Schilddrüsenkrebs! Lymphdrüsenkrebs!

Immer wieder fahre ich mit der Hand zum Hals. Gleichzeitig bemühe ich mich, die beiden von meinem Schrecken nichts merken zu lassen. Eine überflüssige Vorsichtsmaßnahme. Die beiden sind viel zu sehr mit ihren eigenen Problemen beschäftigt, um mich zu beobachten.

Doch wird mir das langsam zu viel. »Wißt ihr was, Herrschaften«, meine ich schließlich, »es wird besser sein, wenn ihr wieder nach München zurückfahrt. Ich kann euch da auch nicht raushelfen, und mich belastet ihr nur mit euren Problemen.« Sie entschuldigen sich beide und fahren ab.

Ich eile zurück in die Klinik. Dr. Herbst hat Wochenenddienst. Ich mache mich auf die Suche nach ihm. Er hat viel zu tun, denn er ist jetzt eigentlich für alle Patienten zuständig und macht nebenher auch noch Aufnahme-Untersuchungen.

In der Wachstation begegne ich ihm schließlich. »Was machen Sie denn für ein Gesicht?« will er von mir wissen. »Ich denke, Sie sind wieder bester Laune, nachdem Sie nicht mehr bestrahlt werden.« Ich sage ihm, was mich ängstigt. Ich soll in mein Zimmer gehen, er will so schnell wie möglich nachkommen. Nach 20 Minuten ist er bei mir. Er tastet den Hals ab. Stimmt, die linke Seite ist geschwollen, bestätigt er meinen Verdacht. Immer wieder befühlt er die Stelle, schüttelt den Kopf, ist schweigsam und gar nicht mehr der Sonnyboy, wie man ihn kennt.

Mir hat es die Sprache verschlagen. Ich sehe mich schon auf dem Operationstisch mit einer Kehlkopfoperation, vermute Bestrahlungen, die auf mich zukommen. »Machen Sie einmal den Mund auf.« Er leuchtet mit einem Stab hinein. »Haben Sie beim Schlucken Beschwerden, oder sagen wir lieber, haben Sie Halsweh?« will er wissen. »Ein bißchen Halsweh schon«, gebe ich Auskunft. »Na, das wär's dann auch. Sie haben eine Halsentzündung. Die Mandeln an der linken Seite sind geschwollen.«

Eine einfache Erklärung also, nichts weiter als eine ganz gewöhnliche Halsentzündung war es, was mich in Panik versetzt hat.

Dr. Herbst setzt sich neben mich auf mein Bett und redet mir gut zu. »Frau Benedict, ich warne Sie davor, in Zukunft in den kleinsten Beschwerden immer gleich Hinweise auf Krebs zu vermuten. Wenn Sie das machen, sind Sie schnell am Ende Ihrer Kraft. Sie müssen davon ausgehen, daß Sie die größtmögliche Chance haben, geheilt zu werden. Ihr Tumor wurde früh genug erkannt, der Nachschnitt hat nichts mehr ergeben. Sie sind ein sehr aktiver und positiver Mensch, Sie lassen sich normalerweise nicht gehen. Bleiben Sie dabei.« »Ich will mich ja auch zusammennehmen«, weine ich, »aber manchmal läßt die Kraft nach. So tapfer, wie ich wirke, bin ich nun halt doch nicht. Im übrigen sind Sie zuerst ja auch erschrocken.« Er stimmt mir zu und legt den Arm um mich. »Natürlich war ich vorhin sehr beunruhigt. Aber bitte verstehen Sie mich. Für uns alle sind Sie so etwas wie die große Hoffnung, die Ausnahme von der Regel. Bei Ihnen ist von anderen noch nichts falsch gemacht worden. Sie könnten beweisen, daß Brustkrebs bei frühzeitiger Erkennung die Frauen nicht verstümmelt, daß eine Amputation nicht notwendig ist, um zu überleben.«

Dieses Gespräch mit Dr. Herbst, der inzwischen die Klinik verlassen und sich selbständig gemacht hat, wird mir unvergeßlich bleiben. Es kehrt immer dann wieder in mein Gedächtnis zurück, wenn sich Angst einschleichen will. Ich kann es immer noch im Wortlaut wiedergeben. Ich sehe stets sein ernstes Gesicht vor mir. Es gab mir auch dann Kraft, als sich zum ersten Mal Schmerzen in meiner Brust anmeldeten, vier Monate nach der Operation, Schmerzen, die seitdem immer wieder kommen, mal stärker, mal schwächer, und die sich bis heute nicht erklären lassen.

Meine letzte Woche in der Klinik bricht an. Ich beschließe, sie zu nützen, um mich für meine Rückkehr nach München kräftig zu machen. Dann wird dort nämlich mein Alltag beginnen. Ab jetzt muß ich leben mit dieser Diagnose und mit meiner Entscheidung, Professor Hackethal und nicht meinen Münchner Ärzten gefolgt zu haben. Ich werde die Neugierde und die Anteilnahme meiner Umgebung abblocken und mich so benehmen müssen, daß meine Nachbarn, meine Bekannten und schließlich auch meine Freunde vergessen, daß ich Krebs hatte und daß meine Überlebenschancen ohne Amputation und Bestrahlung relativ gering eingeschätzt worden sind.

Am Dienstag reisen an unserem Tisch alle ab, mit Ausnahme von »Sir Henry«, die ihre Bronchitis einfach nicht los wird. Sie will nicht aufstehen und ist lustlos. Daß ich am Freitag nach

München zurückfahre, bedrückt sie obendrein. »Wen habe ich dann noch zum Schwatzen?« jammert sie. Es stimmt. Wir beide haben uns blendend verstanden. Mich konnte sie mit ihrer Ironie nicht verprellen. Ich habe immer kräftig zurückgegeben, und wir genossen beide diesen rhetorischen Schlagabtausch. Ein Gespräch bei ihr am Bett erklärt auch, warum sie hierbleiben will, warum sie nichts nach Hause treibt. Sie hat nämlich gar keines. Die Gemeinschaft mit einem Mann, den sie über alles liebte und den sie sich leidenschaftlich erkämpft hatte, war kinderlos geblieben. Als er schließlich nach einer stürmischen, aber kurzen Ehe starb, hinterließ er ihr ein beträchtliches Vermögen. Sie lebt in Lugano, finanziell ohne Sorgen, aber einsam. Im Rheinland hat sie Verwandte. Dorthin will sie jetzt umsiedeln. Sie soll in einem komfortablen Altenheim wohnen und ihr Alter genießen. Meinen die Verwandten! Sie ist da ganz anderer Absicht. »Ich will nicht unter alten Menschen leben, die lähmen mich. Die sind krank und jammern mir zuviel. Ich will Jugend oder zumindest gescheite Leute um mich haben, das hält mich jung.«

Ich weiß auch nicht so recht, was ich ihr raten soll, denn ich verstehe sie zu gut.

Am Mittwoch muß ich mich vorwiegend im Haus aufhalten. Die Abschlußuntersuchung wurde angekündigt. Als erster nimmt mich Dr. Herbst gründlich unter die Lupe. Die Blutwerte hat er mitgebracht. Sie ergaben einen leicht angestiegenen CEA-Wert – dieser weist ganz allgemein auf einen entzündlichen Vorgang im Körper hin und wird bei Krebspatienten besonders beobachtet – und leicht erhöhte Leberwerte. Kein Grund zur Aufregung, meint Dr. Herbst dazu. »Sie liegen immer noch an der untersten Bedenklichkeitsgrenze.« Außerdem habe man sehr häufig schon festgestellt, daß die intensive Behandlung in der Klinik zunächst die Werte in die Höhe treibe. So drei, vier Wochen danach würden sie dann rapide fallen.

Es wird Abend, bis ich zu Professor Hackethal gerufen werde. Zwei dringende Fälle haben den Stundenplan durcheinander geworfen. Wir sitzen uns gegenüber, diesmal wieder am Schreibtisch. Den Bericht von Dr. Herbst hat er vor sich liegen.

»Scheint ja alles bestens zu sein.« Ich nicke. »Sieht so aus.« »Was werden Sie machen, wenn Sie wieder zu Hause sind? Werden Sie in sich hineinhorchen und auf Zeichen warten, die Ihnen signalisieren, daß der Krebs weitergeht, oder sind Sie stark genug, den Kampf gegen die Angst aufzunehmen?«

Er sagt nicht den Kampf gegen den Krebs – er sagt, den Kampf gegen die Angst. Ich mache ihn auf diesen Unterschied aufmerksam.

»Körperlich sind Sie auf der Höhe. Das haben die Untersuchungen ergeben. Jetzt ist die Seele dran. Sie müssen stark sein. Vergessen Sie alles, was Sie erlebt haben. Fangen Sie neu an. Lassen Sie Kopfschmerzen ruhig Kopfschmerzen sein und werten Sie sie nicht als Hinweise auf mögliche Metastasen. Lassen Sie sich möglichst nicht auf Gespräche über Krebs ein. Hören Sie einfach weg, wenn man Ihnen von irgendwelchen Tanten, Müttern oder Freundinnen erzählt, die so oder so gestorben sind. Tauschen Sie keine Erfahrungen mit Frauen aus, die auch Brustkrebs hatten, die anders behandelt wurden und nun meinen, nur sie seien richtig therapiert worden.«

Er ahnt, was auf mich zukommen könnte und will mich vorwarnen. Ich soll mich nicht mehr vom Alltag auffressen lassen, rät er mir. »Machen Sie sich nicht dauernd Sorgen um Ihre Kinder. Gehen Sie spazieren, wenn die Luft zu Hause dick wird. Lassen Sie sich nicht mehr unterbuttern.« Der medizinische Fahrplan, den er mir auf den Weg nach München mitgibt, ist denkbar einfach. In sechs Wochen muß ich zur ambulanten Untersuchung kommen, bis dahin alle Medikamente nehmen, die ich auch hier bekommen habe: Misteltabletten, Magnesium, Carnivora-Tropfen, die aus dem Blättern fleischfressender Pflanzen gewonnen werden. Ich soll nach Möglichkeit die Vollwertkost beibehalten, mindestens zwei Liter Flüssigkeit pro Tag trinken. Das wär's dann. »Meiden Sie auch schwere Medikamente, trinken Sie wenig Alkohol. Halten Sie Kopfschmerzen, Zahnweh und dergleichen lieber aus. Wenn Sie nicht schlafen können, lesen Sie. Wenn Sie nervös sind, laufen Sie um den Block.« Als ich mich von ihm verabschiede, werde ich rührselig. »Ich bin so unendlich glücklich, daß ich rechtzeitig zu Ihnen gekommen bin«, stottere ich. »Wenn Sie nicht gewesen wären, wäre meine Brust amputiert worden. Ich hätte mit Sicherheit nicht den Schwung, den ich jetzt in mir fühle.« »Hören Sie auf zu heulen, freuen Sie sich des Lebens«, donnert er mich an und schiebt mich zur Türe hinaus.

Der Aufenthaltsraum ist leer. Ich gehe zu Frau Waldmann ins Zimmer. Sie liegt schon im Bett und hat sich die Decke bis zur Nasenspitze nach oben gezogen. »Ich friere so schrecklich«, sagt sie, »ich glaube, das Fieber ist wieder gestiegen.« Sie hat jeden Tag Temperatur. Seit Wochen geht das so, keiner weiß warum. Der Tumor im Unterbauch ist zwar zurückgegangen, verschwunden ist er jedoch nicht. »Jetzt darf ich aber zusehen, daß ich mich erhole, sonst kann ich Weihnachten noch hier feiern«, versucht sie zu scherzen.

Sie ist sehr mager geworden in der letzten Zeit. Die Ärztin hat ihr Wunschkost verordnet. Der Koch bereitet ihr alles zu, was sie haben möchte. Der Haken daran ist nur, daß sie eigentlich auf nichts Appetit hat. »Mitte November muß ich wieder hierher zur ambulanten Untersuchung«, erzähle ich ihr. »Wenn Sie dann noch hier sind, komme ich etwas früher, damit wir uns sehen können.« Seit sie wieder öfter im Bett liegen muß und nicht mit den anderen im Aufenthaltsraum sitzen kann, fühlt sich Frau Waldmann einsam. Ihre drei Söhne und der Mann wohnen zu weit weg, um sie jedes Wochenende besuchen zu können. Am Samstag jedoch erwartet sie den Jüngsten. »Wissen Sie was, morgen habe ich wenig vor, ich komme am Nachmittag und wasche Ihnen die Haare«, schlage ich ihr vor. Frau Waldmann strahlt mich an. »Das wäre eine phantastische Idee«, freut sie sich. »Wenn man frisch frisiert ist, sieht man auch nicht so miserabel aus.«

Der Donnerstagvormittag ist vollgepackt mit Behandlungen. Ich schaffe gerade noch den Weg zu meinem Bahnhofskiosk, um die tägliche Zeitung abzubestellen. Beim Mittagessen vermisse ich »Sir Henry«. Sie liegt in ihrem Bett und leidet Höllenqualen. Nachdem nichts gegen ihren Husten hilft, hat ihr Li Hackethal ein uraltes Hausmittel verordnet: ein Säckchen voller heißer Kartoffeln, das auf die Brust gelegt wird. »Sir Henry« stöhnt vor sich hin, als ich ihr Zimmer betrete.

»Sehen Sie, was man mit mir anstellt, jetzt machen die schon Kartoffelpüree auf mir.« Ich lache von Herzen und stecke sie damit an. Auch sie beginnt, diese Situation komisch zu finden. »Wenn das so weitergeht, werde ich freiwillig wieder gesund.« Ich verabschiede mich jetzt von ihr, denn ich bin nicht sicher, daß ich morgen früh vor meiner Abreise noch zu ihr schauen kann. »Sir Henry« zieht mich zu sich hinunter und verpaßt mir ein Abschiedsbussi. »Machen Sie's gut und rufen Sie mich an, entweder in Lugano oder in dem komischen Altenheim.« Ich habe beides probiert, sie aber nie mehr erreicht. Keiner von uns weiß, was aus der alten einsamen Dame geworden ist.

Als ich in mein Zimmer komme, um meinen Behandlungsplan zu holen, sitzt Florian auf meinem Bett. »Hi«, begrüßt er mich und schaut so kreuzunglücklich drein, daß ich ihn am liebsten in die Arme nehmen würde. »Ich weiß schon, du kommst morgen heim, aber dann fallen sie sicherlich alle über dich her, also will ich heute mit dir sprechen.« Innerlich verabschiede ich mich von einem letzten geruhsamen Nachmittag in der Geborgenheit meines Zimmers. München, der Alltag sind zu mir gekommen. Ich sage telefonisch meine restlichen Behandlungen ab und bestehe darauf, daß wir beide einen Spaziergang machen. »Denn dann, mein lieber Sohn, rauchst du weniger, außerdem tut dir die frische Luft sowieso gut«, befindet die besorgte Mutter.

Wir sind zweieinhalb Stunden unterwegs. Für meinen ausschließlich autofahrenden Sohn muß dieser Spaziergang ein mittlerer Marathonlauf gewesen sein. Die Probleme, die er mit sich, mit der Schule und mit Susanne hat, streifen wir eigentlich nur am Rande. Sie werden immer unwichtiger, je schöner die Landschaft rund um uns wird. Die Sonne ist warm, die Bäume leuchten in kräftigen Farben, wenig deutet darauf hin, daß wir bereits Mitte Oktober haben und sehr bald der Schnee kommen und hier alles zudecken wird. Wir gehen nebeneinander her, lachen viel. Als wir wieder zur Klinik kommen, schlage ich ihm noch eine Brotzeit im »Fischerstüberl« vor. »Oh nein, Mami, ich muß schleunigst heim. Eigentlich wollte ich den heutigen Nachmittag nutzen und den Saustall daheim aufräumen, damit du nicht gleich wieder umkehrst, wenn du zur Haustüre hereinkommst.« Ich halte ihn nicht auf. Er steigt ins Auto ein, kurbelt das Fenster runter. Wir sprechen beide nicht. Ein Lächeln wandert zwischen uns hin und her. Wochen später sagt er mir, daß er selten einen Spaziergang so genossen hat wie diesen.

Ich eile zu Frau Waldmann. Sie hat alles vorbereitet. Lokkenwickler, nach Größen sortiert, wartet sie darauf, daß ich mich als Friseuse bewähre. Nach einer Stunde liegt sie mit einem frischen Lockenkopf in ihrem Bett und vermutet, daß sie die Nacht sitzend verbringen muß, damit die Pracht noch etwas länger anhält. Auch ihr sage ich heute schon Adieu. »Wir werden uns wiedersehen, Frau Waldmann. Ich muß wieder hierher und Sie auch. Ganz werden wir uns von dieser Klinik nicht mehr befreien können. Ganz werden wir uns auch von dieser Krankheit nicht mehr befreien können.« Mir kommen plötzlich Tränen.

Der Freitag ist wie erwartet hektisch. Den Professor und seine Frau bekomme ich nicht mehr zu Gesicht. Den Schwestern stelle ich einen Zwetschgenkuchen ins Zimmer, Dr. Herbst bekommt ein Abschiedsbier. Als mein Vater kommt, ist alles gepackt. Er räumt mit mir das Auto ein, ein letzter Blick in mein Zimmer. Schon morgen wird ein anderer Patient dort liegen.

Mein Vater erzählt mir von seiner Arbeit, knurrt etwas über Florians Neigung, seine Stereoanlage auf volle Lautstärke aufzudrehen und damit seine Oma zu schocken. Ob er denn nicht wissen will, was die Untersuchungen ergeben haben? »Ich brauche dich doch bloß anzuschauen, dann sehe ich, daß es dir gut geht«, meint er. »Du bist kugelrund geworden und schaust aus, als kämst du gerade von einem mehrwöchigen Urlaub.«

In München lädt er mich noch zum Mittagessen ein. Das Lokal befindet sich im Keller. Wir betreten es, und Sekunden später kriecht die Platzangst in mir hoch. Ich fange zu zittern an, bekomme keine Luft mehr. Ich muß hier sofort raus. Die Erinnerungen an den Strahlenkeller in Traunstein erdrücken mich fast. Meinem Vater sage ich nichts von den Ängsten. Ich entschuldige mich lediglich in Richtung Toilette und schaue zu, daß ich so schnell wie möglich an die frische Luft komme. Draußen erwäge ich, ihn zu bitten, das Lokal zu wechseln, befürchte aber, daß er mich nicht verstehen wird. Also atme ich dreimal tief durch und tauche wieder unter. Es gelingt mir tatsächlich, mich abzulenken und zu beruhigen. Mein Vater merkt von alldem nichts. Wir genießen ein hervorragendes Essen.

Und dann bin ich endlich wieder daheim, nach fast vier ereignisreichen und vor allem entscheidenden Wochen. Mein Wohnzimmer schaut aus wie ein Blumenladen. Meine Kinder, Freunde, Nachbarn – allesamt haben sie mich mit Blumen begrüßt. Linda stürmt mir entgegen. Florian und Susanne begrüßen mich verhaltener. Der Kater hingegen lehnt jegliche Intimitäten ab. Er nimmt dem Frauchen die lange Abwesenheit übel, läßt sich nicht streicheln, stellt den Schwanz steil nach oben und geht aus dem Zimmer. Es dauert Tage, bis er sich wieder schnurrend auf meinem Fußende im Bett plaziert.

Nachdem ich alles ausgepackt habe, bitte ich den Sohn, mich zu dem nächstgelegenen Reformhaus zu fahren. Schließlich möchte ich die Vollwertkost beibehalten, will links gedrehte Joghurts, Sonnenblumenkerne, naturbelassene Säfte und dergleichen mehr Gesundes zu mir nehmen. Am Abend gehe ich zur »Familie«. Der Hund frißt mich fast auf vor lauter Freude. Wir stoßen allesamt an auf Gesundheit, Mut und neuen Schwung. Um zehn Uhr abends liege ich dann todmüde im Bett.

Die ersten Tage erweisen sich für mich als äußerst mühselig. Nicht nur, daß ich mich wieder auf meine Pflichten als Hausfrau besinnen muß, die Anteilnahme der Nachbarn und Bekannten macht mir noch mehr zu schaffen. Ich fühle mich auf Schritt und Tritt verfolgt, beobachtet, bedrängt. Es dauert eine ganze Weile, bis ich meine Befangenheit ablege. Am Sonntag in der Kirche sitze ich wieder auf meinem gewohnten Platz in der zweiten Reihe. Viele Augen begrüßen mich, heißen mich willkommen. Ich bin froh. Eine Freundin hat mir ein Buch geschenkt, in dem die Autorin Krebskranke und deren Verwandte befragt, wie sie mit der Diagnose zurechtkommen.

Als ich vom Chiemsee nach Hause kam, hatte ich es zunächst achtlos beiseite gelegt. Jetzt, an einem Vormittag, nehme ich es mir vor und lese es an. Doch ich halte die Lektüre nicht lange aus. Zu sehr entsetzt mich die immer wiederkehrende Formulierung »die Krebskranken«. In diese Ecke lasse ich mich nicht drücken, sie stimuliert eine Gemeinsamkeit, die ich ablehne.

Ich gehe viel spazieren in dieser Zeit. Noch ist das Wetter herrlich. In den Isarauen begegne ich zahllosen Hunden, die Gassi geführt werden. Ihre Herrchen und Frauchen werden mir langsam vertraut. Meine Hausarbeit mache ich immer erst nach den Spaziergängen. Am Morgen zieht es mich als erstes hinaus in die frische Luft.

Meinen Rhythmus habe ich noch nicht gefunden. Ich bin halt nicht mehr im Krankenhaus, aber auch noch nicht ganz daheim.

Mein Geburtstag steht ins Haus. Ich habe ihn seit Jahren immer ganz ruhig gefeiert. Meistens ging ich mit den Kindern zum Essen. Große Einladungen gab es nie. Diesmal habe ich andere Pläne. Ich will alle Freunde einladen, wie sie mir in den Sinn kommen, neue und alte. Ich habe sie zum Teil seit Jahren nicht mehr gesehen, aber ich bin sicher, daß sich meine Erkrankung auch bei ihnen rumgesprochen hat. Ich will ihnen zeigen, daß ich noch lebe, daß ich gut lebe, daß ich mich wohl fühle.

Also mache ich mich ans Telefonieren. Zu meiner Überraschung bekomme ich keine einzige Absage. Insgesamt 40 Gäste erwarte ich am 21. November um 11 Uhr zum Leberkäsfrühstück. Ich leihe mir aus der Nachbarschaft Tische und Stühle, Gläser und Bestecke. Robbi und Frank habe ich als Kellner engagiert. In der Küche lagern Berge von Semmeln und Brezeln, der Kühlschrank ist brechend voll. Auf dem Balkon stehen Bierträger, Wein- und Sektflaschen. Das Fest kann beginnen. Die erste Geburtstagsparty meines Lebens. 46 Jahre mußte ich alt werden!

Meine Einladung wird ein voller Erfolg. Die Menschen sind bunt durcheinandergewürfelt und verstehen sich prächtig. Sie sitzen auf der Treppe, im Wohnzimmer, im Schlafzimmer, auf dem Gang, in der Küche und unterhalten sich miteinander. Ich schwebe auf einer Wolke, so glücklich bin ich.

Am frühen Nachmittag kommen Florians Freunde, die schon als Kindergartenkinder bei mir durchs Haus getobt sind. Sie überreichen mir langstielige rote Rosen, hauen mir auf die

Schulter und loben mich. »Wird Zeit, daß du endlich zu leben beginnst«, höre ich von Thomas, den ich als Dreijährigen kennenlernte. Damals marschierten wir mit unseren Söhnen zum Mutter-und-Kind-Turnen, seine Mutter Christl und ich.

Ich lade sie allesamt ein, es ist noch genug da. Sie setzen sich in Florians Zimmer und gehen nach einer Stunde wieder. Alle anderen bleiben. Ein Glück, daß mir die »Oma« einen Kuchen zum Geburtstag gebacken hat. In kleinsten Stücken wird er an diejenigen verteilt, die bereits zum Kaffee übergegangen sind. Die Stimmung ist ausgezeichnet, und ich beschließe spontan, noch die drei kleinen Kinder meiner Freundin Brigitte einzuladen, die zu Hause schon längst auf ihre Mami warten. Wenig später kriechen sie durch die Gäste: Sabine, Karoline und Christoph.

»Wird dir das nicht zuviel?« werde ich hin und wieder gefragt. »Oh nein, ich genieße diesen Wirbel«, antworte ich. Es macht mir wirklich nichts aus, daß es bei mir mittlerweile drunter und drüber geht. In der Küche türmt sich schmutziges Geschirr, wo immer man hintritt, stößt man gegen Gläser und Teller, überall Stimmengewirr, Gelächter. Meine Mutter hat sich zurückgezogen, verspricht mir aber, sich nicht darüber zu ärgern, wenn es bei mir oben laut ist und sicherlich noch einige Zeit bleiben wird.

Um 23 Uhr geht mein letzter Gast. Linda liegt bereits im Bett und schläft. Florian ist unterwegs. Ich sitze auf dem Boden, streichle meinen total verstörten Kater und bin selig.

Eine Woche später fährt mich mein Vater wieder zur Nachuntersuchung zum Chiemsee. Um 18 Uhr bin ich angemeldet. Es herrscht grauenvolles Wetter. Der Regen wird wie aus Kübeln vom Himmel geschüttet. Zeitweise kann man überhaupt nichts sehen. Ich schlage vor, den Termin abzusagen und umzukehren. Doch er fährt weiter.

Er wartet vor dem Sprechzimmer, während ich nach Frau Waldmann sehe. Es geht ihr jetzt viel besser. Am nächsten Tag fährt sie nach Hause. Im März muß sie wiederkommen, erzählt sie mir. »Ich werde Sie besuchen. Von München aus ist der Weg wirklich nicht weit.«

Bei der Untersuchung ist mein Vater wieder dabei. Es geht

sehr schnell. Ich hatte keine Beschwerden. Achselhöhlen, Schlüsselbeinhöhlen, Brust – alles frei von Knoten. Es sieht gut aus. Im Januar muß ich wiederkommen, ambulant. Für März ist eine stationäre Behandlung vorgesehen.

»Der Körper muß stabilisiert und die Widerstandskräfte müssen aktiviert werden«, erklärt uns Hackethal. Ich soll meine Medikamente weiter nehmen, nur das Carnivora weglassen. »Was macht die Seele?« erkundigt er sich zum Schluß. »Wird sie auch gestreichelt?« Ich muß lachen.

»Eigentlich nicht«, meine ich. Inzwischen führe ich wieder ein normales Leben. Rücksichten werden nicht mehr genommen. Die Behandlung mit Samthandschuhen wurde abgesetzt.

Weihnachten steht vor der Tür. Die alljährlichen Alpträume bahnen sich an. Ich komme mit diesem Fest nicht zurecht. Eigentlich konnte ich schon als Kind nichts mit dem Weihnachtswunder anfangen. Da fehlte ganz einfach die große Familie. Es fehlte die Mutter, die die Englein rumfliegen ließ, die hier und dort einmal ein Engelshaar verlor, die Kinderträume anregte. Der Vater versuchte einzuspringen, war damit aber total überfordert.

Ich erinnere mich noch daran, daß ich als sechsjähriges Mädchen von ihm den Auftrag erhielt, einen Brief an das Christkind zu schreiben. Den mußte ich auf ein Fensterbrett legen. Mein Vater half mir dabei. Er befestigte heimlich eine Schnur daran, mit deren Hilfe er den Brief vom Balkon aus in den Himmel schweben lassen wollte. Ich stand am Wohnzimmerfenster und verfolgte gespannt meinen Brief, der jetzt zum Christkindchen fliegen sollte. Plötzlich ging nichts mehr. Meine Botschaft war zwischen Himmel und Erde hängen geblieben. Ich vermutete, an dem Zacken eines Sternes. Die Wirklichkeit sah anders aus: Die Schnur hatte sich am Balkongitter verheddert. Der Vater versuchte verzweifelt den Knoten zu lösen, bevor die Tochter auf den Balkon stürmte, um den Himmel nach dem Hindernis abzusuchen.

Die Heiligen Abende waren auch nicht das, was man sich als Kind so wünscht. Der Vater kam abgehetzt aus dem Büro, hatte tausend Päckchen im Arm, von denen er regelmäßig einige auf dem Weg von der Garage ins Haus verlor. Vorzugsweise die Tüte mit den Zuckerkringeln, die am Christbaum aufgehängt werden sollten. Unser Mädchen und ich starteten eine Suchaktion. Der Vater wurde immer nervöser. Er mußte schließlich den Baum noch schmücken und die Päckchen verpacken. Meine Mutter hatte keinen Sinn dafür. Nach der Bescherung, bei der immer nur ein Kind jubelte, bei der nie gesungen wurde, bei der der neurotische Foxterrier verrückt spielte und sämtliche Päckchen samt Christbaum zähnefletschend bewachte, gab es unser traditionelles Heilig-Abend-Essen: Weißwürste und geröstete Kartoffeln.

Bald darauf ging man ins Bett. Zum Glück war immer genug Lektüre auf dem Gabentisch.

Am ersten Weihnachtsfeiertag fuhren wir zur Oma, der Mutter meiner Mutter. Sie war eine hervorragende Köchin und eine leidenschaftliche Esserin. Von ihr habe ich sicherlich die Gabe mitbekommen, gutes Essen zu genießen und auch auf den Tisch zu bringen. Eine Gans mit selbst geriebenen Kartoffelknödeln wartete in der Wohnküche meiner Oma auf uns. Wir aßen alle drei viel zuviel. Die Oma war zu aufgeregt, um mitzuessen. Sie genoß den Braten dann, wenn wir wieder auf dem Rückweg nach Hause waren. Allein.

Den Rest des Tages verbrachten wir zunächst im Bett und dann vor dem Fernsehapparat.

Am zweiten Weihnachtsfeiertag fuhren wir entweder nochmal zur Oma zum Restessen, oder mein Vater lud sie nun seinerseits in ein Lokal ein. Am Nachmittag oder am Abend gingen wir meistens in den Zirkus. Das war dann Weihnachten. Wenigstens das, was sich bei mir eingeprägt hat.

Als ich verheiratet war, wurde das Fest fröhlicher und vor allem abwechslungsreicher. Zunächst fuhren mein Mann und ich zu meinen Eltern und wir tranken dort Tee. Dann ging es weiter zu den Schwiegereltern. Dort wurde beschert und ein Karpfen verzehrt.

Den restlichen Heiligen Abend verbrachten wir bei uns zu Hause. Ich hatte immer einen großen Christbaum geschmückt, der aufs Haar dem meines Vaters glich: ohne Lametta, mit roten Schleifen und bunten Kugeln. Als dann unsere Kinder auf der Welt waren, verlagerte sich die Weihnachtsfeier zu uns nach Hause. Meine Schwiegereltern kamen, es wurde sogar gesungen, weil meine Schwiegermutter darauf bestand.

Trotzdem vermißte ich etwas. Das Fest war mir zu wenig fröhlich, trotz der juchzenden Kinder. Ich hätte mir einen großen Tisch gewünscht, mit vielen Tanten und Onkeln, mit Brüdern und Schwestern, mit viel Punsch, Bergen von selbstgebackenen Plätzchen und dem Geruch nach Zimt und gebratenen Äpfeln.

Daß sich dieses erste Weihnachten nach meiner Krebsdiagnose auch nicht sonderlich von den anderen unterscheiden würde, merke ich sehr schnell. Zwar verstehe ich es inzwischen vortrefflich, mein Leben zu genießen, packe alles mit Schwung und Elan an, aber um dieses Fest endgültig in den Griff zu bekommen, reicht beides nicht aus, zumal sich vorübergehend Kleinmut in mein Herz geschlichen hat.

Am 1. Advent, einem herrlichen Sonntag, gehen wir allesamt zum Essen, die »Familie«, Linda und ich. Wir haben die Skatkasse geplündert und uns vorgenommen, nach dem Schlemmen in einem Landgasthaus einen langen Spaziergang zu machen. Da überfallen mich zum ersten Mal unerklärliche Schmerzen in der operierten Brust. Sie schneiden durch die Narbe, nehmen zu, klingen wieder ab. Das alles dauert zunächst höchstens 5 Minuten. Dann ist der Spuk vorbei. Ich erschrecke maßlos, weil ich nicht weiß, wie sie entstanden sind. Habe ich mich gestoßen, schlägt das Wetter um, sind es Narbenschmerzen? Ich finde keine Antwort darauf, und da sie sich vorerst nicht wiederholen, vergesse ich sie schließlich.

Zwei Tage später bekomme ich meine Periode. Das erste Mal seit der Operation und seit ich die Pille abgesetzt habe. Ich vermute einen Zusammenhang zwischen den Schmerzen in der Brust und den Blutungen und bin beruhigt.

Der Heilige Abend bringt das seit Jahren Übliche: Erst besuche ich mit der Tochter den Kindergottesdienst, dann feiern wir Bescherung mit der »Familie«, um sechs Uhr kommt das Christkind schließlich zu uns: zu meiner Mutter, zu Linda, zu Florian und zu mir.

Nach einem Fondue, das sich glücklicherweise in die Länge

zieht und für Abwechslung sorgt, sind die Feierlichkeiten überstanden. Florian zieht um zu Susanne, die Mutter geht ein Stockwerk tiefer, die Tochter spielt noch ein wenig mit den neuen Sachen und schläft schließlich unter dem Christbaum ein.

»Lieber Gott, so vieles hast du mir inzwischen gezeigt, warum nicht auch den Weg, wie ich dieses Weihnachtsfest anpakken muß, damit es für mich einen Sinn bekommt«, bete ich in der Nacht. Zwar höre ich die Glocken, die zur Christmette rufen, doch ich habe nicht den Mut, dorthin zu gehen. Ich weiß, daß dort Tränen fließen würden und habe Angst, alle könnten glauben, ich weinte wegen meiner Diagnose. Daß ich mich nach einem noch nie empfundenen Weihnachtswunder sehne, können sie ja nicht wissen.

Die Feiertage sind dann nicht mehr in meiner Verantwortung. Die »Familie« hat gottlob die Regie übernommen. Wir gehen spazieren, machen Spiele, planen Silvester. Wir wollen gut essen, mit den Kindern einen langen Spaziergang machen, einige Knallfrösche hochgehen lassen und Blei gießen. Am zweiten Feiertag fängt es an zu schneien. Nun bahnt sich doch noch Weihnachtsstimmung an, sogar bei mir.

Das neue Jahr beginnt eisig kalt. Im Januar herrschen zeitweise minus 20 Grad. Die Sonne verwandelt den Schnee in eine glitzernde Decke. So einen Bilderbuchwinter habe ich schon lange nicht mehr erlebt.

Ende des Monats melden sich die Schmerzen in der Brust erneut. Sie kommen wieder wellenweise, flauen nach einem Höhepunkt langsam ab, ähnlich wie Wehen. Auch jetzt weiß ich nicht, was die Ursache sein kann. Ich beschließe, mich zu beobachten und aufzupassen, wie sie entstehen. Kurz darauf bin ich wieder bei Hackethal zur Routine-Untersuchung. Ich berichte ihm von meinen Beschwerden. Er tastet mich gründlich ab, läßt mein Blut untersuchen: Nichts zeigt sich. Alle gefährdeten Bereiche sind absolut frei. Keine Verhärtung, kein Knoten ist tastbar. Das Blutbild ist hervorragend. Besser als bei meiner Entlassung im Oktober. Wir sind ratlos. Daß ich im März wieder in die Klinik muß, ist jetzt klar.

Ich telefoniere mit Ursula. Auch sie wird im März an den Chiemsee kommen, eine Woche früher als ich.

Bis zur Abreise am 3. März verläuft mein Leben ruhig und gleichmäßig. Noch immer gehe ich viel spazieren.

Florian und Susanne haben sich getrennt, bleiben aber befreundet. Ich bin froh darüber, denn die Schule, ein Jahr vor dem Abitur, setzt dem Sohn ganz schön zu. Jetzt merkt man, daß er im vergangenen Schuljahr viel zuwenig getan hat. Irgendwie scheint er dabei das Lernen verlernt zu haben.

Auch Linda kämpft mit den Noten, zeigt eine beängstigende Konzentrationsschwäche. Ihre Lehrer mögen sie zwar sehr, weil sie mit ihrem fröhlichen Lachen die Stimmung in der Klasse hebt, sind mit ihren Leistungen hingegen unzufrieden. Ich mache mir Vorwürfe, daß ich die Tochter nicht in dem Maß zum Lernen gezwungen habe, wie das beim Sohn früher selbstverständlich war. Es verging kein Tag, ohne daß wir nicht Latein paukten, Englisch wurde ebenso gebüffelt wie später Französisch. Christl und ich waren ehrgeizige Mütter, Thomas und Florian zunächst willige Söhne. Erst eine Klassenlehrerin der beiden bremste uns. Sie untersagte uns, dauernd mit den Kindern gemeinsam zu lernen, wir verbauten ihnen die Chance, selbständig zu werden, meinte sie. Beleidigt zogen wir uns zurück. Die Noten wurden rapide schlechter. »Das hat sie nun davon«, knurrten wir.

Bei Linda wollte ich diesen Fehler erst gar nicht machen. Die Hausaufgaben waren ihre Pflichten. Ich setzte voraus, daß sie sie ernst nahm. Zu Hilfestellungen war ich zwar immer bereit, aber ich setzte mich nicht zu ihr an den Tisch und paukte Vokabeln.

Noch eine Überlegung spielte damals für mich eine wesentliche Rolle: Die Krebsdiagnose hatte mir klargemacht, daß ich alles daran setzen mußte, die Tochter schnell selbständig werden zu lassen. Sie durfte auf keinen Fall von mir abhängig sein. Zu groß war die Gefahr, daß ich immer wieder ins Krankenhaus mußte oder vielleicht auch ganz ausfallen könnte.

Diesmal wird sie nicht die ganzen drei Wochen bei der »Familie« wohnen und mit der zwei Jahre jüngeren Trixi das Zimmer teilen. Nach 10 Tagen will Karin, eine langjährige Freundin, deren beide Kinder längst erwachsen und aus dem Haus sind,

zu uns ziehen und meine beiden versorgen. Ich bin sehr froh darüber, denn damit wird für sie die Wartezeit verkürzt. Außerdem hat der Kater einen nahezu vollständigen Familienverband und fühlt sich nicht so allein.
Die letzten Tage vor meiner Abreise sind vollgefüllt mit Arbeit. Seit Jahren gestalte ich gemeinsam mit Pfarrer Söllner unseren »Gemeindebrief«, ein Blatt, das über Ereignisse innerhalb der Gemeinde informieren soll. Es erscheint dreimal im Jahr, jetzt ist die Osternummer dran. Die Beiträge sind schon gesetzt, das Layout muß noch gemacht werden. Dann kann der Brief in die Druckerei, und ich darf an den Chiemsee fahren.

Die Luft riecht bereits nach Frühling, als mich mein Vater am Samstag, dem 3. März, wieder in die Klinik bringt. Diesmal habe ich kein Herzklopfen mehr. Tränen gibt es nicht. Die Schmerzen haben mich seit 6 Wochen in Ruhe gelassen, ich freue mich auf den Professor, auf Dr. Herbst, die Schwestern, auf Ursula, Frau Waldmann und einige andere, die ich noch kennenlernen werde. Ich erhalte mein gewohntes Zimmer und habe innerhalb einer halben Stunde alles in den Schränken verstaut.

Auf meinem Nachtkästchen liegen viele Bücher, die ich lesen möchte, der kleine Teddybär von Linda schläft wieder auf dem Kopfkissen. Mein Vater und ich machen noch einen kleinen Spaziergang an den See, dann muß er fahren. Hier liegt überall noch Schnee. Das Wasser ist gefroren. In der Ferne hört man Enten und Gänse schnattern. Sehen kann man sie nicht. Während des Winters wohnen sie in einer kleinen Bucht zwischen Felden und Prien. Ich nehme mir vor, sie gleich morgen vormittag zu besuchen.

Zurück in der Klinik melde ich mich zur Aufnahme-Untersuchung an. Dann frage ich am Empfang, welches Zimmer Ursula hat und wer zur Zeit von meinen alten Bekannten sonst noch in der Klinik ist. Herr Hacker wird diesmal von seiner Frau begleitet, die starke Schmerzen in den Beinen hat und hier kuren will. Frau Waldmann erwartet man am Dienstag. Na also! Vor meinem geistigen Auge formiert sich bereits wieder eine fröhliche Tischrunde.

Die junge schwarzhaarige Ärztin, Frau Dr. Groll, hat heute Wochenenddienst. Sie macht die Voruntersuchung, bevor ich zum

Professor komme, ist zufrieden mit dem, was sie sieht. Die Narbe ist gut verheilt, man kann sie kaum noch erkennen. Ich erzähle ihr von den Schmerzen, die ich ab und zu in der Brust habe, und daß ich hormonelle Störungen für eine mögliche Ursache halte.

»Wann sind Sie zuletzt gynäkologisch untersucht worden?« will sie von mir wissen. »Damals, als ich in dem Münchner Krankenhaus war und weitergeleitet wurde zur Brustsprechstunde.« »Sie sollten wieder einen Abstrich machen lassen«, rät sie nur. Ich bekenne, daß ich mich scheue, zu einem neuen Arzt zu gehen. »Wenn ich dem sage, daß ich bei Professor Hackethal in Behandlung bin, daß ich Brustkrebs hatte, meine Brust aber nicht abnehmen ließ und auch nicht bestrahlt werden wollte, macht der mich doch erst einmal fertig.« Die junge Ärztin lacht. »Ich kann Sie untersuchen, ich bin Gynäkologin.« Das erleichtert. Wir vereinbaren einen Termin in den nächsten Tagen.

Die Untersuchung bei Professor Hackethal dauert nicht lange. Er wirkt abgespannt und unaufmerksam. Die Ursache für meine zeitweiligen Beschwerden kann er sich immer noch nicht erklären, zumal beide Brüste, beide Achselhöhlen und auch der Hals ohne Befund sind.

Er will sofort benachrichtigt werden, wenn sie im Verlauf des Krankenhausaufenthaltes erneut auftreten, um zu prüfen, ob sich die Brust dann irgendwie verändert.

Als ich das Sprechzimmer verlasse, begegne ich Herrn Hakker, der sich auf den Arm seiner Frau stützt, um sich den Stock zu ersparen. Die Wiedersehensfreude ist groß. Seine Frau steht etwas abseits und kann es nicht fassen, daß wir uns immer wieder um den Hals fallen. Die Tränen laufen, aber Herr Hakker versichert mir, nur noch ganz selten, »zu besonderen Anlässen halt«.

Ich verspreche ihm, mich im Speisesaal darum zu kümmern, daß wir wieder zusammensitzen können. Vor meiner Zimmertüre wartet Ursula auf mich. Auch wir beide begrüßen uns liebevoll. Wir haben seit Oktober mehrmals ausführlich telefoniert, getroffen haben wir uns seitdem nicht mehr. Sie sieht, wie mir scheint, etwas abgespannt aus. Der Dienst als Lehrerin in einer Realschule strengt sie sehr an. Außerdem hat sie mit ihrem Freund Kummer. Daß sie zur Zeit auf Männer generell nicht sehr gut zu sprechen ist, merke ich später beim Abendessen. An unserem Tisch sitzt ein junger Mann, der provozierend gesund aussieht. Er ist wohlgenährt, hat rote Backen und unternehmungslustige Augen. Ursula kann ihn nicht ausstehen. Das merke ich sofort. Er muß eine ganze Reihe von giftigen Bemerkungen von ihr einstecken, bleibt aber gelassen. Herr Hacker und ich, die Ursula nur von ihrer liebenswürdigen Seite kennengelernt haben, schauen uns verdutzt an.

Nach dem Essen kommt sie noch zu mir. »Sag mal, was hast du denn gegen diesen armen Menschen?« will ich von ihr wissen. »Dieses Spanferkel geht mir ganz einfach auf den Geist. Stell dir vor, der hat gar keinen Krebs. Der ist von seinem Arzt wegen eines Leberschadens hierher geschickt worden, das hat er mir selbst erzählt. Der frißt sich hier rund und gesund. Hast du gesehen, wie der aussieht?« Ich habe Ursula fassungslos zugehört. »Du wirst doch nicht sagen wollen, daß du den armen Kerl nicht leiden kannst, bloß weil er keinen Krebs hat und sich hier ganz offensichtlich blendend erholt?« »Ganz richtig«, kommt es spitz. Ich schüttle den Kopf, komme mir uralt vor gegen die nur zwei Jahre jüngere Freundin. »Es gibt doch hier nicht nur krebskranke Leute. Ich kenne allein drei Fälle, die zu Hackethal gekommen sind, um sich von ihm an der Hüfte operieren zu lassen. Auf die bist du doch auch nicht sauer.« Ursula sieht zwar ein, daß sie dem jungen Mann im Grunde Unrecht tut, doch ihr Verhalten ihm gegenüber ändert sich bis zu seiner Abreise nicht.

Am Sonntag gehen wir gemeinsam in die Bernauer Kirche. Ich vermute, daß sich der Pfarrer erst in dem Moment an sein Versprechen, mit Frau Hackethal Kontakt aufzunehmen, erinnert, als er mich wieder in der Kirchenbank sitzen sieht. Auf jeden Fall kommt er gleich nach dem Gottesdienst auf mich zu und teilt mir unaufgefordert mit, daß sich bisher noch keine Gelegenheit ergeben habe, in die Klinik zu gehen. Auch müßte er sich noch einmal mit seinem Kollegen beraten. Ich reagiere wortkarg.

Auf dem Nachhauseweg weht uns milde Frühlingsluft um die Nase. Unsere etwas trübe Stimmung gerät zunehmend unter Hochdruckeinfluß. Im Aufenthaltsraum verbreiten wir bei den Anwesenden gute Laune, selbst eine schmale, stille Dame mit traurigen Augen locken wir mit unserem Gelächter aus der Reserve. Sie scheint uns hinter einer vorgehaltenen Zeitung eine Weile beobachtet zu haben. Plötzlich lacht sie mit uns. Ursula und ich schlagen ihr vor, nach dem Mittagessen mit uns spazieren zu gehen. »Das ist fein«, freut sie sich. »Ich bin nämlich erst seit zwei Stunden hier und habe jetzt schon schreckliches Heimweh. Ich heiße Trude Sixt.«

Sie kommt aus Ulm und hat ein gerüttelt Maß an schlechten Erfahrungen mit Ärzten hinter sich. Das erzählt sie auf dem Weg am Seeufer entlang. Vor acht Jahren wurde ihr die linke Brust samt den Lymphdrüsen unter dem Arm abgenommen, zu Unrecht, wie sie heute vermutet. »Man hat mich und meinen Mann ganz einfach überfahren. Man ließ uns keine Chance, darüber nachzudenken.« Als sie am Tag nach der Amputation im Bett lag, nahm sie sich vor, sich nie mehr wieder von einem Arzt zu etwas drängen zu lassen. Verbissen trainierte sie ihren Arm, bewegte ihn immer wieder von oben nach unten, bis die Narben in der Achselhöhle zu reißen drohten. Es sollte nicht dick werden, wie bei so vielen amputierten Frauen, denen einfach nicht gesagt wird, daß sie ihre Arme selbständig trainieren müssen. Die Übungen mit den Krankengymnastinnen alleine reichen meistens nicht aus.

Sie hat es geschafft. Heute ist ihr linker Arm so beweglich und schlank wie der rechte. Ein halbes Jahr nach der Operation wurde ihr im Rahmen einer Routineuntersuchung mitgeteilt, daß es wohl ratsam sei, die rechte Brust auch zu amputieren. »Und da hat sich die kleine graue Maus zum ersten Mal in ihrem Leben wirklich gewehrt«, lacht Frau Sixt. »Ich bin ohne Anmeldung in das Zimmer des Chefarztes der Klinik hineingebrochen und habe ihm mitgeteilt, daß man mir hier nie und nimmer mehr irgendetwas abschneiden wird. Ich knallte die Türe hinter mir zu und habe das Krankenhaus seitdem nicht mehr betreten.«

Acht Jahre sind nun seit der Operation vergangen. Frau Sixt hat keinerlei Beschwerden, doch die Amputation hat sie bis heute noch nicht verwunden. »Ich könnte meine Brust noch haben, wenn ich mich damals nicht so hätte überrumpeln lassen«, sagt sie. Vor einiger Zeit hat man nun Hautkrebs bei ihr festgestellt.

Eigentlich wollte sie nur ihren Mann zum Arzt begleiten, doch dann zeigte sie diesem einen dunklen Fleck am rechten Arm. Er entnahm eine Probe – Hautkrebs. Sein Vorschlag: Die Fläche sollte großflächig herausgeschnitten werden, aus dem Oberschenkel wollte er dann ein neues Hautstück entnehmen und dieses auf die Wunde transplantieren. Frau Sixt sagte nein und meldete sich bei Professor Hackethal an. Ursula und ich wollen sie an unseren Tisch bitten, weil wir noch einen Platz frei haben. Sie kommt gerne. Ich fühle mich sehr stark zu dieser Frau hingezogen. Sie ist Anfang 50 und mit ihrer Besonnenheit ein hervorragender Ausgleich zu meinem Temperament.

Im Laufe der 3 Wochen, die wir miteinander verbringen, gelingt es mir, sie davon zu überzeugen, daß sie sich etwas flotter kleiden muß und daß es gar nicht schaden kann, wenn man ab und zu etwas Make-up benutzt. Zunächst leistet sie hinhaltenden Widerstand. Doch eines schönen Frühlingstages schaffe ich es dann doch, sie nach Bernau in eine Drogerie zu locken. Sie ist zu allem entschlossen, will sich mit Cremes, Stiften, Wässerchen und dergleichen mehr eindecken, verläßt aber den Laden mit magerer Beute. Ein Make-up schien ihr zu deftig, also nahm sie nur eine leicht getönte Sonnencreme. Zu einem Lippenstift konnte sie sich überhaupt nicht durchringen. Ein paar Proben taten es auch. Sie ist eine sparsame Schwäbin – ich könnte von ihr lernen!

Nachdem ich gemerkt habe, daß sie sich immer zurückdrängen läßt, auch wenn sie eigentlich für die nächste Behandlung an der Reihe wäre, hefte ich mich in der Klinik einen Tag lang an ihre Fersen und passe auf, daß sie sich durchsetzt. Jetzt erst wird mir langsam klar, welch unheimliche Kräfte sie damals freimachte, als sie sich gegen eine neuerliche Operation zur Wehr setzte.

Der Professor ist krank, liegt mit einer Nierenbeckenentzündung zu Hause. Daher also seine schlechte Laune am Tag der Aufnahme! Seine Abwesenheit bedeutet für die meisten seiner Patienten eine mittlere Katastrophe. Viele sind ausschließlich auf ihn fixiert, versprechen sich Wunder von ihm. Mutlosigkeit und Verzweiflung kriechen die Gänge entlang.

Für seine Ärzte ist das eine schwere Zeit. Sie müssen überall beruhigen, müssen einspringen, wenn tröstende Worte verlangt sind und werden im Grunde doch nicht so ernst genommen, wie sie das eigentlich verdient hätten.

Auch Li Hackethal, die in dieser Zeit 14 Stunden und mehr in der Klinik ist und daheim noch die Tochter und den kranken Mann zu versorgen hat, bemüht sich nach Kräften, die Patienten zu beruhigen.

Ich vermisse den Professor nicht, aber mich macht die Ratlosigkeit einiger Patienten nervös. Frau Waldmann, die am Dienstag eingetroffen ist, stellt da eine rühmliche Ausnahme dar. Als sie hört, daß der Professor selbst krank ist und seine Sprechstunden bis auf weiteres ausfallen müssen, reagiert sie gelassen. »Na und«, meint sie, »seine Ärzte werden schon was taugen, sonst hätte er sie schließlich nicht eingestellt.« Die Unruhe nimmt zu. Patienten reisen an und ab, ohne vom Professor vor- oder nachuntersucht zu werden.

An unserem Tisch stellen wir Überlegungen an, was wohl einmal geschieht, wenn Professor Hackethal ganz abtritt, sei es aus Altersgründen, sei es, daß der Prozeß wegen der geleisteten Sterbehilfe schlecht ausgeht und für ihn ein Berufsverbot zur Folge hat. Ursula weiß sofort, was sie tun würde. Sie ginge auf die Suche nach neuen Behandlungsmethoden.

Herr Hacker und seine Frau wären zwar verunsichert, blieben aber der Klinik und ihrem Leibarzt treu. Auch Frau Sixt und ich sind uns einig, daß wir weiterhin zum Chiemsee führen, wenn es nötig wäre.

Der junge Mann äußert sich erst gar nicht, einmal, weil er den Krebsspezialisten Hackethal nicht benötigt und zum zweiten, weil ihn ein warnender Blick von Ursula sowieso wieder zum Außenseiter gemacht hat.

Drei Tage nach seiner Erkrankung meldet sich der Professor über die Haussprechanlage bei seinen Patienten. Li Hackethal hat ein von ihm besprochenes Tonband mit in die Klinik gebracht. Für 17 Uhr ist seine »Botschaft« angekündigt. Ich mag solche Auftritte nicht und suche gemeinsam mit Frau Sixt das Weite. Genauer gesagt, wir ziehen uns in das hauseigene Schwimmbad zurück und haben es ganz für uns alleine. Später hören wir, daß die Begeisterung groß war, als der Meister sprach. Vor allem zum Thema »Schmerzen« hat er sich recht ausführlich geäußert.

Jetzt, nachdem er selbst so einiges mitgemacht habe, hätte er mehr Verständnis dafür, daß manche seiner Patienten, die starke Schmerzen haben, ungeduldig und unduldsam werden. Er verspricht, fürderhin milder mit ihnen umzugehen.

Nach dieser Ansprache bessert sich das Klima in seiner Klinik vorübergehend. Anfang der Woche wird er zurückerwartet.

Er kommt auch tatsächlich am Montag, operiert am Dienstag, dann klappt er wieder zusammen. Diesmal dauert es eine Woche, bis er sich auskuriert hat. Anschließend fährt er mit seiner Frau einige Tage in Urlaub. Obwohl die medizinische Versorgung weitergeht wie gewohnt, ist die Stimmung wieder allgemein schlecht.

Der Frühling hat sich wieder zurückgezogen, der See ist immer noch zugefroren, beim Spazierengehen weht einem ein eiskalter Wind entgegen. Ursula hat ihre Behandlung abgeschlossen und ist wieder nach Hause gefahren. Ihr setzte die Abwesenheit des Professors besonders zu. Sie ist nun voller Zweifel, ob sie den rechten Weg gegangen ist, fühlt sich schlecht erholt, ist ungeduldig und reizbar. Frau Waldmann hat zwar in den wenigen Tagen, die sie wieder in der Klinik ist, an Kräften gewonnen, läßt aber auch den gewohnten Schwung vermissen. Sie weiß, daß ihr wieder ein mehrwöchiger Aufenthalt bevorsteht. Mit drei Wochen, wie bei uns, ist es bei ihr nie getan. Das Fieber ist ihr geblieben.

Frau Sixt und ich gehören zu den wenigen, die sich ihre gute Laune erhalten haben. Auch die Hackers machen eigentlich einen recht vergnügten Eindruck. Sie bewohnen ein gemütliches Doppelzimmer, gehen zu den Behandlungen gemeinsam und haben erreicht, daß sie sich ihre Spritzen nicht mehr abholen müssen, sondern daß sie ihnen im Zimmer verabreicht werden.

Am letzten Sonntag vor meiner Abreise kämpfe ich mich durch einen Schneesturm in Richtung Bernau zur Kirche. Zunächst vermute ich noch einen vorgezogenen Aprilscherz, doch ich täusche mich gewaltig. In der Nacht zum Montag versinkt ganz Bayern und mit ihm der Chiemsee im Schnee. Autobahnen und Landstraßen sind teilweise gesperrt. Vor meinem Zimmer zwitschert eine Meise gar jämmerlich. Vom Koch lasse ich mir einige Körner geben und lege sie auf meine Terrasse. Daß das keine gute Idee ist, merke ich bald. Die schwarze Katze schleicht sich an. Am Nachmittag überfällt mich Panik. Ich fühle mich von der Umwelt abgeschnitten und will hier raus. Ein Freund, der mich besuchen wollte, hat mir abgesagt. Ich bin traurig, ziehe mich wetterfest an und stürme hinaus in den tobenden Winter. Heute ist der 18. März. In drei Tagen soll der Frühling Einzug halten. Unglaublich!

Nach Bernau und zurück brauche ist fast 2 Stunden. Normalerweise schaffe ich das in einer dreiviertel Stunde. Mir ist schlecht, so überanstrengt bin ich. Der Wind hat so hohe Wehen geblasen, daß der Schnee oben in meine Stiefel eindringt. Die Haare, die aus meiner Kapuze hängen, sind gefroren. Aber wenigstens habe ich mich körperlich ausgetobt, sitze nicht mehr so ratlos in meinem Zimmer und ärgere mich über den Schnee.

Nachdem ich mich umgezogen und wieder aufgewärmt habe, fühle ich mich sogar ganz wohl.

Am Tag bevor Frau Sixt und ich wieder abreisen, kommt der Professor zurück. Die Abschlußuntersuchung kann er also machen! Da die Warteliste meterlang zu sein scheint, verzichte ich auf einen Termin und lasse Frau Sixt den Vortritt. Sie will zwar nicht so recht, meint, es gehe ihr hervorragend, aber schließlich ist sie dann doch ganz zufrieden, als sie nach langem Warten in das Sprechzimmer gerufen wird.

Spät am Abend – ich liege schon im Bett – holt mich der Professor doch noch zu sich. »Sind die Schmerzen noch einmal gekommen, während Sie hier waren?« will er von mir wissen. Ich verneine. »Beobachten Sie sich weiter. Sobald sie auftauchen, notieren Sie sich, wann und bei welcher Gelegenheit das war.« Ansonsten ist er mit meinen Werten zufrieden. Ich werde entlassen.

Im Mai oder spätestens Juni soll ich zur ambulanten Untersuchung kommen. Im Oktober sei ein stationärer Aufenthalt wieder ratsam.

Auf dem Rückweg von meinem letzten Spaziergang fällt mir eine fünfköpfige Gruppe auf, die vor dem Nebeneingang der Klinik steht. Vielleicht sind es Angehörige, die einen Patienten besucht haben und jetzt ein wenig an die frische Luft wollen.

Im Vorbeigehen höre ich einen Satz, der mich unvermittelt zum Anhalten zwingt: »Vielleicht kommt die wieder raus. Sie sieht schrecklich aus, so ähnlich wie diese Hermi, bei der der Hackethal Sterbehilfe geleistet hat. Einfach fürchterlich. Das ganze Gesicht voller Krebs.«

Langsam begreife ich. In unserem Krankenhaus gibt es zur Zeit tatsächlich eine Patientin, die Gesichtskrebs hat, deren Gesicht von den Wucherungen entstellt ist. Sie bleibt meistens in ihrem Zimmer, wagt es nicht, sich bei den gemeinsamen Mahlzeiten im Speiseraum unter die anderen Patienten zu mischen, weil sie deren Blicke fürchtet. Sie ist so oft angestarrt worden, daß sie sich lieber verschanzt. Auch hier in diesem Krankenhaus, wo sie auf mehr Rücksicht hoffen könnte! Ich bin ihr einmal begegnet, als sie zu einer Untersuchung mußte. Sie wandte sich sofort erschrocken ab und legte ein dunkelblaues Chiffontuch über ihr Gesicht. Ich spüre ihre Einsamkeit, würde ihr gerne helfen. Doch sie läßt eine Annäherung nicht zu. Könnte es möglich sein, daß diese Chiemseeurlauber in fescher Lederbundhose, mit lustigem Sepplhut samt Gamsbart, in wallenden Trachtenröcken und blütenweißen Spitzenblusen hier stehen und darauf warten, daß sie krebskranke Menschen beim Ausgang besichtigen können?

Das muß ich genauer wissen. »Grüß Gott«, spreche ich sie an. »Was ist denn das für ein wunderhübsches Haus?« »Wunderhübsches Haus, das klingt gut«, freut sich ein Dickbäuchiger aus der Gruppe. »Hörst Du«, schubst er sein weibliches Pendant an, »das ist wirklich gut. Das ist eine Krebsklinik, so eine Art Sterbeklinik. Die gehört dem Hackethal, Sie wissen schon, dem, der da der einen die Todesspritze verpaßt hat«, werde ich aufgeklärt. »Was hat der Hackethal gemacht? Die Todesspritze hat er ihr gegeben? Das darf er doch gar nicht!« »Durfte er ja auch nicht. Deshalb kommt er ja vor Gericht. Dem nehmen sie die Klinik dann ganz sicher weg. Dann kann er in den Knast. Schade um das schöne Haus!« Meine Wut ist grenzenlos! Trotzdem mime ich weiterhin Unwissenheit und Neugierde. »Wohnen Sie hier in der Nähe?« will ich wissen. »Nee, in Prien machen wir Urlaub. Aber wir kommen oft hier her. Die Leute, die hier rauskommen, sehen schlimm aus. Wir schauen ihnen manchmal zu, wenn sie am See spazierengehen. Schon abscheulich, die Krankheit.«

So nebenher erfahre ich, daß die Herrschaften aus Mainz kommen. »Sie wissen schon ›Mainz, wie es singt und lacht‹.« Zwei Ehepaare und eine verwitwete Kegelschwester. »Letztes Jahr ist mein Heinrich gestorben, Leberkrebs, Sie verstehen. Er hat fürchterlich gelitten«, erzählt mir die Frau, »aber die Todesspritze hätte ich ihm nicht geben lassen.« »Sind Sie denn ganz sicher, daß der Hackethal eine Todesspritze verabreicht hat?« forsche ich noch einmal nach, weil ich soviel Ignoranz einfach nicht fassen kann. »Ganz sicher«, kommt es prompt.

Ich will ihnen sagen, daß er keine Todesspritze verabreicht, sondern auf Wunsch der sterbenskranken Patientin Zyankali besorgt und dieses einer Verwandten der Patientin ausgehändigt hat, doch ich unterlasse diese Richtigstellung. Ihre blutige Gruselgeschichte gefällt diesen »Vampiren« bestimmt viel, viel besser.

»Da kommt eine«, wird unsere Unterhaltung jäh unterbrochen. Tatsächlich schiebt die Traudel eine unserer bettlägerigen Patientinnen aus dem Portal. Ich kenne die Frau nur vom Sehen. Sie hat ein buntes Tuch um den kahlen Kopf geschlungen. Chemotherapien einer Universitätsklinik sind schuld daran, daß sie alle ihre Haare verlor. Sie hat Metastasen in der Wirbelsäule, kann sich nicht mehr ohne Hilfe bewegen, leidet qualvolle Schmerzen. Als Traudel die Bahn für Rollstühle ansteuert und sich damit der Zuschauergruppe nähert, brülle ich los: »Traudel, bleiben Sie um Gottes willen stehen. Kommen Sie nicht runter mit dem Rollstuhl. Hier stehen Menschen, die besichtigen uns wie Affen!«

Ich habe keine Lust mehr zu sehen, welche Reaktion mein Ruf bei den Mainzer Krebs-Touristen ausgelöst hat. Tränenüberströmt stürze ich in mein Zimmer. Ich will hier raus. Jetzt will ich heim. Sofort!

Als mein Vater mich abholt, liegt strahlender Sonnenschein über dem Chiemsee. Die Schneedecke glitzert und blinkert. Es sieht so aus, als stünde Weihnachten vor der Tür, nicht Ostern.

Auch diesmal gibt es noch ein gemeinsames Abendessen, doch jetzt wählen wir ein Ausflugslokal in der Nähe. Man kann endlich auf der Terrasse sitzen. Die Sonnenstrahlen sind warm und zärtlich. Ich erzähle ihm von den Menschen, die ich in der Klinik kennengelernt habe und schildere ihm die verzweifelte Stimmung unter den Patienten, als der Professor plötzlich ausgefallen war.

»Ein bißchen gefährlich ist diese Abhängigkeit schon«, meint er nachdenklich.

Zu Hause erwartet mich eine Überraschung. Schon als ich die Wohnung betrete, riecht es nach Farbe. Florian und Karin haben meine Küche renoviert, haben meine etwas abgewetzten Möbel mit brauner Folie beklebt und die Wände neu gestrichen. Außerdem wurde gründlich ausgemistet unter meinen alten und ältesten Küchengeräten. Das neue Kleid meiner Küche gefällt mir sehr, daß alte Kochlöffel, henkellose Tassen und angeschlagene Teller fehlen, verdrießt mich indessen. Doch ich verteile Lob nach allen Seiten und zeige mich hocherfreut. Lediglich die knallgelb angestrichene Marmorplatte im Bad verbittert mich leicht. Florian hatte leider noch etwas Farbe übrig.

Daß ich wieder 3 Wochen im Krankenhaus war, muß den Nachbarn entgangen sein. Auf jeden Fall registrieren sie meine Rückkehr kaum. Dafür bin ich sehr dankbar, denn damit wird mir das normale Leben erleichtert.

Kurz vor Ostern bekomme ich beim Skatspielen einen gewaltigen Schreck. Ich bin eben dabei, einen Ramsch haushoch zu verlieren und fahre mit meiner linken Hand am Hals entlang. Das linke Schlüsselbein ist deutlich dicker als das rechte. Immer wieder befühle ich den Knochen. Die Verdickung bleibt. Brustkrebs metastasiert im Skelett, fährt es mir durch den Kopf. Ich drücke dagegen, spüre aber nichts.

Gisi hat gemerkt, daß ich unaufmerksam spiele und will wissen, was mir fehlt. »Schau dir doch mein linkes Schlüsselbein an, da stimmt was nicht.« Auch sie spürt, daß die Seiten unterschiedlich sind. Ich beschließe, am nächsten Tag in der Klinik anzurufen.

»Machen Sie bloß keinen Ärger«, sagt Li Hackethal zu mir, als ich mit ihr verbunden werde. Ihr Mann ist im OP. Er wird zurückrufen. Auf jeden Fall trägt sie mich in der Woche nach Ostern in den Terminkalender ein. Ich muß schnell zur Sprechstunde kommen. »Haben sich die Schmerzen in der Brust auch wieder gemeldet?« »Nein, die sind weg.« »Gut, kommen Sie trotzdem.«

Irgendwie schaffe ich es, aus angstvollen Tagen fröhliche Ostern zu machen. Mit der Tochter gehe ich am Gründonnerstag zum Tischabendmahl. Recht befangen sitzt sie neben mir, weiß nicht so recht, was sie tun soll. Die am Tisch versammelten Gemeindemitglieder sind ihr zu nah. Sie fühlt sich zu sehr beobachtet.

Der Karfreitag ist ein strahlender Tag. Wir sitzen bei der »Familie« im Garten, bemalen Eier. Kein einziges Mal denke ich an mein verdächtiges Schlüsselbein. Am Karsamstag bereiten wir unser gemeinsames Osterfrühstück vor. »Omas« Küche ist das Zentrum. Wir braten Hühner, kochen Eier, backen Osterfladen, es riecht verführerisch. Essen dürfen wir noch nichts davon.

Am Ostersonntag feiere ich zum ersten Mal in unserer Kirche eine Osternacht mit. Um 6 Uhr in der Früh beginnt sie. Es ist noch stockdunkel, als ich aus dem Haus schleiche. Die Vögel sind allerdings schon wach und zwitschern mir zu. Im Gemeindesaal, in dem nach der Feier gemeinsam gefrühstückt werden soll, packe ich Eier, Brot, Käse aus und lege diese zu den anderen Nahrungsmitteln. Die Kirche ist nicht beleuchtet. Ich kann die Besucher kaum sehen, taste mich zu meinem Platz in der zweiten Reihe nach vorne. Meditativ mit Bildern und Gebeten wird die Auferstehung Christi gefeiert. Mich nimmt diese eigenartige Atmosphäre gefangen. Beklemmung schleicht sich ins Herz. Die Dunkelheit, das Flüstern – so könnte das Leben der Christen in den römischen Katakomben gewesen sein.

Beim Frühstück im Gemeindesaal bleibe ich nicht lange. Die »Familie« erwartet uns um 9 Uhr zum Eiersuchen mit anschließendem Brunch. Es ist so warm, daß wir die Nester im Garten verstecken und Tische und Stühle auf die Terrasse stellen können.

Am Nachmittag ist wichtigster Programmpunkt das Eierscheiben. Jeder hat zwei hartgekochte Eier, die er möglichst bruchsicher präparieren muß. Die Spielregeln sind denkbar einfach. Auf zwei nebeneinander gelegten Besenstielen, die von einem Stuhl auf den Boden führen, muß der erste sein Ei rollen. Die nachfolgenden Spieler versuchen es dann zu treffen. Wird man erwischt, muß man einen Pfennig an den Jäger zahlen. Den Kindern bereitet es einen Heidenspaß, die Eier der Erwachsenen zu zerstören. Zwischendurch gehe ich heim, um nach meiner Katze zu sehen. Im Wohnzimmer läutet das Telefon. Ich stürme nach oben. Li Hackethal ist am Apparat. »Frau Benedict, mein Mann und ich kommen heute nach München und würden Sie gerne zum Abendessen einladen«, eröffnet sie mir. »Wenn Sie nichts anderes vorhaben, kommen wir gegen acht Uhr bei Ihnen vorbei. Wir kennen ein Lokal, da gibt es herrliche Spareribs«, gerät sie ins Schwärmen. Ich sage sofort zu.

Pünktlich um acht sind sie bei mir. Während Li sich sofort um meine Katze kümmert, untersucht ihr Mann mein verdicktes Schlüsselbein. Er sagt kein Wort dabei, vergleicht immer wieder das linke mit dem rechten. »Hören Sie«, meint er schließlich. »Die Erklärung ist ganz einfach. Sie sind links kräftiger gebaut als rechts.«

Zur Kontrolle klopft er noch meine Wirbelsäule ab, schenkt den Hals- und Brustwirbeln besondere Beachtung. »Sie können sich wieder einpacken« sagt er schließlich. »Da ist nichts los.«

Später beim Essen, als wir längst alle drei per Du sind, erzählt mir Li, daß ihr Mann erschrocken war, als sie ihm von meinen Beschwerden erzählte. »Ich muß sie sofort sehen«, meinte er. Deshalb der Ausflug nach München. Es wird ein fröhlicher Abend. Ich werfe ihm vor, daß er mich zu Spareribs einlädt, obwohl er mir Vollwertkost verordnet und Schweinefleisch auf jeden Fall verboten hat. »Na hör mal, wenn du nicht ab und zu sündigen darfst, ist das Leben doch nicht mehr lustig«, lacht er. Doch dann wird er ernst. »Du mußt dich nicht sklavisch an die Verordnungen halten. Niemand muß das. Wichtig ist nur, daß du so ein Vergehen nicht bereust. Dann ist es nämlich erst schlimm.«

Am Ostermontag erzähle ich der Familie von dem Ergebnis

seiner Untersuchung. Wir sind allesamt erleichtert. Die Gefahr ist wieder einmal gebannt. Die Angst war groß. Bei uns allen.

In der Nacht träume ich wieder von meinem Baumhaus. Ich sitze auf der obersten Sprosse der Strickleiter und schaue nach unten. Sie schwankt leicht, und mir wird langsam schwindlig. Rauch steigt mir in die Nase. Am oberen Ufer des Teiches, der sich unter meinem Baum befindet, brennt ein Feuer. Es riecht nach gegrilltem Fisch. Der Mann bereitet ihn zu. Er ruft mir etwas zu, aber ich kann es nicht verstehen. Sein Gesicht sehe ich noch immer nicht. Ich habe große Sehnsucht, zu ihm zu gehen und seine Arme um mich zu spüren. Aber ich tue es nicht.

Ich kehre in mein Baumhaus zurück und richte bunte Teller und Becher auf ein Tablett. Obwohl ich genau weiß, daß ich damit niemals die schwankende Treppe hinunterklettern kann, versuche ich es trotzdem. Die Teller und Becher geraten ins Rutschen, ich kann sie nicht halten, will sie retten, schaffe es aber nicht. Klirrend zerschellen sie auf dem Boden. Ich rufe den Mann um Hilfe, doch ich habe keine Stimme. So sehr ich mich auch bemühe, ich bekomme keinen Ton heraus.

Ich wache von meinem Schreien auf. Tränen laufen über meine Backen. Der Traum hat mich so traurig gemacht, daß ich einfach weiterweine. Ich versuche, mir das Gesicht des Mannes vorzustellen, dem ich in meinem Traum schon zum zweitenmal begegnet bin. Ich kann mich beim besten Willen nicht daran erinnern, ihn jemals irgendwo, irgendwann gesehen zu haben.

Ursula besucht mich zu Pfingsten. Am Montag hat sie einen ambulanten Termin bei Professor Hackethal. Sie wird eine ihrer Töchter mitbringen. Beide können bei mir wohnen.

Sie befindet sich in einem absoluten Stimmungstief. Ich habe ein Mittagessen à la Hackethal vorbereitet, mit viel Rohkost und Gemüse, aber sie ißt wenig davon. In ihrer rechten, operierten Brust hat sie zwei neue Knoten ertastet, sie sind klein, aber immerhin, der Traum von der überwundenen Krebserkrankung ist ausgeträumt.

Ich versuche, sie zu trösten. Ob ich noch nicht irgendwelche Beschwerden habe, will sie wissen. Nein, keine, ich fühle mich wohl. Fast ist mir diese Auskunft peinlich, und überhaupt: Was meint sie mit »noch nicht?«

Wir haben herrliches Wetter und verbringen die Tage hauptsächlich im Garten beim Baden oder auf meinem Balkon. Tagsüber ist Ursula entspannt und zu jedem Spaß bereit. Soweit habe ich sie inzwischen wieder hingekriegt, aber am Abend packt sie die Angst. Da sie sehr gerne Bier trinkt und es in ihrer schwäbischen Heimatstadt so etwas nicht gibt, zeige ich ihr ein paar Biergärten in unserer Nähe.

Unsere beiden Töchter begleiten uns, der Sohn weigert sich. Vier weibliche Wesen auf einem Haufen sind ihm entschieden zu viel. Wir stopfen Hendl, Steckerlfische, Brez'n, Käse und Radieschen in uns hinein, genießen das schäumende Bier. Nach der zweiten Maß hat Ursula ihren Kummer vergessen, und ich habe einen schweren Kopf.

Am Montag fahren wir gemeinsam zum Chiemsee. Ursula meint, sie würde sich wohler fühlen, wenn ich dabei wäre. Außerdem hofft sie im stillen, daß sich die Wartezeit verkürzen läßt, wenn der Professor von meiner Anwesenheit erfährt. Damit hat sie sich allerdings getäuscht. Von mir weiß er bereits, daß ich geduldig bin und keinen Krach schlage, wenn ich zu lange im Wartezimmer sitze. Es hängt dort zwar eine große Kuhglocke, die man betätigen soll, wenn man mehr als 10 Minuten warten muß, doch die wenigsten tun ihre Ungeduld so lautstark kund.

Fast eine Stunde dauert es, bis sie ins Sprechzimmer gerufen wird. In der Zeit erkundige ich mich bei einer Schwester, wer alles in der Klinik ist. Frau Waldmann ist am Freitag abgefahren, diesmal war sie fast ein Vierteljahr von zu Hause weg, doch es scheint ihr besser zu gehen. Der Tumor hat sich zurückgebildet, lediglich die Temperatur ist nach wie vor erhöht. Ungebrochen sei auch ihr Lebenswille. »Die Frau hat eine unglaubliche Kraft«, sagen die Schwestern.

Ich rufe Li Hackethal an. Sie kommt erst später in die Klinik und lädt Ursula und mich auf eine Tasse Kaffee zu sich nach Hause ein. Diese kehrt geknickt aus dem Sprechzimmer zurück. Vorerst werde sie nicht operiert, meinte der Professor, sie solle die Carnivora-Tropfen wieder nehmen und muß in sechs

Wochen erneut kommen. Die Aussicht, Li Hackethal zu treffen, erfreut sie sehr. »Ich werde ihr alles erzählen, vielleicht weiß sie, was ich machen soll.« Das ist eine typische Reaktion von Ursula. Sie kann sich einfach nicht mit einer Auskunft zufriedengeben, holt überall Erkundigungen ein, will von jedem Ratschläge. Natürlich gibt jeder, der befragt wird, seinen Kommentar dazu, mit dem Erfolg, daß sie völlig verunsichert zurückbleibt. Li zieht sich geschickt aus der Affäre. »Vergessen Sie mal alles«, schlägt sie vor. »Es ist ein so herrliches Pfingstwetter. Letztes Jahr war es um diese Zeit eiskalt hier.« Es wird ein fröhlicher Nachmittag, ohne Gespräche über Krebs. Am Abend zeige ich Ursula den Biergarten am Chinesischen Turm. Sie ist aufgekratzt, hat sich vorgenommen, die nächsten sechs Wochen bis zu ihrem neuen Termin zu genießen und böse Gedanken wegzuschieben.

Obwohl Tische und Bänke voll besetzt sind, bekommen wir vier Plätze in der Nähe der Schänke. Ursula hat glitzernde Augen, das bedeutet, sie wäre einem Flirt durchaus nicht abgeneigt. Tatsächlich, ein Herr am unteren Ende des Tisches fängt ihren Blick auf, und ich habe die nächsten zwei Stunden genügend Zeit, mich mit Linda und Regina, Ursulas Tochter, zu unterhalten. Ich zeige ihnen das alte Karussell, auf dem ich schon als zweijähriges Mädchen meine Runden drehte und von unserem Kindermädchen nur mittels einer Brez'n von meinem großen weißen Schwan gelockt werden konnte. Eine Horde total betrunkener Jugendlicher, die eine Schlägerei anzettelt, sorgt für Unruhe. Linda packt das große Grausen. Sie will heim. Mir geht es ebenso. Ich schlage Ursula vor, noch zu bleiben und sich weiter zu amüsieren, doch sie kommt mit. Sie wollte nur ausprobieren, ob das Flirten überhaupt noch läuft. Der Erfolg hat sie beflügelt, jetzt geht sie mit uns heim. Am nächsten Morgen fährt sie ab.

Ende Juni machen Linda und ich eine Gemeindefreizeit mit. Einmal im Jahr fahren Mitglieder unserer Gemeinde nach Grafrath, einem herrlich gelegenen Freizeitheim in der Nähe des Ammersees. Von Freitagnachmittag bis Sonntagmittag diskutieren sie ein Thema, bereiten Bibelarbeiten vor. »Hände in unserem Leben«, heißt diesmal das Motto.

Ich hatte die Aufforderung, sich zeitig anzumelden, bereits

mehrmals bei Sonntagsgottesdiensten vernommen, sie aber eigentlich überhört.

Verordnete Gemeinsamkeit ist mir seit meiner achtjährigen Internatszeit ein Graus. Ein gemeinsames Wochenende mit Menschen, die ich für gewöhnlich nur einmal in der Woche im Gottesdienst sehe, kann ich mir nicht vorstellen.

Doch als der Pfarrer meinte, im nächsten »Gemeindebrief« sollte ein Artikel über dieses Wochenende stehen, entschließe ich mich dann doch, den Notizblock einzupacken und mit meiner Tochter teilzunehmen. Es werden drei wunderschöne Tage. Meine ursprüngliche Sorge, von einer Diskussion zur anderen gezwungen, von einem Termin zum anderen zitiert, von einer Bibelarbeit in die nächste gebeten zu werden, erweist sich als grundlos. Die Angebote sind nicht zwingend, höchstens verlokkend, wie sich sehr bald herausstellt.

Ich lerne Menschen näher kennen, unterhalte mich mit ihnen. Ich reiße Mauern ein, die so mancher errichtet hatte, weil er nicht genau wußte, wie er mit mir umgehen sollte. Es ist mittlerweile bekannt, daß ich Krebs habe, völlig unsicher ist man indes, wie man mich behandeln soll. Ist es gut, mich auf meine Diagnose anzusprechen, oder geht man besser nicht darauf ein?

Ist sie wirklich so lustig, oder tut sie nur so? Nun, ich bin wirklich so fröhlich, das haben inzwischen alle gemerkt. Man braucht mich nicht zu behandeln wie ein rohes Ei.

»Hände in unserem Leben.« Wir bekommen kleine Szenen vorgegeben, in denen wir Gefühle wie Angst, Schmerz, Freude oder Liebe darstellen sollen, ohne die Hände zu benutzen. Es ist nahezu unmöglich. Hände ermöglichen uns durch Berührung Begegnungen ohne große Worte. Sie streicheln, sie verbinden, sie vermitteln Leben. Hände sind die Verlängerung, die Verdeutlichung unserer Gefühle. Hände tasten sich an den Nächsten heran, halten ihn fest. Hände beschützen.

Am Ende der drei Tage fahre ich glücklich nach Hause. Ich hatte diesen Ausbruch aus dem Alltag dringend gebraucht. Das merke ich jetzt. Zum erstenmal überlege ich ernsthaft, ob ich nicht doch wieder zu schreiben anfangen soll. Nicht kleine Artikelchen, vielleicht ein Buch. Der Traum vom Baumhaus ist zurückgekehrt. Diesmal schaukeln wir in unserem luftigen Lederbett, der Mann und ich. Über uns wölbt sich ein tiefblauer Himmel. Ich liege in seinen Armen, ganz fest an ihn gepreßt. Ich sehe zwar jetzt sein Gesicht, aber ich kenne ihn nicht. Trotzdem ist er mir vertraut. Wir lachen beide, ich weiß nicht worüber.

Ich wünsche mir, daß er mich nicht aus seinen Armen entläßt, den Griff nicht lockert. Er streichelt mich, fährt mit seinem Zeigefinger an meinem Gesicht entlang.

Ich wache auf. Mein Kater hat auf meinem Kopfkissen Platz genommen und versucht, mich mit seiner Pfote aufzuwecken. Das war also das Streicheln. Es bleibt mir keine Zeit, mich noch einmal in die Arme dieses Mannes zurückzuträumen. Der Kater will in den Garten gelassen werden, draußen dämmert es bereits.

Linda und ich schmieden Urlaubspläne. Ich habe das ganze Jahr über fleißig gespart. Eine Woche Cattolica können wir uns leisten. Lediglich das Geld für Extras fehlt. Ich werde meinen Vater erneut um Hilfe bitten müssen.

Wir wollen wieder Ende August fahren, wieder im Bus, wieder in dasselbe Hotel. Der Juli vergeht noch, bis ich meinen Vater anrufe. »Ich habe mir schon gedacht, daß sich meine Frau Tochter an mich wenden wird«, flachst er. »Wieviel hast du dir denn vorgestellt?« Ich nenne ihm einen von mir geschätzten Betrag. »Weißt du was, fahr in deinen Urlaub«, sagt er. »Und zwar gleich zwei Wochen. Ich geb euch das Geld dafür. Für euer Taschengeld mußt du allerdings selber aufkommen.« Ich stoße einen Jubelschrei aus, würde am liebsten durchs Telefon schlüpfen, so glücklich bin ich.

Zwei Wochen Italien! Ohne Druck einer drohenden Operation! Nur Sonnenschein – Meer. Ich schnappe fast über vor lauter Freude. Als Linda von der Schule kommt, wird sie von mir einfach übermannt. »Wir werden deinen Geburtstag in Cattolica feiern«, schlage ich vor. Sie ist einverstanden damit. Das Reisebüro wird verständigt, wir buchen zwei Wochen in unserem Hotel. Die Rechnung geht an meinen Vater.

Als mittlerweile routinierte Italienreisende besteigen wir den Bus. Wir bekommen sofort Kontakt mit einem Paar, das vor uns sitzt. Die beiden fahren zum erstenmal mit so einer Reisegesellschaft. Sie sind Bruder und Schwester, wie sich am nächsten Tag am Strand herausstellt. Obwohl ich die drangvolle Enge im Bus noch von der Fahrt im letzten Jahr in Erinnerung habe, erschlägt sie mich aufs neue. Wieder mache ich kein Auge zu, suche die Sterne am dunklen Abendhimmel, lenke mich ab, die Platzangst peinigt mich trotzdem.

Nach dem üblichen Espresso in der Autobahnraststätte bei Bologna nähern wir uns zum zweitenmal Cattolica. Ich bekomme richtiges Herzklopfen, als ich das Meer sehe und erinnere mich an die tiefe Traurigkeit, die ich empfunden hatte, als ich im letzten Sommer Abschied nahm. Wie groß meine Angst vor dem Kommenden war. Jetzt ist alles vorbei. Auf mich wartet keine Operation, kein Krankenhaus. Ich bin gesund, ich fühle mich wenigstens so. Ich mache zwei sonnige Wochen Urlaub in Italien. Das Leben ist wieder einmal ein bunter Blumenstrauß für mich.

Als ich mich dem Hotel nähere, fällt mir ein, daß die Signora ja gar nicht weiß, daß ich mich nicht operieren ließ, daß sie glaubt, ich sei amputiert, daß sie sicherlich sehr gespannt sein wird, wie es mir nach all dem geht.

Sie steht bereits am Hoteleingang, als Linda und ich aus dem Bus steigen, läuft mir entgegen, nimmt mich in die Arme. »Frau, wie geht es dir? Herzlich willkommen. Wir haben uns alle so auf Sie und Linda gefreut.« Ich bekomme zwar keine Luft, so fest hat sie mich an sich gepreßt. In drei Sätzen sage ich ihr, was mit mir geschehen beziehungsweise nicht geschehen ist. »Auch recht«, meint sie ungerührt. »Hauptsache, dir geht es gut.« Wieder beeindruckt mich ihre robuste Einstellung zu dieser Krankheit. »Ist Brust ab, ist gut. Ist Brust noch dran, ist auch gut.«

Wir bekommen wieder dasselbe Zimmer wie im Vorjahr. Es ist, wie erwartet, noch nicht frei, und Linda und ich gehen an den Strand. Dort treffen wir das Geschwisterpaar, das sich einen Liegeplatz und zwei Stühle sichern will. Ich biete meine Hilfe an, wir stellen uns vor, und damit beginnen gemeinsame Tage mit Dieter und Annette. Wir bekommen von Augustino, der Linda und mich sofort wiedererkannt hat, vier Liegestühle nebeneinander in der ersten Reihe. Bevor wir sie belegen, gehen wir erst einmal zum Frühstück.

Die Kellnerbrigade vom Vorjahr ist nahezu vollständig. Die

Wiedersehensfreude schlägt hier hohe Wellen. Italienisches Temperament ist einfach ansteckend.

Nach dem Frühstück wandern wir zu viert zu unseren Liegestühlen zurück und warten darauf, daß unsere Zimmer frei werden. Die Zeit nützen wir, um uns gegenseitig zu beschnuppern. Eigentlich lege ich nicht den geringsten Wert darauf, im Urlaub jemanden kennenzulernen. In der Regel habe ich soviel Spaß an meiner neuen Umgebung, daß ich keinen Anschluß brauche. Ich genieße die Ungebundenheit und lehne bindende Verabredungen ab. Doch mit Annette und Dieter scheint das etwas anderes zu sein. Sie wollen auch nichts weiter, als in der Sonne braten, baden und dösen. Besichtigungsprogramme können sie ebenso wenig leiden wie wir. Sieht so aus, als könnte man sich mit den beiden anfreunden.

Noch am Vormittag beziehen wir unsere Zimmer. Beim Mittagessen entdecken Linda und ich Gesichter, die wir vom Vorjahr kennen. Das Hotel scheint viele Stammgäste zu haben. Am Abend sind die Signora und ich zu einem Ratsch verabredet. Linda will Annette und Dieter über die Viale Carducci führen und einen ersten Informationsgang durch die Geschäfte starten.

Wir sitzen auf der Terrasse vor dem Hotel, haben eine Flasche Rotwein vor uns stehen, die Signora und ich.

Ich bestehe darauf, daß wir wieder Italienisch sprechen, schließlich brauche ich Übung. Die Chefin hat am Empfang Anweisung gegeben, daß sie ab jetzt privat hier ist und nicht gestört werden will.

Und dann beginne ich ihr von meinem Erlebnis mit Professor Hackethal zu erzählen. Den Namen kennt sie. Sie läßt sich seine Behandlungsmethode genau schildern. »Für mich wäre das nichts. Ich bin mehr für eindeutige Lösungen«, meint sie. »Wenn nur der Knoten weg, die kranke Brust aber drangeblieben wäre, hätte ich kein gutes Gefühl.« Sie will wissen, ob auch ich regelmäßig zur Nachuntersuchung muß. Als ich das bejahe, ist sie beruhigt. Aber jetzt wollen wir das Thema Brustkrebs bis auf weiteres ad acta legen, schlage ich vor. »Ma si, Signora Benedict, con piacere – mit Vergnügen.« Ob sie von Pedro etwas gehört hat, frage ich sie. Oh, ja, er hat ein Engagement in Las Vegas und kommt diesmal gar nicht nach Cattolica.

Aber ein Freund von ihm hat Zimmer bestellt, ein Hotelier aus Florenz mit seiner Frau und drei Töchtern. »Wir erwarten die Familie am Mittwoch.« Ich bleibe still und denke nach. Ein Hotelier aus Florenz, mit Frau und drei Töchtern. Enrico kann das nicht sein. Er ist kein Hotelier, er ist ein Zauberer. Ich wische die Gedanken beiseite. Die Signora erzählt, daß die Saison sehr gut, aber glutheiß war, daß man hier allgemein auf ein kräftiges Gewitter wartet, das etwas Abkühlung bringt. »Wenigstens wir Arbeiter wünschen uns, daß es nicht so heiß bleibt. Die Touristen natürlich weniger«, lacht sie.

Wir trinken unsere Flasche aus, dann geht sie nach Hause. Sie und ihre Familie wohnen nicht im Hotel. »Ist besser so, sonst spannt man nie aus.«

Ich gehe Linda und dem Geschwisterpaar entgegen. Ich bin nachdenklich geworden. Jetzt, wo mir die Signora von Pedro erzählt hat, wird mir klar, daß ich eigentlich die ganze Zeit über gehofft hatte, ihn und Enrico hier wiederzutreffen. Irgendwie scheint sich dieser doch tiefer in mein Herz eingeschlichen zu haben, als das anzunehmen war, nach diesem einen Abend in der Pizzeria.

Linda läuft mir entgegen. Sie hat natürlich tausend Dinge gesehen, die sie morgen, übermorgen und überhaupt die ganzen nächsten Tage Stück für Stück kaufen muß. Auch Annette hat begehrliche Augen. In ihr scheint Linda eine geeignete Begleiterin gefunden zu haben. Eine Ledertasche und ein dazu passender Gürtel haben es ihr angetan. Drei Tage denkt sie darüber nach, ob sie die Dinge kaufen kann, nervt uns und ihren Bruder mehrmals mit ihrem Für und Wider, dann ist sie mürbe. Am vierten Tag geht sie gleich nach dem Frühstück los, um ihre Beute ins Hotel zu holen.

Tagsüber ist es wirklich unerträglich heiß. Wir planschen die meiste Zeit im Wasser herum. Selbst zum Schwimmen sind wir zu faul. Da man uns das gute Essen bereits anzusehen beginnt und die Bikinis und Badeanzüge reichlich knapp werden, legen wir uns ein tägliches Aktivprogramm zurecht. Wir werden vor dem Frühstück im Swimmingpool einige Längen absolvieren. Das Becken ist 25 m lang, wir wollen mit zehn Längen beginnen und uns täglich steigern. Hundert müssen es werden.

Linda findet diese Idee gut, muß aber für sich absagen. »Ich bin doch nicht verrückt und stehe auch im Urlaub früh auf«, meint sie. Nichts dagegen hat sie, uns auf unserem Marsch zum Hafen zu begleiten. Den haben wir nämlich auch geplant. Wir gehen am Strand entlang, können uns die Leute ansehen und trinken im Hafen einen Espresso.

Mit Rückweg dauert das alles eine gute Stunde. Damit ist unser Fitneßprogramm abgeschlossen. Auch für den Abend haben wir uns einiges vorgenommen. Bruder und Schwester wollen Skat lernen. Ich biete ihnen meine Hilfe an. Die beiden sind so nett, daß ich alle meine Grundsätze über den Haufen werfe. Wir machen fast alles gemeinsam, und das stört mich überhaupt nicht.

Lindas Geburtstag steht bevor. Sie hat sich zwar alle offiziellen Hinweise darauf verbeten »weil ich mich viel zu sehr geniere, wenn sie mir alle gratulieren«, ist aber dann doch glücklich, als sie am Frühstückstisch von einem bunten Blumenstrauß und einer festlich dekorierten Geburtstagstorte begrüßt wird. Einen Teil der Geschenke habe ich von München nach Cattolica mitgenommen und jetzt auf unserem Balkon aufgebaut. Am Abend wollen wir mit Annette und Dieter eine Flasche Sekt trinken und vielleicht später noch in unserer Pizzeria weiterfeiern. Der Vater, der Bruder und die Oma haben ihr telefonisch gratuliert.

Tagsüber, als wir am Strand liegen und später, als wir mit Vittorio in See stechen, schaue ich sie heimlich von der Seite an. Vermißt sie die gewohnte Geburtstagsfeier mit ihren Freundinnen in München? Sie macht nicht den Eindruck, ist vergnügt und lustig. Allerdings kann sie es nicht fassen, daß ihr nicht jeder an der Nasenspitze ansieht, daß sie heute 13 Jahre, also ein Teenager geworden ist.

Am Abend lassen wir uns den Sekt am Swimmingpool servieren. Linda hat zwar die Absicht, mindestens zwei Gläser zu trinken, doch nach den ersten Schlucken gibt sie klein bei. Der ungewohnte Alkohol ist ihr in den Kopf gestiegen. Sie wird müde und will ins Bett gehen. Annette und Dieter werden etwas bummeln. Ich bin unschlüssig, ob ich meiner Tochter folgen, oder noch etwas sitzen bleiben soll.

Vom Hotel her höre ich lautes Stimmengewirr. »Ciao, come sta?« Offenbar wird jemand begrüßt. »Si, le camere sono libere. Terzo piano, prego.« »Aha«, denke ich bei mir. In unserem dritten Stock ist jemand angekommen. Hoffentlich wecken sie mir die Linda nicht auf. Langsam gehe ich in Richtung Hotel, sehe ein Ehepaar mit drei Kindern am Empfang stehen, der Mann dreht sich um, schaut in meine Richtung – Enrico! Der Florentiner Hotelier mit Frau und drei Töchtern ist Enrico! Mein Zauberer ist Hotelier!

Er hat mich gesehen. Mit weit ausgebreiteten Armen kommt er auf mich zu. »Ciao, Ingrid.« Er strahlt mich an, nimmt meine Hand, zieht mich zu seiner Familie, stellt mich seiner Frau und den Töchter vor. Die Mädchen sehen allesamt ihrem Vater ähnlich, haben ebenfalls große verträumte Augen und kräftige schwarze Haare. Die kleinste dürfte 15 Jahre alt sein, die beiden anderen sind älter. Sie lächeln mich an, sind aber uninteressiert. Enricos Frau ist breit und kräftig gebaut. Sie hat kurz geschnittene, graumelierte Haare und warme, braune Augen. Sie wirkt auf mich wie die typische italienische Mamma, der ein Dutzend schreiender Kinder am Schürzenzipfel hängen. Gegen sie sieht Enrico schmal aus. Die beiden passen überhaupt nicht zusammen – wenigstens finde ich das. Ich gebe ihr die Hand.

Er erklärt ihr, wer ich bin und daß er mich und meine Tochter durch Pedro kennengelernt hat. Mich würde brennend interessieren, warum er sich damals als dessen Kollege, als Zauberer, vorgestellt hat, aber ich halte die Frage nach dem Grund zurück. Irgendwann werde ich ihn schon mal alleine erwischen, dann muß er mir das erklären.

Während die Töchter nach oben fahren und auspacken, trinkt er mit seiner Frau an der Bar einen Campari. Er lädt mich dazu ein, ich lehne ab und gehe in mein Zimmer. Linda schläft schon. Ich ziehe mich aus, dusche und setze mich auf unseren Balkon. Das Mondlicht spiegelt sich auf dem Meer, das dunkel und unbewegt vor mir liegt. Die Sterne sind wie Laternen am Himmel aufgehängt und funkeln auf die Erde. Am Horizont sehe ich hell erleuchtete Boote, die tanzende Touristen von Rimini nach Pesaro und wieder zurück fahren. Ab und zu weht ein Musikfetzen zu mir herauf.

Ich hätte jetzt gerne ein Glas Rotwein, aber den Getränkekellner kann ich nicht rufen. Ich habe Angst, meine Tochter zu wekken. Außerdem will ich mich nicht mehr anziehen. In dem übernächsten Zimmer geht das Licht an. Offenbar sind Enrico und seine Frau nach oben gegangen. Noch während ich hoffe, daß sie nicht auf den Balkon gehen, kommt Enricos Frau heraus. Sie geht vor zum Geländer, ruft Enrico, zeigt ihm die Tanzschiffe. Ich bleibe ganz ruhig sitzen und habe Angst, daß sie mich sehen könnten. Doch sie kehren wieder ins Zimmer zurück. Die Balkontüre wird geschlossen, ich höre nichts mehr von ihnen.

Warum bin ich so aufgewühlt, seit ich Enrico gesehen habe? Warum habe ich mir eigentlich gewünscht, ihn hier in Italien wiederzutreffen? Ich kann mich doch unmöglich in den Mann verliebt haben, an diesem einen Abend in der Pizzeria. Gut, er war mir sympathisch, ich habe mich wohl gefühlt, als er den Arm um mich legte und wissen wollte, ob ich glücklich bin. Seine Augen haben einen gewissen Zauber auf mich ausgeübt, aber mehr war da nicht. Dachte ich . . . Warum mag ich seine Frau nicht? Warum betrachte ich sie als Gegnerin, obwohl sie mir gar nichts getan hat? Sie ist nicht besonders attraktiv. Ihre Brust wurde amputiert, sie hat zu kämpfen mit der Krankheit, genau wie ich. Sie hat Angst vor ihr, genau wie ich.

Warum bin ich Enrico überhaupt begegnet? Ich will mich nicht mehr verlieben! Nicht mit der Krebsdiagnose im Rücken. Ich will von diesem sattsam bekannten »Männlein-Weiblein-Spiel« nichts mehr wissen.

Eine gescheiterte Ehe und eine abgebrochene Partnerschaft sind mir genug. Ich will nicht mehr weinen, nicht mehr wegen eines Mannes. Ich will mich auch keinem neuen Partner mehr zumuten, denn eine ruhige, zufriedene und sorglose Zukunft kann es für uns gar nicht geben.

Enrico ist verheiratet mit einer krebskranken Frau. Er ist Italiener und schon deshalb in seine Familie hineinzementiert. Ich habe vor einem Jahr die Diagnose »Krebs« gehört. Es besteht für uns keine Chance! Es gibt kein Morgen für uns.

Ich weiß nicht, wie lange ich auf dem Balkon saß und versucht habe, mein durcheinander geratenes Innenleben wieder zu ordnen. In den Zimmern rund um mich herum ist es dunkel. Der

Mond ist ein großes Stück weitergewandert. Anstelle der Musikschiffe sehe ich nun spärlich beleuchtete Fischerboote. Mir ist kalt. Ich schleiche in mein Bett, um die Tochter nicht aufzuwecken und schlafe sofort ein.

Am nächsten Morgen sind die dunklen Schatten weggewischt. Ich drehe mit Annette und Dieter meine Runden im Swimmingpool, jetzt schwimmen wir bereits zwanzigmal hin und her und kommen uns ungemein sportlich dabei vor.

Bis zum Frühstück habe ich mich wieder einigermaßen gefangen. Auf dem Weg zum Strand treffen wir Enrico und seine Familie.

Er verhandelt mit Augustino wegen der Liegestühle. Seine Frau ist mit den Töchtern vor zum Meer gegangen. Sie dreht sich zu mir um und schickt mir ein kühles Lächeln. Die Töchter beachten uns nicht. Enrico schaut mich an und winkt mir zu. Hoffentlich liegen sie nicht direkt neben uns, schießt es mir durch den Kopf. Doch ich habe Glück. Augustino weist ihnen einen Platz an, der sie von uns fernhält.

Ich begegne Enrico und seiner Familie am Strand kein einziges Mal. Kein Wunder, wie sich später herausstellt. Seiner Frau ist es dort zu stürmisch. Also zieht man an den windgeschützten Swimmingpool um. Die großen Töchter kommen nur zum Schwimmen ans Meer. Die Kleine schnorchelt im Pool.

Vor dem Abendessen gehe ich zum Zeitungsstand, um dort ein paar Postkarten zu besorgen. Linda bleibt im Hotel. Sie wartet auf ihre zwei englischen Freundinnen, die heute ankommen sollen.

Als ich mir am Ständer das Angebot betrachte, fühle ich beinahe körperlich Erricos Nähe. Ich drehe mich um, er steht hinter mir. »Buona Sera«, sagt er. »Ciao«, gebe ich zur Antwort. Gemeinsam gehen wir zum Hotel zurück. Er will wissen, wie lange wir schon hier sind, wie lange wir noch bleiben werden. Er findet, daß Linda ein hübsches Mädchen geworden ist, fragt, ob ich schon in unserer kleinen Pizzeria gewesen bin. »Warum hat dich Pedro als Kollege vorgestellt? Warum hast du mir gesagt, du seist ein Zauberer?« Ich bin stehen geblieben, halte ihn mit meinen Augen fest. »Oh, das ist eine lange Geschichte.

Ich werde sie dir erzählen, aber jetzt nicht. Wir müssen zum Essen. Heute abend sind Laura und ich von Mailänder Freunden eingeladen. Sie wohnen im Hotel nebenan.« Er wünscht mir einen guten Appetit und geht zu seiner Frau. Sie wartet auf ihn.

Mit Enrico und seiner Familie ergibt sich kein weiterer Kontakt mehr. Am Abend sind sie meist unterwegs, sie scheinen hier sehr viele Freunde zu haben. Tagsüber liegen sie am Swimmingpool.

Am Montag sehe ich Enrico am Strand. Er mietet sich ein Tretboot und fährt alleine hinaus. »Willst du mit mir kommen?« fragt er mich. Ich schüttle den Kopf. Allerdings hänge ich mich eine Weile an sein Boot. Als er sich zu weit auf das offene Meer zu bewegt, lasse ich los und schwimme zurück. »Ciao Bella«, verabschiedet er mich und wirft mir eine Kußhand zu. Ich will ihm auch etwas nachrufen, mache den Mund zu weit auf und bekomme eine Portion Salzwasser hinein. Dank seiner Starthilfe habe ich mich viel zu weit hinausgewagt. Der Rückweg zieht sich endlos.

Als ich endlich am Ufer bin, dusche ich erst gar nicht, so erschöpft bin ich. Ohne mich abzutrocknen falle ich auf meinen Liegestuhl.

Ich bin schon fast am Einschlafen, als ein Schatten auf mich fällt. Er wird nicht zufällig auf mich geworfen von jemandem, der an mir vorübergeht, er verharrt. Instinktiv weiß ich, daß es Enrico ist. Ich mache die Augen nicht auf. Er läßt ein wenig Sand auf meinen Bauch rieseln, offenbar um zu prüfen, ob ich auch wirklich schlafe. Ich reagiere nicht, obwohl die Sandkörner fürchterlich kitzeln. Schließlich verschwindet der Schatten. Ich habe schreckliches Herzklopfen und könnte mich ohrfeigen deshalb. Langsam komme ich mir vor wie ein Teenager. Eine 46jährige, der das Herz bis zum Hals schlägt, wenn ihr Schwarm vor ihr steht. Lächerlich!

Ich reiße mich aus meinen Träumen und setze mich auf. Der Sand fällt auf den Boden und landet in einem riesigen Herz, das da vor meinem Liegestuhl in den Sand gemalt ist. Das Herzklopfen kehrt zurück. Verstärkt sich noch. Kein Zweifel: Enrico hat das Herz in den weißen Sand gemalt. Kein anderer macht so etwas. Wie kann ich dieses Herz, das für mich im Moment das Wichtigste auf der ganzen Welt ist, vor achtlosen Füßen bewahren? Ich muß Umleitungen bauen, Linda, Dieter, Annette und den Rest der Welt bitten, nicht hineinzutreten. Keiner darf mir dieses Herz kaputtmachen. Da kommt mir der rettende Gedanke. Ich stelle ganz einfach meinen Liegestuhl darüber. Damit ist es zumindest für den heutigen Tag geschützt.

Beruhigt gehe ich unter die Dusche. Da sehe ich Enrico auf der Hotelterrasse stehen. Er beobachtet mich. Mit dem Finger zeichne ich ein Herz in die Luft und setze ein Fragezeichen dahinter. Er lächelt mich an, nickt mit dem Kopf. Schickt ein Ausrufezeichen zurück. Ich hatte also recht. Das Herz stammt von ihm. Mit noch etwas anderem hatte ich recht: Ich bin verliebt!

Den restlichen Tag stehe ich etwas neben mir, träume vor mich hin, mache lauter Blödsinn. Auf unserem täglichen Weg zum Hafen beginne ich mit Linda, Dieter und Annette ein Spiel mit einem imaginären Ball. Die drei verstehen sofort. Wir werfen uns einen Ball zu, den es nicht gibt, jagen ihm nach, holen ihn aus dem Wasser zurück, werfen ihn hoch hinauf in den blauen sonnigen Himmel, weichen ihm aus, damit er uns nicht trifft, strecken ihm unsere Hände entgegen. Ein älterer Herr beobachtet uns eine Weile und beginnt dann plötzlich mitzuspielen. Wir nehmen ihn sofort auf in unser Team. So nach und nach gesellen sich noch ein paar Träumer zu uns. Zuschauer haben wir mittlerweile eine ganze Menge. Verstehen tun uns die wenigsten.

In unserer Hafenkneipe trinke ich heute keinen Espresso, sondern ein Glas Wein. »Sag mal, hat deine Mutter heute früh zufällig mit Sekt geduscht?« erkundigt sich Dieter bei meiner Tochter. »Möglich wär's schon, wie die rumalbert«, lacht Linda. Am Abend gehen wir alle vier noch ein wenig spazieren. Linda und Annette sind müde und wandern anschließend in ihr Bett. Ich genehmige mir mit Dieter noch ein Glas Sekt an der Bar. Wir zwei lachen viel, fallen wohl auf in einer Gesellschaft, die sich zu langweilen scheint.

In der Nacht kommt das von der Signora so sehnlich erwartete Gewitter. Das Meer tobt. Grelle Blitze fahren vom Himmel. Es ist das erste Gewitter, das ich am Meer erlebe. Linda ist aufgewacht und kommt zu mir auf den Balkon. Wir sind vor dem einsetzenden

Sturzregen durch den Balkon über uns bestens geschützt. Zunächst noch. Unsere Badeanzüge und Handtücher haben wir von der Leine genommen. Wir sitzen zu zweit auf einem Stuhl, halten uns fest, damit uns nicht kalt wird. Die Mädchen von Enrico sind auch auf dem Balkon. Sie winken Linda zu, die sie am Nachmittag beim Minigolf kennengelernt haben. Enrico und seine Frau scheinen nicht im Hotel zu sein. Ihr Zimmer bleibt dunkel. Hoffentlich regnet es sich nicht ein, denke ich und vergesse dabei ganz, daß ich mich nicht in Bayern, sondern in Italien befinde.

Am nächsten Morgen strahlt die Sonne wie immer, lediglich beim Frühstück auf der Terrasse merkt man, daß der Wind kühler geworden ist.

Am Abend wollen wir endlich in unsere Pizzeria gehen. Linda besteht darauf, und mich zieht es eigentlich auch dorthin. Dieter und Annette bringen noch ein Ehepaar mit, das sie an der Strandbar kennengelernt haben. Zu sechst ziehen wir los, finden Platz an einem freien Holztisch. Rotweinkaraffen, Pizzabrote, eingelegte Oliven werden von der Tochter des Hauses gebracht.

Linda forscht nach den Katzen, kann nur zwei vom vergangenen Jahr finden. Die Einäugige ist im Frühjahr überfahren worden. Das Lokal ist wesentlich voller, als ich es vom vergangenen Jahr gewohnt bin, aber noch immer überwiegen die italienischen Besucher. Wir sind der einzige deutsche Tisch. Dieter und Annette erzählen von sich. Sie ist in meinem Alter, geschieden und arbeitet als Sekretärin in einer Heidelberger Sonderschule. Er hat zwei Kinder und lebt in München, getrennt von seiner Frau. Für beide ist es der erste Urlaub ohne den Partner. Daß Bruder und Schwester sich so gut verstehen, halten sie für einen Glücksfall. »Man ist nicht allein und hat trotzdem seine Ruhe«, kommentiert Dieter die Zweisamkeit mit seiner Schwester. »Im Hotel wollten sie uns allerdings ein Doppelzimmer verpassen«, lacht Dieter. »Aber da haben wir beide gestreikt.«

Das Paar, das sich noch zu uns gesellt hat, stammt aus München, ist seit 19 Jahren verheiratet und verbringt den ersten Urlaub ohne die Kinder. Anfangs fällt es ihnen noch schwer, sich an den Gedanken zu gewöhnen, daß die Kinder nicht dabeisind, aber von Tag zu Tag genießen sie ihren ersten Urlaub ohne Elternpflichten mehr.

Linda ist müde. Ich will sie ins Hotel bringen, verspreche aber den anderen, noch einmal zurückzukommen. Am Ausgang stoße ich um ein Haar mit Enricos Frau zusammen. In großer Gruppe haben sie die Pizzeria angesteuert. Es sind mindestens 15 Leute. Ich wünsche allen einen schönen Abend und will mit Linda gehen. Da kommt Enrico und packt mich am Arm. »Oh nein, ihr bleibt hier«, bestimmt er. »Wir setzen uns alle zusammen, feiern einen schönen Abend. Morgen fahren wir ab.« Linda will nicht bleiben. »Mami, was soll ich da machen. Ihr seid lauter Erwachsene. So wie ich das sehe, trinkt ihr noch eine Menge Wein und werdet immer lustiger, und ich schlafe am Tisch ein.«

Ich gebe ihr recht und begleite sie ins Hotel. Im Zimmer schwanke ich, ob ich nicht besser bei ihr bleiben und ebenfalls in mein Bett gehen soll. Ich habe ein bißchen Angst vor Enrico als Ehemann, als Fremdem unter Fremden. Das Herz, das er mir in den Sand gemalt hat, wird sich von selbst verwischen, so als wäre es nie für mich gemalt worden.

Trotz dieser Überlegungen gehe ich in die Pizzeria zurück. In der Mitte des Gartens steht ein großer Tisch, an dem die ganze Gesellschaft Platz gefunden hat.

Auch Annette, Dieter und die Münchner gehören inzwischen dazu. Sie haben sich am unteren Ende plaziert, weil sie Italienisch weder verstehen noch sprechen können. Sie alle machen einen schrecklichen Lärm, man hört sie schon von weitem, wenn man sich dem Lokal nähert.

Ich bin eben dabei, nach einem Stuhl zu suchen, den ich an den Tisch rücken kann, als Enricos Frau aufsteht. »Sie können sich auf meinen Platz setzen«, ruft sie mir zu. »Ich gehe zurück ins Hotel. Ich bin müde.« Enrico unterhält sich quer über den Tisch mit einer jungen Frau, hat offenbar den Wechsel seiner Tischnachbarinnen gar nicht mitbekommen.

»Laura, erinnerst du dich noch an das Konzert in Mailand?« Er wendet sich seiner Frau zu und sieht mich. Im ersten Moment verschlägt es ihm die Sprache. »Wo ist Laura?« will er wissen. »Sie hat mir ihren Platz angeboten, weil sie ins Hotel zurückwollte. Sie hat gesagt, sie sei müde.« »Aha«, ist Enricos einzige Reaktion. »Va bene cosi.« »Du kannst dich ja wohl nicht an das Konzert in Mailand erinnern«, lacht er.

So nebenbei legt er den Arm um mich, redet weiter mit der jungen Frau. Er scheint sich blendend zu amüsieren. Langsam lasse ich mich in die Unterhaltung einbeziehen. Sprachliche Schwierigkeiten habe ich nach 10 Tagen in Italien und einem halben Liter Rotwein nicht mehr. Was ich nicht direkt ausdrükken kann, umschreibe ich. Die Menschen, die er da um sich versammelt hat, sind allesamt brave Bürger. Einer ist Lehrer, zwei sind Unternehmer, ein Arzt ist unter ihnen und ein Kinobesitzer, zwei Modedesignerinnen, eine ehemalige Fernsehansagerin, eine Zahnarzthelferin, ein Maler, zwei Gastronomen.

Sie alle scheinen sich seit langem zu kennen. Nie wird Enricos Vergangenheit als Zauberer, als Artist, erwähnt.

Langsam habe ich den Verdacht, ich hätte das alles nur geträumt. Vielleicht habe ich ihn auch gar nicht durch Pedro kennengelernt. Enrico redet wenig mit mir. Den Arm hat er wieder von meiner Schulter genommen.

Da spüre ich plötzlich seine Finger an meinem Rücken entlangwandern. Ganz langsam, ganz zart. Abwartend. Er redet weiter, erzählt irgendeine Geschichte, die er mit einem Gast in seinem Hotel erlebt hat, und schlüpft mit seiner Hand unter mein T-Shirt. Dort bleibt sie zunächst ruhig liegen, lernt erst einmal meine Haut kennen, hofft auf mein stillschweigendes Einverständnis, bevor sie vorwärts geht.

Instinktiv beuge ich mich nach vorne, dem Tisch entgegen und kreuze meine Arme vor meiner Brust. Es scheint so, als würde sich mein Blut, meine Nerven, mein ganzer Körper auf diese Hand konzentrieren. Während wir uns mit den anderen unterhalten, erwacht in unseren Körpern die Sehnsucht.

Es gibt einfach zwei Enricos und zwei Ingrids am Tisch. Während er mich mit zärtlichen Fingern streichelt, lacht er mit den anderen, stößt er mit ihnen an. Während ich mich weich und geschmeidig für ihn mache, zwinkere ich meinem Gegenüber zu.

Noch heute gelingt es mir nicht, diese Nacht exakt nachzuzeichnen. An die Gefühle erinnere ich mich sehr wohl. Wie es mir, wie es uns gelungen ist, sie vor dem ganzen Tisch geheimzuhalten, ist mir indes rätselhaft. Manchmal entgleite ich seiner Hand, weil ich mich allzu temperamentvoll einem Gesprächspartner zuwende.

Aber er holt mich immer wieder zurück, läßt mich nur für kurze Zeit los, um mich dann um so fester zu packen. Was will er von mir, geht es mir durch den Kopf. Er ist verheiratet, seine Frau wartet im Hotel auf ihn. In meinem Doppelbett schläft meine Tochter. Ich will nicht weiterdenken. Seine Zärtlichkeiten machen mich jetzt, in diesem Augenblick, so glücklich, warum soll ich an später denken?

Unser Tisch beginnt sich langsam zu leeren. »Kommst du mit uns?« wollen Annette und Dieter wissen. Ich schwanke, weiß, daß es vernünftiger wäre, mit ihnen ins Hotel zurückzugehen, aber ich kann mich von dieser Hand nicht trennen, nicht, solange ich nicht muß. Ich winke den beiden zum Abschied zu. »Herrschaften, morgen früh müßt ihr alleine schwimmen, ich schlafe aus«, rufe ich ihnen noch nach.

Wir sind jetzt nur noch zu fünft und bestellen eine weitere Karaffe Wein. Ich muß von München erzählen. Mario und Bruno, Enricos Freunde, waren schon ein paarmal dort und haben das Wetter in schrecklicher Erinnerung. Julia, die Zahnarzthelferin, ist noch nie in Deutschland gewesen. Sie wollen wissen, ob ich das Oktoberfest mag, ob es stimmt, daß sich in Deutschland Ausländerfeindlichkeit breitmacht. Ich versuche, diese Fragen zu beantworten, bemühe mich nach Kräften, nicht abzugleiten in das Gefühl, das die spielende Hand Enricos in mir erzeugt.

Ich beobachte die drei und kann es nicht fassen, daß sie nicht merken, was mit Enrico und mir geschieht. Sie scheinen wirklich ahnungslos.

Enrico schaut auf die Uhr und erschrickt. »Es ist halb zwei. Ich muß zurück«, sagt er. »Wir wollen morgen spätestens um neun abfahren. Mittags muß ich im Geschäft sein. Eigentlich habe ich mich sowieso fortgeschlichen. Wir haben schließlich auch Hochsaison in Florenz.«

Vor der Pizzeria verabschieden wir uns von den anderen. Nur wir beide wohnen im »Caravelle«. »Wann fährst du wieder heim?« will Julia von mir wissen. »Samstagnacht mit dem Bus.« »Wäre schön, wenn wir uns noch einmal sehen könnten«, meint sie und verspricht mir, am nächsten Tag vorbeizukommen. Enrico und ich sind alleine. Arm in Arm gehen wir zum Hotel, doch er führt mich am Eingang vorbei zum Strand. Gesprochen haben wir bisher beide kein Wort. Er dreht mich plötzlich zu sich um und küßt mich lange und zärtlich.

Jetzt will ich wissen, warum er mir vor einem Jahr die Komödie vom Kollegen Pedros mit freiem Abend vorgespielt hat. Wir setzen uns auf einen umgeklappten Liegestuhl, halten plötzlich Abstand, berühren uns überhaupt nicht. »Ingrid, vor einem Jahr, da bin ich allem und allen davongerannt«, sagt er. »Ich hatte die Nase voll von meinem Hotel, von meinen Gästen, von den brodelnden Kochtöpfen. Mich erdrückte die Familie. Laura fühlte sich ständig schlecht und war mißgelaunt. Daß sie Brustkrebs hatte, wußten wir damals noch nicht.« Ich lasse ihn erzählen, unterbreche ihn nicht.

»Weißt du, ich bin Hotelier geworden, weil das mein Vater so wollte. Seit Generationen sind wir Hotelbesitzer. Meine Brüder haben ihre Hotels in Genua, Rom und Amalfi. Ich wollte unser Florentiner Hotel übernehmen. Doch ich hatte so viele Träume. Ich wollte Schauspieler werden, Maler, Musiker, Handwerker. Aber ich ließ mich in die Hotelfachschule zwingen und bereitete mich gründlich auf den ungeliebten Beruf vor – wie das mein Großvater, mein Vater und meine Brüder gemacht haben. So nebenher wurde ich Ensemblemitglied bei einer Laienspielgruppe, nahm Gesangsunterricht, schrieb mich bei einem magischen Zirkel ein. Man holte uns zu kleineren Betriebsfesten. Tagsüber spielte ich den angehenden Hotelier, am Abend lebte ich wirklich.«

Während ich ihm zuhöre, kommt mir plötzlich der Gedanke, daß er jeden Augenblick auf die Uhr schauen und beschließen könnte, ins Bett zu gehen. Was hat er in der Pizzeria gesagt? »Ich muß zurück. Wir wollen spätestens um neun Uhr starten.« Ich weiß nicht, wie spät es ist, aber es ist still um uns. Cattolica schläft. Entsetzliche Angst packt mich vor dem Abschied von diesem Abend, von Enrico.

Am liebsten würde ich jede Minute festhalten. In einer, zwei Stunden wird alles Erinnerung, wird alles gestern gewesen sein.

Ohne jede Vorwarnung werfe ich mich Enrico in die Arme. Ihn bringt mein plötzlicher Angriff etwas aus dem Konzept. Er hatte sich nach unseren unerwarteten Zärtlichkeiten wieder in den Griff bekommen, war ruhiger und wohl auch vernünftiger geworden. Jetzt ist sie auch bei ihm wieder da, diese Sehnsucht nach Berührungen.

Mit rauher Stimme setzt er seine Erzählung fort, so als müsse er sie noch loswerden, bevor diese Nacht endet.

»Inzwischen hatte ich Laura kennengelernt. Sie war Lehrerin, vielseitig interessiert, wir mochten uns auf Anhieb gerne. Nach einem Jahr heirateten wir, weniger aus ganz großer Liebe. Wenn ich ehrlich sein will, wir mußten heiraten. Claudia war unterwegs. Wenn Lauras Eltern oder auch meine Familie etwas von dieser frühzeitigen Schwangerschaft gewußt hätten, wären ganze Welten eingestürzt. Und ich war nicht traurig darüber, Laura zu heiraten. Wir hatten uns wirklich sehr gerne. Sie paßte wunderbar in das Bild, das man mir vorgezeichnet hatte. Daß die wenigen Farben zunächst langsam und dann immer schneller verblaßten, das lag wirklich nicht an ihr. Unsere Kinder kamen schnell hintereinander. Daß kein Sohn dabeiwar, der wie ich in das Hotelfach gezwungen werden konnte, amüsierte mich.

Irgendwann wollte ich raus aus diesem ordentlichen, erfolgreichen Leben. Da lernte ich Pedro kennen. Er trat in Florenz auf, ich war unter den Zuschauern. Nach der Nachmittagsvorstellung wartete ich auf ihn. Als einziger Erwachsener unter lauter Kindern stand ich am Bühneneingang. Zuerst hielt er mich wohl für einen Vater, der seine Kinder begleitet hatte, doch ich sagte ihm, daß ich selbst das Kind sei, das ihn so sehr bewundere. Er freute sich darüber, lud mich auf einen Wein ein. Seitdem haben wir uns nicht mehr aus den Augen verloren. Immer wenn Pedro in Florenz ist, meldet er sich bei mir, wohnt in meinem Hotel. Und an ihn wandte ich mich auch, als ich den Laden und alles um mich herum satt hatte.

Er verstand sofort. Viele Tage und Nächte redete ich mit Laura und ließ mir schließlich von ihr und den Kindern freigeben. Ich sagte ihr, daß keine andere Frau existiert, daß sie auch nicht schuld sei an meiner Unruhe, daß ich einfach mal weg müsse, und ich versprach, wieder zu ihr und den Kindern zurückzukommen.

Ich habe eine großartige Frau. Sie litt unter der Vorstellung, das Hotel jetzt allein führen zu müssen, aber sie gab mir schließlich frei. Sie nahm dumme Fragen aus der Verwandtschaft, aus unserem Bekanntenkreis in Kauf, sie wollte die Verantwortung für die Kinder allein übernehmen. Sie gab mir frei, nicht mich, Ingrid, das ist ein großer Unterschied.

Damals haben wir uns kennengelernt. Doch am nächsten Tag bin ich zu Laura und den Kindern zurückgefahren. Die Tatsache, daß sie Brustkrebs hatte, ertrug sie noch alleine. Die Operation überstand sie ohne mich. Doch dann brach sie zusammen. Sie rief in Cattolica an und bat mich, sofort zurückzukommen.«

Plötzlich will ich nichts mehr hören. Es ist besser, wir verabschieden uns sofort. Jedes weitere Wort kann nur noch Verwirrung stiften. Es ist genug gesagt worden. Er spürt meine Ratlosigkeit, kann mir nicht helfen. Ich nehme an, daß er vorübergehend sogar die Annäherung und die Zärtlichkeiten in der Pizzeria bereut. Doch darin scheine ich mich zu täuschen. »Es ist wunderschön, daß ich dich kennengelernt habe. Mit dir kann ich plötzlich wieder träumen. Seitdem wir uns vor einem Jahr getroffen haben, bist du nie ganz aus meiner Erinnerung verschwunden. Und ich weiß jetzt auch, warum ich plötzlich in der Hochsaison meine Familie zusammenpackte und mich im »Caravelle« einquartierte: Ich hoffte ganz einfach, dich hier zu sehen.«

Am Horizont beginnt es hell zu werden. Wir müssen uns jetzt Adieu sagen. Das steht fest. Wir müssen uns jetzt loslassen, bevor wir etwas tun, was den Zauber in uns zerstören könnte. Unsere Betten sind belegt. Die Sehnsucht in uns und nach uns ist stark, der Wunsch, sie zu erhalten, sie nicht gleich auszuleben und sie damit zu gefährden, ist größer. »Enrico, ich mag dich.« »Ich dich auch.«

Wir kehren ins Hotel zurück, begegnen niemandem auf unserem Weg. Wir gehen die Treppe hinauf in den 3. Stock, wo wir beide wohnen, in getrennten Zimmern. Ein letztes Mal suche ich Schutz in seinen starken Armen. Er preßt mich an sich. »Wir sehen uns wieder«, flüstert er in mein Ohr. »Das verspreche ich dir.«

Ich krieche in mein Bett, versuche noch ein paar Stunden zu schlafen, bevor am Strand der Betrieb losgeht. Es gelingt nicht. Dieser Abend mit Enrico hat mich zu sehr aufgeregt. Tausend

Gedanken jagen durch meinen Kopf. Die Frage, wie das alles weitergehen soll, stelle ich mir nicht, noch nicht.

Es ist acht Uhr. Dieter und Annette werden jetzt gerade mit ihrem morgendlichen Schwimmprogramm anfangen. Inzwischen sind wir auf 35 Längen gekommen. Kurzentschlossen schlüpfe ich in meinen Bikini und gehe zu ihnen. Ihr Erstaunen ist groß, als sie mich sehen. »Wie ihr seht, habe ich mich wacker gehalten«, sage ich und lasse mich einfach ins Wasser fallen. Mir ist heute nicht nach einem neuen Rundenrekord. Ich will mich nur treiben lassen. Da höre ich Lauras Stimme. Sie ruft nach dem Boy, der die Koffer zum Auto bringen soll. Blitzartig verlasse ich den Pool und kehre auf Umwegen ins Hotel zurück. Ich will jetzt keinem von ihnen begegnen, auch Enrico nicht. Ihn in seiner Eigenschaft als treusorgenden Familienvater zu erleben, könnte ich jetzt mit Sicherheit nicht ertragen.

Den ganzen Vormittag über bin ich eigentlich noch recht aufgekratzt. Ich albere mit Linda im Wasser herum, baue mit Dieter eine Sandburg, die immer wieder einstürzt, weil der Sand zu trocken ist. Erst am Nachmittag macht sich die lange Nacht bemerkbar. Ich gehe in unser Zimmer und schlafe zwei Stunden. Durch ein Klopfen werde ich geweckt.

»Signora, Blumen für Sie.« Ich springe aus dem Bett, nehme einen bunten Sommerstrauß entgegen. Daß er nur von Enrico sein kann, ist mir sofort klar. Daß ich ihn mit nach München nehmen und dort aufheben werde, ebenfalls. »Ich dich auch«, lese ich auf einer kleinen Karte. »Enrico, ich mag dich«, das war mein Abschied von ihm. »Ich dich auch«, hat er mir darauf geantwortet.

Zwei Tage bleiben wir noch, dann fahren wir zurück nach München. Julia kommt auf einen Espresso vorbei, sagt, daß sie am Sonntag zurück nach Florenz fahren muß. Es reizt mich zwar, sie etwas über Enrico und seine Familie auszufragen, aber ich halte mich zurück.

Am Freitag verprassen wir die restlichen Lire in unserer Hafenkneipe, lassen uns Berge von Meeresfrüchten und viel Wein servieren. Das Essen im Hotel haben wir abbestellt. Wir nehmen uns vor, uns auch in München zu treffen. Annette besucht ihren Bruder recht häufig, wenn sie nicht bei ihm wohnen kann, ist sie bei uns willkommen.

Ich sage ihnen, daß ich im Oktober wieder in die Klinik muß, für drei Wochen. Meine Krankengeschichte habe ich Annette vor einiger Zeit einmal am Strand erzählt. Zunächst wurde sie daraufhin sehr befangen, doch das hat sich sehr bald wieder gelegt.

Nur einmal zeigt sie sich besorgt. »Sag mal, Ingrid, ist das eigentlich gut für dich, daß du dich immer in die pralle Sonne legst? Ich habe gelesen, daß zu intensive Sonnenbestrahlung Hautkrebs verursachen kann.« Ich beruhige sie. »Weißt du, es liegen so viele Leute in der Sonne herum und lassen sich braun brennen, ohne daß ihnen etwas passiert. Warum sollte es mich erwischen? Ich habe eine sehr robuste Haut, selbst im Winter, wenn alle anderen aussehen wie Gespenster, ist sie getönt.« Das Argument überzeugt sie, zumal sie auch eine Sonnenanbeterin ist.

»Bloß schade, daß wir uns in Deutschland in dicke Pullover wickeln müssen, weil es dort so kalt ist. Unsere Bräune wird keiner bewundern können.«

Bevor unser Bus fährt, trinken wir mit der Signora und Fausto noch einen Campari. Wir haben seit unserem Begrüßungsgespräch nicht mehr über Krebs geredet. Für uns ist das Thema erledigt. Ihr geht es gut, sie fährt Ende September zu ihren regelmäßigen Untersuchungen. Für uns steht fest, daß wir uns auch im nächsten Sommer wiedersehen werden.

Der Reiseleiter empfängt uns gut aufgelegt. Für ihn ist das die vorletzte Fuhre. Dann winken ihm und seiner Frau vier Wochen Urlaub irgendwo am Ende der Welt, oder zumindest dort, wo kein Tourist irgendetwas von ihnen wissen will.

Zu Hause werden wir von Gipsy stürmisch begrüßt. Obwohl er von Florian, Helga und meiner Mutter bestens versorgt wurde – er ist kugelrund geworden – hat er ganz offenbar das Frauchen doch vermißt. Während Linda in ihr Bett schleicht, packe ich die Koffer aus. Das heißt, zunächst suche ich eine geeignete Vase für Enricos »Ich dich auch«-Strauß. Schließlich landet er in einer kugelrunden Vase auf meinem Nachtkästchen.

Aus beginnenden Träumereien reißt mich der Wäscheberg, der sich vor mir auftürmt. Ich sortiere ihn nach Temperaturen und finde mich seufzend in meine Pflichten als Hausfrau. Als Linda wach wird, basteln wir uns ein kärgliches Frühstück zusammen und nehmen uns vor, heute Abend in die Pizzeria um die Ecke zu gehen. Sozusagen zum endgültigen Abschied von Italien.

Ursula ruft bei mir an, schimpft, weil ich ihr nicht gesagt habe, daß ich 14 Tage nach Italien fahre. »Zu allen Tages- und Nachtzeiten habe ich es versucht anzurufen. Niemand hat den Hörer abgenommen.«

Im Oktober hat sie einen ambulanten Termin, ob sie wieder bei mir wohnen kann. Ich bedauere, am 3. Oktober muß ich selbst für drei Wochen in die Klinik. »Wunderbar«, freut sie sich. »Dann können wir uns dort ausführlich unterhalten.« Offenbar ist sie wieder versöhnt. Die Freundschaft, die uns beide seit meinem ersten Aufenthalt in der Klinik verbindet, hatte inzwischen leichte Risse bekommen, aber einer von uns nahm sich immer wieder die Mühe, diese zu kitten.

Ursula ist und bleibt unsicher, was ihre Krankheit und die Behandlung durch Professor Hackethal betrifft. Diese Schwankungen, in die sie mich recht ausführlich mit einbezieht, gehen mir manchmal auf die Nerven. Ich kenne »Wenn« und »Aber« nicht. Für mich steht fest, daß ich den richtigen Weg gegangen bin, und ich habe im Grunde wenig Verständnis dafür, wenn sie sich immer wieder verrückt machen läßt. Es gibt dauernd neue Ärzte, die sie besucht. Sie kennt jeden Artikel, der in irgendeiner Illustrierten zum Thema »Krebs« steht oder gestanden hat; tauchen neue Behandlungsmethoden oder Medikamente auf, läßt sie sich diese umgehend verschreiben. Vergeblich habe ich versucht, ihr diesen Unsinn auszureden.

Sie wiederum ärgert sich über meine, wie sie sie nennt, Vogel-Strauß-Politik. »Du kannst doch nicht einfach den Kopf in den Sand stecken und so tun, als ob es das Thema Krebs für dich einfach nicht mehr gibt.«

Ich schaffe es nicht, ihr klarzumachen, daß ich meine Krankheit nicht verdränge, sondern daß ich der Meinung bin, ich hätte sie zunächst einmal überwunden. Mit Kleinigkeiten versuche ich sie zu überzeugen, z. B. mit der Tatsache, daß ich seit einem Jahr, also seitdem ich zum ersten Mal am Chiemseewinkel war, kein einziges Mal krank war, daß ich keine einzige

Tablette geschluckt habe. Rund um mich litten sie alle im vergangenen Winter an einer handfesten Grippe. Ich bekam nicht einmal einen Schnupfen. Hackethals Theorie von der Abwehrkraft, die so gestärkt werden muß, daß die gesunden Zellen die kranken einfach nicht hochkommen lassen, hat mir von Anfang an eingeleuchtet.

Ich stärke meinen Widerstand gegen mögliche Krankheitserreger, indem ich natürlich lebe, und ich widersetze mich ihnen auch seelisch. Krebs ist nicht nur eine Erkrankung des Körpers. Es ist auch ein Anzeichen dafür, daß die Seele eines Menschen krank ist; Hackethal und seine Ärzte vertreten diese Theorie, und die Erfahrungen, die ich mit mir und Patienten aus seiner Klinik gemacht habe, bestätigen mich darin. Ich habe den jahrelangen verbissenen Kampf von Frau Waldmann gegen ihren drohenden Tod miterlebt. Erst als sie nicht mehr wollte, als sie wirklich keine Kraft mehr hatte, ist sie gestorben.

Ich bin traurig darüber, daß ich Ursula so wenig von meinem Kampfgeist übermitteln kann. Bei Frau Sixt gelingt mir das wesentlich besser. Wenn wir miteinander telefonieren, fragen wir uns nie, wie es dem anderen geht. Daß er sich wohl fühlt, setzen wir ganz einfach als Selbstverständlichkeit voraus. Auch sie wird wieder in der Klinik sein, wenn ich im Oktober hinkomme.

Zum ersten Mal habe ich Schwierigkeiten mit meiner Versicherung, als ich die Notwendigkeitserklärung einschicke und um die gewohnte Kostenübernahme-Erklärung bitte.

Ein Sprechstundenbericht, den ich dem Sachbearbeiter zugeschickt habe, hätte eigentlich keine Notwendigkeit für einen neuerlichen stationären Aufenthalt ergeben, ich scheine ja gesund zu sein, bekomme ich zu hören. Außerdem wolle man da künftig sowieso einiges nicht mehr übernehmen, wie z. B. die Thymus-Spritzen und die Ozon-Infusionen. Mein Vater schaltet sich als Vermittler ein, schließlich schickt man mir die benötigte Zusage.

Drei Tage vor meiner Abreise geht am Nachmittag das Telefon.

Es rauscht etwas in der Muschel, dann höre ich »Ingrid, es

tu?« Enrico! Ich bin derart überrascht, daß ich wie ein Wasserfall in das Telefon hineinplappere. Unendliche Minuten verplempere ich, weil ich unbedingt wissen will, wie er an meine Telefonnummer gekommen ist. Als ob das das wichtigste wäre! Enrico meint, diese Nummer stehe schon seit dem vergangenen Jahr in seinem Telefonbuch. Er habe sie von der Auskunft bekommen, nachdem ihm Signora meine Adresse in München gegeben habe.

»Ingrid, ich komme nach München«, unterbricht er endlich meine lästige Fragerei, die nur Zeit kostet und doch nur ein Zeichen meiner grenzenlosen Überraschung ist. »Das heißt, wir kommen nach München. Laura und ich. Wir wollen ein Lokal anschauen, das man uns angeboten hat. Vielleicht kannst du uns helfen, so als Fremdenführerin und Dolmetscherin.«

Im Nu ist meine Freude verschwunden. Laura und Enrico kommen nach München. Mich braucht er nicht, um mich in die Arme zu nehmen, mich zu streicheln, mich zu spüren, oh nein. Ich soll ihnen München zeigen und für sie übersetzen. Ein ganz sachlicher Anruf also, keine Spur von Sehnsucht nach mir oder zumindest meiner Stimme.

Ich würge schwer an dieser Enttäuschung, zeige mich aber weiterhin erfreut. Nur helfen werde ich dem Ehepaar nicht können, schließlich fahre ich ins Krankenhaus. Das teile ich ihm jetzt mit. »Um Gottes Willen, warum mußt du ins Krankenhaus? Was fehlt dir?« schreit er durchs Telefon. Da erst fällt mir ein, daß Enrico tatsächlich keine Ahnung hat, daß ich Brustkrebs hatte, genau wie seine Frau.

Es hat sich einfach nie ergeben, daß wir darüber gesprochen hätten. Jetzt am Telefon will ich ihm das alles erst recht nicht erzählen. »Es ist nichts weiter, Enrico«, beruhige ich ihn. »Es ist eigentlich mehr eine Kur.« »Gib mir Adresse und Telefonnummer von dem Krankenhaus«, bittet er mich. »Enrico, es ist nicht in München. Außerdem habe ich jetzt die Telefonnummer nicht im Kopf und bis ich sie suche, vergeht zuviel Zeit. Das Gespräch wird zu teuer.« Jetzt ist er enttäuscht. »Kann ich deine Kinder anrufen, wenn ich in München bin? Dürfen die mir die Nummer geben?« »Natürlich.« Plötzlich bin ich einsilbig geworden. Das Glück, das ich empfunden hatte, als er am Telefon war, ist weggewischt. Er scheint das zu merken. »Ingrid«, lockt plötzlich seine Stimme. »Ich hab dich lieb.« »Ich dich auch.« Und dann überfalle ich ihn doch noch einmal mit einem Redeschwall.

»Enrico, besuch mich im Krankenhaus. Komm auf alle Fälle. Bring Laura ruhig mit. Ich werde das schon irgendwie ertragen. Nur komm bitte. Ich möchte dich sehen. Italien ist so weit weg. Das habe ich jetzt erst gemerkt, seitdem ich wieder zurück bin.« »Ich kann dir nichts versprechen. Aber wenn es irgend geht, besuche ich dich. Von Linda hole ich mir die Adresse. Außerdem, cara, brauche ich dich gar nicht als Dolmetscherin oder als Fremdenführerin. Ich kann sehr gut Deutsch und München kenne ich auch. Ich habe hier zwei Jahre in einem großen Hotel gearbeitet. Ich wollte dich sehen und das will ich immer noch, jetzt ganz besonders. Ciao, bella.« »Ciao, Enrico.«

Die Kinder wundern sich, daß ich an diesem Abend so aufgedreht bin. Sonst sind sie gewohnt, daß ich kurz vor meiner Abreise an den Chiemsee recht nachdenklich und traurig bin. Diesmal mache ich lauter Unfug, lade sie in »unser« chinesisches Stammlokal ein und trinke später daheim noch eine Flasche mit Florian.

Als ich mich am Empfang eintrage und meinen Zimmerschlüssel erhalte – ich habe wieder mein altes Zimmer bekommen – entnehme ich einem Gespräch zwischen zwei Patientinnen, daß Frau Waldmann zwar hier ist, vor zwei Tagen aber in Traunstein operiert worden ist. Ich will Näheres wissen, stelle mich als eine alte Klinikbekannte von ihr vor. Frau Waldmann war diesmal in einem gesundheitlich recht desolaten Zustand in die Klinik zurückgekommen, konnte nichts essen, hatte hohes Fieber, war kraftlos. Sie bekam einen Darmverschluß, mußte nach Traunstein, weil der Professor diese Operation in seiner Klinik nicht durchführen kann. Jetzt hat sie einen künstlichen Ausgang. Man wird sehen, wie es weitergeht.

Auf jeden Fall will sie so schnell wie möglich wieder hierher verlegt werden. Schlagartig ist meine gute Laune vergangen. Wen der Krebs erst einmal im Griff hat, den läßt er einfach nicht los, geht es mir durch den Kopf, und ich brauche einige Zeit, bis ich die dunklen Gedanken wieder verdrängt habe.

Bei der Voruntersuchung erfahre ich, daß ich der jungen Ärztin, Frau Dr. Groll, zugeteilt bin, die im März auch die gynäkologische Untersuchung bei mir vorgenommen hatte. Sie ist jetzt an die Stelle von Dr. Herbst getreten, der im Juni das Haus verlassen hat. Mir ist es recht. Sie wird mit mir nicht sehr viel zu tun haben. Ich fühle mich gut. Das teile ich auch wenig später dem Professor mit. Er freut sich darüber ganz offensichtlich. »Sag mal, was machen die Schmerzen in der Brust«, will er wissen. »Nichts, absolut nichts. Ich spüre seit Wochen nichts mehr.« »Werden halt doch irgendwelche Ablagerungen gewesen sein, oder beginnende Wechselbeschwerden.« Wir wissen es beide nicht, warten, ob sie wiederkommen.

»Du siehst glücklich aus«, stellt mein Seelendoktor fest. »Bist du etwa verliebt?« »Das halte ich für möglich«, gebe ich zurück.

»Werde ich ihn hier mal zu sehen bekommen? Du weißt, daß ich großen Wert darauf lege, auch die Partner meiner Patientinnen kennenzulernen«, sagt er. »Julius, du liegst falsch. Er ist nicht mein Partner, wenn du das Bett damit meinst.« »An die große platonische Liebe glaube ich nicht«, lacht er. »Wird schon noch werden. Wie dem auch sei, auf jeden Fall tut er dir gut. Du bist richtig attraktiv geworden.«

Ich will ihm ein Bussi auf die Nasenspitze geben, rutsche ab und verschmiere ihm die Brille. »Hau ab, du Huhn«, grollt er und sucht nach einem Taschentuch.

Als ich am Montag in der Früh zur Blutabnahme gehe, fällt mir eine kleine zierliche Frau auf, vielmehr erregt ihr verträumter, völlig abwesender Blick meine Aufmerksamkeit. Sie hat wunderschöne graue lockige Haare und ein fein geschnittenes Gesicht. Doch am eindrucksvollsten sind diese großen dunklen Augen. Und dann ist da noch so ein schüchternes, hilfloses Lächeln, das mich sofort in seinen Bann schlägt. Die Frau kommt auf mich zu. »Ach bitte, könnten Sie mir vielleicht sagen, wo ich hier bin? Ich muß nämlich zur Blutabnahme. Das soll hier irgendwo im Kellergeschoß sein.« »Sie sind hier richtig«, informiere ich sie. »Setzen Sie sich gleich neben mich, Sie kommen sowieso nach mir dran.« Sie lächelt mich dankbar an.

Es dauert keine fünf Minuten, da wendet sie sich wieder an mich. »Ach bitte, könnten Sie mir vielleicht sagen, was hier gemacht wird?« Ich erkläre ihr, daß wir hier vor dem Labor auf eine Blutuntersuchung warten und daß es in demselben Raum im übrigen von 10 bis 12 Uhr die Thymusspritzen gibt. »Danke«, lächelt sie mich an. Plötzlich steht sie auf und geht weg. Ihre Behandlungsmappe und ein Handtuch läßt sie liegen, so daß ich zunächst annehme, daß sie nur schnell was erledigen und dann wieder auf ihren Platz zurückkehren will. Als ich aus dem Labor komme, liegen die Sachen immer noch auf ihrem Stuhl. Oben auf der Treppe begegne ich der Frau. Sie sieht sehr erschrocken aus. »Irgendwo muß ich meine Mappe verloren haben«, sagt sie aufgeregt. »Die brauche ich, wenn ich zur Blutentnahme gehe.«

In mir taucht plötzlich ein Verdacht auf. Ich nehme sie an der Hand und führe sie an ihren Platz zurück. Außerdem bleibe ich bei ihr sitzen, bis sie ins Labor muß. Sie redet nichts, schaut mich nur immer wieder mit ihren erstaunten Augen an. Da ich Zeit habe, beschließe ich, auf sie zu warten und sie zum Frühstück zu begleiten. Sie freut sich offensichtlich darüber. Ihr Zimmer findet sie ganz leicht, es liegt in der Nähe von meinem, an welchem Tisch sie sitzt, fällt ihr hingegen partout nicht ein. Wir müssen eine Bedienung danach fragen. Ich bringe sie zu ihrem Platz. Der Tisch ist leer, ihre Nachbarn sind schon gegangen. Da setze ich mich neben sie, biete ihr an, noch eine Tasse Tee zu trinken und ihr beim Frühstück Gesellschaft zu leisten. Sie lächelt. »Das ist aber lieb von Ihnen.« Sie ißt wie ein Spatz, knabbert ein wenig an einer halben Semmel herum. »Ach bitte, könnten Sie mir vielleicht sagen, wo Blut abgenommen wird?« wendet sie sich wieder an mich. »Da muß ich nämlich hin.« Ich kann nichts dagegen machen, aber plötzlich schießen mir die Tränen in die Augen. Mir tut diese Frau so ungemein leid. Ich bin zwar medizinisch nicht sehr gebildet, auch jetzt noch nicht, wo ich mich doch etwas mehr mit Krebs und seinen Folgen befassen sollte, aber soviel ist selbst mir klar: Die Frau muß einen Gehirntumor oder ähnliches Schreckliches haben, sie kann sich überhaupt an nichts erinnern. Sie sieht so lieb und so hilflos aus, wie sie hier am Tisch sitzt und ihre Semmelhälfte zu bewältigen versucht. Ich werde auf sie aufpassen, nehme ich mir vor. Ich werde sie einfach zu ihren Terminen bringen, und außerdem will ich mit Li sprechen. Sie bräuchte dringend Spezialbetreuung. »Ingrid, unsere Schwestern haben alle Hände voll zu tun, ich kann keine von ihnen nur dafür abstellen, daß sie diese eine Patientin durchs Haus begleitet«, wehrt diese ab. »Bitte, kümmer du dich halt ein bisserl um sie. Der Frau geht es an sich nicht schlecht. Zumindest klagt sie nicht über Schmerzen.«

Bekümmert schleiche ich weg. Immer wieder läuft sie mir über den Weg, wie ein verscheuchter kleiner Vogel. Ich weiß auch nicht, warum gerade ihr Anblick in mir soviel Mitleid erweckt. Ich habe hier bei meinen Aufenthalten weitaus schlimmere Fälle gesehen. Es wird wohl ihre Hilflosigkeit sein. Wann immer ich ihr begegne, packe ich sie und frage sie, was auf ihrem Plan steht. Da sie das in der Regel auch nicht weiß, nehme ich ihn ganz einfach an mich und lese die Termine nach.

Inzwischen haben aber auch viele andere Patienten gemerkt, daß man sich dieser Frau annehmen muß. Immer häufiger sehe ich sie in Begleitung. Eines Nachmittags komme ich von einem Spaziergang zurück und finde sie auf meiner Terrasse. »Können Sie mir helfen? Ich habe meinen Zimmerschlüssel verloren«, bittet sie mich. Durch die offene Terrassentür gelangen wir in ihr Zimmer. Es herrscht ein unglaubliches Chaos da drinnen. Überall liegen Kleidungsstücke, Bücher, Zeitungen. Auf ihrem Schreibtisch steht ein großer Korb mit bunten Wollknäueln und dicken hölzernen Stricknadeln darin. Die Frau hat sich auf das Bett gesetzt. Es ist frisch gemacht und wirkt deshalb in dieser Unordnung recht deplaziert. »Wie sind Sie denn in Ihr Zimmer gekommen?« will ich von ihr wissen. »Haben Sie die Terrassentüre offen gelassen?« »Oh nein«, meint sie, »das mach' ich doch nicht. Da kann doch jeder in mein Zimmer. Nein, nein, ich bin durch meine Zimmertüre gegangen«, sagt sie. »Dann muß der Schlüssel auch irgendwo hier rumliegen«, folgere ich.

Nachdem ich mich vergewissert habe, daß sie den Schlüssel nicht in der Hand und auch nicht in der Hosentasche hat, fange ich an, den Raum systematisch zu durchsuchen. Ich stoße auf eine Cremedose, die auf dem Tisch unter einem Teller mit Obst liegt und von ihr begeistert in Empfang genommen wird. »Das ist meine Nachtcreme, die suche ich schon seit Tagen.« Auch über andere Dinge, die ich rein zufällig entdecke, freut sie sich wie ein kleines Kind. Besonders glücklich scheint sie über ihren Kugelschreiber zu sein. »Jetzt kann ich endlich den Brief an meine Schwester fertigschreiben.« Das einzig Unauffindbare bleibt nach wie vor der Zimmerschlüssel. Da kommt mir eine Idee. Ich öffne die Türe. Da ist der Schlüssel. Sie hat ihn ganz einfach nach dem Aufsperren draußen hängen lassen. Ihre Freude ist groß. Sie fällt mir um den Hals, und ich kämpfe wieder mit den aufsteigenden Tränen. Ich weiß nicht, warum diese Frau so nachhaltig an mein Herz gegriffen hat. Noch heute beim Schreiben dieser Zeilen kommen mir die Tränen, wenn ich mir dieses hilflose, strahlende Gesicht ins Gedächtnis zurückrufe.

Trude Sixt ist am Mittwoch gekommen, ist wie immer in den ersten Stunden ihres Klinikaufenthaltes krank vor Heimweh. »Was soll ich denn hier? Mir geht's bestens«, nörgelt die Schwäbin. Doch es dauert nicht lange, dann streckt sie die Waffen, läßt sie sich von meiner Wiedersehensfreude anstecken. Sie sitzt an unserem Tisch, diesmal einer reinen Damenrunde. Leni, eine strahlend blonde Holländerin, Ursel, eine Stuttgarterin, und Irmi aus dem hohen Norden, irgendwo aus der Nähe von Hamburg. Ich habe die drei schon bei meinem Aufenthalt im März gesehen und sehr fröhlich in Erinnerung. Diesmal ist die Stimmung etwas gedämpfter, zumindest bei Leni und Ursel. Li wußte um dieses momentane Tief und hatte nichts Besseres zu tun, als die beiden zu mir an den Tisch zu setzen.

»Die Ingrid mit ihrer guten Laune schafft das schon«, hat sie verlauten lassen. »Noch dazu, wo sie jetzt frisch verliebt ist.«

Leni vor allem steckt tatsächlich ganz tief im Loch. Im März hatte sie sich hier einen Knoten aus der linken Brust operieren lassen. Ein zweiter ist jetzt nachgekommen, im äußeren Bereich in Richtung Achselhöhle. Sie hat schreckliche Angst. »Weißt du, Ingrid«, weint sie eines Tages in meinem Zimmer, »ich hatte im März soviel Schwung, genau wie du, aber jetzt ist er weg. Jetzt sind die Sorgen wieder da.« Ebenso scheint es Bruno, ihrem Mann, und Jacky, ihrem erwachsenen Sohn, zu gehen. Die beiden haben Leni in die Klinik gebracht und wollen noch bis zum Wochenende bleiben. Für Ihren Fisch-Delikatessenladen daheim haben sie endlich eine gute Aushilfe gefunden, so daß sie die Sorgen um das Geschäft zunächst einmal in den Hintergrund schieben können.

Auch Ursel hat Schwierigkeiten. Nach der Operation, bei der er sehr viel Gewebe entfernen mußte, hat Hackethal ihre Brust wieder aufgebaut. Doch der Körper hat dieses fremde Material nicht angenommen.

Die Einlage mußte wieder entfernt werden. Jetzt vermutet sie eine erneute Verhärtung. Sowohl sie wie auch Leni sollen diesmal nicht operiert, sondern zunächst einmal mit Suprefact behandelt werden, dem Hormonblocker, von dem sich Hackethal viel zuviel verspricht.

Vor allem Leni wäre eine Operation viel lieber. »Weißt du, dann ist das Zeugs wieder draußen und ich bin zufrieden. Solange ich am Tag hundertmal nach meiner Brust greife und nachprüfe, ob der Knoten größer oder kleiner geworden ist, finde ich keine Ruhe mehr.«

Irmi ist die gelassenste in dem Trio. Sie hat nach ihrer Operation keinerlei Beschwerden, fühlt sich ausgezeichnet, ist nur zur Nachbehandlung da. Heiner, ihr Mann, bleibt die ganzen drei Wochen bei ihr, hat sich in Bernau ein kleines Zimmer gemietet. Ich bewundere ihn, wie er Tag für Tag in unserem Krankenhaus auftaucht, sich von wildfremden Frauen ihre Krankengeschichte anhört und geduldig wartet, bis seine Irmi zwischen den einzelnen Behandlungen immer wieder auftaucht.

Beide kennen sich von Jugend an, verloren sich aber aus den Augen und heirateten andere Partner. Der Zufall führte sie viele Jahre später wieder zusammen. Irmi war inzwischen Witwe. Heiner stand am Ende seiner Ehe. Die alte Liebe zwischen den beiden brach durch. Seit acht Jahren sind sie nun verheiratet. »Du glaubst gar nicht, wie groß unser Schreck war, als ich die Diagnose Krebs zu hören bekam«, erzählte mir Irmi einmal beim Spazierengehen. »Wir waren doch erst so kurz verheiratet, hatten das halbe Leben ohne einander verbracht und jetzt sollte ich plötzlich sterben.« Irmi nahm den Kampf auf und ist jetzt voller Optimismus, daß sie ihn gewonnen hat.

Zweifel, ob sie richtig behandelt worden ist, kommen ihr so gut wie nie.

Da Bruno und Heiner motorisiert sind, bieten sich unvermutet Ausflugsmöglichkeiten. Wir achten darauf, daß unsere Anwendungen und Behandlungen zeitlich einigermaßen parallel laufen und machen in den Pausen Touren nach Reichenhall, nach Berchtesgaden und an den Tegernsee. Leni hat die Kaufwut gepackt. Sie sucht nach einem schicken Pullover, gibt nicht auf, bis sie buchstäblich im letzten Moment, bevor das Geschäft schließt, ein sündteures Modell findet. Es glitzert und funkelt und beeindruckt mich schon deshalb, nur haben möchte ich es nicht. Das geht mir bei vielen Sachen so, die Leni im Gepäck hat. Sie ist bei weitem die eleganteste Patientin in der Klinik, hat sichtbar Freude an allem Schönen. Auch Ursel verfügt über eine eindrucksvolle Garderobe. Wenn die beiden zum Salatbuffet gehen, schaut der halbe Speisesaal hinter ihnen her. Vereinzelt habe ich darüber auch Abfälliges gehört. Manche Patienten fühlen sich an eine tägliche Modenschau erinnert. Ich kann das nicht finden und verteidige die zwei. »Hackethal predigt uns, daß wir tun und lassen sollen, was uns gefällt, und die beiden haben eben Spaß an attraktiver Kleidung.«

Ein Herr fällt mir auf, dessen Schicksal besonders hart zu sein scheint. Er hat eine Kehlkopfoperation hinter sich, kann nur einige wenige Worte röcheln. Fast jeden Abend sitzt er in den Aufenthaltsräumen, einmal bei den Rauchern, einmal bei den Nichtrauchern. Wo mehr los ist, läßt er sich nieder. Er ist total vereinsamt, weil ihm die Unterhaltung fehlt. Er kann nicht telefonieren, kann mit niemandem reden. Er sieht so verzweifelt aus, daß mir das Herz weh tut, wenn ich ihn anschauen muß. Obendrein ist er von ausgesuchter Höflichkeit. Wann immer er mir irgendwo begegnet, und sei es das dritte Mal innerhalb einer Stunde, begrüßt er mich mit gurgelnden Lauten, die ihm Beschwerden machen müssen. Also versuche ich, ihm aus dem Weg zu gehen, damit er nur ja keinen Ton von sich geben muß. Aber das gelingt nicht immer. Außerdem befürchte ich, daß er meine Umwege bemerkt und ich ihn damit kränken könnte.

»Frau Waldmann ist wieder im Haus«, mit diesem Freudenschrei begrüßt mich Schwester Traudl. »Sie hat es in Traunstein nicht mehr ausgehalten. Da haben sie sie zurückverlegt. Und stellen Sie sich vor, sie ist nicht etwa auf einer Trage gebracht worden. Sie hat sich im Rollstuhl fahren lassen. Eine tolle Frau!«

Diese »tolle Frau« liegt in ihrem Bett und sieht aus wie eine Tote, als sie Leni und ich am Nachmittag besuchen. Wir beide erschrecken bei ihrem Anblick derart, daß wir zunächst nicht in der Lage sind, uns zu verstellen. Frau Waldmann macht die Augen auf und weiß Bescheid. »Gebt euch bloß keine Mühe, mir jetzt weismachen zu wollen, ich sähe blendend aus«, sagt sie schwach. »Mir geht es miserabel, und ich sehe dementsprechend aus.« Das ist Frau Waldmann, wie wir sie kennen. Sie macht sich nichts vor, läßt sich auch nichts vormachen. Sie ist sich im klaren darüber, daß sie »am Umkippen« war, wie sie das nennt. Sie will nicht sterben – noch nicht!

»Es wird ein wenig dauern, bis ich mich wieder erholt habe«, vermutet sie. Ihr Gesicht ist immer noch schön, aber es ist eingefallen und kreidebleich. Die Arme sind so dünn geworden, daß die Schwestern Schwierigkeiten haben, die Infusionsschläuche zu setzen. Sie kann doch einfach gar nichts mehr wiegen, denke ich mir im stillen.

Nach ihrer Rückkehr besuchen Leni und ich Frau Waldmann jeden Tag. Wir bleiben nicht lange bei ihr, wollen sie nicht überanstrengen. Aber sie muß wissen, daß wir immer an sie denken, und nicht nur wir. Sie zieht viele an mit ihrer unaufdringlichen und eindrucksvollen Tapferkeit.

Mir fällt plötzlich ein, daß ich meinen Schützling mit dem »löchrigen« Gedächtnis schon lange nicht mehr gesehen habe. Ich erkundige mich umgehend bei Li nach ihr. Diese weicht aus, will und kann auch keine näheren Auskünfte geben. Auch von den Schwestern erfahre ich nichts, stoße überall nur auf Achselzucken und Ausflüchte.

Schließlich bekomme ich mit, daß man mit ihr eine Heilschlafkur macht. Bestätigen kann mir das allerdings niemand. Zumindest sehe ich sie nicht mehr, bis ich die Klinik Ende Oktober verlasse.

Ich ertappe mich dabei, daß sich Mutlosigkeit in meinem Herzen einnistet, führe das auf die offensichtliche Verschlechterung des Gesundheitszustandes von Frau Waldmann zurück, auf wieder aufgetauchte Knoten bei Leni, Ursel und Ursula.

Doch das stimmt nicht ganz. Eineinhalb Wochen bin ich jetzt hier, und Enrico hat noch nicht angerufen. Das ist es. Ich kann mir da vormachen, was ich will. Ich warte auf diesen Anruf, seit ich hier bin. Ich hatte schon Pläne gemacht, was ich mit Enrico und seiner Frau unternehmen würde, wenn sie mich besuchten, was ich ihnen zeigen wollte. Daß sie als Ehepaar kommen würden, mit diesem Gedanken hatte ich mich bereits abgefunden. Daß er sich überhaupt nicht bei mir melden würde, damit hatte ich eigentlich nicht gerechnet.

Drei Tage später läutet das Telefon. Frau Sixt will mich gerade zum Mittagessen abholen, ich schwanke, ob ich den Hörer überhaupt noch aufnehmen soll und tue es schließlich doch. »Ciao Bella, Enrico.« Sprachlos setze ich mich auf mein Bett. Frau Sixt hat wohl an meinem Gesichtsausdruck gemerkt, daß mich dieser Anruf mitten ins Herz getroffen hat. Sie flüstert »Bis später« und macht die Türe hinter sich zu. »Ingrid, was ist mit dir, du hast gesagt, es sei nichts Schlimmes, du würdest so etwas wie eine Kur machen. Linda hat mir erzählt, daß du Krebs hast, Brustkrebs. Was stimmt?« Er macht sich Sorgen um mich!

Mit wenigen Sätzen versuche ich ihm zu erklären, was mit mir geschehen ist, daß ich, als ich ihn kennenlernte, kurz vor der Amputation stand, daß ich mich für eine andere Therapie entschieden habe, daß ich ihm nichts davon erzählt habe, weil es ihn eigentlich auch nichts angeht. »Es geht mich natürlich etwas an«, bekomme ich zur Antwort. »Ich möchte dich schließlich nicht verlieren. Ich will mit dir träumen und nicht um dich weinen.« Ich muß unwillkürlich lächeln. Mit diesem Satz meldet sich der dramatische Italiener zu Wort. »Das brauchst du auch nicht, es geht mir wirklich gut.«

»Guarda, Ingrid, hör zu. Ich komme dich besuchen. Ich allein. Ich werde Laura sagen, was dir fehlt, und dann wird sie keine Lust mehr haben, mitzufahren. Sie haßt alles, was mit Krebs zu tun hat. Ihre Angst ist sehr groß. Bevor ich dich nicht gesehen habe, glaube ich ganz einfach nicht, daß es dir tatsächlich gut geht. Basta!«

Er ist mit dem Auto in München. Ich erkläre ihm, wie er nach

Felden gelangt, wo er die Klinik findet. Er wird übermorgen kommen. Am Samstag also. »Enrico, ich freue mich so sehr auf deinen Besuch«, schluchze ich ins Telefon. »Weine nicht, schone dich«, bekomme ich zur Antwort. »Ciao, Bella.«

Ich schwebe zum Mittagessen, esse fast nichts. Leni ist besorgt und fürchtet, daß es mir nicht gut geht. Frau Sixt beruhigt sie. »Sie ist verliebt, nichts weiter.« Ich widerspreche nicht, lasse mich aber auch nicht dazu überreden, irgendetwas von dieser Liebe zu erzählen.

Ich bin ja selber viel zu unsicher. Eigentlich kenne ich Enrico noch gar nicht. Daß wir beide uns anziehen, daß wir einander nicht aus dem Weg gehen, daß wir uns in dieser kleinen Pizzeria nicht verfehlen konnten, ist mir hingegen klar. Da haben sich zwei Träumer gefunden.

Aber da gibt es auch eine Wirklichkeit, und die sieht ganz anders aus: in der gibt es eine kranke Ehefrau, drei Kinder, da gibt es den Beruf, die übernommenen Pflichten, die eingegangenen Verpflichtungen.

»Ich bekomme am Samstag Besuch«, erzähle ich Frau Waldmann, als ich am Abend noch ein paar Minuten bei ihr sitze. »Darauf scheinen Sie sich aber sehr zu freuen. Sie leuchten direkt«, lacht sie. Spontan schenkt sie mir eine Flasche Champagner, die sie von ihrem Mann zum Hochzeitstag bekommen hatte. »Ich darf ihn nicht trinken. Ihnen beiden wird es sicherlich besser schmecken.«

Zurück in meinem Zimmer versuche ich, mich und meine Hoffnungen zu bremsen. Erwarte dir nicht zuviel, rede ich mir zu. Er wird dich besuchen, mit dir reden und dann wieder abfahren. Er wird sich hüten, sich in deine Arme zu begeben. Wir müssen schließlich überleben, jeder für sich alleine.

Der Samstag ist ein strahlender, warmer Herbsttag. Schon am Morgen scheint die Sonne in mein Zimmer. Nebel hat es heute gar nicht gegeben. Ich weiß nicht, wann Enrico kommen wird, also halte ich mich in der Nähe meines Zimmers auf oder gehe vor dem Haus auf und ab. Kurz nach 11 Uhr biegt er von der Autobahn ab. Ich sehe einen zitronengelben italienischen Wagen und weiß sofort, daß es Enrico ist. Eigentlich hatte ich vor, ihm entgegenzulaufen. Aber plötzlich lähmt mich eine unerwartete Befangenheit. Er hat mich noch nicht bemerkt, ist zunächst auf der Suche nach einem Parkplatz. Ich gehe in mein Zimmer zurück, setze mich auf einen Sessel und warte, daß er an meine Türe klopft.

Das dauert noch eine Weile. Er wird sich am Empfang nach meiner Zimmernummer erkundigen, dann den Weg finden müssen. Wie sieht er eigentlich aus? Ich versuche ihn mir ins Gedächtnis zurückzurufen, während ich nach draußen horche. Er ist nicht übermäßig groß, nur ein wenig größer als ich. Er hat dichtes schwarzes Haar und blaue Augen.

Er hat, wenn ich mich noch recht entsinne, einen kleinen Bauchansatz und ein umwerfend liebenswürdiges Lächeln. Und er hat vor allem geräumige Hände. Daran erinnere ich mich sehr genau. Damals, als er sich in der Pizzeria eine Zigarette anzündete und die Flamme seines Feuerzeuges vor dem Wind zu schützen versuchte, sind mir diese Hände aufgefallen. Ein kleiner Vogel hätte bequem darin Platz gefunden, ohne sich beengt zu fühlen.

Es klopft. Mein »Ja bitte« klingt belegt und nicht besonders laut. Enrico macht die Türe auf. Auch jetzt springe ich ihm nicht entgegen, bleibe einfach sitzen und schaue ihn an. Er streckt mir seine Hände entgegen. Ich komme auf ihn zu. Es ist das erste Mal, daß wir uns in den Armen halten und daß wir ganz allein in einem Raum sind. Keiner will den anderen als erster wieder loslassen. Schließlich schiebt er mich doch ein wenig von sich, schaut mich an. »Du hast recht, krank siehst du wirklich nicht aus«, sagt er schließlich. »Was ist eigentlich los mit dir?« Obwohl es in meinem Zimmer verschiedene Sitzmöglichkeiten gibt, mache ich es mir auf seinem Schoß bequem. Es ist nicht sehr viel zu erzählen. Am Telefon habe ich ihm das Notwendigste gesagt. Mehr braucht er auch nicht zu wissen.

Er reagiert jedoch ärgerlich auf meine Zurückhaltung. »Enrico, ich habe keine Lust, unsere Verbindung, die eigentlich noch gar keine ist, mit meiner Krankengeschichte zu belasten. Du hast eine Frau, die selbst Brustkrebs hat, das genügt. Es muß dir reichen, wenn ich dir sage, daß es mir gut geht. Sollte sich da einmal was ändern, werde ich mich sofort zurückziehen. Ich will, daß wir beide miteinander glücklich sind. Wir haben einfach keine Zeit dazu, uns den Kopf gegenseitig schwer zu machen.«

Er ist nicht einverstanden damit, aber schließlich gelingt es mir doch, ihn abzulenken. Zunächst will ich wissen, wie lange er bei mir bleiben kann, wann er spätestens wieder in München sein muß. »Ich habe Laura gesagt, daß ich gegen 17 Uhr wieder im Hotel bin.« Es ist jetzt 13 Uhr, es bleiben also gute drei Stunden für uns.

Wir haben später einmal darüber gesprochen. Nicht nur in mir, auch in ihm tauchte damals für einige Sekunden der Wunsch auf, dieses Zimmer zu verriegeln und die ganze Welt ganz einfach auszusperren. Daß wir beide solchen Versuchungen zunächst widerstanden haben, wurde unsere Chance. Was erst wie ein leidenschaftlicher Zeitvertreib ausgesehen hatte, entwickelte sich im Laufe der Jahre, die inzwischen vergangen sind, zu einer engen Bindung, als Geschenk für uns beide. In unzähligen Gesprächen, meistens am Telefon, aber auch bei seinen wenigen Besuchen in München, und in Briefen lernten wir uns kennen, gaben wir dem Haus, in das wir zunächst leichtfertig eingezogen waren, einen soliden Unterbau.

Enrico ist Laura, seiner Frau, ein aufmerksamer und geduldiger Ehemann geblieben. Ich habe mich an den Gedanken gewöhnt, weiterhin allein zu leben und darauf zu warten, daß Enrico Zeit hat, mich anzurufen oder auch für ein, zwei Tage zu mir zu kommen. Mehr dürfen wir einfach nicht wollen.

An diesem sonnigen Samstag verlassen wir also mein Zimmer und flattern wie zwei trunkene Zitronenfalter durch den Tag. Weil es am Wochenende von Ausflüglern nur so wimmelt, haben sich einige Verleiher von Tret- und Elektrobooten dazu entschlossen, ihre Boote noch einmal zu vermieten.

Eigentlich waren diese schon zum Überwintern bereit gewesen, aber dieser Herbst schlägt alle Sonnenrekorde.

Enrico und ich ergattern ein besonders wackliges Exemplar. Schon als wir es besteigen, schwankt es derart, daß ich befürchte, wir könnten jeden Moment im kalten Wasser liegen. Enricos Bemühungen, mich zu beruhigen, sind ziemlich fruchtlos. Nachdem uns eine Herde hungriger Möven umschwärmt und ich mich sofort an Hitchcocks »Vögel« erinnert fühle, gibt Enrico auf und steuert wieder das Ufer an. »Enrico, meinst du, es wäre möglich, deine Rückkehr nach München noch etwas zu verschieben? Dann könnten wir mit dem Schiff auf die Fraueninsel fahren«, schlage ich vor. Er ist einverstanden. Wir gehen in die Klinik zurück, versuchen Laura zu erreichen. Die Hotelzentrale hat auch eine Nachricht für Enrico. Laura ist mit Bekannten an den Tegernsee gefahren und wird nicht vor 19 Uhr zurück sein. Va bene, wir können auf die Fraueninsel! In der Klinik leihen wir uns zwei Fahrräder, eine Busverbindung nach Prien gibt es nicht, und die Chiemsee-Schiffahrt hat seit Anfang Oktober den Linienverkehr eingestellt.

Enrico ist seit Ewigkeiten auf keinem Rad mehr gesessen. Dementsprechend schwankend ist seine erste Probefahrt auf dem Parkplatz. Um ein Haar hätte er mehrere Autos gerammt. Wir wagen es trotzdem. Statt der Viertelstunde, die man normalerweise benötigt, um mit dem Radl von der Klinik nach Prien zu gelangen, brauchen wir 35 Minuten. Den Plan, nebeneinander herzufahren, damit wir uns sehen können, geben wir sofort auf. Enrico schlenkert derartig mit seinem Gefährt, daß ich Gefahr laufe, von ihm gerammt zu werden.

In allerletzter Minute erreichen wir den Anlegeplatz. Unsere Räder stellen wir am Steg ab. Der Kapitän will gerade die Landebrücke einziehen, hat aber dann doch Mitleid mit den zwei abgehetzten Touristen. Eng aneinandergelehnt, genießen wir die Fahrt. Ein Stück vom Schloß Herrenchiemsee winkt uns zu, wir beobachten eine Schwanenfamilie, und ich langweile Enrico mit einer Vorlesung über den Familiensinn von Schwänen. »Ich habe gehört, daß sie ein ganzes Leben zusammenbleiben und sich treu . . .«, bevor ich weiterplappern kann, gibt Enrico mir vorsichtshalber einen Kuß.

Auf der Fraueninsel herrscht zunächst Hochbetrieb, doch die Touristen verschwinden sehr schnell in der Klosterbrauerei, nur wenige erforschen, so wie wir, diese zauberhafte kleine Insel. Obwohl ich bezweifle, daß um diese Jahreszeit wirklich noch frisch geräucherte Renken im Garten serviert werden, gehe ich in Richtung eines hölzernen Pfeiles, der dieses verspricht. Wir stehen vor einem blumengeschmückten kleinen Holzhaus. Ein alter

Mann öffnet uns, als wir läuten. »Was, an Fisch wollt's Ihr noch?« fragt er erstaunt. »Mir san scho seit dem ersten Oktober zu.« Offenbar sieht er mir die Enttäuschung an. Er hat eine Idee. »Privat hamma noch gnua Fisch. Wenn's oan mögt's, könnt's den hier im Garten essen. Und a Bier hamma auch.« Enrico und ich sitzen im Grünen, genießen eine herrliche Renke und bauen Luftschlösser, besser gesagt, ich baue Luftschlösser.

»Wenn wir einmal allem und allen davonlaufen wollen, fahren wir hierher und zwar im November, wenn auch bestimmt keine Touristen hier sind. Am Abend geht kein Schiff mehr, weder vom Land auf die Insel noch umgekehrt. Wir wären dann ganz allein hier mit den Inselbewohnern, die um diese Jahreszeit sowieso ihren Winterschlaf halten.« Auch Enrico fällt einiges dazu ein. »Es wäre herrlich neblig hier. Man könnte die Hand nicht vor den Augen sehen, das Wasser würde stinken, und die Betten wären eiskalt und feucht.« Ich protestiere gegen soviel Sachlichkeit. »Cara, wir haben in Italien auch wunderschöne verträumte Plätze. Aber dort ist es warm, fast das ganze Jahr über. In Deutschland friert es mich immer. Ich könnte hier nicht leben.« Aus diesem Grund wird er auch das Lokal, das man ihm in München angeboten hatte, nicht übernehmen. »Weißt du, man kann Spaghetti und Pizza und vieles andere von Italien ins Ausland exportieren. Etwas wird trotzdem immer fehlen, und das ist die italienische Mentalität, das italienische Wetter, die Sonne. Sie macht die Menschen einfach fröhlicher und leichtlebiger. Sie singen mehr, und selbst wenn sie miteinander schimpfen, klingt das noch nach etwas.«

Auf dem Rückweg zum Schiff bewundern wir die bunten Gärten und die gemütlichen alten Häuser. Selbst der eingefleischte Italiener ist beeindruckt. Als wir das kleine Schiff betreten, liegt bereits ein leichter Dunst über dem Wasser. Es ist kühl. Die meisten Passagiere gehen ins Innere, andere versuchen zumindest einen windgeschützten Platz in der Nähe der Kabinenwand zu ergattern. Wir setzen uns auf die vordersten Plätze. Enrico hat den Arm um mich gelegt. Wir sind beide recht schweigsam geworden. Obwohl ich weiß, daß mir später tausend Sachen einfallen, die ich ihm hätte noch sagen, die ich ihn noch hätte fragen wollen, bleibe ich stumm. »Übermorgen fahren wir nach Florenz zurück.« Enrico zieht mich enger an sich, weiß wohl, daß mich diese Eröffnung noch ein wenig trauriger macht. »Und wann kommst du wieder nach München?«

Vor dieser Frage graut es mir, weil ich die Antwort fürchte. Und da ist sie, genauso wie ich sie mir vorgestellt habe. »Ich weiß es nicht, Ingrid. Sicher ist, daß ich wiederkommen werde. Unsicher hingegen, wann das sein wird.« Fest steht auf jeden Fall, daß er hier kein Lokal aufmachen wird. Trotzdem gibt es immer wieder Möglichkeiten für ihn, nach München zu fahren. Er hat Freunde hier, es gibt geschäftliche Verbindungen. Er ist auch früher öfter nach München geflogen. Laura werden diese Reisen nicht sonderlich überraschen.

Allerdings kann er mit Sicherheit nicht monatlich kommen. Ich höre mir das alles schweigend an, was sollte ich auch dagegen sagen. Er ist verheiratet, er muß aufpassen, daß er seine Familie nicht verletzt. Er muß damit fertigwerden, daß es da jetzt doch eine zweite Frau in seinem Leben gibt, die er anfängt zu lieben. Er war – wie er sagt – noch nie in einer solchen Situation. Sicherlich hat er sich schon ein paarmal aus seinem Alltag geschlichen, aber daran waren in erster Linie die Theaterwelt schuld, die Schauspielerei, die Zauberei. Aber jetzt gibt es mich.

Während er mir das alles sagt, tauchen in mir Zweifel auf, ob ich dieses Leben ertragen werde. Ich habe doch eigentlich keine Zeit, will ich ihm sagen. Ich habe doch gar keine Ahnung, wie es mit mir weitergeht. Ich kann doch nicht einfach Wochen und Monate verschenken, in denen ich nur darauf warte, daß er mich anruft, daß er mir schreibt oder daß er für ein, zwei Tage nach München kommt. Doch im selben Moment weiß ich sehr wohl, daß ich diese Zeit haben werde, daß meine Liebe zu ihm den Kampf gegen den Krebs sogar noch verstärken, daß er mir beim Überleben behilflich sein wird.

Als das Schiff in Prien anlegt, ist die Beklemmung wieder verschwunden. Den Rückweg auf unseren Rädern bewältigen wir bereits in 20 Minuten. Kurz vor 18 Uhr sind wir in der Klinik. Um sieben Uhr will Enrico in München sein, bleibt uns für den Abschied also wenig Zeit.

In meinem Zimmer fallen wir uns noch einmal in die Arme. »Man kann mit dir herrlich lachen, Ingrid. Wir müssen darauf achten, daß wir fröhlich bleiben«, murmelt er. Ich kann mir das zwar in diesem Moment nicht vorstellen, aber ich nicke zustimmend, während mir die Tränen über die Wangen laufen. »Wann kommst du wieder?« Ich kann diese Fragerei einfach nicht lassen, auch später nicht.

Während ich mich verbissen an Daten klammere und sofort getröstet bin, wenn er mir sagt, er kommt heute in sieben Wochen um 13 Uhr zu mir zurück, will er sich einfach nicht auf einen bestimmten Termin festlegen, weil er Angst hat, ich könnte dann enttäuscht sein, wenn er ihn nicht einhalten kann.

Ich versuche, ihm den Unterschied zwischen unseren Gedankengängen klarzumachen. »Schau, ich reagiere wie der Fuchs in Saint-Exupérys kleinem Prinzen. Der sagt einmal zu dem kleinen Mann: ›Wenn du zum Beispiel um vier Uhr nachmittags kommst, dann kann ich um drei Uhr anfangen, glücklich zu sein. Je mehr die Zeit vergeht, um so glücklicher werde ich mich fühlen. Um vier Uhr werde ich mich schon aufregen und beunruhigen. Ich werde erfahren, wie teuer das Glück ist. Wenn du aber irgendwann kommst, kann ich nie wissen, wann mein Herz dasein soll. Es muß feste Bräuche geben‹.«

Zunächst ist Enrico erstaunt darüber, daß ich diese Passage auswendig kann. Auch er liebt das Buch, hat Gedankengänge daraus durchaus im Kopf, aber nicht gleich ganze Absätze im Wortlaut. »Mein liebes Kind, du bist eine hemmungslose Romantikerin«, lacht er. Damit ist unserem Abschied einiges von der sich anbahnenden Dramatik genommen. Er schiebt mich von sich, verschwindet in meinem Bad. Ich hole inzwischen eine Trachtenjacke aus dem Schrank, es ist kalt geworden, und ich will ihn noch zum Auto begleiten. »Enrico, was heißt auf Italienisch ›Ich habe dich lieb‹?« will ich auf dem Weg dorthin von ihm wissen. »Ich liebe dich, ti amo, klingt mir einfach zu dramatisch.« »Ti voglio bene kommt eurem ›Ich habe dich lieb‹ am nächsten«, vermutet er. »Ciao Bella.« Er hat mein Gesicht zwischen seine großen Hände genommen. Mein ganzer Kopf samt meinen vielen Haaren paßt in diese Hände. »Wir werden uns wiedersehen. Paß auf dich auf. Werde gesund. Ich melde mich bei dir.«

Schon sitzt er im Auto, dreht sein Fenster runter. »Ingrid, ti voglio bene.« »Anche io, Enrico.« Ich auch.

Ich schaue dem Auto nach, bis es um die Ecke fährt. Dann gehe ich langsam ins Haus zurück. Überall treffe ich Patienten, die ebenso wie ich Besucher verabschiedet haben. Ich werde begrüßt, grüße zurück und sehe dabei kein einziges Gesicht. Ich will nicht zum Essen. Ich möchte jetzt allein sein.

Um lästigen Fragen aus dem Weg zu gehen, sperre ich die Tür hinter mir zu und mache kein Licht an. Ich sitze auf meinem Bett, fühle mich kreuzunglücklich und verlassen. Auf meinem Schreibtisch steht die Flasche Champagner, die mir Frau Waldmann geschenkt hat. Ich habe sie völlig vergessen. Jemand klopft an meine Zimmertür. Ich rühre mich nicht. Es ist sicher Frau Sixt, die mich zum Essen abholen will. Sie geht weiter. Ganz langsam kommen die Tränen.

Ich weiß nicht, wie lange ich so im Dunkeln gesessen bin, aber plötzlich halte ich diese Einsamkeit nicht mehr aus. Ich werde Frau Waldmann noch besuchen. Vielleicht setze ich mich auch noch mit Leni und den anderen etwas zusammen. Im Bad wasche ich mein Gesicht, damit man die Tränenspur nicht sieht. Während ich mich kämme, nehme ich im Unterbewußtsein wahr, daß sich irgend etwas an der Spiegelwand verändert hat. Ich weiß nur noch nicht, was es ist. Dann sehe ich an der Spiegelhälfte über dem zweiten Waschbecken, das ich eigentlich nie benütze, links unten ein kleines Herz. Es wurde mit Seife dorthin gemalt. Enrico muß es gezeichnet haben, als er in meinem Bad verschwand. Und mit einem Mal ist der nagende Kummer in mir verschwunden. Dieser Gruß, mit dem ich wirklich nicht gerechnet hatte, tröstet mich und macht mich sehr glücklich. Im Laufe der Jahre hat mir Enrico viele solcher Hilfestellungen gegeben.

Trotz der großen räumlichen Entfernung und den wenigen Gelegenheiten, die wir haben, uns zu sehen, weiß er ziemlich genau, wann ich in ein Loch zu fallen drohe. Ich muß ihm das gar nicht erst sagen. Und dann kommt aus Florenz unvermittelt ein Zeichen seiner Liebe zu mir, an dem ich mich mühelos wieder aufrichten kann.

Frau Waldmann merkt dank dieses kleinen Seifenherzens nichts von meinem vorangegangenen Stimmungstief. Im Haus ist es schon ziemlich still. Die Besucher haben es verlassen, die Besuchten sind meist müde und überanstrengt und bleiben auf ihren Zimmern. Frau Waldmann schläft. Es riecht herrlich nach Bratkartoffeln. Auf einem kleinen Tisch ist ihr Essen angerichtet, doch bis jetzt hat sie nichts angerührt. Ich nehme ihre Hand, sofort ist sie wach. »Sie müssen mir helfen«, bittet sie mich. »Ich hatte heute eine solche Sehnsucht nach Bratkartoffeln und eingelegten Heringen. Der Koch hat sie mir gemacht, und ich bringe keinen Bissen runter. Sie müssen einfach was davon essen«, beschwört sie mich. Sie wird einige Löffel von der roten Grütze probieren, die sie sich ebenfalls gewünscht hat. »Da haben Sie aber Glück, daß ich heute noch kein Abendessen hatte«, lache ich sie an. Tatsächlich schaffe ich die Hälfte der Kartoffeln und zwei Fische. Sie will wissen, ob mein Besuch gekommen ist und ob wir einen schönen Tag hatten.

Ich erzähle wenig, strahle sie nur an, und sie versteht. Frau Waldmann ist ein Mensch, der nie versucht, in den anderen zu dringen. Sie belästigt einen nie mit indiskreten Fragen, erwartet aber auch von ihrem Gegenüber, daß es nicht nach Dingen forscht, die sie absolut nicht erzählen will.

Leni und ich vermuten schon seit einiger Zeit, daß sie Kummer hat. Sie erzählt viel von ihren Söhnen. Über ihren Mann hat sie schon lange nicht mehr geredet. »Er hat beruflich viel zu tun und kann mich nicht besuchen.« Das ist alles, was sie sagt.

Plötzlich macht sie einen recht aufgekratzten Eindruck. Die rote Grütze hat ihr geschmeckt, die Beschwerden sind nach der Operation leichter geworden, mit ihrem künstlichen Darmausgang, von dem sie zu diesem Zeitpunkt noch annimmt, daß er bald wieder zurückverlegt wird, hat sie sich soweit abgefunden.

»Frau Benedict, wie wär's, gehen wir ein Stück den Gang entlang«, bittet sie mich. Ich melde Zweifel an, ob wir das überhaupt dürfen, ob ihre Kraft reicht.

Doch sie schiebt meine Bedenken beiseite. »Was soll denn passieren. Ich hake mich bei Ihnen unter, und wenn es mir zuviel wird, kehren wir wieder um. Ich muß mal raus aus meinem Zimmer, und im Bett liegen kann ich auch nicht mehr die ganze Zeit. Mir tut jeder einzelne Knochen weh.« Das glaube ich ihr aufs Wort. Die Frau ist ohnehin nur noch

Haut und Knochen. Sie muß beim Liegen Beschwerden haben.

Behutsam helfe ich ihr aus dem Bett. Als sie endlich ihren Jogginganzug anhat und bereit ist zu gehen, macht sie auf mich den Eindruck, als müsse sie sich dringend sofort hinlegen. Doch Frau Waldmann ist zäh, das hat sie schon sehr oft bewiesen. Die wenigen Patienten und Schwestern, denen wir um diese Zeit begegnen, staunen nicht schlecht, als sie uns sehen. Frau Waldmann sonnt sich in dem Lob, das man ihr zollt.

Vorübergehend kokettiert sie sogar mit der Idee, die Treppe hinunter und mit mir in den Aufenthaltsraum zu gehen. Doch mein Einwand, daß sie die ganze Strecke ja wieder zurück muß, bringt sie zur Vernunft.

Wir kehren langsam ins Zimmer zurück. Dort angekommen, legt sie sich sofort auf ihr Bett. Sie hat keine Kraft mehr. Wir verabreden, daß sie sich mit meiner Hilfe jetzt täglich auf Wanderschaft durchs Haus begeben wird.

Ihr Ziel ist es, demnächst wieder eine Zigarette im Raucherzimmer zu genießen. Rauchen ist nämlich ihre große Leidenschaft. Sie raucht nicht viel, aber gerne. Auch Hackethal konnte sie nicht davon abhalten. »So'n bißchen Smoken schadet schon nichts« – davon ist sie fest überzeugt.

Am Sonntag früh fallen sie am Frühstückstisch über mich her. Leni, Frau Sixt und Irmi. »Wo warst du denn gestern? Wir haben dich überall gesucht.« Ich sage ihnen, daß ich erst spät am Abend gekommen sei und dann noch Frau Waldmann besucht hätte. Mit dieser Erklärung sind sie zufrieden.

Da das Wetter auch heute herrlich ist, planen wir einen langen Spaziergang. Behandlungen gibt es keine. Um 10 Uhr wollen wir losziehen. Bevor ich mein Zimmer verlasse, schütze ich Enricos Seifenherzchen vor allzu eifrigen Reinigungsfrauen. »Bitte nicht wegwischen«, steht auf einem Zettel, den ich mit einem Klebstreifen am Spiegel befestigt habe. Das Mädchen hält sich dran. Bis ich wegfahre, bleibt Enricos Gruß erhalten. Am Montag kommt Ursula in die Klinik. Sie hat einen Sprechstundentermin. Jetzt soll endgültig entschieden werden, ob noch einmal operiert wird. Ursula sieht blaß und bekümmert aus, als ich ihr vor dem Sprechzimmer begegne. Sie verspricht mir, nicht abzureisen, ohne mir Bescheid zu geben, was mit ihr passieren soll.

Ich liege mit Leni auf der Sonnenterrasse, als sie mich findet. »Ich werde nun doch operiert«, sagt sie und setzt sich an das Fußende meines Liegebettes. »Eigentlich bin ich froh darüber, dann weiß ich wenigstens, ob da in meiner Brust noch ein neuer Knoten entstanden ist.« Leni schreckt von ihrer Liege hoch. Sie ist in einer ähnlichen Situation, doch bei ihr will der Professor absolut nicht schneiden.

»Ich werde mir einen neuen Termin geben lassen«, nimmt sie sich vor. »Er muß mir noch einmal erklären, warum er hier schneidet und bei mir nicht. Wo liegt der Unterschied?«

»Julius, hast du eigentlich Angst um mich?« Ich habe die Türklinke schon in der Hand, war gerade dabei, das Zimmer zu verlassen, als mir diese Frage einfällt.

Er schaut mich nachdenklich an, ist keine Sekunde überrascht über diese Frage. Trotzdem dauert es, bis er mir antwortet. »Angst ist wohl nicht das richtige Wort. Ich mache mir Sorgen um dich, keine sehr großen, aber immerhin schon einige.«

Das will ich jetzt genau wissen, denn eigentlich hatte ich erwartet, daß er in ein lautes Gelächter ausbrechen würde. »Warum hast du Sorgen um mich?« »Mein liebes Kind, wir kommen um diese Fünf-Jahres-Marke einfach nicht herum. Ist die erst einmal überwunden, hat sich in dieser Zeit kein Rückfall gezeigt, sind wir einen gewaltigen Schritt weiter. Vorher nicht.«

»Es könnte also sein, daß sich doch Metastasen gebildet haben, die irgendwann einmal sichtbar werden, die Beschwerden und schließlich Schmerzen verursachen?« »Sicher ist das möglich«, antwortet er mir. »Doch keine Angst! Metastasen sind nicht der Anfang vom Ende, bedeuten nicht, daß alles vorbei ist. Sie müssen bekämpft werden, genauso rigoros wie der ursprüngliche Tumor. Nichts weiter.«

Er läßt mich an seinen Überlegungen teilnehmen. »Gehen wir davon aus, wir setzen die Zelle mit dem Menschen gleich. Wird der Mensch kastriert, gibt es keine Kinder. Wird die Zelle kastriert, gibt es keine Zellen. Wird die Krebszelle kastriert, gibt es keine Krebszellen. Hier muß irgendwie der Schlüssel liegen.«

Beim Suprefact habe er lange Zeit geglaubt, es könne die Vermehrung der Zellen verhindern, doch es wirke nur bei verschiedenen Krebsarten und auch da manchmal nur gewisse Zeit.

»Was mache ich, wenn Metastasen bei mir auftauchen?« frage ich mehr mich als ihn. »Du wirst weiterkämpfen. Du wirst dir deinen Schwung erhalten. Dafür werde ich sorgen. Dann kannst du beweisen, daß es dir ernst ist mit deinem so offen zur Schau getragenen Optimismus.«

Nach diesem Gespräch habe ich mich zu Frau Waldmann ins Zimmer geschlichen. Sie sitzt am Fenster und schaut auf das Schilf, das sich im Wind wiegt. Als sie mich hört, dreht sie mir Ihr Gesicht zu. Es ist traurig und eingefallen, wie so oft in letzter Zeit. »Frau Waldmann, was haben Sie empfunden, als die ersten Metastasen in Ihrem Körper auftauchten?« will ich schließlich von ihr wissen. »Eigentlich war ich überhaupt nicht überrascht darüber. Irgendwie habe ich sie erwartet«, erinnert sie sich. »Ich glaube, ich habe zum Professor sogar gesagt: ›Also doch, jetzt haben wir sie endlich‹.«

»Sie sind nicht zusammengebrochen? Haben nicht geweint?«

»Oh nein, damals habe ich nicht geweint.«

Wir sind beide schweigsam. Da lacht sie plötzlich auf. »Wissen Sie, ein bißchen ist das mit dem Kranksein und Kränkerwerden wie mit dem Altsein und dem Älterwerden. Wenn man als junges Mädchen liest, eine Dreißigjährige hat gerade ihr erstes Kind geboren, meint man, die hätte das in dem Alter wohl auch besser bleiben lassen. Ist man selbst so alt, ordnet man eine Mittvierzigerin dem alten Eisen zu, und feiert man schließlich seinen Fünfzigsten, fühlt man sich immer noch ganz ordentlich und hält die Sechzigjährigen für alt. Ähnlich ist das mit der Krankheit. Solange ich ohne starke Schmerzmittel sein kann, ist alles in Ordnung. Solange ich gehen und mich selber versorgen kann, bin ich zufrieden. Solche Brücken baut sich jeder Mensch und ist damit getröstet.« Wieder einmal bewundere ich diese tapfere Frau. Noch heute, nachdem sie jetzt schon über ein Jahr tot ist, richte ich mich an ihrem Beispiel auf, wenn meine Kraft einmal nicht ausreicht.

Unsere Abschluß-Untersuchungen stehen bevor. Die Ergebnisse

sind, wie sich herausstellt, befriedigend. Keiner unserer Werte ist erhöht. Leni erklärt sich nach einem langen Gespräch mit Professor Hackethal nun endgültig damit einverstanden, einen möglichen Operationstermin noch hinauszuschieben. Sie wird alle sechs Wochen zu einer ambulanten Untersuchung kommen und dem Professor die Entscheidung überlassen. Bis dahin wird sie sich weiter Suprefact spritzen und versuchen, sich nicht dauernd mit lauernden Fingern abzutasten.

Frau Waldmann ist traurig, daß wir abreisen. Sie hat sich an den täglichen Marsch mit mir gewöhnt. Jetzt befürchtet sie, daß sie niemanden mehr findet, der sich um sie kümmert und sie auch dann aus dem Bett jagt, wenn sie eigentlich keine Lust dazu hat, aufzustehen.

Ich nehme mir vor, Ursula zu bitten, sich Frau Waldmanns anzunehmen. Leni und ich versprechen ihr, zum Abschied Friseur bei ihr zu spielen. Seit ihrer Operation vor drei Wochen sind ihre Haare nicht mehr gewaschen worden. Jetzt findet sie, sei es an der Zeit, wieder »einen ordentlichen Kopf« aufzusetzen.

»Ich kann mich nicht mehr sehen«, jammert sie. »Wenn der Kopf scheußlich ist, sieht man doppelt krank aus.« Ein Außenstehender kann das vielleicht nicht begreifen, aber es ist wirklich so: Viele Patientinnen fühlen sich sofort besser, wenn ihre Haare frisch gelegt, wenn die Finger- und Fußnägel frisch lakkiert sind. Es wäre von den Angehörigen grausam, würden sie durchblicken lassen, daß sie solche Anstrengungen für sinnlos und übertrieben halten. Das Bedürfnis, sich zu pflegen, ist bei Schwerkranken symbolisch zu werten. So lange sie sich darum kümmern, so lange sie bitten, daß man ihnen dabei behilflich ist, wenn ihre eigenen Kräfte nicht mehr ausreichen, so lange haben sie sich noch nicht aufgegeben, so lange wollen sie noch leben.

Ich habe Zureicherdienste übernommen, Frau Sixt beschränkt sich aufs Zuschauen. Wir sind sehr vergnügt an diesem Nachmittag und dankbar, daß wir miteinander lachen können. Jeder von uns spürt wohl in seinem Innersten, daß Frau Waldmann nicht mehr lange leben wird, und wir erleben intensiv jede Minute, die wir mit ihr verbringen können.

Als sie fertig ist und die Haare endlich trocken sind, zaubert

Leni eine wunderhübsche Frisur. Obwohl ihr Gesicht ausgemergelt und eigentlich ohne Farbe ist, sieht man, daß Frau Waldmann vor ihrer Krankheit eine schöne Frau gewesen sein muß. Darauf angesprochen, wehrt sie ab. »So toll war das auch wieder nicht.« Trotzdem freuen sie unsere Komplimente, und das sollten sie auch. Den letzten Abend wollen wir mit ihr verbringen, versprechen Frau Sixt und ich. Leni und Irmi werden mit Heiner und Bruno Abschied feiern.

Mittwoch und Donnerstag sind noch angefüllt mit Behandlungen. Ich habe ziemlich zu tun, die Termine pünktlich einzuhalten.

Mein Vater hat angerufen: Er kann mich dieses Mal nicht abholen, Helga wird einspringen. Florian würde die Mutter eigentlich auch gerne chauffieren, doch ich lehne kategorisch ab. Er müßte dafür die Schule schwänzen, und im Abiturjahr scheint mir das doch recht unpassend.

Am Mittwochnachmittag ist Ursula angekommen. Sie sitzt mit an unserem Tisch und scheint sich etwas zu entspannen. Es war wohl die Unsicherheit und die Angst, die sie zeitweise so unduldsam gemacht hat. Auf einem kleinen Spaziergang, den wir nach dem Abendessen machen, erfahre ich von ihr, daß sie, bevor sie hierher kam, bei einem Krebsspezialisten in Hannover war, dort eine Kur gemacht hat. Jetzt will sie sowohl Hackethalsche Medikamente als auch die dieses norddeutschen Arztes nehmen. Ich explodiere. »Du mußt völlig verrückt sein!« schimpfe ich los. »Du kannst doch nicht beides miteinander mischen. Vielleicht hebt das eine Medikament die Wirkung des anderen sogar auf! Du kannst doch nicht löffelweise das Zeug in dich hineinschaufeln!«

Ursula erschrickt über meine heftige Reaktion, obwohl sie sie im Grunde erwartet hat. Schließlich kennt sie mich lange genug und weiß, wie ich auf ihre medizinischen Experimente reagiere. Sie verspricht mir, wenigstens hier alle anderen Medikamente abzusetzen.

Am Donnerstagabend mache ich Ursula mit Frau Waldmann bekannt. Sie geht aber sehr bald wieder. Zu sehr ist sie mit sich und Ihren Ängsten befaßt. Den Anblick der schwerkranken Frau erträgt sie nicht lange.

Sie macht mir auch keine Hoffnung, als ich sie vor meiner Abreise bitte, gelegentlich bei Frau Waldmann vorbeizusehen.

»Ingrid, ich kann das nicht. Schließlich werde ich selber operiert. Ich kann der Frau nicht helfen.«

Frau Waldmann wird hier noch mindestens 68 Wochen bleiben müssen, soviel steht jetzt fest. Vorher ist an eine Rückoperation des künstlichen Darmausganges gar nicht zu denken. Manchmal kommen ihr Zweifel, ob es überhaupt noch dazu kommen wird. »Ich bin so schrecklich schwach«, klagt sie an dem letzten Abend. »Ich kann auch nichts mehr essen.« Sie wird künstlich ernährt zur Zeit, hängt am Tropf. Ihre Venen sind dünn und brüchig geworden. Trotzdem macht sie bisher noch nicht den Eindruck, als wolle sie aufgeben.

»Vor Weihnachten komme ich noch einmal zu Ihnen«, verspreche ich ihr. Im übrigen werde ich sie anrufen. Frau Sixt und ich gehen noch einmal in den Aufenthaltsraum mit ihr. Sie raucht zwei Zigaretten.

Ich schaue mir inzwischen die Patienten an, die an den Tischen sitzen. Ist einer dabei, der Frau Waldmann aus dem Bett holen wird? Ich verlasse mich auf keinen. Frau Waldmann ist bettlägerig, da schließt man keine neuen Freundschaften.

Wenn man zusammen bei Tisch sitzt, wenn man sich bei Behandlungen trifft oder gemeinsam im Vorzimmer auf den Professor wartet, geht das Kennenlernen einfacher. Hackethal weiß schon, warum er drauf dringt, daß jeder, der dazu nur einigermaßen in der Lage ist, Tag für Tag aufsteht, zusammen mit den anderen ißt und zu den Behandlungen geht, sich seine Spritzen selber holt. Man vereinsamt nicht so, als wenn man tatenlos in seinem Bett liegt und darauf wartet, daß die Türe aufgeht und wenigstens ein Arzt oder eine Schwester hereinkommt.

Zurück in ihrem Zimmer fürchten wir uns eigentlich alle drei vor dem Abschied. »Machen wir's kurz«, sagt Frau Waldmann endlich. »Ich mag rührselige Szenen nicht.«

Nacheinander fallen wir uns in die Arme. Ich helfe ihr beim Niederlegen, decke sie vorsichtig zu, bringe ihr noch eine Wärmflasche. Wir können nichts dagegen tun, plötzlich beginnen doch die Tränen zu fließen. »Ich schaue morgen noch kurz vorbei, bevor ich fahre«, schluchze ich. Frau Waldmann nickt mit dem Kopf. Sie hat die Augen zugemacht. Auch ihr laufen Tränen über die Backen.

Die Abreise verläuft wie immer äußerst turbulent. Vor dem Frühstück habe ich bereits meine Koffer gepackt. Das Seifenherzchen am Badespiegel lasse ich so lange stehen, bis ich endgültig mein Zimmer räume.

Beim Frühstück verabschiede ich mich bereits von Leni, Irmi und Ursel und vielen anderen Patienten, die mir hier während der vergangenen drei Wochen begegnet sind, mit denen ich aber keinen engeren Kontakt hatte. Trinkgelder müssen verteilt werden, im Büro unterschreibe ich für die Versicherung einen Bescheid, daß ich hier behandelt worden bin.

Li Hackethal treffe ich in ihrem Zimmer. Sie ist traurig, daß ich wegfahre. »Es ist so schön, wenn du im Haus bist«, meint sie. »Da rührt sich immer was.« Außerdem macht sie sich Sorgen um Frau Waldmann. »Sie kommt einfach nicht mehr so recht zu Kräften. Wenn du weg bist, hat sie im Moment niemanden hier, der sie ein bisserl aufbaut.« Ich erzähle ihr, daß ich versprochen habe, in den nächsten Wochen wiederzukommen und notfalls über ein Wochenende ein Zimmer in Bernau zu mieten, wenn mich Frau Waldmann länger braucht.

Li ist erleichtert. Ich weiß, daß sie Frau Waldmann besonders gerne hat und darunter leidet, daß sie so wenig Zeit findet, sie häufiger zu besuchen.

»Irgend etwas ist passiert, seit sie das letzte Mal daheim war. Sie hat sich seitdem verändert. Du mußt mal aufpassen, wie traurig sie schaut, wenn sie sich unbeobachtet glaubt.«

Auch Ursel macht den Hackethals zu schaffen. »Irgendwie haben der Julius und ich das Gefühl, daß sie kein Vertrauen mehr zu uns hat, und das lähmt.« Ich meine, daß diese Unsicherheit vor allem für Ursula verhängnisvoll ist.

Als ich in mein Zimmer zurückkomme, um dort nun endgültig auf Helga zu warten, sitzt Ursula auf meinem Bett. Auf der Suche nach mir hat sie das Herz entdeckt. Sie will wissen, von wem es stammt. Ich verweigere die Auskunft und lache sie nur an.

Helga steht vor der Türe. In Windeseile räumen wir das Auto ein. Jetzt will ich raus hier aus diesem Zimmer, so schnell wie möglich.

Seitdem ich meine Sachen eingepackt habe und mit meinem kleinen Teddybären auch der letzte Hinweis verschwunden ist, daß hier einmal meine kleine Wohnung war, ist mir der Raum fremd geworden. Ganz zuletzt nehme ich ein Handtuch und wische Enricos Herz weg. Ein trüber, fettiger Fleck bleibt zurück. Das Zimmermädchen wird sich anstrengen müssen, den Spiegel wieder blankzuputzen.

Während Helga zum See schlendert und eine Zigarette raucht, gehe ich ein letztes Mal zu Frau Waldmann. Sie liegt in den Kissen und blättert in einer Illustrierten. Ihre Haare schauen immer noch gut aus, obwohl sie durch das Liegen schon etwas verdrückt sind. »Wollen wir noch einen kleinen Marsch machen?« frage ich sie. »Nee, eigentlich nicht. Sie sind doch so sehr in Eile, da macht es keinen Spaß.« Doch ich lasse nicht locker. Ich habe nämlich einen Hintergedanken dabei. Ich will mit Frau Waldmann in den Aufenthaltsraum gehen und dort sehen, ob ich nicht doch jemanden finden kann, der sie wieder in ihr Zimmer zurückbringt. Damit – so hoffe ich wenigstens insgeheim – könnten sich neue Kontakte ergeben. »Frau Waldmann, es spielt keine Rolle, ob ich hier ein bißchen später wegkomme. Meine Kinder rechnen nicht vor dem frühen Nachmittag mit mir, und auch meine Freundin hat sich von der Familie freigeben lassen. Wir machen jetzt unseren Gang.« »Na gut«, sagt sie, schlüpft in ihren Jogginganzug, steckt ihre Zigaretten ein, zupft vor dem Spiegel ihre Haare zurecht, hakt sich bei mir ein und schlurft los. Lust hat sie keine, das merke ich ihr an.

Schließlich ist sie aber dann doch ganz zufrieden. »Eigentlich gut, daß ich noch einmal aus meiner Bude komme«, gibt sie schließlich zu. »In den nächsten Tagen wird sich sowieso nichts rühren.«

Mein Plan, sie mit einer anderen Patientin ins Gespräch zu bringen, mißlingt kläglich. Kein Mensch ist im Aufenthaltsraum. Wer nicht abreist, ist entweder bei Behandlungen oder nützt das schöne Wetter und geht spazieren. Wir sind ganz allein. Helga kommt und sucht mich. Sie setzt sich zu uns. Ich habe ihr schon von Frau Waldmann erzählt. Sie weiß Bescheid und versucht, diese aufzuheitern.

Nach einer Weile treten wir den Rückzug an, diesmal zu dritt, Frau Waldmann in der Mitte. Der Abschied ist schnell vorbei. »Tschüß, machen Sie's gut«, sagt sie, bevor sie die Türe hinter sich zuzieht. Es hätte keinen Sinn gehabt, noch etwas zu sagen.

Es dauert ein wenig, bis Helga und ich das Bild dieser kranken Frau weggewischt haben. Unser Auto schnurrt die Autobahn entlang. Obwohl wir noch nicht darüber geredet haben, ist uns beiden klar, daß wir nur auf Umwegen zurück nach München fahren werden. Es ist Ende Oktober, ein herrlicher Herbsttag, vielleicht der letzte, bevor das Novembergrau unsere Welt zudeckt.

Wir steuern den Tegernsee an, wollen irgendwo in der Sonne sitzen und zu Mittag essen. Wir fahren nach Kreuth. Helga zeigt mir einen Bauernhof, auf dem sie und ihre Großmutter oft Ferien gemacht haben. Es ist ein prächtiges Anwesen mit einem dunklen Holzbalkon voller herrlich blühender Geranien. Vor einem kleinen Lokal nehmen wir auf einer abgesessenen Holzbank Platz und lesen die handgeschriebene Speisekarte durch.

Ich kämpfe mit mir. Soll ich die Hackethalsche Vollwert- und fleischlose Kost hier fortsetzen, oder soll ich sündigen und einen Schweinsbraten wählen?

Ich entscheide mich für eine Forelle, ebenso Helga.

Auf Nebenstraßen zuckeln wir nach München. Als wir vor unserem Haus den Kofferraum ausräumen, stürzt Linda herbei. Nach einer liebevollen Umarmung packe ich sie an den Schultern und betrachte sie aus einiger Entfernung. Sie hat meine Abwesenheit genutzt und sich Löcher in die Ohren stechen lassen. Die dafür notwendige Unterschrift für Minderjährige hat sie sich von Ihrem Bruder geben lassen. Natürlich bin ich nicht ernsthaft böse darüber, aber ich sage ihr recht deutlich, daß ich Ohrringe, und seien sie noch so winzig, einfach abscheulich finde. »Die schauen ganz stark aus«, werde ich belehrt, aber nicht überzeugt.

Am Abend kommt Florian mit ein paar Freunden. Weil eigentlich nichts Eßbares im Hause ist, was ich kochen könnte, holen wir uns mehrere Pizzas und verbringen einen gemütlichen Abend miteinander. Ich bin froh, daß ich wieder unter ihnen sein kann. Die Krankheit und ihre möglichen Folgen sind wieder einmal für eine Weile in den Hintergrund getreten.

Für Montag ist das Thema Schule angesagt. Florian macht im kommenden Mai Abitur und tut für meine Begriffe nach wie vor zu wenig. Linda kämpft erwartungsgemäß mit Französisch und Mathematik.

Ich lasse mir das Sprechstundenverzeichnis geben und besuche einige Lehrerinnen. Von allen höre ich im Prinzip das gleiche. Sie ist ein fröhliches, liebenswertes Kind, beteiligt sich erfreulicherweise lebhaft am Unterricht und versagt bei schriftlichen Arbeiten kläglich.

Sobald sie etwas schreiben muß, läßt die Konzentration nach. Sie wird unsicher und bringt nichts mehr zustande.

Eine Lehrerin vermutet, daß sie unter meiner Diagnose leidet. Daß ich an Krebs erkrankt war, hat Linda selbst in der Schule erzählt. Doch ich habe da so meine Zweifel. »Ich möchte auf gar keinen Fall, daß meine Kinder in der Schule mit einem Krebsbonus bedacht werden«, entgegne ich. »Wir drei gehen von der Voraussetzung aus, daß ich die Krankheit überstanden habe. Das bedeutet, daß wir zu Hause nicht mehr darüber reden. Ich mache alles mit, lebe ein ganz normales Leben, klage auch nie über Beschwerden. Meine Kinder haben eine weitaus lebhaftere und unternehmungslustigere Mutter als so manche ihrer Klassenkameraden, deren Müttern noch nie etwas Ernsthaftes gefehlt hat.«

Die Lehrerin schaut mich etwas verständnislos an, hält meine Gelassenheit wohl für Verdrängung. Bevor ich mich verabschiede, bitte ich ausdrücklich, Linda nichts nachzusehen, bloß weil man die Mutter schonen will. Das soll sie auch ihren Kollegen ausrichten.

Die Tage vergehen schnell. Weihnachten steht wieder einmal vor der Tür. Meine Stimmung hat ihren gewohnten Tiefstand erreicht. Von Frau Waldmann höre ich, daß ihre Familie darauf besteht, das Fest mit ihr gemeinsam zu feiern. Ihr Mann will sie holen und notfalls Anfang des neuen Jahres wieder an den Chiemsee zurückbringen. Sie hat schreckliche Angst vor den Strapazen einer langen Fahrt, weint am Telefon. Am 3. Advent setze ich mich in den Zug und fahre zu ihr.

Sie hat mich zwar nicht direkt um einen Besuch gebeten, aber ich habe den Hilferuf auch so verstanden. Der Weg vom Bernauer Bahnhof zur Klinik ist deprimierend. Nichts ist von seinem herbstlichen Charme geblieben. Die Bäume sind kahl, es weht ein eiskalter Wind über die Wiesen, rüttelt an den Ästen, färbt Nasen und Wangen unnatürlich rot. Auch die Klinik bietet nicht den gewohnten heimeligen Anblick. Die Blumenkästen sind verschwunden, die Balkone somit kahl.

Eine Ärztin ist gerade bei ihr, als ich an Frau Waldmanns Zimmertüre klopfe.

Ich gehe den Gang auf und ab und warte, bis ich zu ihr kann. Traudl biegt um die Ecke, schiebt einen Stoffbehälter vor sich her. Sie freut sich, als sie mich entdeckt. »Traudl, was soll das, warum laßt Ihr denn Frau Waldmann überhaupt fahren? Die übersteht doch die Reise gar nicht!« überfalle ich sie. Sie hebt die Schultern. »Keiner will sie weglassen, aber ihr Mann macht Theater. So krank, daß sie transportunfähig wäre, sei sie auch wieder nicht.«

Die Ärztin hat das Zimmer mittlerweile verlassen. Frau Waldmanns schmales Gesicht ist noch spitzer geworden. Kraftlos liegt sie in ihrem Bett, als ich das Zimmer betrete. Ihre Augen beginnen zu leuchten, als sie mich sieht. »Also weißt du, das hätte es ja nicht gebraucht, daß du mitten im Weihnachtsrummel zu mir an den Chiemsee kommst«, empfängt sie mich. Mir wird bewußt, daß sie mich das erste Mal geduzt hat. Ich mache sie darauf aufmerksam. »Du wirst lachen, ich hätte jetzt nicht Frau Benedict zu dir sagen können, dafür bist du mir zu vertraut.«

Ich freue mich über dieses »Du«, hatte es mir eigentlich schon lange gewünscht, wollte es aber nicht provozieren.

Da fällt mir ein, daß ich ihren Vornamen ja gar nicht kenne. »Heidrun heiße ich. Nicht besonders schön, aber, was willst du von einer Preußin anderes erwarten. Ich wohne zwar jetzt im Schwarzwald, geboren bin ich aber in Bremen.«

Ich ziehe mir einen Stuhl an ihr Bett, nehme ihre eiskalte Hand in meine Hände. Erst will sie wissen, wie lange ich Zeit habe. Ich kann unter vier Zügen wählen, bin also ziemlich ungebunden.

Sie muß mir versprechen, mir sofort zu sagen, ob und wann ich sie anstrenge. Ich werde dann einen kleinen Spaziergang machen oder durchs Haus gehen, andere Patienten begrüßen und mich mit den Schwestern unterhalten.

Sie erzählt mir, daß ihre körperlichen Beschwerden stark zugenommen haben. Nach meiner Abreise sei sie von Li Hakkethal, von ihren Söhnen und von Schwestern noch einige Male in den Aufenthaltsraum geführt worden, dann hätte sie die Kraft für diesen Weg nicht mehr gehabt. Der künstliche Darmausgang werde ihr wohl bleiben, vermutet sie. »Eine neuerliche Operation würde ich gar nicht überstehen.« »Muß diese stundenlange Reise nach Hause in den Schwarzwald wirklich sein?« »Mein Mann will es so. Was soll ich machen?«

Fast bin ich versucht, sie jetzt, wo wir das abstandhaltende »Sie« in ein vertrautes »Du« umgewandelt haben, zu fragen, ob in ihrer Ehe alles in Ordnung ist. Doch irgendetwas hält mich davon ab. Ich habe Scheu davor, Dinge aus ihr herauszuholen, die sie nicht von sich aus erzählt.

Monate nach ihrem Tod erfahre ich dann von einer anderen Patientin, die in der Nähe der Waldmanns wohnt und die Familie auch kennt, was diese kranke Frau ertragen mußte. Ihr Mann hatte nach der ersten Operation ihre Schwester ins Haus geholt. Sie sollte seine Frau pflegen und die Kinder versorgen. Als sich der gesundheitliche Zustand seiner Frau wesentlich verbesserte, zog diese wieder aus. Doch sie kehrte zurück, als Frau Waldmann wochenlang in der Klinik am Chiemsee war. Die Söhne wehrten sich gegen diesen Zustand, doch erfolglos. Nacheinander zogen sie aus. Frau Waldmann kam also nicht mehr »heim«, wenn sie nach Hause fuhr. Deshalb auch ihre Verzweiflung, als sie das Weihnachtsfest dort verbringen sollte.

Doch das wußte ich noch nicht, als ich Frau Waldmann am 3. Advent besuchte.

Ich erzählte, was ich in München getrieben hatte, daß Professor Hackethal im Rahmen einer Vortragsreihe auch in einem Münchner Hotel war und daß ich mich als Zuhörerin dabei nicht sonderlich wohl fühlte.

Sie hört mir eine Weile zu und schläft schließlich ein. Sanft löse ich meine Hand aus der ihren und verlasse das Zimmer.

Ich treffe auf kein bekanntes Gesicht, als ich zum Ausgang gehe, um draußen etwas frische Luft zu schnappen.

Offenbar reisen doch so ziemlich alle Patienten ab, um Weihnachten bei ihren Familien zu feiern. Nur ganz wenige bleiben hier. Neue werden zwischen den Jahren wohl nicht aufgenommen.

Obwohl er mich eigentlich nicht lockt, schlendere ich zum See. Eiskalt schaut er aus, trübe und unfreundlich. Ich kann nicht einmal bis zur Herreninsel sehen. Die Enten kommen sofort angeschwommen, als sie mich sehen. Jetzt gehen hier wenig Menschen spazieren. Sie bekommen selten Brot und alte Semmeln. Auch ich stehe mit leeren Händen am Ufer.

Enttäuscht drehen sie ab. Hunderte von Möwen ziehen kreischend ihre Kreise über dem dunklen Wasser. Sie kommen mir plötzlich wie Aasgeier vor!

Ich bin deprimiert. Gedanken an Frau Dollinger, mit der ich hier war, gehen mir durch den Kopf, und ich sehe Enrico und mich an dem Bootssteg stehen und in ein Boot hineinbalancieren.

Die Bretter des Steges sind abmontiert. Fröstelnd gehe ich in das Haus zurück. Es ist 15 Uhr. Ich werde den Zug um 17 Uhr nehmen.

Überall riecht es nach Kaffee. Ich beschließe, in die Küche zu gehen und mir ein Kännchen zu holen. Den ganzen Tag über habe ich noch nichts gegessen. Mein Magen knurrt. In der Küche werde ich von Brigitte, unserer Serviererin, stürmisch begrüßt. »Wann kommens' denn wieder?« will sie von mir wissen. »Sie werden dringend gebraucht. Zur Zeit lacht hier niemand im Speisesaal.« »Ich werde eigentlich erst wieder im nächsten Oktober erwartet«, teile ich ihr mit. »Wenn nichts dazwischenkommt.« Dieses »Wenn nichts dazwischenkommt« gehört zu den ständigen Redensarten in diesem Haus. Eine Floskel nur, aber sie beleuchtet die Situation sehr gut, in der wir uns alle befinden. Wir bekommen unsere Termine für die regelmäßigen Untersuchungen, halten sie pünktlich ein und tauchen in der Regel nicht früher auf, es sei denn, »es kommt etwas dazwischen«, und dieses »Dazwischen-Gekommene« bedeutet, daß man einen neuen Rückfall in die Krankheit hat, bedeutet einen neuen Tumor, neue Beschwerden, neue Angst.

Nach einer Tasse Kaffee, die ich alleine im Aufenthaltsraum trinke, gehe ich zu Frau Waldmann zurück. Sie ist wach. »Sehe ich eigentlich sehr schlecht aus?« will sie unvermittelt von mir wissen. Ich weiß im ersten Moment gar nicht so recht, was ich darauf antworten soll.

Natürlich sieht sie elend und krank aus, aber das kann ich wohl kaum sagen. Ich winde mich etwas, schiebe alles auf ungepflegte Haare und weiße Haut. »Ingrid, meinst du, du hättest noch Zeit, mir die Haare zu richten?« fragt sie mich. Ich beschließe, einen Zug später zu nehmen. »Glaubst du, du wirst durchhalten?« erkundige ich mich besorgt. Doch Frau Waldmann ist finster entschlossen, sich von mir verschönern zu lassen. Ihre Haare sind sehr dünn geworden. Bei jeder Nadel, die ich setzen muß, damit die Lockenwickler halten, habe ich Angst, sie entweder zu stechen oder ein wertvolles Haarbüschel auszureißen.

Es dauert nicht lange, bis die Haare trocken sind. Ich löse die Wickler. Jetzt ist sie dran. 10 Minuten bleibt sie im Bad. Dann kommt sie ins Zimmer zurück. Erwartungsvoll sieht sie mich an, mit der unausgesprochenen Frage »Na, wie findest du mich?« Gut, daß ich mit der Zeit gelernt habe, meine Gefühle doch etwas im Zaum zu halten, sonst hätte ich auf der Stelle losgeheult. Sie sieht so armselig aus, so hoffnungslos krank. Sie bemüht sich hübsch auszusehen, dabei sitzt ihr der Tod bereits im Nacken. Das merke ich jetzt, wo sie sich ein bißchen hergerichtet hat, viel deutlicher als zuerst, als sie im Bett lag.

Ich habe es plötzlich eilig, wegzukommen. Am Freitag wird ihr Mann anreisen, am Samstag soll sie heimfahren. »Ich rufe dich zu Weihnachten an«, verspreche ich ihr. Sie wird mir Bescheid geben, wenn sie wieder in die Klinik zurückkommt.

Daß sie wieder hierher fährt, ist ihr offenbar klar. Sie kennt nur den Zeitpunkt noch nicht.

Auch diesmal türmt sich das kommende Weihnachtsfest wie ein

unüberwindbarer Berg vor mir auf. Enrico hat zuviel zu tun, um mich aus dem fernen Florenz zu trösten. Er ruft häufig an, ist enttäuscht, daß er mich so selten erreicht. Wie immer verbringe ich die meiste Zeit bei meinen Freunden. Dort im Kreise der lebhaften Familie wird der Kummer, der um diese Zeit halt immer in mir nagt, am wirkungsvollsten übertönt.

Besonderes Grausen verursachen Presseberichte über Professor Hackethal in mir, die in Form und Bild immer gehässiger werden. Ebenso abstoßend sind seine Erwiderungen. Er hat sich in das Suprefact verrannt, ein Medikament, das er für ein Wundermittel hält, verteidigt es mit gefletschten Zähnen, hat sich vernünftigen Gegenargumenten versperrt.

Die Ärzteschaft fordert ein Berufsverbot. Das Thema »geleistete Sterbehilfe« taucht wieder auf. Längst bekannte Fakten werden zu widerwärtigen Aktualitäten aufpoliert und aufgeblasen. Hackethal kämpft mit dem Rücken zur Wand, mit Schaum vor dem Mund. So wenigstens hat es den Anschein.

Für Anfang Januar beruft er eine Pressekonferenz in seiner Klinik ein. Ich erfahre davon, telefoniere mit Li und biete ihr an, zu kommen und mir die Kollegen einmal näher anzusehen. Vielleicht kenne ich noch einige von früher und kann sie ein wenig bremsen.

Sie ist erleichtert über meinen Vorschlag, meint, es sei tröstlich, unter diesem fremden Haufen einen Menschen zu wissen, dessen Freundschaft man sich sicher sein kann.

»Es würde ja schon reichen, wenn du dich mit ihnen unterhalten und denen mal sagen könntest, was der Julius wirklich fertigbringt.«

Da noch Weihnachtsferien sind, nehme ich Linda mit zum Chiemsee. Im Zug warne ich sie vor dem Wirbel, der uns in der Klinik mit Sicherheit erwartet, der sie vermutlich abstoßen, mich hingegen nicht sonderlich beeindrucken wird. Doch die Tochter bleibt gelassen. Ich vermute sogar, daß ihr ein kleiner Skandal durchaus Freude bereiten könnte. Turbulente Pressekonferenzen, unverschämte Reporter und dergleichen Hektik mehr kennt sie bisher bloß aus dem Fernsehen.

Im Haus summt es wie in einem Bienenkorb, als wir ankommen. Es begegnen uns nervöse Schwestern, bedrückte Ärzte und ein Haufen fanatischer Patienten, denen man auf den ersten Blick ansieht, daß sie sich vor surrenden Fernsehkameras und gezückten Fotoapparaten in Szene setzen wollen.

»Wir lassen den Professor nicht verkommen«, klingt es aus einem Aufenthaltsraum. »Keine Angst, keine Angst, Hackethal«, ergänze ich in Gedanken und erinnere mich dabei an einen Gassenhauer aus den dreißiger Jahren.

Im Ärztetrakt treffen wir auf Li Hackethal. Sie sieht abgespannt und bekümmert aus. »Hallo«, begrüßt sie uns. »Geh nur rein zu ihm.« Hackethal schaut mich an, als wollte er mich in der Luft zerreißen, als ich in sein Zimmer komme. »Was willst du denn hier? Du möchtest mich wohl bremsen?« vermutet er richtig.

»Sei doch nicht gleich sauer«, fahre ich zurück. »Ich bin da, erstens weil ich die Li unterstützen will, und zum zweiten will ich versuchen, meine Kollegen davon zu überzeugen, daß du weit mehr bist, als der wild um sich schlagende Professor Hackethal.« »Macht, was Ihr wollt. Mein Manuskript zeige ich dir jedenfalls nicht«, schnaubt er, und damit ist die Audienz beendet.

Auf dem Weg zur Aula fallen mir drei Damen auf, die ihre Arme nach oben reißen und mit Mittel- und Zeigefinger das »V« für »Victory« signalisieren, so als ginge es hier um ein Fußball-Länderspiel oder einen Boxkampf.

Ich schüttle den Kopf. Zwei Reporter fragen die Oberschwester aus, wollen durchs Haus geführt werden. Jutta schaut mich verzweifelt an. Sie wird in den Krankenzimmern gebraucht, nicht vor den Fernsehkameras. »Frau Benedict, könnten Sie bitte die Führung übernehmen?«

Ich kann. Ich zeige ihnen die Behandlungsräume, beantworte Fragen nach der hier üblichen Therapie, setze mich gemeinsam mit Linda bereitwillig auf einen Behandlungsstuhl. Wir lassen uns Sauerstoffschläuche in die Nase schieben. Die Kameras surren. Li stößt zu uns. Sie hat eine Gruppe Journalisten im Schlepptau. »Ingrid, redest du mit ihnen?« bittet sie. »Ich muß in die Aula.« Ein Reporter will in ein Krankenzimmer und eine Patientin fotografieren. Li braucht erst gar nicht zu protestieren, das übernehme ich für sie.

»Sagen Sie einmal, sind Sie hier als PR-Chefin oder sowas ähnliches angestellt?« werde ich plötzlich von einem Journalisten gefragt, der mich schon die ganze Zeit über beobachtet hat. »Ich habe nämlich das Gefühl, daß ich Sie von irgendwoher kenne.« Ich gestehe ihm, daß es mir bei seinem Anblick ähnlich gegangen ist. Wir stellen uns gegenseitig vor. Natürlich, wir sind Kollegen von früher, haben in derselben Zeitung gearbeitet, nur in verschiedenen Redaktionen.

Die Freude ist auf beiden Seiten groß. »Sag mal, für wen bist du denn hier? Schreibst du jetzt frei, oder wer hat dich hierher geschickt?« will er wissen.

Vor Entsetzen bleibt mir im ersten Moment die Luft weg. Was soll ich ihm denn antworten? Hier in diesem Wirbel habe ich kein einziges Mal daran gedacht, daß ich zu den Krebskranken gehöre, die hier behandelt werden. »Ich bin eigentlich Patientin hier. Mich hat keine Zeitung geschickt. Doch heute bin ich da, um den Reportern klarzumachen, daß der Hackethal keineswegs so wild ist, wie er momentan tut.«

Der Kollege kann seine Überraschung nur mühsam verbergen. »Also ansehen tut man dir auf jeden Fall nicht, daß du krank bist«, meint er schließlich. »Bin ich auch nicht mehr. Verlaß dich drauf.«

Wir nehmen uns vor, nach der Pressekonferenz eine Tasse Tee miteinander zu trinken. »Für den Fall, daß es hier dann noch einen ruhigen Ort gibt«, lacht der Kollege. »Finden wir«, versichere ich ihm. »Schließlich kenne ich dieses Haus inzwischen wie meine Hosentasche.«

Linda und ich suchen uns etwas abseits von der Patientengruppe, die sich zusammengefunden hat, »um es den Schreiberlingen zu zeigen«, einen Platz.

In der letzten Reihe sitzen Ärzte und Schwestern, soweit sie sich freimachen konnten. Li sehe ich nicht, dafür lehnt ihre Tochter Nicole im Türrahmen. Die Fernsehteams haben ihre Kameras aufgebaut. Sie suchen die Stuhlreihen nach Patienten ab, lassen die laute Gruppe zunächst außer acht. Ihnen geht es mehr um die ausgemergelten Gesichter der anderen Kranken, die still auf ihren Plätzen warten. Nachdenklich schauen sie vor zu dem Pult, von dem aus Julius Hackethal demnächst seinen Zorn loslassen wird. Mit ihnen fühle ich mich sehr viel mehr verbunden, als mit den aufdringlichen »Victory«-Schreiern.

Sie werden sich ebenso fürchten wie ich, daß sich ein gereizter Julius Hackethal zu Bemerkungen hinreißen läßt, die jederzeit gegen ihn benutzt werden können. Wir alle wissen längst, daß er als Arzt das Letzte aus sich herausholt, um seinen Patienten zu helfen.

Wir kennen ihn als kraftvollen, energiegeladenen Menschen, als liebreichen Tröster, als ansteckenden Optimisten. Jetzt haben wir Angst, daß er sich blamieren, daß er von einem Fettnäpfchen in das andere treten könnte, daß sein Temperament mit ihm durchgeht und er seinen Kritikern genügend Gelegenheit bietet, über ihn herzufallen.

Als er endlich in die Aula kommt, greife ich unversehens nach Lindas Hand, so als wollte ich mir bei ihr Zuversicht und Mut holen. Nun, sein Auftritt hält, was seine blitzenden Augen versprechen. Er ist zornig, er ist verletzt. Er ist in seiner Ehre als Arzt gekränkt, fühlt sich an die Wand gedrängt. Ich höre ihm genau zu. Was er sagt, hat Hand und Fuß. Er muß nicht tatenlos zusehen, wenn man ihn und seine Arbeit in den Schmutz zieht. Nur die Art, wie er sich verteidigt, läßt zu wünschen übrig.

Ich schaue mir die Gesichter der umsitzenden Journalisten an: sie sind gespannt, lauernd. Man wartet auf einen Skandal.

Doch der bleibt aus. Hackethal hat in der Sache recht. Das leuchtet wohl allen ein. Es ist leichter über ihn zu urteilen oder ihn zu verurteilen, wenn man ihm nicht gegenüber sitzt, wenn man nichts spürt von der Kraft, die von ihm ausgeht. Nach seinen Ausführungen bittet er um Fragen. Die kommen zögernd. Warum er nicht nach Amerika gehe, man habe ihm dort doch ein hervorragendes Angebot gemacht, will man von ihm wissen. »Weil ich hier nicht weglaufen will wie einer, der Angst hat. Ich stehle mich nicht aus meiner Verantwortung. Ich will auch meine Patienten nicht im Stich lassen.« Brausender Beifall von Seiten der »Victory«-Gruppe. Auch Ärzte und Schwestern klatschen. Mit welchem Urteil rechnet er in dem drohenden Prozeß über geleistete Sterbehilfe? »Mit Freispruch«, donnert er, »nichts anderem als Freispruch.«

Zu diesem Prozeß wird es im übrigen gar nicht kommen. Im November 1986 schlägt die Staatsanwaltschaft das Verfahren nieder. Zwei lange Jahre Diffamierung und Diskriminierung haben an den Nerven von Hackethal, seiner Frau, seiner Ärzte und Patienten gezehrt.

»Sag mal, warum schreibst du eigentlich nicht mehr?« will der Kollege von mir wissen. Wir haben uns eine Portion Tee geholt und gemeinsam mit Linda einen ruhigen Platz gefunden. »Paß auf, ich mach' jetzt ein Interview mit dir, nenne auch, wenn du damit einverstanden bist, deinen vollen Namen, und dann wirst du schon sehen, daß Aufträge kommen.«

Ich solle doch nicht so ungeschickt sein, andere an meiner Geschichte verdienen zu lassen, meint er. »Schreib selbst was über deine Erfahrungen hier. Das hast du schließlich gelernt.«

Ich bin nachdenklich geworden. Eigentlich hat er recht. Seit vielen Jahren besitze ich keine Schreibmaschine mehr. Wenn ich meine Beiträge für unseren »Gemeindebrief« tippen muß, leihe ich mir eine von Brigitte, meinem Gegenüber. Mir schien die Anschaffung unrentabel.

So gerne ich früher geschrieben habe, seit meiner Scheidung, seitdem ich für Erziehung, Haushalt, Schule, kurz: für die ganze Familie verantwortlich bin, bin ich geistig träge geworden. Ich lese viel weniger als früher, beneide erfolgreiche Kolleginnen, ohne jemals auf die Idee zu kommen, es ihnen gleichzutun.

Meine Beiträge für das kleine Kirchenblatt, meist reiner Lesestoff mit dem Ziel, nicht nur über Veranstaltungen in der Gemeinde zu informieren, sondern auch ein wenig zu unterhalten, schienen mir schriftstellerische Leistung genug. Pfarrer Söllner, der »Chefredakteur« des »Gemeindebriefes«, fand das ganz und gar nicht. »Das hier kann Ihnen gar nicht genügen«, bohrte er immer wieder, »und das darf Ihnen auch nicht reichen.« Ich schaltete auf stur, meinte, ich sei mit diesen Artikeln voll ausgelastet und im übrigen auch überaus zufrieden damit. Der Pfarrer schaute mich zweifeind an, zog sich zurück. Aufdringlichkeit liegt ihm nicht. Weder als Seelsorger noch als zeitweiliger »Berufsberater«.

Doch an diesem 7. Januar 1986, als mein Kollege aus früheren Zeiten in diese bereits angeritzte Kerbe schlug, fing ich Feuer. Am nächsten Tag stand mein Telefon kaum mehr still. Andere Zeitungen und Zeitschriften meldeten ihr Interesse an. Kollegen wollten mich zum Thema Krebs, Leben, Überleben, Lebensangst, Lebensmut befragen. Ich verweigerte fast alle Interviews, bot an, meine Geschichte selber zu verfassen. Man war einverstanden damit.

Ich begann wieder zu schreiben.

Da alle gleichzeitig etwas von mir wissen wollten, geriet ich gewaltig unter Zeitdruck. Ein herrliches Gefühl!

Obwohl ich 15 Jahre Redaktionsmitglied der »Süddeutschen Zeitung« und später freie Mitarbeiterin einiger anderer Zeitungen war, habe ich die Freude am Gedruckten, unter dem mein Name stand, nie verloren.

Jetzt wurde mein Eßtisch plötzlich wieder zum Schreibtisch umfunktioniert. Die Zeit reichte plötzlich nicht mehr aus. Wenn die Kinder aus der Schule kamen, gab es kurze Küche. Ich bekam ein schlechtes Gewissen, entschuldigte mich bei ihnen. »Das macht uns überhaupt nichts aus«, beruhigten sie mich. »Es ist schön, daß du mal wieder etwas anderes tust als Staubwischen, Fensterputzen und Bügeln.« »Jetzt habe ich halt weniger Zeit für euch«, meinte ich bekümmert. »Na und, wir sind doch keine kleinen Kinder mehr«, bekam ich zur Antwort. So ist das also. Da meint man als bemühte Mutter, man müßte ausschließlich für seine Kinder dasein, damit ihnen ja nichts abgeht, und dann wollen die das gar nicht so unbedingt.

Nach und nach treffen die Belegexemplare ein. Ich fotokopiere meine Beiträge, ordne sie nach Datum und überreiche sie Pfarrer Söllner. Er hat von meinen Aktivitäten nichts gewußt. Die Blätter, die sich für meine Krankengeschichte interessierten, gehören nicht zu seiner täglichen Zeitungslektüre. Er zeigt sich überrascht und erfreut. Ein »Ich habe es ja gleich gewußt« verkneift er sich zunächst noch. »Wenn das so weitergeht, werde ich mich nach einer neuen Mitarbeiterin für den Gemeindebrief umsehen müssen«, lacht er und glaubt selbst keine Sekunde daran, daß ich diese Artikel vernachlässigen werde.

Ich möchte Franz wiedersehen, den Kollegen, mit dem mich vor fast 30 Jahren soviel verbunden hat. Plötzlich ist dieser

Wunsch da, wird mit der Zeit immer stärker. Wir haben uns nach stürmischer Wiedersehensfreude vor vielen Jahren endgültig aus den Augen verloren. Ich finde seinen Namen weder im Münchner noch im Hamburger noch im Wiener Telefonbuch, allesamt Stationen seines Lebens. Ein Kollege erzählt mir, daß er sich selbständig gemacht hat, daß er Bücher schreibt und hin und wieder Reportagen oder kleine Feuilletons liefert. Ich will seine Adresse, bekomme schließlich die Nummer eines Postfachs, schreibe sofort einen Brief an ihn mit der dringenden Bitte um Rückmeldung und höre lange nichts von ihm.

Als ich gerade dabei bin, wieder berufliche Pläne zu schmieden, eine Zeit, die ich sehr genieße, weil mich beginnende Aktivitäten von Sorgen ablenken, überfallen mich die Schmerzen in der Brust wieder.

Drei Wochen lang attackieren sie mich nahezu täglich. Einmal zwischen acht und neun Uhr in der Früh, einmal nachts zwischen zwei und drei Uhr. Sie tauchen regelmäßig auf, woher sie kommen und wie sie entstehen weiß ich nicht. Die Brust ist dann hart und bleibt druckempfindlich. Zunächst verständige ich die Hackethals nicht. Einmal aus Feigheit und zum anderen, weil ich hoffe, sie würden wieder verschwinden. Ich taste mich ab, Knoten fühle ich nicht. Krebs als Ursache für Beschwerden dränge ich weg.

Eines Nachts träume ich wieder von meinem Baumhaus. Ich sitze auf der Leiter ganz oben in den Sprossen und werde geschaukelt. Erst ganz sanft, dann immer schneller. Mir wird schwindelig. Ich rufe nach unten: »Bitte aufhören!« Enrico läßt die Leiter augenblicklich los und schaut nach oben.

Ich bin so erleichtert, ihn zu sehen, daß ich das Seil, an dem die Sprossen befestigt sind, loslasse und mich einfach nach unten werfe. Wohlbehalten lande ich in seinen Armen. Dort erst wird mir klar, daß ich mich in Gefahr befunden habe. Ich klammere mich fest an diesen Mann und weine hemmungslos.

Von meinen Tränen werde ich geweckt. Sofort erinnere ich mich an meinen Traum, bemühe mich, ihn fortzusetzen. Doch dieser Versuch scheitert kläglich. Ich hole Enricos Briefe und lese sie durch. Eigentlich kann ich sie längst auswendig, doch in dieser Nacht brauche ich die Originale.

Fasching ist in München angesagt. Ich bin seit eh und je ein Faschingsmuffel gewesen, entwickle einfach keine Phantasie, wenn ich mich verkleiden soll. Sicherlich liegt das auch an meiner Brille. Rollen, die ich schon als kleines Mädchen im Fasching spielen wollte, waren einfach nicht drin. Eine Prinzessin, eine Zigeunerin, ein Schneewittchen, eine Gänseliesel mit dicker Brille?

Mehrere Einladungen zu Hausbällen habe ich abgelehnt. Der Vorschlag von Florian, am Rosenmontag in ein Münchner Künstlercafé zu gehen und uns die zur Zeit favorisierte Life-Gruppe »Supersonic« anzuhören, interessiert mich dagegen schon weit mehr. Bevor wir das Haus verlassen, wirft der Sohn einen prüfenden Blick auf mich. Doch meine Garderobe – Jeans und ein viel zu großer verwaschener Baumwoll-Pullover, der eigentlich Christls Sohn Thomas gehört – gefällt ihm offensichtlich. Das Café hat weißgekalkte Wände, ist in grelles Licht getaucht und wirkt auf den ersten Blick äußerst ungemütlich. Zumindest auf mich. Da die Tische fast alle besetzt sind, suchen Florian und ich einen Platz an der Bar.

Er liegt strategisch sehr günstig. Wir stehen an der Ecke, können gut auf die Bühne sehen und haben vor allem Beinfreiheit. Das ist sehr wichtig, wie sich später herausstellt. Die Zusammensetzung des Publikums überrascht mich etwas. Ich entdecke wenig Maskierte, keine Punker. Junge Leute im Alter von Florian, also 20jährige, dominieren.

Hin und wieder sieht man auch ältere Musikfans. Meine ursprungliche Sorge, ich könnte mir dort vorkommen wie die komische Alte unter lauten Halbwüchsigen, ist unbegründet. Wir bestellen zunächst Bier, reden wenig miteinander, weil ich einfach viel zu beschäftigt bin, meine Umgebung zu beobachten. Freunde von Florian treffen ein und gesellen sich zu uns an die Bar. »Meine Mutter«, stellt er mich ab und zu vor. Meistens unterläßt er es aber, uns miteinander bekannt zu machen.

Die Band, unterstützt von einer temperamentgeladenen, hervorragenden Sängerin, fegt unvermittelt los. Eine Unterhaltung wird damit unmöglich. Dafür lösen sich die Zuhörer nach und nach von ihren Stühlen, von den Tischen und der Bar und fangen an zu tanzen.

Ich bin hingerissen. Es dröhnt in meinem Kopf. Die Musik füllt mich ganz und gar aus. Florian und seine Freunde tanzen bereits. Sie haben mich vergessen, und das ist gut so, denn auch ich kann nicht widerstehen, gleite von meinem Barhocker und mache mit. Plötzlich fühle ich mich beobachtet und schaue in das Gesicht eines Mannes, der mich anlächelt. Meine Augen grüßen zurück, ich tanze weiter, beachte ihn nicht mehr. In einer Tanzpause gehe ich zum Waschraum. Der Weg dorthin führt direkt an dem Mann vorbei. Er lehnt an einem Stehtisch, hat ein Bier vor sich stehen und blickt mir entgegen. Da mehrere die Gelegenheit nützen, sich frischzumachen, ordne ich mich in eine Schlange von Wartenden ein. Direkt vor ihm muß ich anhalten. Plötzlich fühle ich, wie er mir über die Haare streicht. Ich drehe mich um, lache ihn an. »Schön machst du das.« Er grinst zurück. Ich werde weitergeschoben.

Als ich den Rückweg antrete, ist er zunächst verschwunden. Die Musik fängt wieder an. Ich will weitertanzen. Da steht er neben mir, nimmt meine Hand und zieht mich an einen Platz, wo man etwas mehr Bewegungsfreiheit hat. Aber die will er offenbar gar nicht. Er hat mich ganz fest an sich gedrückt. Ich wehre mich überhaupt nicht. Er ist ungemein sympathisch, sehr groß und breit, hat dunkelblonde, dichte Locken, blaue Augen, sieht meiner Meinung nach ein bißchen aus wie ein gutmütiger Teddybär.

Obwohl er hautnah mit mir tanzt, ist er nicht aufdringlich. Nach einer Weile bringt er mich an die Bar zurück. »Vinzenz heiß ich«, sagt er zu mir »und du?« »Ingrid.« »Na schön, Ingrid. Jetzt laß ich dir eine Pause. Aber ich hol dich wieder. Ich hol dich den ganzen Abend. Du liegst einem so gut im Arm.« Mit einem Bussi in meine Haare verabschiedet er sich von mir.

Der Sohn schaut mich an. Kritisch? Strafend? Streng? Mitnichten! Er betrachtet mich richtig liebevoll. »Sauber, sauber«, meint er schließlich. »Da hat sich doch meine alte Mutter glatt den nettesten Typen im ganzen Lokal geangelt.« Ich verbiete mir weitere »Anzüglichkeiten« und bestelle ein neues Bier. Die Sängerin kommt zu uns. Sie kennt Florian und seine Freunde, weil sie ihre Konzerte regelmäßig besuchen und ein ehemaliger Klassenkamerad von ihnen jetzt am Schlagzeug sitzt. »Das ist meine Mutter«, stellt mich der Sohn vor. »Toll, daß du sie mitgebracht hast«, wird er gelobt.

Ein Glas geht zu Bruch. Man kann das Splittern deutlich hören, ich drehe mich um, sehe, daß Vinzenz seinen Kopf auf den Tisch gelegt und dabei das Glas umgeworfen hat. Ich gehe zu ihm hin, richte seinen Wuschelkopf auf. Er schaut mich glücklich und ein bißchen betrunken an. »Hör bloß auf mit dem Trinken«, warne ich ihn. »Sonst wird das heute abend nichts mit unserer Tanzerei.« »Sei nicht so streng mit mir«, entgegnet er und legt seinen Arm um mich. »Du bist wohl von der Heilsarmee.« Ich gebe ihm einen Nasenstüber. Da zieht er mich wieder an unseren Tanzplatz. Es ist erstaunlich, wie sicher er tanzt. Ich fühle mich wohl in diesen Armen. Plötzlich hebt er mich in die Luft und läßt mich eine Weile zappeln, bis ich wieder festen Boden unter den Füßen habe. Dieser unerwartete Temperamentsausbruch hat Florian auf den Plan gerufen. »Geht's gut?« will er wissen. »Selbstverständlich«, gebe ich zurück. »Wer war das?« erkundigt sich mein Tanzbär. »Mein Sohn.« Das erstaunt ihn dann doch. So einen großen Sohn hat er mir wohl nicht zugetraut. »Wie alt bist du überhaupt?« »47 Jahre.« Er ist tatsächlich verblüfft. Jetzt interessiert mich sein Alter. »46 Jahre.« Wir brechen beide in Gelächter aus. Da sind wir ja beide nahezu gleich alt. Das Seniorenpaar in diesem Etablissement, wie uns scheint.

»Darauf brauche ich noch ein Bier«, entscheidet Vinzenz. Einen Rüffel, der mir bereits auf der Zungenspitze liegt, unterdrücke ich. Schließlich bin ich ja wirklich nicht von der Heilsarmee. Ganz im Gegenteil. Ich amüsiere mich ausnehmend gut mit diesem Mann, fühle, wie ich mich wohlig seinem umwerfenden Charme ergebe. Florian zwinkert mir von der Ferne zu. Es ist das erste Mal, daß er Gelegenheit hat zu beobachten, wie gerne seine Mutter flirtet.

Da macht Vinzenz einen Fehler. Einen kleinen nur, aber er trübt meine Freude zunächst. Wir trinken das Bier an seinem Stehtisch. Während er mit der einen Hand in meinen Haaren spielt, versucht er seine andere Hand unter meinen weiten Pullover zu schieben. Ich erstarre. Das mag ich nicht! »Vinzenz, laß das bleiben!« sage ich zu ihm. Er zieht die Hand sofort zurück, ist nicht beleidigt über diese Abfuhr. Aber er ist hartnäckig. Während ich mich langsam entspanne und die Gefahr für gebannt halte, startet er einen neuerlichen Versuch. Vielleicht hätte ich ihm sogar nachgegeben, vielleicht hätte ich mich von seiner Stimmung anstecken lassen, doch da gibt es einen Enrico, irgendwo in Italien, der hat das gleiche auch mit mir gemacht, doch dem ist mein Körper entgegengekommen, den hat mein Körper gebraucht, den habe ich wohl von Anfang an geliebt.

»Vinzenz, sei ein Schatz und laß das bleiben«, bitte ich ihn, und er hält dann wirklich den von mir gewünschten Abstand.

Seine Enttäuschung über meine unvermutete Zurückhaltung hält er im Zaum, läßt er sich zumindest nicht anmerken. Er fängt sich wieder, das Lachen und die gute Laune bleiben zwischen uns, und darüber bin ich sehr froh. Wir tanzen wie die Wilden, ich vermute, daß uns die Jugend rund um uns, inklusive mein Sohn Florian, für zwei völlig ausgeflippte Alte hält. Florian signalisiert mir, daß er nach Hause möchte. Ich bin sofort damit einverstanden und leite ein Abschiedsgespräch mit Vinzenz ein. Er ist zunächst dagegen. »Schau, ich muß gehen, der Sohn ist müde.« Auf seinen Vorschlag, mich von ihm etwas später heimbringen zu lassen, gehe ich nicht ein. »Gut, du darfst heim, aber erst brauche ich noch deine Adresse«, meint er schließlich. Die will ich ihm nun ganz und gar nicht geben. Er wendet sich an den Sohn, der nicht verstehen kann, daß ich ihn plötzlich so finster anschaue. »Florian, gib ihm keine Adresse«, warnen meine Augen, und er hält sich zurück. Vinzenz ist enttäuscht.

»Warum sollen wir uns denn nicht noch einmal sehen?« schmeichelt er. Ganz sanft streicheln seine Finger an meinem Nacken entlang, verursachen vorübergehend ein sehr verdächtiges Herzflimmern. »Na gut, gib mir einen Zettel, ich schreib dir Adresse und Telefonnummer auf«, gebe ich schließlich nach. Vinzenz ist begeistert. Er reicht mir sein Notizbuch. Ich blättere darin, suche nach einem leeren Blatt, schreibe etwas hinein. Meine vorgehaltene Hand verdeckt den Einblick.

»Servus, Vinzenz«, verabschiede ich mich von ihm und lege die Arme um seinen Hals. Er zieht mich näher an sich, will mir einen Kuß geben, verfehlt meinen Mund und landet mit seinen Lippen an meinem Hals. Ich lache. »Paß nur auf, wenn wir uns wiedersehen, hole ich alles nach«, droht er mir lachend. Mit Florian gehe ich aus dem Lokal.

Im Auto freut sich der Sohn. »Muß schon sagen, du hast wirklich einen besonders netten Typen aufgetan«, meint er. »Ich bin gespannt, wann der sich meldet.« »Der wird sich gar nicht melden«, sage ich ungerührt. »Wieso denn nicht? Der ist doch ganz scharf auf dich«, bekomme ich zur Antwort. »Ich nehme an, der schläft morgen früh seinen Rausch aus, den er sich jetzt endgültig antrinkt, und spätestens am Nachmittag ruft er dich an.« »Wird er nicht. Ich habe ihm meine Adresse gar nicht gegeben.« »Wie bitte?« der Sohn verschaltet sich beinahe, so überrascht ist er. »Was hast Du denn in das Bücherl geschrieben?« »Gar nichts. Ich habe lediglich ein Herz hineingemalt mit einem Pfeil in der Mitte und einem dicken Blutstropfen drunter.« »Du bist einfach nicht zu retten«, werde ich beschimpft. »Da lernt die Frau mal einen netten Mann kennen und dann verweigert sie ihm die Adresse.« Der Sohn ist sauer. Ich denke an Enrico und schmunzle in mich hinein.

Ich schlafe noch fest, als das Telefon neben meinem Bett schrillt. »Ciao, Bella«, ruft mir Enrico durch die Muschel zu. »Come stai?«

»Enrico, es geht mir eigentlich noch gar nicht«, antworte ich verschlafen. »Ich bin erst vor kurzem ins Bett gekommen.« »Brutta ragazza«, schimpft er. »Guarda. Du wirst jetzt wach bleiben, Dich wunderschön machen und mich um 10.30 Uhr vom Flugplatz abholen. Ich bin mit Geschäftsfreunden in Venedig. Sie wollen hier Carneval feiern. Ich möchte aber lieber zu dir. Ich kann bis morgen bleiben. Ingrid, wir haben einen ganzen Tag für uns alleine.«

Als Linda zum Frühstücken kommt, bin ich bereits frisch frisiert und so aufgeregt, daß ich keinen Bissen essen kann. Lediglich dem Kaffee spreche ich kräftig zu. Ich sage ihr, daß ich heute den ganzen Tag über unterwegs sein werde und schlage ihr vor, zu ihrer Freundin zu gehen. Das hatte sie sowieso vor. Schließlich ist heute Faschingsdienstag. Es schneit zwar draußen, aber ein paar Klassenkameradinnen wollen in die Innenstadt ziehen und sich dort amüsieren. Wir Mütter haben bereits unser Einverständnis gegeben, allerdings nur, wenn sie in der Gruppe bleiben. Einzelaktionen scheinen uns zu gefährlich. »Was machst du eigentlich heute?« will sie von mir wissen, bevor sie abzieht. »Ich bekomme Besuch von Freunden, die sich mal den Münchner Fasching anschauen wollen. Ich muß ihnen halt ein bisserl was zeigen. Deshalb kann ich mich auch nicht festlegen, wann ich am Abend zurücksein werde. Ich rufe dich aber auf jeden Fall von unterwegs aus an. Vielleicht komme ich auch zwischendurch mal heim. Ich weiß es wirklich nicht. Es ist alles ein wenig überraschend gekommen.« Linda wirft mir eine Kußhand zu und verschwindet. Florian hinterlasse ich eine Nachricht. »Es war wunderschön gestern abend. Dank dir dafür. Heute bin ich ausgeflogen. Rückkehr sicher. Zeitpunkt äußerst ungewiß. Bis morgen.«

Ich sehe ihn sofort, als er durch die Sperre geht. Er strahlt soviel gute Laune aus, daß alles um ihn herum zu leuchten beginnt. Wenigstens für mich. »Sag mal, warum bist du gestern nacht erst so spät ins Bett gekommen?« will er im Taxi zur Innenstadt von mir wissen. Ich schildere den vergangenen Abend in allen Details. Er hört aufmerksam zu, lächelt plötzlich, als ich von Vinzenz' Annäherungsversuchen erzähle. Als er von dem Herzchen hört, das ich ihm statt meiner Adresse in sein Buch gemalt habe, lacht er laut.

Und dieses Lachen begleitet uns den ganzen Tag über. Es ist dabei, als wir sein Gepäck im Hotel abgeben, als wir ein Weißwurstfrühstück machen, als wir in Schwabing von Lokal zu Lokal ziehen.

Enrico hat für uns beide Schiebermützen aus Venedig mitgebracht. Die stülpen wir uns auf die Köpfe. Zwei verwegen aussehende Leute, die sich gegen den Schneesturm stemmen und ganz einfach nur glücklich sind. Ab und zu tanzen wir, wenn uns irgendwo eine Musik besonders gut gefällt. Wir reden mit den Leuten, an deren Tische wir uns quetschen. Wir begegnen keinem einzigen unfreundlichen Menschen, stecken mit unserer Freude einfach alle an.

Am späten Nachmittag werde ich langsam müde. Schließlich habe ich heute nacht höchstens drei Stunden geschlafen. Wo sollen wir uns ausruhen an diesem Faschingsdienstag, wo es rund um uns immer lauter wird? Überall stoßen wir auf Maskierte. In den Lokalen dröhnt die Musik. Beide haben wir fast gleichzeitig dieselbe Idee. Wir werden ins Kino gehen. Dort können wir uns am besten erholen. Nach Hause oder in sein Hotel wollen wir beide nicht. Noch nicht!

Wir setzen uns in die letzte Reihe. Ich kuschle mich an Enrico. Seine großen Hände halten mich fest. Vor uns läuft ein Lustspiel. Es wird viel gelacht. Ich passe nicht sonderlich auf. Enricos Nähe, sein Geruch, seine Wärme sind mir wichtiger. Jetzt erst merke ich, wie sehr ich mich die ganze Zeit über nach diesem Mann gesehnt habe, wie sehr ich ab und zu doch seine tröstliche und tröstende Nähe brauche. Briefe und Telefongespräche, die hin- und herwandern, sind zwar auch schön, aber sie reichen eben nicht. Nicht immer.

Langsam wird mir klar, daß Enrico zu einem wesentlichen Bestandteil meines Lebenswillens geworden ist. Ich darf einfach nicht wieder krank werden. Ich darf nicht sterben, noch lange nicht. Es wird zwar keine gemeinsame Zukunft für uns geben, aber wir werden uns eine eigene kleine Welt aufbauen, in unserer Phantasie, in unseren Träumen.

Nach der Vorstellung rufe ich Linda bei ihrer Freundin an. Sie waren in der Stadt, sind aber wieder heimgefahren, weil ihnen das Wetter einfach zu unfreundlich war. Jetzt spielen sie Karten, später wollen sie zum Hamburger-Essen gehen. Ob sie hier übernachten darf, will sie wissen. Schließlich sei sie heute alleine zu Hause, wenn ich erst spät heimkomme. »Du mußt aber vorher noch heimgehen und deine Schultasche holen. Die Ferien sind morgen vorbei.« Linda bedankt sich, schickt mir ein Bussi durchs Telefon und wünscht mir noch einen schönen Abend. »Ist es nett bei dir?« will sie noch wissen. »Sehr schön.«

Enrico hat vor der Telefonzelle gewartet. Er ist mehrmals von Maskierten angesprochen worden, hat jedesmal begeistert mitgespielt. Er scheint diesen Wirbel zu genießen. Nichts an ihm erinnert jetzt an den seriösen Geschäftsmann. Heute ist er wieder Enrico, der Zauberer!

In einem gemütlichen Lokal, etwas abseits von dem allgemeinen Trubel, finden wir einen kleinen Tisch und bestellen Chili con Carne. Am Nebentisch sitzen junge Leute. Sie prosten uns zu, wir lachen zurück. Es dauert nicht lange, und wir gehören zu ihrem Kreis. Wir stellen uns als frisch verheiratetes Ehepaar vor und werden belehrt, daß wir das lieber hätten bleiben lassen sollen. »Ehe killt die Liebe«, klärt man uns auf, und wir halten wohlweislich zu diesem Thema den Mund.

»Wann mußt du zu Hause sein?« fragt mich Enrico leise, für die anderen unhörbar. Stimmt, ich habe ihm noch gar nicht gesagt, daß es für mich heute abend keinen Zapfenstreich gibt. Ich wende ihm mein Gesicht zu, so daß wir uns direkt in die Augen sehen können. »Enrico, ich darf heute machen, was ich will. Linda ist nicht daheim. Ich kann kommen, wann ich mag.« Er schaut mich an, bleibt stumm. Wir kehren wieder zu der Unterhaltung am Tisch zurück. Niemand hat bemerkt, daß sich da unvermittelt Spannung eingeschlichen hat, zwischen dieser Frau und diesem Mann, die so vergnügt ihre Späße mitmachen. Enrico hat nicht die geringsten Sprachschwierigkeiten. Er wirft sein Italienisch, sein Englisch, Französisch und Deutsch durcheinander, verständigt sich prächtig und wird von allen verstanden. Kontaktschwierigkeiten kennt er nicht.

Es geht auf Mitternacht zu. Ich bin müde. Trotz des Protestgeschreis unserer Tischgenossen brechen wir auf. Nach ausgiebigen Umarmungen und der Zusage, bald wieder in den Alten Ofen zu kommen, stehen wir auf der Straße. Es schneit immer noch. Mir ist kalt.

»Ingrid, bringst du mich noch zum Hotel, oder willst du gleich nach Hause fahren?« Er hat seine Hand aus der meinen gelöst, steht mir gegenüber, ohne mich zu berühren. So als wollte er mir die Entscheidung ganz und gar alleine überlassen. »Ich will heim. Aber ich will, daß du mit mir kommst.« Ich habe über diesen Satz nicht nachgedacht. Er ist einfach aus mir herausgebrochen. Er wirft die Arme um mich, wirbelt mich zwei-, dreimal im Kreis herum. Überallhin bekomme ich Bussis. Auf die Wangen, auf die Haare, auf die Hände, auf die Nasenspitze, auf die Brille. Ich gebe sie allesamt zurück, ebenso glücklich wie er.

Jetzt, wo wir endlich wissen, was wir beide wollen, lassen wir uns Zeit auf dem Heimweg. Ein Taxi lehnen wir ab. So eine schnelle Fahrt würde die Vorfreude aufeinander verkürzen. Wir werden diese Fahrt von Schwabing nach Harlaching zelebrieren, werden irgendwann in die U-Bahn, die am Faschingsdienstag länger fährt als sonst, steigen und daheim ankommen. Überall begegnen uns maskierte Menschen. Viele von ihnen sind todmüde. Ihre Gesichter sehen aus, als gehöre die ganze Maskerade gar nicht mehr zu ihnen. Es ist bereits Aschermittwoch in München. Die Asche scheint man ihnen nicht aufs Haupt gestreut, sondern direkt ins Gesicht geschleudert zu haben, so grau sehen manche aus.

Die Ludwigstraße ist menschenleer. Reges Treiben herrscht indessen noch in der Theatinerstraße, Richtung Marienplatz. Wir vertiefen uns in hell erleuchtete Schaufenster, schenken uns in Gedanken sündteure Kleider und Anzüge, hüllen uns ein in feinstes Leder. Der Schmuck, den Enrico für mich aussucht, könnte mich mühelos in einen Christbaum verwandeln, so penetrant glitzert er. Ein ungewöhnlich scheußlicher Ledergürtel hat es mir besonders angetan: Eine Schlange – goldener Kopf – grüne Brillantaugen – beißt sich in ihren Schwanz – Gold mit Brillantsplittern versetzt. »Enrico, diesen Gürtel wünsche ich mir zu meinem Geburtstag.« »Bekommst du, cara. Er würde ganz hervorragend zu deinen Jeans passen«, albert er zurück.

Am Marienplatz steigen wir in die U-Bahn, stolpern über Betrunkene, die auf ihre Züge warten. Mir wird das langsam zuviel, und ich bin heilfroh, als wir in einer nahezu leeren Straßenbahn den restlichen Weg zurücklegen können.

Bei uns in der Straße ist bereits alles dunkel. In wenigen Stunden werden die ersten Wecker rasseln und einen ganz gewöhnlichen Arbeitstag einläuten. Als wir das Haus betreten, kommt uns Gipsy entgegen. Er ist maßlos beleidigt, weil er den ganzen Tag über alleine zu Hause bleiben mußte. Während ich Keller- und Wohnungstüre abschließe, macht sich Enrico mit meinem Kater bekannt.

Er hat sich einfach auf die Treppe gesetzt, liebkost ihn. Schmusig streicht das Tier an ihm entlang, begrüßt ihn schnurrend mit seinem buschigen Schwanz.

Ich bin inzwischen vorausgegangen, habe die Lampen angemacht, rücke meine Wohnung sozusagen ins beste Licht, mache sie bereit, Enrico zu empfangen. In der Küche hole ich eine

Flasche Wein aus dem Eisschrank. Enrico steht in der Mitte des Wohnzimmers und schaut sich um. Er ist befangen, das merke ich. Mir paßt diese Fremdheit zwischen uns beiden ganz und gar nicht. Lachend werfe ich mich in seine Arme. »Benimm dich bloß nicht wie ein schüchterner Primaner, der zum ersten Mal mit einem Mädchen alleine ist.« »Wer weiß, vielleicht fühle ich mich im Moment wirklich so«, meint er versonnen und legt sein Gesicht in meine Haare.

In dieser atemlosen Nacht erzähle ich Enrico irgendwann von meinem Baumhaus, schildere ihm meine Träume, sage ihm, daß ich es zunächst mit einem unbekannten Mann bewohne, und daß dieser im letzten Traum seine Züge angenommen hat. Dieses Baumhaus fasziniert ihn sofort. Auf einem Notizblock, den er vom Telefontisch geholt hat, zeichnet er einen Entwurf. Es entsteht ein dicker Baum. Seine Äste sind nach oben gerichtet. Nach unten ist lediglich eine schmale Luke offen, die den Ein- und Ausstieg ermöglicht. Eine Strickleiter hängt nach unten, sie sieht aus wie ein verbeulter Damenstrumpf. An der rechten Hauswand hängen lauter kleine Herzen.

Enrico wird dieses Baumhaus mit mir beziehen. Soviel steht fest.

Im Laufe der Zeit bekomme ich immer wieder kleine Einrichtungsgegenstände dafür, die er irgendwo in Spielwarengeschäften oder sonstwo auftreibt. Eine Strickleiter, einen Tisch, eine Bank und schließlich eine winzige Umzugskiste mit vielen Sägespänen drin. In dieser Nacht haben wir endgültig den Grundstein gelegt für unser Haus. Wir bauen es in einem Land, das nur in unserer Phantasie existiert, an einem Ort, den nur wir kennen. Wir haben Glück, daß wir uns so ähnlich sind, daß wir dieselben Träume träumen. Wir wissen, was der andere meint, wenn er neue Möbel entwirft, wenn er umräumt. In diesem Haus treffen sich unsere Gedanken, auch wenn er in Florenz ist und ich in München lebe. Es kommt häufig vor, daß wir uns telefonisch in unserem Baumhaus verabreden. »Heute um Punkt neun Uhr werde ich dasein«, kündige ich an, und Enrico kommt zur gleichen Zeit. Realisten mögen den Kopf über uns schütteln. Soviel Romantik tut ja fast schon weh, denken sie. Doch darauf können Enrico und ich keine Rücksicht nehmen. Wir bebildern unser Leben und sorgen für Farbe. Die ganzen Jahre über. Bis heute tun wir das.

Bevor ich Enrico zum Flughafen bringe, mache ich uns ein üppiges Frühstück. Sein Einwand, Italiener seien Frühstücksmuffel und hätten schon große Schwierigkeiten am Morgen ein trockenes Hörnchen hinunterzuwürgen, nützt ihm wenig.

Ich setze ihm Spiegeleier auf knusprigem Speck vor, und während wir am Tisch sitzen und die ganze Wohnung von unserem Glück erfüllt ist, bekomme ich Angst vor dem Alleinsein, fürchte mich vor dem Augenblick, wo wir das Haus verlassen, wo wir uns am Flugplatz vor anderen Menschen verabschieden müssen. Enrico weiß sofort, was in mir vorgeht, als ich plötzlich schweigsam werde. Er streichelt meine Hand, will mich trösten. Helfen kann er mir nicht. Das weiß er auch. »Ingrid, bleib zu Hause. Bring mich nicht zum Flugplatz.« Ich verstehe. Er hat Angst vor meinen Tränen, erträgt sie hier, wo wir alleine sind, eher als unter lauter fremden Menschen, die zu Zuschauern werden.

Dann ist es soweit. Er schaut auf die Uhr. Ich rufe ein Taxi. Beim Abschied klammern wir uns aneinander, können uns einfach noch nicht loslassen. »Ich rufe dich an, bevor ich abfliege«, sagt er heiser. Der Taxifahrer läutet. »Ciao, Bella. Ti amo.« »Anche io, Enrico.«

Ich bin zu unserem Frühstück zurückgegangen. In der Kanne ist noch Tee übrig. Ich nehme Enricos Tasse und gieße mir den Rest ein. Ich wäre nicht im Traum darauf gekommen, meine eigene zu benützen. Ich muß schauen, ob ich eine Namenstasse finde, geht es mir durch den Kopf. Auf meiner steht »Ingrid«. Ich brauche eine zweite, auf der »Enrico« zu lesen ist. Doch augenblicklich verwerfe ich den Gedanken wieder. Wir sind in Deutschland, nicht in Italien. Hier findet man Vornamen wie Peter, Michael, Dieter, Thomas oder Walter. Enricos, Guidos, Salvatores oder Faustos trifft man nicht.

Bin ich glücklich? Ich weiß es nicht. Bisher hatte ich einfach keine Zeit, mir darüber Gedanken zu machen. Seit Enricos Telefonanruf gestern früh und seinem überraschenden Besuch bin ich nicht mehr zum Denken gekommen. Eigentlich fühle ich mich innerlich total zerrissen. Ich liebe Enrico, das weiß ich jetzt, und Enrico muß ähnliches für mich empfinden, sonst wäre er in der vergangenen Nacht weniger zärtlich, weniger rücksichtsvoll, weniger liebevoll gewesen. Andererseits sehe ich mich in eine Rolle hineingedrängt, die ich nicht spielen möchte.

Ich will keine Ehe ins Wanken bringen. Ich will Laura keinesfalls den Ehemann wegnehmen, aber immerhin bin ich auf dem besten Weg, ihr den Mann streitig zu machen. Laura hat Brustkrebs, ebenso wie ich. Laura hat ihre Brust verloren. Ich habe mich gegen eine Amputation gewehrt. Plötzlich habe ich Angst, daß ich dieses gestohlene Glück büßen muß, daß Laura vor mir sterben könnte und Enrico alle Schuld an unserer verbotenen Beziehung mir zuschieben und mich deshalb verlassen könnte.

Doch diesen Gedanken verwerfe ich wieder. Ich habe heute nacht mit ihm darüber gesprochen, wollte von ihm wissen, inwieweit ich ihn und sein Gewissen belaste. »Nein, Ingrid, unsere Beziehung belastet mich nicht sonderlich. Ich habe auch kein schlechtes Gewissen. Ich war immer darum bemüht, Laura und den Kindern ein gutes Leben zu ermöglichen. Ich bin, wenn du so willst, so etwas wie ein idealer Familienvater. Sieht man einmal davon ab, daß ich vor zwei Jahren kurzfristig ausgebrochen bin. Das, was ich dir gebe, und was ich von dir bekomme, hat Laura nie gehabt und hätte sie auch nie von mir gewollt. Sie ist Realistin, Träume liegen ihr nicht.«

Während ich mir dieses Gespräch ins Gedächtnis zurückrufe, merke ich, wie meine gute Laune wieder die Oberhand gewinnt. So langsam steigen Erinnerungen in mir hoch an Augenblicke, die uns beide den Atem nahmen. Der Gedanke an das Baumhaus tröstet, und vor allem die Gewißheit, daß ich es gemeinsam mit Enrico bewohne.

Als das Telefon läutet, merkt er mir nichts mehr an von meinen trüben Gedanken. Das erleichtert ihn ungemein. Wie viele Männer kann er mit Tränen, die vielleicht sogar noch wegen ihm geweint werden, überhaupt nichts anfangen. »Ingrid, ich werde wiederkommen. Ich denke an dich, paß auf auf dich. Bleib gesund. Und das ist auch ganz wichtig: Halte unser Baumhaus schön in Ordnung.« »Ma certo, Enrico« – aber sicher, Enrico.

Frau Waldmann ist wieder am Chiemsee. Von Leni, der Holländerin, habe ich es gehört. Leni muß Ende März zur ambulanten Untersuchung. Dann wird sich entscheiden, ob sie noch einmal operiert wird. Wir machen aus, daß sie und Bruno auf der Hinfahrt bei mir vorbeikommen, eine Tasse Tee trinken und ich gemeinsam mit ihnen in die Klinik fahre.

Beide sind bedrückt, als sie bei mir eintreffen. Lenis Angst vor dem wachsenden Knoten zerstört langsam ihr gemeinsames Leben. Außerdem verträgt sie das Suprefact nicht. Sie hat Beschwerden, als sei sie mitten im Wechsel. Doch dafür ist sie noch viel zu jung. »Ich werde dem Professor sagen: Mit mir nicht, Herr Professor. Ich bin eine junge Frau. Ich will mich nicht fühlen wie eine alte Schachtel. Behalten Sie das Suprefact. Ich will operiert werden«, schimpft sie in ihrem holländischen Deutsch. Bruno nickt zustimmend.

Sie kann fast nicht reden. Sie hätte uns viel zu sagen, aber sie bekommt keine Luft mehr. Die Metastasen haben die Lunge befallen. Ein Knoten in der rechten Augenhöhle drückt das Lid nach unten. Sie kann das Auge nicht mehr richtig öffnen. Frau Waldmann wird sterben. Sehr bald. Das sehen wir sofort, als Leni und ich in ihr Zimmer kommen.

Trotzdem versucht sie uns zuzulächeln. Sie hat einen Sauerstoffschlauch in den Nasenlöchern stecken, ihre Haut ist gelb. »Bitte rede kein Wort«, sagen Leni und ich fast gleichzeitig. »Wir wollen nur bei dir sein, dir ein wenig von uns erzählen.« Ich habe ihr einen Osterhasen aus Plüsch mitgebracht. Nicht einen von der kitschigen Art, sondern einen mit frechem Gesicht und grünen Knopfaugen. Frau Waldmann nimmt ihn in die Hand. Leni streichelt ihren Arm, erzählt, daß sie bald hierher kommt und vermutlich wieder operiert wird. Frau Waldmann nickt. »Gut so, laß dich nicht unterkriegen«, flüstert sie. Eine Schwester betritt das Zimmer. Sie hat eine Flasche Franzbranntwein bei sich und will Frau Waldmann damit abreiben. Sie schüttelt den Kopf, als Leni und ich das Zimmer verlassen wollen. »Bleibt da«, bittet sie. »Mir macht das nichts aus, wenn ihr dabeiseid.«

Leni bleibt am Bett sitzen. Ich schaue zum Fenster hinaus. Noch habe ich die Kraft nicht, den Rest zu sehen, der von Frau Waldmann übriggeblieben ist. Als wir wieder alleine mit ihr sind, sagt sie uns, daß sie sterben will. »Ich kann jetzt nicht mehr leben, jetzt, wo auch noch die Luft zum Atmen fehlt, jetzt will ich sterben.«

Ihre Worte sind undramatisch. Sie will keinen Eindruck mit ihnen schinden, will uns nicht vor den Kopf stoßen. Sie ist am Ende. Sie möchte auch nicht mehr nach Hause. »Meine Schwiegermutter hat mich am Heiligen Abend beiseite genommen und mich gefragt, ob ich es nicht besser finde, noch mit warmen Händen zu verschenken. Das hat mir genügt.« Sie muß lange Pausen machen zwischen den einzelnen Worten, aber es ist ihr offenbar sehr wichtig, sie bei uns loszuwerden. Es fehlt uns die Kraft, ihr Mut zuzusprechen.

Sie wird müde, ich verabschiede mich von ihr und lasse Leni im Zimmer zurück. Im Gang warte ich auf sie. Zum ersten Mal ist mir dieses Krankenhaus, sind mir die Schwestern, die an mir vorbeigehen und mich begrüßen, die Ärzte, die mir zuwinken, fremd und unheimlich.

Tränenüberströmt kommt Leni aus dem Zimmer. »Ich habe sie zum letzten Mal lebend gesehen. Ich weiß das, und sie wußte das auch.«

Bedrückt setzen wir uns in das Wartezimmer. Li kommt vorbei, sieht unsere traurigen Gesichter und weiß sofort den Grund. »Mit Frau Waldmann geht es zu Ende.« Sie glaubt auch nicht, daß Leni sie noch einmal sehen wird, wenn sie nach Ostern in die Klinik kommt. Mir verspricht sie, mich sofort zu verständigen, wenn es ihr noch schlechter geht. »Ich rufe dich an, ganz bestimmt.«

Ihr Anruf erreicht mich an einem Sonntag, als ich gerade aus der Kirche komme. Zunächst freue ich mich, Lis Stimme zu hören, hoffe, daß sie Zeit hat zu einer kleinen Unterhaltung. »Ingrid, die Frau Waldmann stirbt«, nimmt sie mir jede Hoffnung. »Komm schnell, wenn du sie noch sehen willst.«

Ich rufe Florian an, erreiche ihn nicht. Susanne ist daheim. Sie wird mich an den Chiemsee fahren. Wenig später steht sie vor der Türe. Schierek, ein gemeinsamer Freund, ist auch dabei. Die zwei werden spazierengehen, notfalls auch eine Brotzeit machen. Ich soll bei Frau Waldmann bleiben, solange ich will, sagen sie. Auf der Hinfahrt rede ich kein Wort. Mir fällt einfach nichts ein.

Als ich an der Rezeption vorbeigehe, werde ich zurückgehalten. »Frau Benedict, die Hackethals sind nicht im Haus«, sagt die junge Dame am Empfang. »Ich will nicht zu den Hackethals, ich will zu Frau Waldmann.« »Da können Sie auf keinen Fall hin«, meint sie erschrocken. »Frau Hackethal hat mich verständigt, ich weiß Bescheid«, gebe ich zurück. »Na schön, gehen Sie rauf, aber melden Sie sich bitte zuerst im Schwesternzimmer.«

Oberschwester Jutta wartet schon auf mich, als ich die Treppe hinaufsteige. »Ein Sohn ist bei ihr. Ich muß ihn erst fragen, ob es ihm recht ist, daß Sie reingehen.« Ich warte vor der Türe. Jutta kommt mit dem jungen Mann heraus. Wir kennen uns, er gibt mir die Hand, sagt, daß ich natürlich zu seiner Mutter kann. »Aber erschrecken Sie nicht. Es geht ihr sehr schlecht.«

Das Zimmer riecht nach Menthol. Da die Sonne draußen scheint, sind die Vorhänge teilweise zugezogen. Sie dämpfen den hellen Sonnenschein, ohne ihn ganz aus dem Zimmer zu vertreiben. Über dem Bett der Sterbenden ist – einem Baldachin ähnlich – ein weißes feuchtes Tuch gespannt. Frau Waldmann hat die Augen geschlossen. In ihrer Nase steckt wieder der Schlauch. Man hat das Bett hochgestellt. Sie sitzt fast darin. Auf dem Galgen, der kraftlosen Patienten dabei helfen soll, sich aufzurichten, sitzt der kleine Osterhase, den ich ihr damals mitgebracht hatte.

Der Sohn setzt sich auf den Stuhl neben dem Bett. Er nimmt ihre Hand. Ich halte mich etwas abseits. Frau Waldmann röchelt leise, atmet unregelmäßig, einmal ganz flach, dann wieder tiefer. Es ist still im Zimmer. Man hört nur das schwerfällige Atmen, das Ringen nach Luft. Meine Augen wandern von ihrem Gesicht weg hin zu der schmalen gepflegten Hand, die jetzt in der ihres jüngsten Sohnes liegt.

»Reagiert sie auf Druck?« frage ich ihn. »Kann ich nicht sagen«, meint dieser. »Manchmal denke ich nein. Manchmal habe ich das Gefühl, als würden sich ihre Finger bewegen, damit sie mich besser festhalten können.«

Erinnerungen an den Tod meines Schwiegervaters gehen mir durch den Kopf. Der lag damals nicht in einem komfortablen, freundlichen Zimmer mit Blick auf die Kampenwand, sondern in einem weißgekachelten Raum, der eigentlich als Labor gedient hatte und später zum Sterbezimmer umfunktioniert worden war. Man hatte ihn in ein Gitterbett eingesperrt, mit ihm im Raum lag ein Mann, der einen Herzinfarkt hinter sich hatte und an piepsende Maschinen angeschlossen war.

Als ich am Bett meines Schwiegervaters saß, hatte ich auch seine Hand in der meinen. Ich achtete auf die Piepstöne, die vom Nebenbett kamen, doch sie waren unregelmäßig, bisweilen fürchtete ich, sie würden ganz wegbleiben, doch dann kehrten sie wieder zurück. Ich zuckte dann jedesmal zusammen und mein Schwiegervater reagierte ebenfalls ganz schwach. Er hatte lange nichts mehr gesagt. Der schrecklich würgende Husten hatte nachgelassen. Eigentlich wirkte er schon, als sei er tot. Behutsam versuchte ich, meine Hand aus der seinen zu lösen. Aber der sterbende Mann ließ mich nicht los. Ich fühlte, wie er mich festhalten wollte. Ich habe meinen Schwiegervater sehr geliebt.

An all das muß ich jetzt denken in diesem Zimmer, in dem ein Mensch stirbt, den ich auch sehr gern habe. »Sie geben ihr seit gestern Morphium«, sagt der Sohn. »Dann kann sie wenigstens schlafen. Sobald sie wach ist, bekommt sie diese grauenvollen Erstickungsanfälle.«

Er schaut sie liebevoll an, rückt ihr Kissen zurecht. »Wir sind alle hier, meine Brüder und ich. Wir wechseln uns ab am Bett. Allein ist sie nie. Morgen wird der Vater kommen.«

Ich schenke ihm eine Tasse Kaffee ein, biete ihm an, Kuchen mitzubringen, wenn ich jetzt schnell ins »Fischerstüberl« gehe, um dort Susanne und die anderen zu treffen. Wir hatten vereinbart, daß ich nach 2 Stunden zu ihnen stoße und ihnen sage, wann wir wieder fahren können. »Nein danke«, er will keinen Kuchen. »Bis bald«, verabschiede ich mich zunächst.

Auf einem sonnigen Weg gehe ich zu dem Lokal, sehe nichts von den Vorzeichen, die den Frühling ankündigen. Ich weiß, daß ich eigentlich gleich heimfahren könnte, Frau Waldmann wird nicht mehr aufwachen, während ich bei ihr im Zimmer sitze. Sie wird vielleicht überhaupt nicht mehr wach werden. Trotzdem will ich noch eine Stunde bei ihr bleiben. Es geht eine eigenartige Ruhe aus von dieser sterbenden Frau. Der langsame Tod meines Schwiegervaters hat mich gequält und noch monatelang verfolgt. Das Sterben von Frau Waldmann berührt mich auf eigenartige Weise, erschreckt mich nicht. Sie wirkt überhaupt nicht, als müsse sie sich quälen. Ihr Gesicht ist entspannt. Den Kopf hat sie etwas zur Seite geneigt. Der Mund ist zwar geöffnet, aber er stößt seltsamerweise nicht ab.

Natürlich liegt es auch an dem gemütlichen Zimmer, daß der Eindruck des Todes entschärft wird. Aber es ist in erster Linie die Harmonie, die von dem Sohn und seiner sterbenden Mutter ausgeht. Der Sohn wirkt traurig, aber er ist nicht verzweifelt. Als ich beschließe, zu gehen, muß ich mich richtig losreißen von dem Bild. »Darf ich anrufen und mich nach deiner Mutter erkundigen?« frage ich ihn. »Jederzeit. Einer von uns ist immer da. Meine Brüder kennen Sie aus Erzählungen.«

Wortlos geben wir uns die Hand. Ich gehe ganz nah an das Bett von Frau Waldmann, streichle ihre Hand. Ihre Augen flattern ein wenig, aber das hat sicher nichts mit meiner Berührung zu tun. Vermutlich läßt die Wirkung der Spritze nach. Trotzdem werte ich die Reaktion in dem ausgezehrten Gesicht als Gruß an mich. Der Gedanke, sie könnte mich wahrgenommen haben, tröstet mich, und Trost habe ich jetzt dringend nötig.

Am Montag ruft Li wieder bei mir an. Sie kann nichts sagen, weint in den Hörer. Ich weine mit. »Es ist ganz schnell gegangen«, bringt sie schließlich heraus. »Heute nacht ist sie gestorben. Ingrid, ich fühle mich so schrecklich machtlos. Nichts hat genutzt. Der ganze Mut nichts. Die ganze Kraft, die ganze Tapferkeit nichts. Nichts hat genützt.« So verzweifelt über den Tod einer Patientin habe ich Li Hackethal nie vorher und nie mehr nachher erlebt.

Den ganzen Tag über schleiche ich flügellahm durch meine Wohnung. Linda kommt von der Schule, sieht meine verweinten Augen, will den Grund dafür wissen. »Mami, sei nicht so traurig.« Am Nachmittag, als das Herz immer schwerer wird und ich der Hoffnungslosigkeit nichts mehr entgegenzusetzen habe, hole ich mir Susanne, das jüngste Kind von Brigitte. Sie ist acht Monate alt, ein bezauberndes kleines Mädchen mit großen dunklen Augen und einem umwerfenden Bedürfnis nach

Zärtlichkeit. Sie kuschelt sich in meine Arme, ich streichle sie mit den Fingerspitzen, zeichne kleine Kreise auf ihre dicken Backen und blase sanft in ihre blonden Locken. Dieser kleine warme Körper weckt plötzlich wieder Leben in mir.

Am Abend rufe ich Enrico an, zum allerersten Mal. Bisher hat er sich immer bei mir gemeldet, denn er ist tagsüber schwer zu erreichen. Ich bin unglücklich und fühle mich momentan so allein, daß ich unbedingt seine Stimme hören muß. Im Hotel ist er nicht. Die Zentrale gibt mir seine Privatnummer. Ich weiß, daß ich einen Fehler mache, daß ich dieses Telefonat bereuen werde, trotzdem rufe ich an.

Laura ist am Apparat. Sie weiß zunächst gar nicht, mit wem sie spricht. Das Italienisch, das ich jetzt von mir gebe, ist auch unverständlich. Das merke ich selbst. Im ersten Moment will ich einhängen, doch diesen Wunsch unterdrücke ich. Sowas liegt mir nicht. Schließlich erkennt sie mich. »Nett, daß Sie anrufen. Aber warum?« Ihr Erstaunen darüber begreife ich durchaus. Wir haben in Cattolica ein paarmal miteinander geredet, an der Bar einmal einen Campari zusammen getrunken. Das Ehepaar hat mit mir geplaudert, mein Italienisch gelobt und mir einen schönen Tag gewünscht. Mehr Kontakt war da nie. Jetzt rufe ich plötzlich an.

»Kann sein, daß ich in den nächsten Wochen nach Florenz komme, da wollte ich mich mal erkundigen, ob ich eventuell in Ihrem Hotel wohnen kann«, fasle ich dummes Zeug. »Selbstverständlich wird das möglich sein« meint Laura. Sie seien zwar ziemlich ausgebucht, aber wenn ich rechtzeitig den Termin durchgebe, wird sicherlich eine Reservierung möglich sein. Soll ich ihren Mann verlangen? Nein, lieber nicht. Laura wäre dann sicher noch überraschter. Die Frage nach einem möglichen Zimmer ist schließlich geklärt.

Also bedanke ich mich bei ihr, entschuldige mich wegen der späten Störung. »Fa niente, Signora Benedict. Macht nichts. Es hat mich gefreut, von Ihnen zu hören.« Sie will gerade einhängen, da kommt offenbar Enrico ins Zimmer. »Einen Moment, Signora Benedict. Mein Mann will Ihnen noch guten Abend sagen.« »Ciao Ingrid«, höre ich ihn am anderen Ende der Leitung.

Ingrid – so hat er mich auch in Cattolica genannt, auch vor seiner Frau. »Wie geht es Ihnen? Sind Sie zufällig in Florenz?« »Nein, aber ich werde vielleicht kommen.« »Das freut mich. Dann müssen Sie unbedingt in unserem Hotel wohnen. Ich reserviere Ihnen auch ein wunderschönes Zimmer.« Mir reicht das jetzt. Ein privates Wort, eine Erklärung für den wahren Grund meines Anrufs ist sowieso nicht möglich.

»Buona notte, Enrico. Dorme bene. Mi sento solo. Io sono cosi triste. Un baccio per te.« Enrico, ich wünsche dir eine gute Nacht. Ich fühle mich allein. Ich bin so traurig. Einen Kuß für dich.

An einem trüben, kalten Dienstag im April sitze ich bei Gabi im Büro, mutlos und bekümmert. Die Schmerzen in der Brust sind wiedergekommen. Stärker denn je. Mir ist kalt, innerlich und äußerlich. Gabi ist Sekretärin im Pfarramt. Eine resolute praktische Frau, die befindet, ich müßte augenblicklich zum Hackethal fahren und mich von ihm untersuchen lassen. »Das geht doch nicht, daß du dich mit den Schmerzen rumquälst. Du mußt da etwas dagegen tun. Mach einen Termin aus. Ich fahre dich in die Klinik.«

Ich kenne sie seit vielen Jahren. Unsere beiden Töchter gingen gemeinsam in den Kindergarten und in die Volksschule. Jetzt besuchen sie das Gymnasium. Gabi ist jünger als ich, ebenfalls geschieden und im Grunde viel unternehmungslustiger als ich. Sie hat ein überschäumendes Temperament, eckt bisweilen damit an. Sie ist ein Mensch, auf dessen aktive Hilfe man sich immer verlassen kann. Während ich mich an ihrer Vitalität langsam wieder aufrichte und sogar mein Lachen wiederfinde, betritt Harald Geitner, unser Organist, das Büro. Er muß Programme fotokopieren, hofft, daß er uns nicht stört. »Ich gehe sowieso gleich wieder«, verkünde ich. »Ich bin nur vor diesem grauenvollen Wetter da draußen geflohen und wollte mich im Pfarramt ein wenig aufwärmen. In Italien müßte man halt sein. Da scheint die Sonne bestimmt.«

»Können Sie Italienisch?« will Geitner von mir wissen. »Ja, eigentlich ganz ordentlich«, antworte ich ihm. »Wollen Sie mit uns nach Italien fahren und dort für uns dolmetschen?« Er ist Leiter des Münchner Singkreises und hat mit dem schon eine

Reihe erfolgreicher Konzerte gegeben. Jetzt liegt eine Einladung aus Artegna in Friaul vor.

»Wenn Sie wollen, nehme ich Sie mit«, wiederholt Geitner seine Einladung und amüsiert sich über mein völlig überraschtes Gesicht. »Glauben Sie, daß ich im Chor singen kann?« unterbreche ich ihn. Er lacht. »Nein, Sie sollen uns sozusagen als Hofberichterstatterin begleiten. Schreiben Sie halt etwas über die Fahrt und über die Aufführung.« Augenblicklich setzt sich diese Idee bei mir fest. Am 3. Mai, an einem Samstag, soll es losgehen. Am Montag werden wir nach München zurückfahren. Wir müssen lediglich die Busfahrt zahlen, alles andere ist kostenlos. Wohnen werden wir in Privatquartieren. Ich bin sofort begeistert. Gabi auch. Nina, ihre Tochter, ist im Chor, und die Mutter wäre sehr beruhigt, wenn sie wüßte, daß ich mich ihrer annehmen würde.

In Artegna läuten die Kirchenglocken, als unsere Busse auf dem glutheißen Rathausplatz halten. Luigi, unser Dolmetscher und Mädchen für alles in den nächsten beiden Tagen, und Don Gelindo Lavaroni, der Pfarrer von Artegna, begrüßen uns. Auch Vertreter der gastgebenden Familien, bei denen Chormitglieder bereits gewohnt haben, sind erschienen.

Wir sollen gleich in die Kathedrale, heißt es. Die Proben müssen beginnen. Schließlich ist am Abend um 20 Uhr Vorstellung. Das Gepäck will man uns nachbringen. Die Quartiere werden in der Kirche verteilt.

Die anderen kennen dieses Ritual bereits. Für Nina und mich ist es hingegen neu. Nina bleibt in meiner Nähe. Man kann nie wissen. Am Ende werden wir noch getrennt untergebracht, und das wollen wir vermeiden. Ich sitze im Kirchenschiff. Plötzlich kommen zwei Italienerinnen auf mich zu. »Können Sie uns sagen, was Dusche, Frühstück und Ei auf deutsch heißt«, fragen sie mich. »Wir können nicht Deutsch, aber Sie können Italienisch, das hat man uns gesagt.« Ich bin zu überrascht, um mich zu erkundigen, wer das verbreitet hat. »Un poco«, schränke ich ein – ein bißchen. Auf einem Papier schreibe ich ihnen die wichtigsten Sätze in italienisch und deutsch auf. »Mille grazie, Signora, et buona sera.« Während ich mir noch den Kopf darüber zerbreche, wer von meinen Italienisch-Kenntnissen gewußt haben könnte, steht schon wieder eine Italienerin neben mir. Sie hat eine Liste in der Hand. »Prego, Signora, wo finde ich eine Ingrid Benedict und eine Nina Bäuerlein?« will sie von mir wissen. »Sie sollen bei uns wohnen, und ich möchte sie mir gerne vorher ansehen.« Ich fange an zu lachen. »Signora Ingrid Benedict sono io. Schauen Sie mich ruhig an, ich bin das. Und das blonde Mädchen, das da gerade seinen Mund ganz weit aufreißt, damit es auch ja schön klingt, das ist Nina.«

Wir beziehen ein helles kleines Zimmer, in das noch eine Couch hineingestellt worden ist. Es gehört dem Sohn des Hauses, der vorübergehend Quartier bei seiner Schwester gefunden hat. Sie bewohnt mit ihrem Mann und einem Kind das obere Stockwerk.

Remo, der Herr des Hauses, hat es gebaut. Ihr altes war Opfer des Erdbebens vor 10 Jahren geworden. Bevor sich Nina vor dem Konzert noch ein wenig ausruhen kann, müssen wir in Alidas Küche einen Imbiß nehmen, darauf besteht die Familie. Während Nina schläft, will mir Alida den Ort zeigen, mich ihren Freunden und Bekannten vorstellen. Das ist so üblich hier in Artegna. Wenn die deutschen Freunde kommen und bei ihnen wohnen, müssen sie von den Gastgebern auch hergezeigt werden.

Gerade als wir das Haus verlassen wollen, geht ein Gewitterregen nieder. Ich spiele ein wenig mit Alidas Schäferhund, der uns zur Begrüßung beinahe aufgefressen hätte vor Freude, dann lege auch ich mich hin.

Ich bin müde. Zudem habe ich fürchterliche Schmerzen in der linken Brust. Ich weiß gar nicht, wie ich mich hinlegen soll. Nina, die nicht schlafen kann, bekommt etwas von meiner Unruhe mit. »Ingrid, die Mami hat mir gesagt, daß es dir manchmal nicht sonderlich gut geht. Du mußt es mir sagen, wenn du was brauchst. Auf jeden Fall mußt du dich nicht verstellen und so tun, als ginge es dir blendend, wenn du Schmerzen hast.« Ich finde diese Anteilnahme sehr lieb, und das sage ich Nina auch. Langsam lassen die Schmerzen wieder nach. Die Welle ist vorbei. Doch sie kommt immer wieder: während des Konzerts in der Kirche, beim anschließenden Abendessen mit Alida, Remo und ihren Freunden in der Nacht.

Als einziger Trost bleibt für mich in diesen Momenten, daß ich den Verlauf der verschiedenen Schmerzattacken genau kenne. Sie beginnen mit einem leichten Stechen in der Brustwarze. Nach dieser Einleitung scheint sich im Inneren der Brust alles zusammenzuziehen. Die Schmerzen nehmen zu, wandern bis unter den Arm in die Achselhöhle. Jedesmal, wenn ich glaube, das alles nicht mehr aushalten zu können, flauen sie plötzlich wieder ab. Das ganze dauert etwa 5-10 Minuten. Dann ist der Anfall vorbei. Ich habe noch immer nicht die geringste Ahnung, wie und warum sie entstehen. Sie sind einfach da. Die Gründe, warum sie kommen, kenne ich nicht. Es spielen weder Temperaturunterschiede eine Rolle noch ungewohnte Bewegungen oder Belastungen. Seelische Aufregung ebenso wenig wie körperliche Überanstrengung.

Würde dieser Schatten nicht ab und zu auf mir lasten, könnte ich den Abstecher nach Italien in vollen Zügen genießen. Wir alle werden eingehüllt in eine Welle von Gastfreundschaft und südländischer Fröhlichkeit. Bei einer Weinprobe in den schattigen Arkaden eines Gutes macht man uns mit der Prominenz der Provinz bekannt. Wir schaukeln mit unserem Bus über das Land, besichtigen Sehenswürdigkeiten, der Chor singt in zahlreichen Kirchen, die wir uns anschauen.

Auf der Rückreise machen wir mehrmals Station, um uns Orte anzusehen, die das Erdbeben vor 10 Jahren besonders hart getroffen hat und die auch heute noch nicht wieder vollständig aufgebaut sind.

In München empfängt uns ein tosendes Gewitter. Als ich aus dem Bus steige, halte ich mein heißes und müdes Gesicht dem brausenden Regen entgegen. Am nächsten Morgen höre ich im Radio, daß er im höchsten Maße radioaktiv war. Es war der erste Regen nach dem Unglück von Tschernobyl.

Gisi, der ich von meinen starken Brustschmerzen erzählt habe, rät mir, mich an meinen neuen Münchner Hausarzt zu wenden. »Ich hatte auch mal solch schreckliche Schmerzen, vermutete Schlimmstes. Eine Mammographie ergab nichts. Da verschrieb mir mein damaliger Arzt ein homöopathisches Mittel, und die Beschwerden hörten sofort auf«, erzählt sie mir. Obwohl ich mir vorgenommen hatte, nie mehr wieder zu einem anderen Arzt als zu Professor Hackethal oder einem seiner Mitarbeiter zu gehen, melde ich mich an. Seine Frau ist ebenfalls Ärztin, macht gynäkologische Untersuchungen. Sie befühlt beide Brüste, will wissen, ob ich tatsächlich nichts unternommen habe, damals als Krebs bei mir festgestellt wurde. »Nein, ich ließ einen Nachschnitt machen. Der ergab nichts mehr. Deshalb ließ ich mich auch nicht bestrahlen.« »Welche Medikamente nehmen Sie?« »Mistelkräutertabletten aus dem Reformhaus, Magnesiumtabletten aus der Apotheke.« »Was nehmen Sie sonst noch?« »Ich hatte bis jetzt keine Beschwerden.«

Die Schmerzen in der Brust kann sie sich auch nicht erklären. »Sie sollten sich wenigstens zu einer neuen Mammographie entschließen«, meint sie schließlich. »Dann wüßten wir eher, woran wir sind.« »Nein, ich lasse keine Mammographie machen. Ich bin gesund. Diese Schmerzen können nichts mit Krebs zu tun haben«, sage ich zu ihr. »Es heißt doch immer, wenn der einmal weh tut, ist der Patient schon im Endstadium, und diesen Eindruck mache ich doch bestimmt nicht. Nein, da muß es andere Gründe geben. Vielleicht wird ab und zu etwas eingezwickt. Vielleicht gibt es durch innere Nähte Stauungen, was weiß ich.«

Die Ärztin selbst ist ratlos. Sie zuckt mit den Schultern, kommt mit dieser selbstbewußten Patientin nicht zurecht, will ihr aber auch nichts von ihrer Hoffnung und ihrem Optimismus nehmen.

»Natürlich können das auch Beschwerden sein, die mit einem beginnenden Wechsel zu tun haben.« Schließlich verschreibt sie mir Tropfen, die ich morgens und abends nehmen muß. Ich fange gleich am Abend damit an. In der Nacht schlafe ich seit langem wieder durch, ohne Schmerzen. Mein Mut und meine Zuversicht nehmen wieder zu. Lange Zeit habe ich Ruhe. Langsam vergesse ich die Schmerzen. Doch sie kommen wieder. Mitte Juli.

Franz hat sich bei mir gemeldet. An einem Montag, kurz vor Mittag, ruft er mich an. Er will mich sehen. Er ist schon an der Straßenbahnhaltestelle. In 10 Minuten kann er bei mir sein. Ich protestiere heftig. Im Januar habe ich ihm geschrieben. Jahrelang hat er nichts von sich hören lassen und ausgerechnet heute, an meinem Wasch- und Putztag, will er in 10 Minuten bei mir sein. Ich habe nichts zu essen im Haus. Meine Haare sind ungewaschen. Ich trage alte, aufgefranste Bermudas und ein verfärbtes T-Shirt. Nein, ich will ihn nicht sehen. Nicht in dieser Aufmachung. Franz hört mir geduldig zu. Er kennt mich schließlich. Schon damals, vor vielen Jahren, ist es ihm gelungen, dieses Temperament zu bezähmen. Nicht zuletzt dadurch, daß er das Ende solcher Ausbrüche geduldig abwartete und dann, als der Dampf bei mir draußen war, doch das durchsetzte, was er wollte. So auch jetzt. »Schau, Ingrid. Mich interessiert das wenig, ob du aussiehst wie ein Staubwedel. Ich bin auch nicht schöner geworden, und essen will ich durchaus nichts. Es ist viel zu heiß. Ich will ein Glas Mineralwasser, und das wirst du ja auch ohne größere Vorbereitung einschenken können.« Ich gebe nach. »Na schön, aber laß wenigstens eine Straßenbahn durchfahren. Ich will nur noch duschen.« Resigniert hänge ich ein. Als er dann eine halbe Stunde später am Gartentor steht, freue ich mich doch sehr, ihn wiederzusehen. Die ersten 10 Minuten füllen wir mit Komplimenten, die wir uns gegenseitig zu Füßen legen.

Unvermittelt wird Franz ernst. »Sag mal, ich habe da einiges gelesen von dir und über dich. Du hast Krebs. Stimmt das wirklich?« Wir bewaffnen uns mit zwei Flaschen Mineralwasser und setzen uns auf den Balkon. Ich erzähle ihm meine Geschichte. Angefangen von der Diagnose im Sommer vor zwei Jahren bis hin zu den jetzt sich meldenden Beschwerden. Ich versuche ihm mitzuteilen, daß meine Zuversicht und mein Vertrauen in den Erfolg der Behandlung ungebrochen sind.

»Gibt es eigentlich einen neuen Mann in deinem Leben? Von Peter bist du geschieden. Das habe ich gehört.« »Ja, es gibt einen.« Franz scheint diese Auskunft zu genügen, er hakt nicht nach.

Dann erzählt er mir einiges von sich: Er hat nicht wieder geheiratet, lebt jetzt mit einer jungen Frau zusammen. Seine beiden Buben sind längst erwachsen, er hat wenig Kontakt mit ihnen. Im Augenblick schreibt er an einem Roman, hat aber auch wie immer noch tausend andere Geschichten im Kopf, verkauft sie an Illustrierte und Magazine. Das große Geld hat er bisher noch nicht gemacht. Der ganz große Erfolg läßt immer noch auf sich warten. Während er sich mit mir unterhält, wird er zunehmend unaufmerksamer, ist eigentlich nur mit halbem Herzen dabei.

Ich kenne Franz gut genug, um zu wissen, daß ihn längst

etwas anderes beschäftigt. »Hast du irgendwelche Geschichten da, die du in letzter Zeit geschrieben hast?« will er von mir wissen. Ich gehe an meinen Schrank, hole ein paar »Gemeindebriefe« und einige Artikel jüngeren Datums. Er vertieft sich in sie, während ich uns einen Eiskaffee zubereite. Linda und Florian baden im Garten, es ist heiß heute, und ich habe Herzklopfen. Was hat er vor?

»Würdest du dir zutrauen, über die Krebserkrankung und deine Art, damit fertig zu werden, ein Buch zu schreiben?« Das also war es! »Aber Franz, wer soll denn so etwas lesen?« »Glaub mir, das Interesse ist da. Es gibt so viele Menschen, die unter dieser Krankheit leiden und die sich schon bei ihrer Diagnose aufgeben. Denen müßtest du mit deiner Einstellung und deinem Auftrieb doch eigentlich Mut machen können.«

Er redet ganz sanft, ganz leise auf mich ein. Längst habe ich den ersten Widerstand aufgegeben, höre ihm aufmerksam zu.

Mein Einverständnis voraussetzend, wolle er mit einem Verlag reden, erkunden, ob er an so einem Buch überhaupt interessiert sei und wenn ja, einen ersten persönlichen Kontakt herstellen.

Den Rest des Nachmittags schwelgen wir beide in alten Erinnerungen. Während er mir gegenübersitzt und seinen Eiskaffee schlürft, bin ich plötzlich sehr glücklich darüber, daß ich im Januar die Initiative ergriffen und ihm geschrieben habe. »Ich wollte mich immer mal bei dir melden«, sagt Franz. »Aber dann kam halt meistens etwas dazwischen. Entweder war ich nur für ein paar Tage in München, oder ich hatte soviel Termine, daß die Zeit für ein Privatleben einfach nicht reichte. Außerdem war mir klar, daß ein Wiedersehen mit dir nicht nach drei, vier Sätzen beendet ist.« Als er dann von meiner Krebserkrankung gelesen habe, hätte er sich ganz einfach nicht getraut, bei mir anzurufen. »Es hätte ja auch sein können, daß du recht elend beisammen bist und annimmst, ich wollte dir so etwas wie einen letzten Gruß zukommen lassen.«

Mich so munter und fröhlich anzutreffen, bereitet ihm Freude. Das merkt man ihm an. Wir werden uns von nun an öfters sehen, nehmen wir uns vor.

Am späten Nachmittag bringe ich ihn an die Straßenbahn.

Da fällt ihm ein, daß er noch etwas für das Abendessen braucht. Mein Angebot, für ihn zu kochen, lehnt er ab. Er hat noch genau 10 Mark in der Tasche. Davon will er einkaufen. Ich soll ihn dabei beraten.

Wir gehen in den Großmarkt um die Ecke. Der Filialleiter, ein junger Mann mit dunklem Schnauzbart und liebenswürdigem Charme, lacht mir entgegen. »Herr Bauer, heute brauche ich Ihre Hilfe. Wir wollen um 10 Mark Köstlichkeiten für ein Abendessen. Was bekommt man bei Ihnen dafür?«

Er schaut mich erst zweifelnd von der Seite an. Doch als er merkt, daß es uns wirklich ernst ist, spielt er mit. Wir erstehen Brot, Butter, Milch, Tomaten und Käse. Zum Abschied legt er uns noch zwei braune Bananen in den Korb. Franz und ich bedanken uns lachend bei ihm, versprechen, seine Filiale und vor allem ihn wärmstens weiterzuempfehlen.

Nun warten wir auf die Straßenbahn. Zwei alte Freunde, die sich verstehen. Zwischen den Schwellen der Straßenbahnschienen wächst ein Löwenzahn. Franz sieht ihn und er macht das, was ich von ihm erwartet habe und immer erwarten kann: Er pflückt ihn und schenkt ihn mir. Ich habe früher von ihm nie Rosen, aber sehr häufig Gänseblümchen bekommen. Ihm ist es gelungen, im Lokalteil einer angesehenen Münchner Tageszeitung einen Artikel zu plazieren, der einen Liebesbrief an mich enthielt. »Ich habe dich so besonders lieb«, lautete die Botschaft an mich, versteckt in einen Rückblick auf den Dreikönigstag 1958 in München.

So war das, so ist das und so bleibt das auch mit uns beiden!

Am Abend sitze ich ganz alleine auf dem Balkon. Linda liegt schon im Bett, Florian ist vor kurzem gegangen. Ich habe mir ein Glas Rotwein eingeschenkt und hänge meinen Gedanken nach. Franz war der erste Mann in meinem Leben. Ihm habe ich es zu verdanken, daß ich eine selbstbewußte Frau geworden bin. Er hat mich mit meinem Körper vertraut gemacht, mit seinen Bedürfnissen und Wünschen, aber auch mit seinen Möglichkeiten, einen Mann wirklich glücklich zu machen. Erst kürzlich las ich irgendwo über die Skorpionfrau: ». . . dafür schlägt sie in der Liebe jedoch jede Konkurrenz. Das liegt nicht nur an ihrer Erfahrung, denn angeborene Neugierde hat sie früh mit dem Sex bekanntgemacht.

Sie lebt von der Erotik und für sie. Sie ist eine Frau, die so sexy ist, daß sie jeden haben kann, den sie nur will. Zugegeben, sie will nicht immer. Doch alleine ihre Existenz genügt, Konkurrentinnen das Fürchten zu lehren.« Ich habe damals darüber gelächelt und dabei an Franz gedacht. Sollte diese zunächst angeborene und später liebevoll geweckte Sinnlichkeit die Triebfeder dafür gewesen sein, daß ich mich so heftig gegen eine Amputation gewehrt habe? Ich weiß es nicht.

Fest steht auf jeden Fall, daß ich Enrico niemals kennengelernt hätte, wäre ich den üblichen Weg der Brustkrebspatienten gegangen. Was hat diesen fremden Mann gleich zu Beginn unserer Bekanntschaft zu mir hingezogen? Ich habe ihn danach gefragt, damals in der Nacht vom Faschingsdienstag auf Aschermittwoch, und er meinte, das seien wohl Signale gewesen, die nur ihm gegolten hätten und die er auffangen mußte, nur er allein.

Er hätte sich nie vorher einer Frau so genähert wie mir damals in unserer Pizzeria in Cattolica, als ich so unerwartet neben ihm saß. »Ich mußte dich einfach berühren, etwas anderes gab es in diesem Moment einfach nicht für mich.«

Es ist kühler geworden auf meinem Balkon, es muß schon nach Mitternacht sein. Rund um mich höre ich noch gedämpftes Reden und vereinzeltes Auflachen. An diesen heißen Sommertagen, die hierzulande sehr selten sind, leben wir alle in unseren Gärten oder auf den noch sonnenwarmen Balkonen. Nachbarn, die sich in den üblichen Zeiten hinter verschlossenen Fenstern und Haustüren zurückziehen, werden dann vorübergehend zu Freunden, laden sich gegenseitig spontan zum Kaffee, auf ein Bier, ein Glas Wein oder zum abendlichen Grillen ein. Zäune sind dann plötzlich keine trennenden Grenzen mehr, sondern willkommene Möglichkeiten, sich während der Unterhaltung daran anzulehnen. Ich genieße diese Zeit der offenen Fenster und Türen sehr, doch leider dauert sie bei uns in der Regel nur bis zum nächsten Wettersturz. Die Fenster bleiben dann wieder geschlossen. Auch die Gesichter sperren sich wieder zu.

Mein Wunsch, in dieser Nacht von unserem Baumhaus zu träumen, geht nicht in Erfüllung. Ich bleibe allein.

Im Juli vertrete ich Gabi im Pfarramtsbüro. Sie muß für einige Tage ins Krankenhaus, um am rechten Bein einen Eingriff vornehmen zu lassen. Da ich Freude am Umgang mit Menschen und vor allem Zeit habe, übernehme ich ihren Dienst gerne. Außerdem habe ich einen Hintergedanken dabei. Wenn ich sowieso den ganzen Vormittag über an einem Schreibtisch sitzen muß, kann ich ja mit meinem Buch beginnen. Doch daraus wird nichts. Es gibt überraschend viel Arbeit für mich. Ich bin jedesmal froh, wenn ich mit allem um 12 Uhr fertig bin. Auf meinem Block steht lange Zeit nur ein Satz: »Ich habe Brustkrebs«.

Als ich mich dann wirklich intensiv um einen Anfang bemühte, fielen mir eine Reihe von Möglichkeiten ein. Doch dieser erste Satz, niedergeschrieben zwischen zwei Telefonaten, ist mein Einstieg geblieben. Gabi kommt aus der Klinik und will wissen, wann und wohin Linda und ich heuer in den Urlaub fahren. Sie war mit Tochter Nina im vergangenen Sommer für zwei Wochen in Jugoslawien und fühlte sich nicht sonderlich glücklich dort. Von Linda und mir weiß sie hingegen, daß wir uns auch im vergangenen Jahr blendend unterhalten haben in Cattolica. »Hättet ihr etwas dagegen, wenn wir mitkommen würden?« fragen die beiden.

Linda und ich sind einverstanden. Gabi will mit dem Auto fahren. »Dann können wir an Tagen, an denen das Wetter nicht ganz so schön ist, etwas unternehmen«, meint sie.

Enrico und ich telefonieren häufig in letzter Zeit. Er kann nicht nach Cattolica kommen. Zu Pfingsten hat er zwei neue Hotels eröffnet, eines in Malland und eines in Rom. Er ist dauernd im Flugzeug, um nach dem Rechten zu sehen. »Es ist nicht gut, wenn alles auf eine Person zugeschnitten ist«, klagte er vor kurzem. »Manchmal bleibt mir ganz einfach die Luft weg. Ich bin nur noch eingezwängt in Termine und Verpflichtungen.« Ich lasse ihn ausschimpfen, sage wenig. Wie sollte ich auch? Ich habe mit seiner Arbeit nichts zu tun, kann ihm dabei nicht helfen. Ich bin nicht seine Partnerin. Ich bin eine Frau, die ihn liebt. Eine Frau in weiter Entfernung zur besonderen Verfügung, wohnhaft in einem Baumhaus, irgendwo im Reich der Phantasie.

Einmal sage ich ihm das auch. Er wird wütend. Drei Tage später ist er in München. Wir verbringen einen berauschenden Tag zusammen. Am Abend nimmt er die letzte Maschine und fliegt nach Italien zu seiner Arbeit zurück. »Du brauchst dich nicht auf dem Abstellgleis zu sehen. Du stehst nicht im Abseits, auch wenn wir uns wochenlang nicht sehen«, schärft er mir zum Abschied ein. »Ich denke immer an dich, na sagen wir, fast immer. Ciao, Cara, ti voglio bene.« »Anche io, Enrico.«

Bevor ich in den Urlaub fahre, habe ich noch einen ambulanten Termin bei Professor Hackethal. Ich nehme den Zug. Diesmal habe ich zu große Angst vor der Untersuchung.

Die Schmerzen sind nach der kurzen Pause, die ich diesem homöopathischen Mittel zugeschrieben habe, wiedergekommen. Außerdem ist die Brust hart, die Warze ist verdickt und leuchtend rot.

»Du mußt wieder in die Klinik zurück«, befindet Hackethal nach einer ausgiebigen Untersuchung. »Mir gefällt das alles gar nicht. Vermutlich hat sich da was nachgebildet.« Er ist bekümmert.

»Ich werde dir das Procain in die Brust spritzen, die ganze Narbe entlang. Vielleicht nützt es was. Wenn ja, kannst du dir das in München auch von Deiner Ärztin machen lassen. Das kann jeder. Du brauchst dich ja nicht auf Grundsatzdiskussionen einzulassen.«

Ich lege mich auf das Untersuchungsbett in seinem Sprechzimmer und bekomme sechs Spritzen in die Brust. Danach ist mir schwindlig.

»Wann kannst du wiederkommen? Ich muß dich stationär beobachten.«

Ich sage ihm, daß ich Ende August für Wochen nach Italien fahren werde und frühestens Ende September kommen kann. Er ist damit einverstanden, vorausgesetzt, daß nichts Gravierendes passiert. »Dann allerdings mußt du sofort kommen. Aber vielleicht braucht's das alles gar nicht. Ich setze große Stücke auf die heilende Wirkung von Sonne und Wärme.« Zum Abschied legt er die Arme um mich. »Mach mir keinen Kummer, Alte«, murmelt er. »Den können wir beide nicht brauchen.«

Unser Urlaub zu viert, zwei mittelalterliche Damen mit zwei

noch recht jugendlichen Töchtern, wird gemischt, zumindest was das Wetter anbelangt. Noch bevor wir kommen, hat es sich gedreht. Die ganz große Augusthitze ist gebrochen. Jetzt mehren sich die Gewitter, kommt bisweilen Sturm auf, der das Meer für Touristen unbenutzbar macht. Der Strand bleibt dann verwaist, der kühle Wind bläst die enttäuschten Urlauber in ihre Quartiere zurück.

Ich bleibe zunächst etwas befangen, wenigstens die ersten beiden Tage. Die Erinnerungen an Enrico, die hinter jeder Ecke lauern und mich unvermutet anspringen, erdrücken mich fast. Die Signora freut sich sehr, uns gesund zu sehen, und begrüßt Gabi. Sie ist charmant wie immer, ebenso Fausto, ihr Mann. Linda und ich erkennen viele alte Bekannte aus den vergangenen Jahren wieder, grüßen und werden herzlich empfangen. Das »Caravelle« ist kein Touristenhotel. Die meisten sind Stammgäste. Enzo, unser ehemaliger Frühstückskellner, strahlt uns entgegen. Er hat inzwischen einen Sprung nach oben gemacht, trägt beim Servieren ein dunkles Sakko und sieht immer sehr verantwortungsbewußt aus. Fällt sein Blick allerdings ab und zu auf die blonde Nina, kann Enzo sehr lieb dreinschauen. Ich erkundige mich bei Mario, dem Getränkekellner, ob Pedro wieder hier ist. »Nein, Signora, der ist im Ausland.«

Am zweiten Abend führe ich Gabi, Nina und Linda in die heißgeliebte Pizzeria. Eine Enttäuschung bahnt sich an. Wir sind die einzigen Gäste, unerwünschte, wie ich sehr schnell bemerke. Es dauert ein wenig, bis ich das junge Mädchen dazu überrede, uns Wein und Pizzabrote zu bringen. »Eigentlich haben wir geschlossen«, sagt sie. Ich erzähle Gabi und Nina, wie herrlich es hier im vergangenen Jahr war, daß ich gerade hier einen der glücklichsten Abende meines Lebens verbracht habe. Sie schauen verständnislos drein. Hier soll mal was losgewesen sein? Im Laufe der Woche versuchen wir unser Glück noch einmal. Doch das Lokal ist endgültig zu und bleibt das auch. Ein Schild weist darauf hin, daß es den Besitzer gewechselt hat und erst wieder im nächsten Jahr öffnen wird. Aus der Traum!

Großen Spaß bereiten uns vier die Spaziergänge zum Hafen. Fast jeden Tag wandern wir dorthin und genießen unser Mittagessen. Gabi und ich teilen uns eine Portion gemischte Fische, eine riesige Schüssel gemischten Salat und einen Liter Wein. Linda und Nina bevorzugen Spaghetti, Cola und Eis. Der Kellner kennt uns bereits, wenn wir zu viert auf der Kaimauer entlangbalancieren. Der Tisch ist jedesmal schon gedeckt. Das Lokal ragt ins Meer hinein, unter den Brettern können wir das Wasser sehen. Ist uns der Weg zum Hafen einmal zu weit, essen wir in einer Pizzeria in der Viale Carducci. Dort ist es allerdings laut und ungemütlich. Die Busfahrer nehmen wenig Rücksicht auf die Menschen, die in den Straßencafés sitzen und ihre Espressi schlürfen. Unbekümmert lassen sie ihre Motoren laufen und nebeln die ganze Umgebung ein.

Eines schönen Tages mache ich einen Fehler. Gabi hat einen großen Teller mit frischen Muscheln verzehrt. Ich will ebenfalls welche bestellen. Wie immer, wenn ich Muscheln esse, wird es mir schlecht. Am Strand merke ich noch nichts. Als ich mir am Abend die Haare wasche, muß ich mich hinsetzen, so schwindlig ist mir. Mario staunt nicht wenig, als ich beim Abendessen eine Portion Kamillentee und nicht den gewohnten Wein bestelle. Ich kann nichts essen und gehe schließlich ins Bett. Gabi ist in Sorge. Gemeinsam mit Nina und Linda sucht sie eine Apotheke, vermutet eine Muschelvergiftung bei mir.

Eigentlich ist es mir ganz recht, daß ich heute abend alleine bin. Die ganze Zeit über habe ich mich zusammengenommen und die Sehnsucht nach Enrico unterdrückt, habe es vermieden, Erinnerungen an den Urlaub vom vergangenen Jahr wachwerden zu lassen. Jetzt aber bin ich unbeobachtet. Ich habe mein Kopfkissen am Fußende des Bettes plaziert, so daß ich auf das dunkle Meer und die hell erleuchteten Boote sehen kann. Der Himmel ist voller Sterne. Ich fühle mich grenzenlos verlassen in diesem Moment. So will ich nicht weiterleben. Ich kann unmöglich mein Leben nach einem Mann ausrichten, der verheiratet ist, in einem anderen Land lebt, den ich nur hin und wieder sehe, selten genug. Mit dem ich zwar häufig telefoniere, mit dem ich aber keine Zukunft habe.

Was geschieht, wenn ich wieder krank werde? Wenn die Schmerzen Hinweise dafür sind, daß ich doch nicht mehr sehr lange zu leben habe? Er wird nicht bei mir sein, wenn ich mich elend fühle. Er wird gar nicht wissen, daß ich eigentlich Trost brauchte, denn ihm gegenüber gebe ich diese Schwächen ja gar nicht zu. Wir haben auch gar keine Zeit für sorgenvolle Gespräche. Wenn wir uns sehen, ist der Zauber zwischen uns zu groß, um an Betrübliches zu denken. Auch am Telefon haben wir uns viel zuviel zu erzählen, da bleibt einfach keine Gelegenheit, einen Hilferuf auszustoßen.

Ich muß eine Lösung finden. Das beste wird sein, ich packe diese herrliche Zeit mit Enrico in eine bunte Schachtel, verschließe sie fest mit tausend Knoten und lasse keine einzige Minute mehr heraus.

Noch während ich diese Trennung plane, weiß ich, daß ich sie nicht vollziehen werde.

Unglücklich und traurig schlafe ich schließlich ein. Als Linda ins Zimmer kommt, wache ich nicht auf. Sie sieht mich am Fußende liegen und glaubt, mir sei ernsthaft schlecht geworden und ich hätte dringend frische Luft gebraucht. Als sie mir das am nächsten Morgen erzählt, lasse ich sie in diesem Glauben. Daß ich die Sterne gebraucht habe, muß sie ja nicht unbedingt wissen, zumal auch die trüben Gedanken vom Vorabend wieder verschwunden sind.

Unseren Gang zum Hafen mache ich wieder mit, allerdings verzichte ich künftig auf Meeresfrüchte. Da ein kalter Wind weht, binden wir uns unsere Strandtücher um. Es dauert nicht lange, da melden sich die Schmerzen in der Brust wieder. Ich sage nichts, aber Gabi merkt mir an, daß etwas nicht in Ordnung ist. Noch dreimal habe ich diese Attacken. Dann sind sie plötzlich vorbei. Bis Ende September tauchen sie auch nicht mehr auf.

Ich lege mich in die Sonne, spüre die heißen Strahlen auf meiner Brust und entspanne immer mehr. Schon meinen Gabi und ich, die Beschwerden hätten doch etwas mit dem Heiß-Kalt-Kontrast zu tun. Friert es mich, ziehen sich die inneren Narben zusammen, verhärten und tun weh. Ist es mir warm, erweitern sich die Gefäße. Ich bin schmerzfrei. Lange glauben wir an diese Version. Doch sie stimmt nicht. Der Herbst in München ist strahlend schön und warm, trotzdem kehren die Schmerzen zurück.

Nachdem wir die kalten Tage in Cattolica überstanden haben und es wieder heiß geworden ist, werden Gabi und Nina wieder fröhlicher und beschwingter.

Linda verbringt sie meist am Swimmingpool unseres Hotels mit ihren zwei englischen Freundinnen. Nina hingegen liegen die Wasserspiele der drei Mädchen weniger. Sie ist auf dem besten Wege, eine junge Dame zu werden, gibt langen Sonnenbädern und der Lektüre von Krimis den Vorzug. Meine Bootsfahrten mit Vittorio muß ich allein unternehmen. Gabi mag das Geschaukel nicht, außerdem muß sie sich vor der Sonne in acht nehmen. Mir macht das nichts aus. Ich lächle Vittorio an und lege mich ganz vorne auf das Schiff. Manchmal kommt er zu mir und bringt mir einen Becher Wein. »Grazie, Vittorio, Cin-cin.«

Während ich mich von den Wellen schaukeln lasse und in der Sonne dunkelbraun brate, bastle ich in Gedanken an meinem Buch. Ich habe mir zwei dicke Blöcke eingepackt in der Hoffnung, es fiele mir etwas Vernünftiges ein.

Jeden Abend setze ich mich auf den Balkon, verbringe die Wartezeit, bis wir zum Abendessen gehen, dort und schreibe alles nieder, was mir so durch den Kopf geht.

Daß es sich lediglich um Fingerübungen gehandelt hat, merke ich Wochen später in München, als ich die Seiten durchlese. Ich habe Tagebuch geführt, nichts weiter. Schön als Erinnerung an sonnige Ferientage.

Gabi ist enttäuscht über Lindas und meine Unbeweglichkeit. Während wir uns vom Hotel nur ungern entfernen, will sie etwas erleben. »Schließlich habe ich doch das Auto mitgenommen, daß wir uns die Gegend ein wenig ansehen«, wirft sie uns am Frühstückstisch vor. Also planen wir eine Fahrt nach San Marino. Doch wir haben Pech mit unserem Ausflug. Autoschlangen, wohin man sehen kann. Touristen, die sich den Hang hinauf- und wieder hinunterschieben.

Wir verlassen deshalb das Zentrum und suchen nach einem kleinen Restaurant, um etwas zu essen. In einem winzigen Ort am Fuße des Festungshügels entdecken wir eine gemütliche Trattoria. Gabi und ich genießen einen herrlichen Wein und werden immer fröhlicher. Es dauert ein wenig, bis wir merken, daß ganz San Marino samt unserem idyllischen Plätzchen im dichten Nebel versinkt. Es ist eiskalt, und wir fliehen zurück in Richtung Cattolica.

Den letzten Abend verbringen wir in Gradara, einer imposanten Festung. Wir schlendern über glatte Pflastersteine die Geschäftsstraße entlang. Die Häuser sind uralt, haben verträumte Ecken und Erker.

Da die meisten Fremden inzwischen drei große Tanzlokale an der Peripherie des Burgkerns bevölkern, ist es hier nun verhältnismäßig ruhig. Wir vier setzen uns auf eine alte Bank, die vor einem wackeligen Tisch steht. Von geschliffener Gastronomie keine Spur.

Die Menschen hier sind müde. Die Saison war lang und wie immer anstrengend. Jetzt sind sie froh, wenn der Wirbel vorüber ist und sie ein halbes Jahr unter sich sein können. Dieses Aufatmen geht in diesen Tagen durch ganz Italien.

Ein Glück, daß sich in diesem Jahr ein traumhafter Herbst anbahnt. Zum erstenmal kommen wir aus einem heißen Italien in ein angenehm warmes München. Wir können sogar unsere Bräune noch etwas zur Schau stellen, wenigstens zur Mittagszeit, in der die Sonne noch ungeahnte Kräfte entwickelt.

In meiner Post finde ich ein Schreiben der Versicherung vor, in dem man mir mitteilt, daß nach Lage der Dinge ein neuer Aufenthalt in der Klinik von Professor Hackethal nicht gerechtfertigt sei. Ich erschrecke. Was heißt, nach Lage der Dinge? Meine Schmerzen sind zwar verschwunden, doch die Verhärtung im Narbenbereich ist geblieben. Ich muß behandelt werden, selbst eine Operation scheint in greifbare Nähe gerückt zu sein. Ich rufe den zuständigen Sachbearbeiter an, spare nicht mit Vorwürfen. Gut, so ein Aufenthalt am Chiemsee kostet viel, liegt aber bei weitem unter dem, was man für mich hätte zahlen müssen, wenn ich mich der üblichen Behandlungsmethode unterzogen hätte. Chemotherapie und Bestrahlungen kosten sehr viel Geld, wesentlich mehr als man bisher für mich ausgeben mußte. Außerdem habe ich seit meiner ersten Behandlung durch Professor Hackethal kein Geld für Medikamente ausgegeben. Mistel- und Magnesiumtabletten kosten nicht viel, und etwas anderes habe ich nicht gebraucht.

»Warum haben Sie denn zu Anfang alles bezahlt? Wieso soll ich plötzlich nichts mehr bekommen?« schimpfe ich durchs Telefon. »Sie haben wohl gedacht, bei der können wir ruhig großzügig sein, die überlebt das doch nicht.« Mein Gesprächspartner ist entsetzt über diese Unterstellungen. »Es gibt Richtlinien, und die müssen wir befolgen«, erklärt er mir geduldig. Mir kommen fast die Tränen. »Ich habe eine Verhärtung an der Stelle, an der ich operiert wurde. Ich muß vermutlich wieder aufgeschnitten werden.«

»Das geht aus der Notwendigkeitsbescheinigung von Professor Hackethal nicht klar hervor«, sagt man mir. Ich rufe in der Klinik dort an, bitte »Lyrisches« zu unterlassen und meine Versicherung in knappen Worten darüber zu informieren, daß ein stationärer Aufenthalt für mich wirklich wichtig ist. Vier Tage später schicke ich die notwendigen Korrekturen an die Versicherung. Daraufhin bewilligt man mir zunächst zwei Wochen, sollte eine Operation vonnöten sein, einen entsprechend längeren Aufenthalt.

»Enrico, warum betrügst du Laura mit mir?« Wir sitzen auf meinem Balkon und genießen die warmen Sonnenstrahlen. Am Vormittag hatte er bei mir angerufen, er sei zu einer Besprechung überraschend nach München gekommen, könne so gegen 15 Uhr bei mir sein und müsse am frühen Abend wieder zurück nach Florenz fliegen.

Er ist auf diese Frage überhaupt nicht vorbereitet. Ich hatte ihn wie immer strahlend begrüßt, nichts deutete darauf hin, daß ich ausgerechnet heute Grundsätzliches von ihm wissen will. Eigentlich hat er keine Lust, mir zu antworten, das sehe ich ihm an. Er ist sicherlich auch abgespannt nach einem anstrengenden Geschäftstermin. Trotzdem lasse ich nicht locker. »Ist ihre Amputation daran schuld?«

»Ingrid, es ist neu, daß du etwas über Lauras und mein Leben wissen willst«, sagt er und zündet sich eine Zigarette an. »Deine Zurückhaltung in dieser Richtung hat mich sowieso immer gewundert. Eigentlich habe ich diese Frage schon viel früher erwartet.« Es ist das erste Mal, seit wir uns näher kennen, daß ich Enricos Gedanken und Gefühle überhaupt nicht abschätzen kann.

Ist er ärgerlich? Fühlt er sich überrumpelt? Habe ich ein Gebiet betreten, zu dem mir der Zugang eigentlich verboten ist? »Wenn mich Lauras Brustoperation in deine Richtung getrieben hätte, wäre unsere Beziehung wohl nichts wert«, meint er schließlich. »Bräuchte ich nur einen hübschen Körper, könnte ich das wesentlich einfacher haben. Außerdem solltest du dich hin und wieder daran erinnern, daß unsere Geschichte begann, als ich dich zum ersten Mal mit Pedro traf. Damals wußte ich noch gar nichts von Lauras Erkrankung. Nein, Ingrid, die Amputation meiner Frau hat nichts damit zu tun, daß ich jetzt bei dir hier sitze und daß ich immer wieder den Wunsch habe, dich zu sehen, und sei es nur für zwei, drei Stunden.«

Obwohl ich mir diese Antwort im Grunde gewünscht habe, bohre ich weiter. »Aus uns wäre doch sicherlich kein Paar geworden, wenn auch meine Brust amputiert gewesen wäre.« »Nein, sicher nicht, Ingrid. Aber das hätte weniger an mir gelegen. Du hättest dich bestimmt ganz anders verhalten. Ich habe einfach Signale aufgefangen, die von dir ausgingen, und die hättest du nicht ausgesandt, wenn du in deinem Selbstbewußtsein reduziert gewesen wärst.«

Auf der Stirne zeigen sich plötzlich Falten. »Wenn es nach der Operation extreme Schwierigkeiten gegeben hat zwischen Laura und mir, lag das mit Sicherheit in erster Linie an ihr. Sie hatte sich in die Idee verrannt, daß damit unsere Ehe gelaufen sei, daß sie mir einfach nicht gefallen könnte mit dieser großen Narbe an der rechten Seite, dort, wo früher ihre Brust war. Sie verriegelte die Badtüre, trennte unser Schlafzimmer, war eigentlich dauernd auf der Flucht vor mir und meinen möglichen Blicken.

Dabei war dieses Verhalten absolut nicht notwendig. Wir sind fast 30 Jahre verheiratet. Ich werde 50 Jahre alt. Ob der Körper meiner Frau, die mir drei Kinder geschenkt hat, makellos ist, interessiert mich wirklich nicht. Ich glaube, daß ihr Frauen da wesentlich hysterischer reagiert als wir Männer. Ich kann mir durchaus vorstellen, daß ich mich auch in eine Frau verlieben könnte, die eine Brustamputation hinter sich hat. Nur, so fürchte ich, würde diese das gar nicht zulassen.«

Nach diesem Monolog Enricos herrscht erst einmal Ruhe zwischen uns beiden. »Enrico, ich wollte nicht in eurem Leben bohren«, sage ich schließlich kleinlaut. »Aber ich bin soviel allein, da brausen manchmal die abscheulichsten Gedanken durch meinen Kopf.« »Steck sie weg, cara, und denke manchmal daran, daß mein Leben durch dich auch nicht einfacher geworden ist. Manchmal bin ich sehr glücklich, daß es dich gibt, aber bisweilen habe ich auch Angst, daß wir in dieser Situation ganz einfach überfordert sind. Laura geht es gut. Sie weiß, daß ich nie mehr wieder ausbrechen werde, daß der unruhige Zauberer in mir endgültig gestorben ist. Aber was geschieht mit dir, wenn du mich wirklich einmal brauchst? Ich kann dir nicht helfen.«

»Habe ich dich eigentlich hinreichend gewarnt vor mir?« Plötzlich lacht Enrico wieder. Er hat mich auf seinen Schoß gezogen und beide Arme um mich gelegt. Ich mache die Augen zu und öffne mein Herz weit, wie immer, wenn er in meiner Nähe ist.

Jetzt hat er es eilig. Sein Flugzeug geht in einer Stunde. Diesmal fahre ich mit ihm zum Flugplatz, warte, bis sein Flug aufgerufen wird. Er reiht sich in die wartenden Passagiere ein, winkt mir noch einmal zu, dann ist er verschwunden. Mal wieder! Für wie lange?

Zur Wies'n-Zeit ruft Ursula bei mir an. Sie klingt am Telefon ziemlich verzweifelt, fragt mich, ob sie ein paar Tage zu mir kommen kann. »Natürlich, ich freue mich auf dich«, sage ich sofort. Linda ist mit Florian und dessen Freunden übers Wochenende in die Wildschönau gefahren, ich habe also Zeit für sie. Die werde ich auch brauchen. Das merke ich, als sie Freitagnachmittag aus ihrem Auto steigt. Vor mir sitzt ein Problemkind. »Wie geht es dir denn?« fragt sie mich, ohne sich für die Antwort wirklich zu interessieren.

»Ingrid, ich habe mir im August die Brust abnehmen lassen«, sprudelt es aus ihr heraus. »In Hannover. Bei dem Arzt, bei dem ich schon mal war. Es ging ganz schnell. Ich fühle mich blendend. Jetzt bin ich beruhigt.« Ich glaube ihr kein einziges Wort, mit Ausnahme der Mitteilung, daß sie sich hat amputieren lassen.

Vor Überraschung, Entsetzen und Schreck bringe ich zunächst keinen Ton heraus. »Gell, jetzt bleibt dir die Luft weg.«

»Ursula, wenn du dich jetzt wirklich besser fühlst, ist ja alles okay. Aber am Telefon hast du dich völlig anders angehört.«

»Na ja. Man fühlt sich schon zwischendurch äußerst *beschissen*«, kommt es kleinlaut aus ihr heraus. Obwohl ich sie eigentlich nicht darum bitte, zieht sie ihr T-Shirt aus und zeigt mir die Narbe. Gleich während der Operation hat man die Brust wieder aufgebaut. Keiner würde auf die Idee kommen, daß sie nicht echt ist. Auf den ersten Blick. Doch sie ist ein Fremdkörper, paßt sich den natürlichen Bewegungen nicht an. Wenn sie liegt, wird die gesunde Brust breit, dehnt sie sich aus. Die aufgebaute bleibt steif nach oben gerichtet, sie gehört nicht zu dem Körper. Während sie mir noch über ihre »richtige Entscheidung« die Ohren volljubelt, höre ich längst die Molltöne in ihren Erzählungen: Das Leben mit dem Freund stimmt ganz und gar nicht mehr, doch sie ist zu gescheit, um das Scheitern ihrer Beziehung nur auf die Amputation zurückzuführen. Die Schwierigkeiten liegen woanders. Der Freund lebt in einer anderen Stadt, sie sehen sich nur noch an den Wochenenden. Er ist jünger als sie, mit großer Anziehungskraft auf Frauen. Sie ist zwar immer noch eine attraktive Blondine, aber Krankheit und vor allem Sorgen haben ihr Gesicht gezeichnet, haben einiges von ihrem ursprünglichen Schwung verbraucht. Der Freund hat also eine jüngere Partnerin, er ist mit ihr zum Surfen an den Gardasee gefahren, wohnt in einem Hotel, das sie gemeinsam entdeckt haben. Ursula ist gekränkt, traurig, hoffnungslos. Den ganzen Abend verbringen wir damit, ihre Situation zu analysieren, kommen zu keinem Ergebnis.

Um sie auf andere Gedanken zu bringen, schlage ich ihr vor, am morgigen Samstag zur Eröffnung des Oktoberfestes zu gehen. Natürlich ist sie sofort damit einverstanden. An einem strahlenden Samstagnachmittag sehen wir uns den Einzug der Wies'nwirte an. Ursula zieht wie immer die Blicke der Männer auf sich. Sie trägt eine knappe Jeans, blaue Lederstiefel und eine Jacke in derselben Farbe. Sie spürt, daß sie gestreichelt wird und ist augenblicklich guter Laune. Nach Bier und Hendl an einem sonnigen Tisch formieren sich Albernheiten in meinem Kopf. »Ursula, paß auf«, warne ich die Freundin. »Ich habe da so eine Idee . . .«

Ich kaufe mir eine Tüte gebrannter Mandeln und beginne, diese wildfremden Menschen zu offerieren. »Darf ich Ihnen im Namen der Wies'n-Leitung einige gebrannte Mandeln anbieten?« werde ich bei zwei Blondinen vorstellig, deren üppige Busen überdimensionale Schokoladenherzen zieren. »Danke sehr, wir essen grundsätzlich nichts Süßes«, zischt das beleidigte Duo zurück. Erste Erfolge bahnen sich bei einem lederbehosten Zwirbelbärtigen an. »Des is aber nett von dir, Deandl«, freut er sich, taucht mit seiner Pranke in die kleine Tüte und steckt zwei zuckerglänzende Mandeln zwischen die kräftigen Zähne. Das »Deandl« hat mich beschwingt. »Bist a ganz a netter Has«, werde ich von einem kleinen Rundlichen mit roten Backen und ebensolcher Nase begrüßt. »Brauchst doch net mit einer Guatltüt'n umananda geh'n, wennst oan aureiß'n wuillst.« Ich schaue mich nach Ursula um. Sie hält gebührenden Abstand zu mir. Mit dieser verrückten Ingrid muß sie sich erst einmal befreunden.

Mit Ursula wandere ich in Richtung Bierzelt. Wir landen an einem Tisch mitten im schlimmsten Gewühl. Ich bekomme bereits Platzangst, die Freundin hingegen erhält einen innigen Begrüßungskuß vom zunächst wildfremden, doch wenig später schon recht vertrauten Wolfgang.

Schwungvoll wirft er hintereinander einen vollen Maßkrug und zwei halbleere Limoflaschen um und teilt jedem mit, daß er bereits einen »Mordsrausch« hat.

Während sich Ursula nach seinem Familienstand und anderen ungeheuer wichtigen Details aus seinem Leben erkundigt und wahrhaft Verwirrendes zur Antwort bekommt, diskutiere ich mit Gino aus Neapel und Giovanni aus Rom die Qualitäten von Karl-Heinz Rummenigge – auf italienisch, wohlgemerkt!

Die beiden Italiener sitzen seit geraumer Zeit an unserem Tisch, betrachten die immer munterer werdende Ursula mit begehrlichen Augen. In mir sehen sie glücklicherweise mehr den Sportkameraden. Inzwischen tobt das halbe Zelt auf den Tischen. Ich bereite meinen Rückzug vor. »Willst du noch bleiben?« erkundige ich mich bei Ursula. »Nein, nein«, sie kommt mit mir nach Hause. Wolfgang, der Bierselige, protestiert. Er wolle sich noch heute abend mit der flotten Ursula verloben, verkündet er. Doch daraus wird nichts.

Zu Hause hören wir noch ein wenig Musik und lassen die vergangenen Tage an uns vorüberziehen. Es war zwischendurch recht lustig. Ursula wirkt entspannt und ist ganz sicher, daß sie die Sache mit dem Freund auch wieder hinbekommt. »Vielleicht habe ich sogar die Kraft, endgültig Schluß zu machen.«

Doch die hat sie nicht. Das wird bereits beim Frühstück am nächsten Morgen klar. Sie ist traurig, hält es nicht mehr aus bei mir. »Heute kommt der Andreas vom Gardasee heim. Vielleicht ruft er mich an. Ich will dann zu Hause sein.«

Die Schmerzen in der Brust sind wieder da, stärker als je zuvor. Sie überfallen mich eines Morgens schon nach dem Duschen, kommen immer wieder. Jetzt gibt es plötzlich keine Regelmäßigkeiten mehr, keine Uhrzeit, keine Tageszeit. Jetzt muß ich immer und überall mit einer Schmerzattacke rechnen. Langsam bin ich froh, daß ich am 3. Oktober in die Klinik fahre.

Bis dahin arbeite ich jeden Tag an meinem Buch. 17 Seiten sind bereits fertig. Die Anlaufschwierigkeiten scheine ich überwunden zu haben. Ich sitze vor einer Schreibmaschine, die mir Gabi geliehen hat, diktiere die fertigen Seiten auf ein Tonbandgerät, das mir Pfarrer Söllner überließ und gebe die Kassetten weiter an Christl, die alles noch einmal ordentlich tippt und in einem Computer speichert. Das klassische Beispiel von Teamwork!

»Wie geht's denn unserm Buch?« werde ich mal von Gabi, mal von Pfarrer Söllner gefragt. Christl liefert eifrig gedruckte Seiten, und ich genieße diese Gemeinschaft.

Vor allem mit ihr verbindet mich in dieser Zeit eine besondere Beziehung. Sie ist der einzige Mensch, der so ziemlich alles über mich weiß. Sie kennt meine Gedanken, und sie ist beim Tippen natürlich auch Enrico begegnet. »Hast du eigentlich keine Angst, daß man über dich herfallen könnte, wenn man liest, daß der Mann verheiratet ist und daß seine Frau Brustkrebs hat«, will sie von mir wissen, als wir eines Abends bei einem Glas Wein zusammensitzen. »Gibst du nicht zuviel preis?«

Mit dieser Frage bohrt sie in offenen Wunden. »Ich habe mit Enrico darüber gesprochen, und der meinte, ich sollte unsere Geschichte ruhig erzählen. Sie gehöre in mein neues Leben, und niemand habe das Recht, über uns zu urteilen. Weißt du, Christl, Enrico und ich sehen uns nicht oft. Wir telefonieren ab und zu miteinander. Ich bringe in sein Familienleben eigentlich keine Unordnung. Lauras Leben hat sich durch mich nicht verschlechtert. Enrico meinte sogar, daß er jetzt viel geduldiger und ausgeglichener sei als früher. Er unternimmt weite Reisen mit seiner Frau, erfüllt ihr alle Wünsche. Er sagt, daß seine Ehe schon lang nicht mehr so harmonisch gewesen sei wie jetzt.«

Christl schaut mich nachdenklich an. »Und was ist mit dir? Hältst du das aus?« »Bis jetzt schon«, antworte ich ihr. »Ich habe in Enrico einen Mann getroffen, von dem ich weiß, daß er meine Sprache spricht und daß er meine Träume träumt. Ich will gar nicht mehr. Ich brauche keinen Liebhaber, sondern einen Mann zum Liebhaben.

Wenn er heute bei mir auftauchen und mir mitteilen würde, er hätte Laura und die Familie verlassen, um mit mir zu leben, wäre mein Entsetzen über diesen Schritt vermutlich riesengroß. Achten könnte ich ihn jedenfalls nicht mehr.« Christel schaut etwas ungläubig drein, aber schließlich versteht sie mich. »Hoffen wir, daß unsere lieben Mitmenschen das auch so sehen, sonst kannst du dich auf eine Unmenge dummer Bemerkungen gefaßt machen«, meint sie skeptisch. »Ich werde mir von keinem mehr vorschreiben lassen, wie ich mein Leben zu leben habe«, halte ich ihr entgegen. »Darauf kannst du dich verlassen. Ich habe einmal am Rande meines Lebens gestanden, und seither gehe ich meinen eigenen Weg. Wie der von anderen beurteilt wird, ist mir egal.«

Natürlich habe ich vor, im Krankenhaus weiterzuschreiben. Doch daraus wird nichts. Zu viele Sorgen plagen mich in diesen zwei Wochen.

Diesmal fahre ich mit Frau Sixt und ihrem Mann an den Chiemsee. Florian und Linda verabschieden mich zärtlich. Sie werden alleine bleiben und sich selbst versorgen. Mittags, wenn sie aus der Schule kommt, ißt Linda bei der »Oma«, der es auf ein »Enkelkind« mehr oder weniger an ihrem großen Tisch nicht ankommt. Florian hat versprochen, daß er Lindas Hausaufgaben beaufsichtigt und dafür sorgt, daß sie nicht sämtliche Vokabeln vergißt.

Bevor wir uns in der Klinik melden, führt uns Herr Sixt noch zum Essen aus. Trude und ich nehmen uns vor, die zwei Wochen ausschließlich unserer Gesundheit zu widmen, nur Vollwertkost zu essen und ausgiebig spazieren zu gehen. Das Wetter soll auch schön bleiben. Wir haben zwei Zimmer nebeneinander und können uns sozusagen mit Klopfzeichen verständigen. Trotzdem sind wir traurig, in Trude nagt bereits das übliche Heimweh, und ich habe ganz einfach Angst vor den kommenden Tagen. Werde ich operiert? Woher kommen die Schmerzen? Ist der Krebs zurückgekehrt?

Dr. Bauer macht eine Aufnahmeuntersuchung. Er ist befangen wie immer, wenn er eine Brustpatientin vor sich hat. Ich gebe mich so natürlich wie möglich, lache mit ihm, versuche ihn aufzulockern. Vergeblich! Immer wieder entschuldigt er sich, daß er mich abtasten muß. Die Verhärtung im Warzenbereich zeichnet er mit einem roten Stift an. »Ich finde es schrecklich, auf Körpern malen zu müssen«, schüttelt er den Kopf. Ich zucke mit den Schultern, schließlich werde ich bemalt und nicht er, und mir macht das nun mal nicht das geringste aus. »Der Professor wird bei Ihnen wohl doch schneiden müssen«, vermutet er. »Die Brust schaut nicht gut aus.«

Ich gehe rechtzeitig aus dem Zimmer, bevor die Tränen kommen. Am Nachmittag machen Trude und ich einen ersten Spaziergang am See entlang. Es ist herrlich warm. Die Natur sieht noch lebendig aus, wenig weist darauf hin, daß es schon Herbst ist und Kälte und Nebel auf die Menschen warten. Die Sonne schafft es sogar, meine trüben Gedanken vorübergehend zu vertreiben.

Beim Abendessen lernen wir unsere Tischgenossen kennen. Einen hochgewachsenen Rheinländer mittleren Alters, der ausschließlich von seiner Frau erzählt, was sie sagt, was sie tut, was sie gern hat, was sie nicht mag, was ihr gefällt und was sie verabscheut.

Nachdem ich mir das einige Tage angehört habe, frage ich ihn, ob er vielleicht frisch verheiratet ist. »Woher wissen Sie das denn?« kommt es hocherfreut zurück. Ja, woher wohl!

Mit von der Partie sind noch eine resolute Geschäftsfrau aus Hessen, die viel jammert, aber trotzdem manchmal überraschend humorvoll und lustig sein kann; ein quirliger Grauhaariger, der selten zum Essen kommt und wenn, dann meistens zu spät. Nach drei Löffeln Suppe hat er bereits genug. »Nee, det schmeckt ma nicht«, schimpft er, reißt sich seine Serviette vom Hals und geht wieder. Tagsüber liegt er dunkelbraun gebrannt auf seiner Terrasse in der Sonne, am Abend macht er die Lokale in der Umgebung unsicher. Er liebt Bier und bayerische Gesellschaft. »Det is det Schönste am Chiemsee«, erklärt er mir. Warum er hier in der Klinik ist, sagt er nicht. Zumindest bekommt er viele Spritzen. »Die gibt mir der Professor persönlich, von de anderen lasse ick ma nich spritzen!«

Dann gibt es da noch einen blassen jungen Mann namens Herz an unserem Tisch, dem es ganz offensichtlich schlecht geht. Er ißt wenig, redet anfangs fast nichts. Doch Trude und mir gelingt es, ihn aus seiner Isolation herauszuholen. Er hat einen Tumor im Darmbereich, hat Chemotherapie und Bestrahlung hinter sich. Beides war ohne Erfolg. Der Tumor wächst, man wird wieder operieren müssen. Hier erhofft er sich durch eine Reihe von Spritzen einen Stillstand. Doch auch der Professor meint, daß er noch einmal unter das Messer muß. Herr Herz hat große Angst vor einer neuen Operation. Vor allem fürchtet er, daß sie ihn nur weiter schwächen und ihm nicht wirklich nutzen wird.

Trude und ich mögen den Mann auf Anhieb. Ab jetzt schafft er es nicht mehr, sich vom Tisch zu stehlen, ohne einen Bissen gegessen zu haben. Wir sorgen dafür, daß er wenigstens eine Kleinigkeit zu sich nimmt. Ob er Skat spielen kann, will ich eines Abends von ihm wissen. »Oh ja.« Er habe hier schon nach Partnern gesucht, aber niemand gefunden. Noch am gleichen Tag treibe ich unseren dritten Mann auf. Er ist stiller Zuhörer, als ich dem Mädchen am Empfang von meiner Suche nach einem weiteren Skatspieler erzähle. »Würden Sie mit mir vorliebnehmen«, lächelt Herr Stingl. »Sehr gerne«, freue ich mich. Wir drei verabreden uns noch am selben Abend um halb acht zur ersten Runde.

Bis dahin hat noch jeder Zeit, nach dem Abendessen mit seinen Angehörigen zu telefonieren. Nach einer vorläufig letzten Zigarette, die meine beiden Partner vor dem Haus rauchen – inzwischen hat Hackethal ein allgemeines Rauchverbot in allen Räumen ausgesprochen, mit der Drohung, jeden Patienten eigenhändig vor die Türe zu setzen, den er mit einer heimlichen Zigarette erwischt – formiert sich unsere Skatrunde. Die Premiere verläuft so erfolgreich, daß wir uns von jetzt ab jeden Abend zusammenfinden. Meistens spielen wir bis gegen 22 Uhr, außer einer der Herren hat Beschwerden. Herrn Herz fällt manchmal das lange Sitzen schwer, Herr Stingl bekommt bisweilen wenig Luft. Rund um den Hals hat er lauter kleine Knoten. In der Lunge ist ein Tumor. So sorgenvoll die Tage aussehen, am Abend haben wir alle drei viel Spaß. Trude sitzt meistens bei uns, strickt einen Pullover und sorgt sich um mich. Irgendwie ist sie der Meinung, das Kartenspielen sei Männersache und Frauen müßten dabei notgedrungen den kürzeren ziehen. Dabei irrt sie sich gewaltig. Obwohl ich da zwei Meisterspielern ausgesetzt bin, verbuche auch ich meine Pluspunkte. Wir spielen natürlich nicht um Geld, bloß zum Vergnügen. Unser Lachen macht den Aufenthaltsraum auch für andere Patienten anziehend. Allabendlich füllt er sich, wenn wir die ersten Karten ausgeben.

Julius Hackethal nimmt sich viel Zeit, als er mich zum ersten Mal untersucht. Immer wieder befühlt er die Verhärtung im Warzenbereich, ist unsicher, ob er gleich operieren oder lieber noch warten soll. Weiterhin unerklärlich sind auch für ihn die Schmerzen. »Die Sache ist einfach ungewöhnlich«, murmelt er immer wieder.

Schließlich beschließt er, mich mit Suprefact zu behandeln. Er will es alle zwei Tage direkt in die Verhärtung spritzen. Zunächst wehre ich mich dagegen, doch dann gebe ich auf. Wie konnte ich auch so verwegen sein, anzunehmen, daß ich von Krebs geheilt bin, daß er mich für alle Zeit in Ruhe lassen würde! Jetzt hat er mich eingeholt! Ich bekomme Suprefact, eine Operation ist in den Bereich des Möglichen gerückt.

Obwohl er die dünnsten Nadeln nimmt und ganz langsam spritzt, habe ich schreckliche Schmerzen. Er weiß, er ist besonders liebevoll zu mir. Aber diesmal klappt es nicht so ganz mit dem Mutmachen. Er ist selber in Sorge, ebenso Li. Sooft sie Zeit hat, schaut sie bei mir vorbei. Ich habe ihr von meinem Buch erzählt. Sie will die ersten 17 Seiten davon lesen – mehr habe ich nicht. Meine Bemühungen, mich an die Schreibmaschine zu setzen, scheitern hier nämlich kläglich.

Enrico ruft mich oft an in diesen Tagen. Das tröstet. Ich erzähle ihm, daß ich vermutlich doch operiert werde, und er ist traurig. Kommen kann er nicht. An einem Tag, als ich nach Traunstein zu einer Spezialuntersuchung muß, geht bereits um 7 Uhr das Telefon. Er will mir nur noch schnell einen Gruß durch den Hörer schicken, will mir Mut machen.

So gut mir seine Anteilnahme auch tut, beschließe ich trotzdem, ihm nichts mehr über meine Beschwerden zu erzählen. Ich will ihn nicht belasten. Schließlich hat er genug Sorgen um seine Frau.

Diesen Vorsatz habe ich bis heute nicht vergessen und vor allein nicht gebrochen. Immer, wenn er sich zwischendurch erkundigt, wie es mir geht, kommt ein fröhliches »Danke, bestens« zur Antwort. Er ist davon nicht immer überzeugt, aber er versteht, daß ich diesen Bereich meines Lebens nicht mit ihm teilen will.

Die Spritzen scheinen erste Erfolge zu haben. Tagsüber bin ich jetzt beschwerdefrei, doch nachts sind die Schmerzen um so schlimmer.

Schließlich lasse ich mir im Schwesternzimmer Zäpfchen geben, die mir meine schwarzhaarige Leibärztin, Frau Dr. Groll, verordnet. Da ich an Schmerzmittel überhaupt nicht mehr gewöhnt bin, wirken sie sofort. Augenblicklich bessert sich meine Laune. Zwei Nächte brauche ich die Zäpfchen noch, dann kann ich schmerzfrei durchschlafen.

Ein ausgesprochenes Stimmungshoch bahnt sich bei mir an! Julius versucht es sofort zu dämpfen. »Sei nicht so euphorisch, meine Liebe. Die Warze schaut nach wie vor verdächtig aus. Es ist durchaus möglich, daß sich da wieder Mikrometastasen gebildet haben.« Bevor er das Messer endgültig aus der Hand lege, werde er halt doch noch aufschneiden müssen, damit wir Sicherheit bekommen. Ich winke ab. »Das hat Zeit. So schnell wirst du ja noch nicht abtreten.«

Doch darin zumindest habe ich mich gründlich getäuscht. Am 4. November geht der Chirurg Julius Hackethal in den Ruhestand. Als er mir das erzählt, halte ich die Ankündigung zunächst für einen Scherz. Einen schlechten obendrein. »Mein liebes Kind. Am 6. werde ich 65 Jahre alt, und da ist es höchste Zeit, mit dem Operieren aufzuhören. Erstens habe ich immer leidenschaftlich die These vertreten, daß Chirurgen ab einem gewissen Alter Schluß machen sollten, und zum zweiten sehe ich heute schon die Schlagzeilen vor mir, wenn mir tatsächlich einmal etwas passieren sollte.«

Wie wird es dann weitergehen in seiner Klinik, will ich von ihm wissen. »Ich habe in Dr. Berger einen hervorragenden Nachfolger gefunden. Er kann mich als Chirurg sehr gut ersetzen«, meint er. Außerdem werde er nach wie vor die Untersuchungen vornehmen. »Bloß weil ich nicht mehr operiere, mache ich doch die Praxis nicht zu«, beruhigt er mich. »Im OP schaue ich halt jetzt zu.«

Was mache ich, wenn er einmal ganz aufhört, frage ich mich insgeheim. Nun, ich werde nicht in Panik geraten, soviel steht fest. Ich weiß, daß hier in dem Krankenhaus eine Ärztegeneration arbeitet, die seine Methode, Krebs zu behandeln, beibehalten wird.

Außerdem habe ich in letzter Zeit viel darüber gelesen, daß junge Ärzte in der ganzen Welt bei der Krebsbehandlung eingetretene Wege verlassen haben und nach neuen Möglichkeiten suchen. Nur die alten sind es noch, die verbissen auf traditionellen Behandlungsmethoden bestehen. Und die werden gottlob immer weniger.

Außerdem scheint sich bei den Krebspatienten inzwischen auch ein neues Bewußtsein angesiedelt zu haben. Immer weniger lassen sich von ihren Ärzten so mir nichts, dir nichts überfallen, lassen sich zu Chemotherapien und Bestrahlungen zwingen. Sie wollen Aufklärung und sich selbst die letzte Entscheidung über die Behandlungsmethode vorbehalten.

Die zwei Wochen vergehen wie im Flug. Trude und ich haben ein dichtes Behandlungsprogramm klaglos hinter uns gebracht. Wir haben keine Anwendung ausfallen lassen, die freie Zeit verbrachten wir an der frischen Luft. Wir fühlen uns gesund.

»Wie verkraftest du eigentlich das große Vertrauen, das dir deine Patienten entgegenbringen?«

Es ist mir gelungen, Hackethal am Ende eines langen Tages,

an dem er allgemeine Sprechstunde hatte, in seinem Zimmer alleine anzutreffen. Den Nachmittag hatte ich unter den Wartenden gesessen, habe ihnen zugehört, habe sie beobachtet. Nach zwei Stunden bin ich schließlich geflohen. Sie alle sind an den Chiemsee gekommen, um sich helfen zu lassen, um dem Krebstod zu entgehen. Ich habe Bruchstücke von der Unterhaltung mitbekommen. Von »einziger Rettung« war da die Rede, von »letzter Hoffnung«, von »sicherer Hilfe«.

»Julius, wie machst du so einem Patienten, der in dir die letzte Rettung sieht, klar, daß auch du ihm nicht helfen kannst?« »Schau mal«, läßt er sich schließlich auf die strapaziöse Unterhaltung mit mir ein und verabschiedet sich insgeheim von seinem geplanten Feierabend, »ich kann ihm immer helfen, nur nicht so, wie du dir das vorstellst. Natürlich bin auch ich bei Krebs ab einem bestimmten Stadium machtlos, aber ich nehme dem Patienten, der zu mir kommt, nie die Hoffnung. Und schon das hilft ihm. Kein Arzt der Welt kann mit Sicherheit sagen, wann ein Krebspatient – und sei er noch so krank – wirklich stirbt. Das heißt, daß es immer wieder Faktoren gibt, die vorübergehende Besserungen hervorrufen, die ein aufgegebenes Leben unvermutet um Wochen und Monate verlängern.« Es sei also grundfalsch, bei einem Patienten Hoffnungslosigkeit zu erzeugen, indem man ihm eine Wahrheit um die Ohren schlage, die nur relativ sein könne. »Ein Mensch ist nicht nur Körper. Er ist auch Geist und Seele. Schwäche ich seine Seele, indem ich ihm jede Hoffnung nehme, töte ich ihn.«

»Was empfindest du, wenn dir ein Patient, um den du jahrelang gekämpft hast, am Ende doch wegstirbt?« Er wischt sich mit der Hand über die Stirne, bevor er mir antwortet: »Einen solchen Tod, vor allem bei jüngeren Menschen, empfinde ich immer als eine persönliche Niederlage, die mir wochenlang zusetzt«, sagt er schließlich.

Plötzlich lehnt er sich in seinem Sessel zurück, kreuzt die Arme über der Brust und schaut mir in die Augen. »Warum quetscht du mich eigentlich heute so aus?« will er von mir wissen. »Ich habe am Nachmittag die Patienten beobachtet, die darauf warten, endlich zu dir gerufen zu werden. Manche unter ihnen sehen so elend aus, daß ich mir nur sehr schwer vorstellen konnte, daß du ihnen tatsächlich helfen kannst.«

»Wenn ich daran zweifeln würde, hätte ich schon längst aufgegeben. Vor etwas mehr als 10 Jahren habe ich damit angefangen, nach neuen Methoden zur Krebsbekämpfung zu forschen, und ich werde damit nicht aufhören. Kleine Teilerfolge, die ich bei meiner Behandlung erziele, spornen mich natürlich dabei an.« So habe er kürzlich gelesen, daß ein amerikanischer Arzt bei bestimmten Krebsarten eine BCG-Behandlung, also starke Fieberschübe, verordne und dabei gute Erfolge erzielt habe. »Siehst du, Ingrid, das mache ich schon seit Jahren in meiner Klinik. Solche Sachen bestätigen mich natürlich in meiner Arbeit.«

Während er mir das alles erzählt, fällt mir auf, daß wir uns zum ersten Mal eigentlich wirklich unterhalten. Bisher gab es entweder das Arzt-Patient-Gespräch zwischen uns oder ein leichtes Geplänkel unter Freunden, die sich gerne haben. Über seine Arbeit und das, was ihn dabei bewegt, haben wir nie geredet.

Weil die Stimmung zwischen uns beiden freundlich und sehr vertraut ist, wage ich auch eine Frage, die mich schon lange bewegt. »Julius, warum bist du manchmal so laut und so rigoros, wenn du an die Öffentlichkeit trittst?« Er lacht. »Ich weiß, dann könntest du mich in der Luft zerreißen. Der Li geht es im übrigen ähnlich wie dir. Paß auf, Ingrid, ich bin laut, weil mir sonst keiner zuhört. Ich will so laut schreien, daß mich der Mann auf der Straße hört, auch wenn die oberen Zehntausend, sprich die Alten, Verbohrten in unserem Beruf, sämtliche Fenster und Türen verschließen wollen, damit nur ja kein Ton nach außen dringt. Der kleine Mann soll hören, was mit ihm geschieht.« Er hat sich in Rage geredet. Wir sind also wieder soweit! »Bitte halte mir zugute, daß ich chirurgischer Ganzheitsarzt bin«, sagt er schließlich, als ich ihn betrübt anschaue. »Chirurgie ist aggressive Nächstenliebe. Chirurgen müssen oft tief ins Fleisch schneiden, um heilen zu helfen.«

Daß er in der Öffentlichkeit, oder besser gesagt, von manchen Journalisten falsch oder aus dem Zusammenhang zitiert wird, glaube ich ihm sofort. »Ich kann sicher sein, daß sich die Herrschaften nur das aus einem Vortrag oder einem Interview rausholen, was sie ihren Lesern vorsetzen wollen, damit denen bei dem Namen Hackethal speiübel wird. Das sind ganz schreckliche Manipulationen.«

Das Telefon auf dem Schreibtisch läutet. Li ist am Apparat und erkundigt sich bei ihrem Mann, ob er gedenke, heute noch einmal nach Hause zu kommen. »Ich geb dir den Störfall lieber gleich an den Apparat«, lacht Julius und hält mir den Hörer hin. »Li, ich bitte um Milde, aber heute habe ich eine Unterhaltung mit meinem Professor dringend gebraucht. Da waren ein paar Fragen offen«, entschuldige ich mich bei ihr. »Aber jetzt schick ich ihn dir nach Hause. Das verspreche ich dir.«

Auf dem Weg zum Ausgang begegnen wir einer jungen Frau. Tränenüberströmt lehnt sie an der Treppe. Ihre Mutter ist vor zwei Stunden gestorben. Julius Hackethal legt seinen Arm um ihre Schulter und geht mit ihr in sein Zimmer zurück.

Ich bekomme für den 3. November einen ambulanten Termin. Dann will Hackethal endgültig darüber befinden, ob ich noch einmal operiert werden muß.

Die Schmerzen sind weg – sie waren sicherlich hormonell bedingt. Ich soll mich nur bis auf weiteres genau beobachten. Schließlich werde ich im November 48 Jahre, da kündigt sich halt der Wechsel an. »Behalte deinen Optimismus«, verabschiedet mich der Chef. Und genau das sage ich ihm zu.

Herr Herz wird auch nach Hause fahren. Von unserer Runde bleibt lediglich Herr Stingl übrig. Beiden Herren geht es nicht besonders gut. Sie sind deprimiert. Herr Herz wird sich nun doch noch einmal operieren lassen, nicht hier, sondern in seiner Heimatstadt. »Meine Versicherung bezahlt den Hackethal nicht. Also muß ich in eine andere Klinik«, klagt er. »Soviel Geld, daß ich den Aufenthalt hier aus meiner eigenen Brieftasche zahle, habe ich nicht.« Herr Stingl hat neue Knötchen bekommen. Eine kurze, hoffnungsvolle Weile sah es so aus, als ob die Krankheit zum Stillstand gekommen sei. Wir verabschieden uns wie alte Freunde und versprechen, daß wir uns gegenseitig anrufen werden. Ich habe mit beiden einige Male telefoniert. Die Nachrichten waren immer schlecht. Jetzt unterlasse ich die Anrufe besser. Ich will nicht aufdringlich sein. Sie wissen ohnedies, daß ich an sie denke.

Dichter Nebel liegt über dem Chiemsee, als uns Herr Sixt nach zwei Wochen wieder abholt. Es ist ungemütlich kalt, und Trude und ich freuen uns noch nachträglich, daß wir wirklich jeden Sonnenstrahl ausgenutzt haben.

Als ich meine Sachen auspacke, geht das Telefon. Ich habe eigentlich gar keine Lust, den Hörer abzunehmen, tue es aber dann doch. »Ciao, cara, da bin ich aber froh, daß ich dich erreiche.« Enrico.

Er war den Tag über in München, fliegt in knapp drei Stunden zurück nach Italien. »Es wäre schön gewesen, wenn ich dich noch hätte sehen können«, sage ich traurig. »Was heißt, es wäre schön gewesen? Es ist schön. Ich komme mit dem Taxi zu dir. Ich lasse den Fahrer warten, trinke einen Tee mit dir und brause wieder ab.«

Eine halbe Stunde später ist er da. Ich falle ihm um den Hals, bin einfach nur glücklich. Eine schönere Heimkehr kann ich mir gar nicht vorstellen.

»Enrico, hast du schon was gegessen?« Er will nicht, daß ich jetzt in der Küche verschwinde, aber Hunger hat er schon. Das sehe ich ihm an. »Schau, komm einfach mit mir raus und ich mach' dir schnell ein paar Spiegeleier mit Speck, wie damals bei unserem ersten Frühstück.« Er ist sofort einverstanden damit. Ich stehe am Herd, er lehnt am Eisschrank und schaut mir zu. Ein bißchen sieht das alles nach Ehepaar aus.

Augenblicklich schiebe ich diese Vision wieder in die hinterste Ecke meines Herzens. Im Baumhaus wohnen wir gemeinsam, sonst nirgendwo.

Die wenige Zeit, die uns bleibt, füllen wir mit Zärtlichkeiten, mit viel Lachen und Freundlichkeit. Diese Stimmung bleibt in meinem Wohnzimmer zurück, als ich ihn zu seinem Taxi bringe. Wir wissen, daß es eine geschenkte Stunde war, nicht geplant, eigentlich gar nicht vorgesehen. Hätte er nicht versucht, mich doch noch zu erreichen, hätte ich das Telefon einfach läuten lassen, weil ich noch viel zu sehr im Krankenhaus war, hätten wir zwei glückliche Stunden unseres gemeinsamen Lebens glatt verschenkt. Und das können wir uns nicht leisten. Dafür ist die Zeit zu kurz, die uns bleibt.

Noch in der ersten Woche nach meiner Rückkehr setze ich mich wieder an meine Schreibmaschine. In Lindas ehemaliges Zimmer habe ich mir Florians alten Schreibtisch gestellt. Rund um mich stehen und hängen lauter Dinge, die ich liebe, die mich an etwas erinnern. Enricos Skizze vom Baumhaus mit dazugehöriger Strickleiter zum Beispiel, ein Poster, das von einem bunten Regenbogen beherrscht wird. Zwei getrockene Blumensträuße, die die Krallen meines Katers überlebt haben. In diesem Zimmer scheint die Sonne ab Mittag, wärmt meine Schreibmaschine, liegt auf den Manuskriptblättern, die sich beständig stapeln.

Den ambulanten Termin bei Professor Julius Hackethal am 3. November kann ich getrost absagen. Die Schmerzen sind nicht mehr aufgetaucht, die Verhärtung hat sich zurückgebildet. Die Warze sieht fast normal aus. Drei Tage später bin ich mit 80 anderen zu Gast zu seinem 65. Geburtstag, den er in einem Landgasthof in Frasdorf feiert. Eine Formulierung auf der Einladungskarte »Kleidung: schön« hätte mich beinahe bewogen, abzusagen. So richtig schöne Kleidung gibt es nämlich schon lange nicht mehr in meinem Schrank. Eine Freundin aus der Straße, der ich zufällig meine Kleidersorgen mitteile, weiß Rat. Für genau solche Gelegenheiten hat sie ein langes Kleid im Trachtenstil, das würde sie mir leihen. Ich probiere es an. Es paßt nicht ganz, aber die kleinen Mängel sind leicht zu beheben. Das Oberteil ist etwas eng, also lasse ich einfach einen Knopf mehr offen. Der Rock ist etwas zu lang, den näht sie nach oben.

Als ich mich in die Kette der Gratulanten einreihe und ihn schließlich erreiche, fallen dem Julius beinahe die Augen aus dem Gesicht. »Ingrid im Kleid, sowas muß man erlebt haben«, lacht er. »Bist ja glatt ein Weibchen, wenn du dich so herrichtest.«

Es wird ein zauberhafter Abend. In Günter Strack, dem beleibten Dr. Renz in einer erfolgreichen Fernsehserie, habe ich einen sehr unterhaltsamen Tischherrn gefunden. Ich begegne auch Guido Baumann wieder, dem Ratefuchs aus Lembkes »Was bin ich?« Einem Freund aus der Vergangenheit.

Leni sitzt auch an meinem Tisch. Sie hat gerade wieder eine Operation überstanden. Gemeinsam mit Bruno, ihrem Mann, will sie heute noch den Geburtstag mitfeiern, morgen geht es wieder zurück nach Holland. Für wie lange? Sie zuckt die Schultern. Da ist es wieder, das große Fragezeichen, das hinter unserem Leben steht. Wie viele Patienten sind unter seinen 80 Gästen, frage ich mich plötzlich. Ich weiß es nicht. Einige kenne ich, die meisten sind mir unbekannt.

Zwei Wochen später feiere ich meinen Geburtstag, wieder mit vielen Freunden bei bester Gesundheit. Unter der Geburtstagspost vermisse ich ein gewohntes Kuvert. Fast 22 Jahre ist es nun her, daß ich die Lokalredaktion der Zeitung, in der ich meine ersten journalistischen Schritte gemacht habe, verließ. Florian war damals unterwegs, ich wollte daheim bleiben und Zeit für mein Kind haben. Ich wechselte in die Fernsehredaktion und lieferte dort einmal in der Woche zu Hause recherchierte Berichte ab.

Im Lokalen erschien ich nur noch als Besucherin. Seitdem hat mir mein ehemaliger Chef jedes Jahr zum Geburtstag gratuliert. Auch zu Weihnachten bekam ich immer eine Karte von ihm. In diesem Jahr fehlt der Geburtstagsgruß. Ich versuche zwar mir einzureden, daß die Karte morgen im Briefkasten liegen wird, doch ich bin traurig. Ich habe ganz einfach Angst, daß diesem von mir so sehr geschätzten Lehrmeister etwas zugestoßen ist. Vielleicht ist er krank, schwerkrank, sonst würde er mir doch trotzdem schreiben?

Beim Mittagessen läutet das Telefon. »Ibe«, höre ich seine vertraute Stimme. »Ja, sang's amal, wie geht's Ihnen denn?« Ich bin so froh über diesen Anruf, daß ich ihn erst einmal gar nicht zu Wort kommen lasse. Er hat in seiner Anrede die Abkürzung gebraucht, mit der ich früher einspaltige Berichte zeichnete. »Gell, Sie haben diesmal meinen Geburtstag vergessen und jetzt rufen Sie schnell noch an, damit ich versöhnt bin und Sie wenigstens im Februar Ihre gewohnten Glückwünsche bekommen, zu Ihrem Geburtstag.« »Nein, Ibe, so ist das nicht. Ich habe Ihren Geburtstag nicht vergessen, ich hatte Angst, daß Sie sehr krank sind und meine Glückwünsche nur belasten.« Ich bin erschrocken. »Aber nein«, beruhige ich ihn. »Ich habe doch erst im September eine Glosse im Lokalteil veröffentlicht, also muß ich doch noch leben.« »Man hört so vieles Schlimmes über den Krebs«, sagt er. »Keine Sorge, ich beiß mich schon durch. Und wehe, ich bekomme zu Weihnachten keine Karte von Ihnen, dann entfällt der Geburtstagsgruß im Februar für Sie.«

Ich habe die Karte heute in den Briefkasten geworfen. Der Frühling ist ganz nah. Ich sitze in meinem improvisierten Schreibbüro, die Sonne fällt auf die Maschine, draußen zwitschern die Vögel. Ich bin aus einem eiskalten Winter wieder aufgetaucht, einem neuen Jahr entgegen. Am 16. März habe ich einen neuen Termin, ambulant. Beschwerden gibt es momentan keine. Ende März soll ich das Manuskript abliefern.

Wer wird dieses Buch lesen? Wen wird mein Leben interessieren? Kann ich mit dieser Schilderung irgendjemandem helfen?

Jeder muß mit so einer Situation alleine fertigwerden. Nicht alle haben das Glück, daß der Tumor frühzeitig genug erkannt wird, nicht jeder hat die Fähigkeit, sich einer Therapie zuzuwenden und niemals an deren Wirksamkeit zu zweifeln.

Ich habe mit Ursula gesprochen und sie gefragt, wie sie sich fühlt, jetzt nachdem sie die Brust hat abnehmen lassen und den Hackethal'schen Weg verlassen hat. »Ich bin okay«, sagt sie, und ich glaube ihr das auch. Schon lange hat ihre Stimme nicht mehr so selbstsicher geklungen. Sie erwähnt zwar eine neuerliche Operation, aber diesmal soll lediglich der Sitz des Siliconkissens korrigiert werden, nichts weiter. »Ingrid, ich wäre meines Lebens nicht froh geworden, wenn ich nicht rigoros hätte amputieren lassen. Immer wieder hat man Krebszellen gefunden bei den Nachschnitten. Jetzt ist Schluß damit.«

Was macht Leni, die, wie ich, niemals einen anderen Arzt als Professor Hackethal oder einen seiner Nachfolger konsultieren würde? Sie wird am 14. März wieder an den Chiemsee kommen. Im November hat man einen Knoten unter der Achselhöhle entfernt. Jetzt hat sich einer in der Schlüsselbeinhöhle angesiedelt. Sie sollte ihn beobachten. Mittlerweile ist er so groß wie eine Kastanie. Leni geht es also nicht gut. Sie ist knapp davor aufzugeben und sich in ihr Schicksal zu fügen. »Was will ich machen, Ingrid«, meint sie. »Der Krebs läßt mir keine Ruhe.« Trotzdem wird sie sich keiner konventionellen Behandlung unterziehen. Die Angst vor der gedankenlosen Routine so vieler Ärzte hält sie davon ab. Ein finanzielles Problem bahnt sich auch an. Das Delikatessengeschäft von Leni und Bruno geht gut. Doch soviel, daß die beiden rund 70.000 DM, die die Behandlung bis jetzt gekostet hat, bedenkenlos verkraften könnte, wirft es auch nicht ab. Ihre holländische Versicherung zahlt ihnen keinen Gulden.

Trude Sixt hat keine Probleme mit ihrem Hautkrebs. Seitdem man ihn vor nun zwei Jahren feststellte, hat sich die Stelle nicht verändert. Trude Sixt ist manchmal deprimiert. Die Amputation macht ihr immer noch zu schaffen.

Herr Hacker hat keine Probleme mit dem Prostatakrebs.

Kürzlich erzählte er mir, daß er unter Angina-Pectoris-Anfällen zu leiden habe. »Vermutlich hatte der Professor doch recht, als er mir vor drei Jahren sagte, Herr Hacker, an dem Tumor sterben Sie nicht«, scherzt er tapfer, »jetzt schafft mich das Herz.«

Meine Skatbrüder Herz und Stingl wage ich nicht mehr anzurufen. Beiden ging es sehr schlecht, als ich mich Anfang Dezember bei ihnen meldete. Herr Herz ist im Mai gestorben. Zwei Tage vor seinem Tod hat er sich telefonisch bei mir verabschiedet.

Und wie geht es mir? Dreimal hat es so ausgesehen, als wollten die gefürchteten Schmerzen in der operierten Brust zurückkehren. Nicht ganz so heftig, wie gewohnt, aber immerhin so, daß die Erinnerung an ausgestandene Ängste und Sorgen wieder wach wurde.

Manchmal schleiche ich ins Bad, stelle mich vor den Spiegel und betrachte mich ganz genau. Dabei interessieren mich neu aufgetauchte Falten und Fältchen am wenigsten. In zwei Jahren werde ich 50 Jahre alt, da darf meine Haut da und dort schon anfangen zu knittern.

Was geht in dir vor? frage ich in solchen Momenten meinen Körper. Hat sich irgendwo ein neuer Krebsherd gebildet, den man jetzt nur noch nicht sieht?

Wie geht es dir? Diese Frage wird schon lange nicht mehr ernsthaft an mich gerichtet. Daß es mir gut geht, setzt meine Umgebung ganz einfach voraus. Warum auch nicht! Ich sehe gesund aus, mache jeden Unsinn mit, bin strapazierfähig wie eh und je. Ich gebe mich selbstbewußt, hoffnungsvoll, aktiv, und im Prinzip bin ich das auch. Meine Kegelrunde feiert mich inzwischen als zuverlässiges und zielsicheres Mitglied, niemand achtet mehr darauf, daß vor mir das Thema Krebs ausgespart werden sollte. Die Schonzeit ist endgültig vorbei!

Im Auftrag von Pfarrer Söllner begleite ich eine Krankenschwester aus unserer Sozialstation, die bettlägerige Menschen in ihren Wohnungen betreut. Ich soll eine Reportage für die Weihnachtsausgabe des »Gemeindebriefes« machen. Wir besuchen eine Frau, die im Sterben liegt. Ihr Körper ist voller Metastasen. Sie soll gewaschen und umgebettet werden. Ich muß der Schwester helfen, allein kann sie die Frau nicht tragen. Diese schreit vor Schmerzen, als wir sie von einem Bett auf das andere heben. Ihre Beine sind dunkelblau angelaufen und eiskalt. Als wir fertig sind, streichle ich die todkranke Frau. Sie hat die Augen geschlossen, stöhnt leise vor sich hin. »Lieber Gott, laß mich nicht so sterben« bete ich auf dem Weg nach Hause.

In einer Rundfunkdiskussion werde ich neben einem Schüler, einem Theologen, einer Psychotherapeutin und einem Zukunftsforscher zum Thema »Lebensangst – Lebensmut« befragt. »Frau Benedict, Sie haben vor einiger Zeit erfahren, daß Sie an einer Krankheit leiden, deren Ausgang ungewiß ist, die oft mit dem Tod endet. Wie haben Sie ihre Angst in den Griff bekommen?« »Angst kann und will ich mir gar nicht leisten«, gebe ich spontan zur Antwort. Die Runde hört mir zu, versteht mich aber eigentlich nicht. Sie alle haben mehr die großen Ängste im Auge, führen Tschernobyl und seine Folgen an, das rapide Sterben der Natur, die Angst vor einem neuen Krieg mit immer grauenvolleren Waffen, die Not der Arbeitslosen. Allesamt Ängste, die ich nicht habe, nicht mehr!

Natürlich bekümmert mich die Sorglosigkeit, mit der die Menschen ihren Lebensraum abtöten, schließlich habe ich zwei Kinder. Aber das alles ängstigt mich nicht wirklich. Meine Freundinnen machen sich Sorgen um ihre künftigen Enkelkinder. An die denke ich gar nicht mehr. Ja, früher, als immer nur andere Leute Krebs hatten, nicht ich, da träumte ich von Enkelkindern, mit denen ich spielen könnte, die ich nicht zu erziehen, sondern nur zu lieben bräuchte. Heute glaube ich nicht, daß ich je ein Enkelkind erleben werde.

Machen Sie etwas aus Ihrem Leben, lassen Sie sich nicht unterbuttern! Habe ich diese Ratschläge von Julius Hackethal für mein Leben übernommen? Ich denke doch! Natürlich lassen sie sich nicht immer und zu jeder Gelegenheit anwenden. Natürlich würde ich mit meinen Kindern gerne ein sorgloseres Leben führen, ihnen etwas von der Welt zeigen, ihnen viele Wünsche erfüllen, sie noch ein wenig verwöhnen.

Florian ist inzwischen Volontär in der Sportredaktion einer Münchner Zeitung, will Journalist werden. Nebenher studiert er. Er kann sich vieles nicht leisten, was für seine Kollegen üblich ist. Als Volontär verdient man wenig. Als Journalist im übrigen auch, es sei denn, man steht ganz oben in der Hierarchie.

Linda würde gerne einem Tennisclub beitreten. Ihre Freundinnen machen Ski-, Segel- und Surfurlaube. Wir bleiben zu Hause und gehen an der Isar spazieren.

Das alles regt mich aber nicht sonderlich auf. Wir drei sind mittlerweile ein ganz gutes Team geworden, meine beiden Kinder und ich. Wir sind froh, daß mich die Krankheit bis jetzt in Ruhe gelassen hat und nehmen jeden Tag als neue Zeiteinheit an. Florian beginnt sich immer mehr für mein Buch zu interessieren. »Wie wird eigentlich der Schluß aussehen?« will er eines Tages von mir wissen. »Das weiß ich selber nicht«, gebe ich zur Antwort.

Da fällt mir eine makabre Möglichkeit ein: »Was glaubst du, wie gut sich dieses Buch verkaufen ließe, wenn ich während des Schreibens sterben würde und du das letzte Kapitel schreiben müßtest?« Der Sohn ist empört, hört mir dann aber doch zu, versteht mich schließlich.

Ich werde regelmäßig von einem Boulevardblatt angerufen und nach meinem Befinden befragt. »Lassen Sie mich in Ruhe«, entgegnete ich eines Tages. »Für Sie bin ich doch erst eine Meldung, wenn ich gestorben bin.«

Oft habe ich gespürt, daß meine Mitmenschen darüber verwundert sind, wie fröhlich und wie optimistisch ich bin. Manche nehmen mir meine zeitweilige Respektlosigkeit vor dem Krebs sogar übel, das sehe ich ihnen an.

Wie kann man nur so oberflächlich sein? Schließlich ist Krebs die zweithäufigste Todesursache in Deutschland. Die Menschen fürchten sich vor so einer Diagnose.

Keine Sorge, würde ich diesen Leuten am liebsten zurufen. Ich zittere schon auch vor dieser Krankheit. Ich habe auch Angst, daran sterben zu müssen, aber ich will nicht dauernd zittern und vor allen Dingen nicht schon jetzt. Ich bin oft sehr glücklich gewesen in diesen vergangenen drei Jahren, glücklich wie nie zuvor in meinem Leben. Das »Glücklichsein« habe ich offenbar endlich gelernt. Es wird mir dabei helfen, wenn ich sterben muß – wann immer das auch sein wird. Bis zu dieser schrecklichen Diagnose vor drei Jahren hatte ich häufig das Gefühl, etwas versäumt zu haben. Das ist jetzt vorbei!

Ich habe Zeit gutgeschrieben bekommen, und die möchte ich nutzen. Noch pflücke ich duftende Sommersträuße, Astern und Chrysanthemen sind später dran. Laßt mir meine bunten Farben! Bitte!

Noch möchte ich in meinem Baumhaus leben, gemeinsam mit Enrico. Das Fundament unseres Hauses hat gehalten, obwohl es da bisweilen auch einen kälteren Wind gab, der es durchrüttelte. Kein Ast ist dabei abgeknickt, kein Blatt haben wir verloren, nichts ist zerbrochen. »Wer keinen Mut zum Träumen hat, hat keine Kraft zum Kämpfen.« Diesen Satz habe ich kürzlich gelesen und ihn mir sehr genau gemerkt.

In den drei Jahren, die seitdem vergangen sind, habe ich einiges dazugelernt, hat sich mein Verhalten in verschiedenen Punkten grundlegend geändert. Hätte man mir nicht damals das Ende meines Lebens angedroht, wäre ich wohl nie richtig aufgewacht. Ich bin tapferer und damit auch mutiger geworden. Sogar mit meiner Platzangst komme ich jetzt zurecht. Zwar betrete ich noch immer keinen Lift, aber in die U-Bahn-Schächte tauche ich mittlerweile bedenkenlos ein. Auch ins Kino gehe ich wieder. Ich achte zwar noch immer darauf, möglichst am äußersten Platz und in der Nähe eines der beleuchteten Notausgänge zu sitzen, aber kürzlich hielt ich es auch in der Mitte einer Sitzreihe aus, ohne gleich Herzklopfen zu bekommen. Das ist alles sehr wichtig für mich, denn ich habe unter diesem Problem sehr gelitten. Ich konnte in kein Kino, in kein Konzert, in kein Theater gehen, weil ich mich unter den vielen Menschen eingesperrt fühlte.

Kleinigkeiten, über die sich mancher einen ganzen Tag lang grämen kann, regen mich nicht mehr auf. Gute Beziehungen zu Menschen in meiner Umgebung sind besser geworden, schlechte habe ich mit der Zeit einfach einschlafen lassen. Ich bin mittlerweile zu einer Wiederaufbereitungsanlage für Tag- und Nachtträume geworden. Die Strahlen, die ich aussende, gefährden niemanden, sie wärmen nur.

Ich mag keine Streitereien, dafür ist mir meine Zeit zu schade. Ich verunsichere meine Kinder nicht mehr, indem ich sie mit meinen Ängsten um sie belaste. Ich bemühe mich um ein großes Maß an Toleranz, und ich bekämpfe hartnäckig zwei Eigenschaften, die mir und meiner unmittelbaren Umgebung lange Jahre schwer zu schaffen gemacht haben: meine Empfindlichkeit und meine Unversöhnlichkeit. Ich trage nichts mehr nach, ich versuche es zumindest.

Außerdem kann ich jetzt sehr gut mit mir alleine sein. Früher brauchte ich manchmal ein Programm, um das Denken abschalten zu können. Heute bin ich gerne alleine, fühle mich nicht gleich verlassen und einsam. Ich fahre weg, wenn mir das verlockend erscheint, ohne mir den Kopf darüber zu zerbrechen, ob Sohn und Tochter für diese Zeit auch ausreichend versorgt sind.

Sie können ohne weiteres ein paar Tage ohne mich auskommen.

Ich habe mich von dem Urteil anderer weitgehend unabhängig gemacht. Es macht mir nichts aus, wenn sie manches, was ich tue, nicht verstehen können. Sie brauchen das auch gar nicht.

Ich bin vor 48 Jahren wohl mit einem großen Malkasten auf die Welt geschickt worden. Vor drei Jahren lernte ich nun, welche Farben ich nehmen muß, damit meine Bilder auch wirklich bunt werden. Es hat lange genug gedauert, bis ich dieses Talent in mir aufgestöbert habe. Jetzt aber werde ich es pflegen, solange die Kraft dazu noch ausreicht. Ich werde mir den Blick zu den Sternen erhalten und mich an ihrem Leuchten erfreuen. Ich werde den Elefanten im Bauch der Schlange erkennen, so wie der kleine Prinz das tat. Ich werde Steine, über die ich stolpere, so lange polieren, bis sie zu Perlen werden.

Warum Gott manchen Menschen die Gnade gewährt hat, in

jedem Tropfen den bunten Regenbogen mit all seinen schillernden Farben zu sehen und die anderen hastig zum Regenschirm greifen läßt, wenn es zu tröpfeln beginnt, bleibt eines seiner Geheimnisse.

Ingrid Benedict

Ich habe keine Angst um mich

BASTEI
LÜBBE

Für Linda und Florian
Für deren Freunde
Für meine Freunde
Für den Mann, den ich liebe

Im Sommer 1984 stellten Ärzte eines Münchner Krankenhauses einen Krebsknoten in ihrer linken Brust fest. Sie meinten damals, eine Totaloperation samt Ausschneidung der Lymphdrüsen unter dem Arm und eine längere Bestrahlung seien lebensnotwendig für die Patientin. Ingrid Benedict widersetzte sich ihren Anordnungen und wandte sich an Professor Hackethal. Eine Nachoperation ergab, daß sich zu diesem Zeitpunkt keine Krebszellen mehr in der befallenen Brust befanden. Sie blieb erhalten.

Ein neues, sehr bewußtes Leben begann. Ingrid Benedict schilderte den Weg aus der Krankheit und ihrer Verzweiflung, die jeden packt, wenn er sich mit der Diagnose Krebs konfrontiert sieht, in ihrem Buch »Laßt mir meine bunten Farben«. Eine erneute Operation am 11. Februar 1992 und die damit verbundenen Erfahrungen holten sie jetzt wieder an ihre Schreibmaschine zurück. Was ist aus ihrem Optimismus, aus ihrem Kampfgeist, aus ihrem Widerstand gegen den Krebs geworden? Haben ihre bunten Farben an Leuchtkraft eingebüßt?

»Ich habe keine Angst um mich«, ihr zweites Buch, beantwortet diese Frage. Sie nutzte die drei Wochen, die sie diesmal in der Hackethalschen Klinik verbringen mußte, um über ihr Leben zu reflektieren.

Sie erinnert sich an Kindheit und Jugend, die stark vom Vater geprägt waren, sie denkt über Menschen nach, denen sie begegnet ist, nennt ihre Ängste deutlich beim Namen, setzt sich bewußt mit ihnen auseinander und verliert sie schließlich wieder.

»Ich habe keine Angst um mich« ist auch ein Buch über Krankheit und Todesangst. In erster Linie erzählt es aber die Geschichte einer krebskranken Frau, die gelernt hat, ihr Leben zu lieben, und die nicht bereit ist, eine Minute davon zu vergeuden.

VERSPRECHT MIR, DASS ihr mich aus dem Mutigseinmüssen entlaßt, wenn ich nicht mehr mutig sein will. Zwingt mich mit eurem Vertrauen in meine Tapferkeit und meine Lust am Leben nicht dazu, den Kampf gegen den Krebs fortzusetzen, wenn ich nicht mehr kämpfen kann.«

Ich sitze meinen beiden Kindern Florian und Linda in einem auf fesch getrimmten, oberbayrischen Wirtshaus gegenüber. Es ist nur schwach besucht. Auf den Tischen stehen künstliche Blumen. Die kleine Karte enthält das Übliche vom Brotzeitteller bis hin zum Kurzgebratenen, das allerdings reichlich und hervorragend zubereitet. Ein heftiger Schneeregen malt dickflüssige Tränen auf die kleinen Fenster.

Am Tag zuvor habe ich eine zweite Krebsoperation hinter mich gebracht. Über fünfzig Gramm stinkendes Geschwür hat mir das Team um Professor Hackethal, meinen langjährigen Arzt, aus der linken Brust geschnitten. Es sei so groß gewesen wie ein Tennisball, kann ich an diesem Abend dem OP-Bericht entnehmen. Ich forme mit der linken Hand einen Tennisball nach und lege sie auf meine rechte, gesunde Brust. Unmöglich, denke ich bei mir, diese Angabe kann gar nicht stimmen. Einen Tischtennisball werden sie gemeint haben. Der ist groß genug!

Zugegeben, meine Attacke war nicht besonders rücksichtsvoll. Ich hätte vielleicht doch damit warten sollen, bis mein Sohn sein Schnitzel Wiener Art und meine Tochter ihre Pfannkuchensuppe gegessen haben.

War es das Viertel Rotwein, das ich auf praktisch nüchternen Magen getrunken hatte, oder war es ganz einfach die grenzenlose Not, in der ich mich momentan befand, daß ich mich so unsensibel verhielt? Ich kann es nicht sagen. Sicher ist nur, daß ich diese Sätze unbedingt loswerden mußte. Wochenlang hatte ich mich mit ihnen rumgequält, hatte immer wieder überlegt, ob ich sie zulassen sollte, mir selbst oder gar den Kindern gegenüber.

Beide reagieren überraschend gefaßt, so, als hätten sie sich schon längst Gedanken darüber gemacht, wie lange sich die Fiktion der starken, unerschütterlich optimistischen krebskranken Mutter aufrechterhalten ließ, ohne diese zu überfordern und sich selber in die eigene Tasche zu lügen.

Ein Jahr lang habe ich ihnen und meinen Freunden den Rückfall verheimlicht, habe mich in einschlägigen Frauenzeitschriften als geheilt feiern lassen, habe einen zunächst langsam wachsenden Knoten im Warzenbereich der vor knapp acht Jahren operierten linken Brust ignoriert. Erst als sich die Warze öffnete, Büstenhalter und Kopfkissen immer häufiger blutige Warnsignale aussandten, brach ich zusammen und ergab mich dem zurückgekehrten Krebs.

Am zweiten Weihnachtsfeiertag bat ich schließlich Ringo, meinen Freund in beinahe allen Lebenslagen, den strahlenden Sonnenschein zu nützen und mit mir einen Ausflug ins bayrische Oberland zu unternehmen.

»Vielleicht können wir bei den Hackethals vorbeischauen«, schlug ich so nebenher vor. »Ich habe sie schon lange nicht mehr gesehen.«

Li empfing uns arglos und begeistert über die unerwartete Abwechslung. Julius hatte sich über die Feiertage in sein Arbeitszimmer zurückgezogen, um sein neues Buch termingerecht am 6. Januar abgeben zu können. »Der Meineid des Hippokrates« soll es heißen. Für Zündstoff ist also mal wieder gesorgt.

»Sag mal, operiert ihr in der neuen Klinik schon wieder?« wollte ich von Li wissen.

»Was soll die Frage? Du wirst doch keinen Ärger machen«, kam es sofort zurück. »Natürlich operieren wir wieder.«

»Kann sein, daß ich noch mal unters Messer muß«, meinte

ich und versuchte dabei, so unbefangen wie nur irgend möglich dreinzuschauen.

Julius, angetan mit einer flatternden Jogginghose, stieg aus seiner Dichterstube herab und vernahm die unfrohe Kunde.

»Laß dir den ersten Sprechstundentermin im neuen Jahr geben«, meinte er kurz angebunden.

Eine Woche später saß ich ihm dann in seinem Sprechzimmer gegenüber, meinem Arzt, der nicht nur einen großen Knoten in der linken Brust, sondern auch eine kleine, erbsengroße Verdickung in der Achselhöhle feststellte – und meinem langjährigen Freund, der mit den Tränen kämpfte und nicht begriff, wie ich so achtlos mit meiner Gesundheit umgehen konnte.

»Warum bist du so spät gekommen? Gerade du mußt doch wissen, um was es hier geht! Willst du dich umbringen?«

Ich ließ diese Fragen unbeantwortet.

Daß ich jetzt, nach zwei Wochen Vorbereitung und nun erfolgter Operation, nervlich am Ende bin, wissen meine Kinder.

»Ich denke doch, daß nun erst mal wieder alles okay ist mit dir«, sagt mein ernster Sohn und zündet sich eine Zigarette an. »Ich gehe wenigstens davon aus.«

Und Linda, meine 19jährige Tochter, reagiert so, wie sie sich in brenzligen Situationen immer verhält: Sie strahlt mich an und plappert etwas gänzlich Belangloses. Nur ihre leicht schräg geschnittenen, himmelblauen Augen blicken bekümmert drein.

»Mutti, wir schaffen das schon«, sagt sie und verschwindet auf die Toilette.

»Mutti« nennt sie mich immer dann, wenn sie mich auf die Palme bringen will. Und das schafft sie auch jetzt wieder. Der graue Schleier, der sich unvermittelt über uns drei traurige Gestalten gebreitet hatte, ist zerrissen.

»Nenn mich gefälligst Mami oder meinetwegen auch alte Kuh«, fauche ich, »alles, was du willst. Nur erspare mir die Mutti!«

Nach einem zweiten Viertel Wein, das mir nun endgültig in den Kopf gestiegen ist, das Herz ein wenig leichter und die Beine etwas schwerer gemacht hat, bringen mich die beiden zurück in die Parkklinik nach Riedering. In einem alten Gutshaus, das er für seine Bedürfnisse hatte umbauen lassen, konnte sich Julius Hackethal endlich den Traum von der eigenen Klinik erfüllen. Vor acht Jahren, als ich seine Patientin wurde, praktizierte er noch als Untermieter in einer pompösen Kurklinik in Bernau am Chiemsee. In Gut Spreng ist nun alles eine Nummer kleiner, und diese Reduzierung auf das Wesentliche hat der Atmosphäre zwischen Patienten, Ärzten und Schwestern sehr gutgetan.

Zurück in meinem Zimmer, setze ich mich leicht benommen auf das Bett und werde im selben Moment von einem Schüttelfrostanfall überrascht. Mit klappernden Zähnen krieche ich unter die Bettdecke.

»Mich wird die hauseigene Grippe erwischt haben«, vermute ich mit glühenden Backen und fieberglänzenden Augen. Das ganze Haus ist zur Zeit verschnupft, vor allem Ärzte und Schwestern. Die Patienten halten sich zunächst noch tapfer, doch so nach und nach hört man auch sie in den Gängen und Behandlungsräumen husten und niesen. Edith, die neue Oberschwester, ist in diesen Tagen hauptsächlich damit beschäftigt, Aspirintabletten und Hustensaft zu verteilen sowie Wadenwickel anzuordnen. Eine zusätzliche Belastung für die schniefenden Schwestern, die eigentlich selbst ins Bett gehörten.

Die medizinische Versorgung sieht zunächst auch für mich so aus. Doch als das Fieber die 39-Grad-Marke ständig übersteigt und sich auch durch schleunigst verabreichte Zäpfchen nicht reduzieren läßt, melde ich ernsthafte Bedenken an, ob meine ungewöhnlich hohe Temperatur etwas mit der Grippe zu tun hat. Gut, ich huste stark und krächze wie ein Rabe, aber normalerweise steigt meine Temperatur selbst bei ernsthaften Erkältungskrankheiten nie über 38 Grad.

Einen Tag lang liege ich apathisch im Bett, esse nichts, schütte kannenweise Früchtetee in mich hinein. Helena Georgiou, eine junge griechische Ärztin, der ich zugeordnet wurde, steht am nächsten Tag sorgenvoll an meinem Bett und will auch nicht mehr so recht an eine Grippe glauben.

»Wir müssen den Verband aufmachen«, befindet sie. »Vielleicht hat sich darunter etwas entzündet.«

In ihrem Zimmer löst sie vorsichtig das Pflaster und blickt recht nachdenklich drein.

»Das gefällt mir gar nicht«, murmelt sie mehrmals vor sich hin.

Ich reagiere nicht, bin viel zu sehr damit beschäftigt, nur ja keinen Blick auf die frischoperierte Brust zu werfen. Ich kann mir lebhaft vorstellen, wie sie jetzt, drei Tage nach der Operation, aussieht! Rot und blau unterlaufen, geschwollen und unförmig.

Helena Georgiou stellt ein abszeßähnliches Gebilde am oberen Rand der Narbe fest. Es scheint mit Blut und Eiter gefüllt zu sein und macht den Eindruck, als würde es jeden Moment aufplatzen. Mit Ultraschall forscht die Ärztin nach weiteren Verdickungen. Sie ist nicht sehr gesprächig. Und ich frage sie auch nichts. Was immer ich zu hören bekomme, verunsichert mich nur, denke ich und verschließe mal wieder Augen und Ohren vor der Wirklichkeit. Eine Übung, die ich mir erst im vergangenen Jahr angeeignet habe.

Schließlich werden mir Penicillin-Infusionen und Umschläge auf die harte, heißglühende Brust verordnet.

»Vielleicht war die örtliche Narkose doch nicht so ideal bei Ihnen«, sinniert sie. »Man muß so viel in die Brust hineinspritzen, daß es nachher ein paar Probleme geben kann, wenn das Narkosemittel wieder abfließen soll.«

Dabei hatte ich die örtliche Betäubung für einen Glücksfall gehalten. Julius Hackethal hatte sie mir im Rahmen der letzten Untersuchung, als er den Knoten in der Achselhöhle dank einer konzentrierten Suprefact-Behandlung nicht mehr ausmachen konnte, vorgeschlagen.

»Unter einer Vollnarkose leidet man halt den ganzen Tag über und strapaziert den Kreislauf. Nur lokal betäubt, bist du nach der OP wieder topfit.«

»Willst du allen Ernstes behaupten, ihr schneidet an mir rum und ich bin bei vollem Bewußtsein?« fragte ich entsetzt.

Er grinste.

»Keine Angst, du kriegst von den Schmerzen nichts mit«, beruhigte er mich. »Solltest du wirklich etwas spüren oder sollte sich während der Operation herausstellen, daß wir doch mehr schneiden müssen, kannst du sofort hinübersegeln. Du hängst die ganze Zeit auch am Infusionsgerät. Außerdem sitzt die Anästhesistin bei dir am Kopfende, hält Händchen und beobachtet dich.«

Als er mir noch erzählte, daß ich einen Walkman übergestülpt bekomme und die Musik meiner Wahl hören kann, war ich Feuer und Flamme.

Und so wanderte ich am Dienstag in der Früh um acht relativ frohgemut in Richtung Operationssaal. Nicole, die Tochter von Li Hackethal aus erster Ehe, nahm mich in Empfang. Die Betreuung und Überwachung von Frischoperierten gehört mit zu ihren Aufgaben. Sie reichte mir das papierene OP-Hemdchen, stülpte mir eine hellgrüne Plastikmütze Modell ›Hotel-Duschhaube‹ über die frischgewaschenen Haare, half mir beim Anziehen der kleinstgefältelten Schuhe und schob mich mit einem aufmunternden »Mach's gut! Bis gleich!« in den Operationssaal.

Und dort, beim Anblick des OP-Teams, kehrte für Minuten der Humor zurück, für den ich bei meinen Freunden bekannt und beliebt bin. Sie sahen derart komisch aus in ihren lindgrünen Flatterhemdchen, in ihren Häubchen und ihrem einer Bärenschnauze nicht unähnlichen Mundschutz, daß ich Mühe hatte, einen langsam in mir hochsteigenden Lachanfall zu unterdrükken. Beim Anblick des Professors, der etwas abseits saß und den Ablauf der Operation aus der Ferne betrachtete, war es dann endgültig mit meiner Fassung vorbei. Vielleicht begann jetzt auch die Valium-Spritze zu wirken, die man mir verabreicht hatte, auf jeden Fall brach ich in schallendes Gelächter aus.

»Lies das mal und nimm dir den Text zu Herzen, du alberne Person«, maßregelte mich der große Meister, der sich in meinen Augen als großmächtiger Frosch auf dünnen Beinen darstellte, und wies auf ein Schild, das rechts neben dem Operationstisch aufgehängt war:

»Ein OP ist eine Kirche und kein Zirkus«, stand dort zu lesen.

Ich hatte verstanden, unterdrückte ein pietätloses »Amen« und überließ mich den Händen meiner Operateure.

Ich spürte tatsächlich nichts, lediglich die Einstiche waren schmerzhaft. Ich weiß nicht, wie viele Spritzen sich in meine Brust entleerten. Damit ich nichts sehen konnte, hing ein grünes Tuch vor meiner Nase, durch das ich mich vorübergehend bedroht fühlte. Immer, wenn ich stark atmete, näherte es sich meinen Nasenlöchern. Ich hatte Angst zu ersticken. Die Anästhesistin spürte mein Unbehagen und stupste es immer wieder von meinem schweißnassen Gesicht weg. Musik von Schubert streichelte meine Seele. Clayderman hatte ich abgelehnt.

Ich befand mich in einer eigenartig unwirklichen Atmosphäre. Trotz der Musik konnte ich die Stimmen hören, obwohl Dr. Weber und Frau Dr. Georgiou nur flüsterten.

»Jetzt habe ich die Spitze«, vernahm ich plötzlich.

»Frau Benedict, wir sind fertig«, wandte sich Dr. Weber schließlich direkt an mich. »Nun nähen wir zu.«

»Zeigen Sie, was Sie können, sonst lassen Sie lieber eine Dame ran«, versuchte ich zu scherzen.

War wohl doch nicht so witzig und außerdem, wie stand es so schön zu lesen: »Ein OP ist eine Kirche . . .«

Nach einer knappen halben Stunde war alles vorbei. Ich stieg vom Tisch und wurde zu Nicole geführt. Es ging mir hervorragend. Eigentlich wollte ich sofort in mein Zimmer zurück, doch der lindgrüne Frosch Hackethal machte mir einen Strich durch die Rechnung.

»Du bekommst heute und morgen sicherheitshalber Penicillin. Die Geschwulst ging sehr tief, die Infektionsgefahr ist zu groß«, informierte er mich.

Während er mir Form und Beschaffenheit des neuerlichen Krebsidknotens zu erklären versuchte, entstand vor meinem geistigen Auge das Bild einer reifen Erdbeere. Ähnlich wie ihr Stiel mußte sich der Krebs in meine Brust gebohrt haben. Vor acht Jahren, als man sie mir in einem Münchner Krankenhaus hatte abnehmen wollen und ich durch eine glückliche Fügung auf Professor Hackethal, Deutschlands damals umstrittensten Mediziner, gestoßen war, lag der Knoten direkt neben der Warze, beinahe an der Oberfläche. Diesmal hatte er sich unter der Warze verborgen gehalten, war lange Zeit meinen mit Nachdruck forschenden Fingern entgangen.

Meine Rückkehr ins Zimmer verzögerte sich noch etwas. Eine Patientin, die unter Vollnarkose operiert worden war und jetzt allmählich aufwachte, brauchte dringend eine Hand, an der sie sich festhalten konnte.

Da Nicole im Moment eine neue Patientin vorbereitete, setzte ich mich an das Bett der Frischoperierten und streichelte sie. Daß mir dabei die Tränen über die Backen liefen, merkte ich zunächst gar nicht.

Doch später, wieder in meinem dunklen Zimmer, in meinem eiskalten Bett, schluchzte ich jämmerlich. Ich bekam Tropfen gegen den sich langsam bemerkbar machenden Wundschmerz, gegen die Qualen meiner Seele gab es nichts. Daran änderte sich auch wenig, als das Telefon neben meinem Bett läutete und aus weiter Ferne Enricos Stimme an mein Ohr drang.

Enrico, der ›Verwandlungskünstler‹ aus Florenz, mit dem mich das Schicksal vor acht Jahren zusammengeknüpft hat – untrennbar, wie es bis heute den Anschein hat.

Als ich damals auf der Flucht vor der drohenden Brustamputation mit meiner Tochter nach Cattolica in die Sonne geflohen war, waren wir uns über den Weg gelaufen. Pedro, der Liliputaner, ein in seiner Heimat Italien, aber auch im Ausland gefeierter Musical-Clown, hatte uns miteinander bekannt gemacht.

Enrico sei ein Kollege von ihm, ein Zauberer, ein Clown, ein Träumer wie er. Gut gelaunt gaben wir uns damals die Hand, der schwarzgelockte Italiener und die braungebrannte Italientouristin, die sich nach diesem Urlaub in eine unheilbar Krebskranke verwandeln sollte. Daß sich unsere Hände nie mehr loslassen würden, ahnten wir damals nicht.

Ein Jahr später erfolgte dann die ›Enttarnung‹.

Linda und ich waren in das Hotel an der Adria zurückgekehrt, um dort erneut Ferien zu machen. Dank der Behandlung von Professor Hackethal, der damals zufällig als Ehrengast in der »Was-bin-ich-Sendung« meines Vaters geladen war, hatte ich meine Brust behalten, war ich den Chemotherapeuten und Radiologen davongelaufen, um mein Leben zu ändern und meiner Krankheit den Kampf anzusagen. Ich war voller Leben, voller Kraft, voller Sehnsucht nach Liebe.

In dieser Phase begegnete mir Enrico wieder. Trotz der ›Demaskierung‹, die mich zunächst entsetzte, blieb die Anziehungskraft. Enrico war kein Clown, kein Zauberer, allenfalls ein verträumter Großhotelier mit stämmiger Ehefrau vom Typ ›Viva la mamma‹ und drei hübschen Töchtern. Er war das festeingebundene Mitglied einer traditionsreichen italienischen Sippe mit Verbindung zum Vatikan, unfrei bis in die Nasenspitze. Der damalige Ausbruch als tingelnder Wanderkünstler blieb der einmalige Lösungsversuch eines Mannes, der befürchten mußte, von seinen Pflichten erstickt zu werden. Die Krebserkrankung seiner Frau Laura nagelte ihn noch zusätzlich fest.

Im Schatten seiner großmächtigen Familie, seiner Ergebenheit in die Tradition, seiner Unfähigkeit, schwerwiegende Entscheidungen zu treffen und einen neuen Weg zu gehen, wuchs unsere Liebe, entwickelte sich eine Beziehung zwischen uns beiden, der auch die räumliche Trennung letzten Endes nichts anhaben kann.

Auch mein zeitweiliger Ausstieg aus diesem Leben mit gestohlenen Tagen, Stunden, Minuten hatte im Grunde nichts an dem Gefühl geändert, das Enrico und mich aneinanderkettete. Manuel, mein stürmischer Liebhaber, zehn Jahre jünger als ich und ganz und gar ungebunden, blieb eine Episode, die sich von selbst erledigte.

Nach dem Haken, den ich geschlagen und den Enrico nahezu ohne Gegenwehr zur Kenntnis genommen hatte, trafen wir uns wieder auf dem Weg zu unserem ›Baumhaus‹, in dem wir in unseren Träumen wohnen, etwas angeschlagen zwar, aber immer noch voller Liebe füreinander.

Jetzt war er am Telefon.

»Ingrid, was ist mit dir? Du hörst dich nicht sonderlich gut an.«

Enrico war sorgenvoll, seit ich ihm endlich doch von meinen Beschwerden erzählt hatte, in einer unserer Nächte, die bei uns beiden immer noch Herzklopfen und Atemlosigkeit hervorrufen. Er hatte nach einer Dienstreise nach Berlin Zwischenstopp in München eingelegt. Sein Flugzeug nach Florenz startete erst am nächsten Morgen. Und morgen früh war weit! Ich lag in seinen Armen, entspannt und glücklich.

»Ich werde meinen geplanten Urlaub nach Spanien nicht antreten können«, fing ich meine schreckliche Geschichte an.

Enrico war enttäuscht. Eigentlich war geplant gewesen, daß ich mit meiner Freundin Helga, die auf Menorca ein Haus hat, in den spanischen Frühling fliegen sollte und er mich dort besuchte. Er mußte jetzt wegen der Olympischen Sommerspiele häufig nach Barcelona, und von dort aus ist es ein Katzensprung nach Menorca, der kleinen Schwester von Mallorca. Wir wollten meinen Geburtstag nachfeiern, auf den seinen anstoßen, die Tatsache, daß wir nun schon sieben Jahre ein Paar sind, begießen. Kurz, wir wollten mal wieder das Illusionsspiel spielen: Enrico und Ingrid und sonst niemand auf der Welt!

»Dann wird ja aus unserem Kurzurlaub nichts«, brummelte er in meine Haare.

»Nein«, antwortete ich knapp, »daraus wird nichts.«

Ich mußte aufpassen, daß ich jetzt nicht weinte. Sonst hätte er gemerkt, wie ernst es diesmal war. Doch die Regieanweisungen, die ich mir selbst gab, kamen zu spät. Die Tränen flossen bereits.

Jetzt wollte er es aber genau wissen.

»Was ist los mit dir?« fragte er, ließ mich aus seinem Arm rollen und setzte sich im Bett auf. Doch diese Entfernung störte mich ganz entschieden. So konnte ich schon gar nichts sagen. Ich bettete mich zurück und ließ ihn endlich teilhaben an den Sorgen und Nöten, die mich schon ein Jahr quälten.

»Ich muß zum Hackethal zurück.«

»Also machst du endlich die längst fällige Auffrischungskur«, vermutete er arglos. »Die könntest du verschieben, damit wir doch noch zu unserem Spanienurlaub kommen.«

»Das geht leider nicht«, gab ich sachlich zurück, »ich habe einen Riesenknoten in der Brust und einen kleinen in der Achselhöhle. Es wird eine Operation, und ich muß so schnell wie möglich einrücken.«

Während ich ihm diese Nachricht um die Ohren knallte, spürte ich eine gewisse Befriedigung dabei. Er konnte sich immer darauf verlassen, daß ich funktionierte. Alle konnten das. Die Ingrid mit ihrem glücklichen Naturell, mit ihrem Humor, mit ihrer Gutmütigkeit macht keine Probleme. Der kann man viel zumuten, die verkraftet alles. Die hat keinen Krebs. Nicht wirklich. Sie ist nur ein bißchen krebskrank.

Ich gebe zu, daß ich diesen Eindruck auch vermittelte. Nur weiß ich jetzt, daß das ein großer Fehler war. Ich habe immer viel zuviel in mich hineingefressen, habe mich davor gescheut, Probleme auszusprechen. So hat mich die ständige Rücksicht auf den verheirateten Mann, der genug am Hals hat und eine lamentierende Geliebte nicht brauchen kann, vielleicht nicht gerade krank gemacht, aber heilsam war sie mit Sicherheit auch nicht.

Enrico blieb zunächst stumm. Mit dieser Eröffnung hatte er wohl nicht gerechnet. »Wie lange weißt du eigentlich schon, daß sich da ein Rückfall anbahnt?« wollte er wissen.

»Na, seit einem Jahr vielleicht. Ich kann mich nicht mehr so genau erinnern. Im letzten Frühjahr wurde die Warze plötzlich knallrot. Sie sah so aus, als säße an ihrer Spitze ein dicker Pickel. Er brach irgendwann auf, blutete ein wenig. Das wiederholte sich dann ein paarmal.«

»Willst du allen Ernstes sagen, daß du dieses Warnsignal wie einen Pubertätspickel abgetan hast?« meinte Enrico fassungslos. »Du mußt vollständig verrückt sein.«

Ich wurde langsam wütend.

»Du weißt ganz genau, daß ich nicht zu den Menschen gehöre, die wegen jedem Zipperlein zu jammern anfangen und ihre gesamte Umgebung terrorisieren. Den Knoten in der Achselhöhle habe ich übrigens nie selbst gespürt.«

»Sicher weiß ich das, und das ist ja auch in Ordnung«, lenkte er ein, »aber es gibt Unterschiede. Schließlich hattest du ja schon mal Krebs in dieser Brust. Und genau deswegen hättest du früher reagieren müssen.«

Das gefiel mir alles ganz und gar nicht! Jetzt, wo er wußte, was ich in den letzten Monaten mitgemacht habe, hätte ich mir eigentlich gewünscht, daß er mich tröstete, mich in seinen Armen schaukelte, wie ein kleines Kind. Nichts dergleichen geschah. Enrico wappnete sich gegen die Angst, indem er Aktivitäten entwickelte.

»Ich werde jemand anderen aus dem Betrieb nach Barcelona schicken und in Florenz bleiben. Dann kannst du mich jederzeit erreichen. Wir können telefonieren, solange du willst. Ich komme sofort in die Klinik, wenn du mich brauchst.«

Ich war fassungslos. Ich kann ihn jederzeit telefonisch erreichen, wenn ich ihn brauche, und er kommt sofort! Seit wann denn das? Ich muß nicht geduldig darauf warten, daß er sich bei mir meldet. Da schau her! Dem Krebs sei Dank!

Seinem Vorsatz, mich jetzt, wo ich wieder im Krankenhaus liege, etwas mehr zu hätscheln, ist er tatsächlich treu geblieben. Als mich meine Kinder gemeinsam mit Alex, einer Freundin von uns allen, in der Klinik ablieferten, wartete dort bereits ein wunderschöner Blumenstrauß auf mich. Ich war noch dabei, meine Tasche auszupacken und das unpersönliche Krankenhauszimmer zu meinem Nest zu machen, als das Telefon läutete und sich Enrico das erste Mal meldete.

Mein unerwarteter Fieberanfall und die zunehmende Schwäche machen ihm jetzt schwer zu schaffen.

»Ißt du wenigstens ab und zu was?« will er wissen.

Ich hatte in den letzten zwei Monaten insgesamt 16 Pfund abgenommen, war klapperdürr geworden. Das war auch der Grund, warum Hackethal meine Operation um eine Woche verschoben hatte. Er wollte erst meinen Allgemeinzustand stabilisieren.

»Das mit dem Essen klappt noch nicht so recht«, gab ich wahrheitsgemäß Auskunft. »Ich bringe einfach nichts runter.«

»Cara, zwing dich dazu. Du brauchst Kraft. Bitte!«

Um 12.30 Uhr quälte ich mich also aus dem Bett, um am allgemeinen Mittagessen im Speisesaal teilzunehmen. Ich saß ungern an meinem Tisch. Vier meiner fünf Mitpatientinnen, mit denen ich in den knapp drei Wochen, die ich hier sein würde, meine Mahlzeiten einnehmen mußte, gingen mir eigentlich von Anfang an auf die Nerven.

Eine Sperre, die ich neu an mir entdeckte. In all den Jahren, die mich in die Hackethalsche Klinik zur Nachbehandlung zurückführten, bekam ich eigentlich sofort Kontakt zu meinen ›Leidensgenossinnen‹. Mit manchen befreundete ich mich sogar. Wir telefonierten auch später häufig miteinander, verloren uns nie aus den Augen.

Doch dieses Mal will es mit der Kommunikation gar nicht klappen.

»Weswegen sind Sie denn da?« wurde ich gleich beim ersten Frühstück von einer sorgfältig frisierten Dame, die schräg gegenüber von mir saß, überfallen.

»Ich kuriere eine Grippe hier aus«, gab ich zur Auskunft und schämte mich noch im selben Moment für diese pampige Antwort.

Wenig später begriff ich ihre Attacke. Sie wollte gar nichts über mich wissen, sie wollte eigentlich nur ihre eigene Krankengeschichte loswerden. Gegenfragen zu provozieren, war ihr Bestreben. Ich tat ihr den Gefallen nicht, verwies auf ein gläsernes Schweinderl, das auf dem Tisch stand. Man müsse eine Strafmark hineinstecken, wenn man am Tisch über seine Krankheit und seine Beschwerden spricht, war einem Zettel zu entnehmen.

Doch Madame ließ nicht locker.

»Wissen Sie, ich bin nicht wegen der Krankheit da, die Sie wohl alle haben«, setzte sie ihren Mitteilungsterror fort. »Ich habe etwas, was es auf der Welt nur noch einmal gibt. Die Ärzte wissen auch nicht so recht, wie sie mich behandeln sollen.«

Der übrige Tisch blieb stumm. Vis-à-vis von mir saß eine grauhaarige Dame, mit Augen so braun wie Haselnüsse. Sie lächelte mich belustigt an.

Die drei anderen Damen schienen Morgenmuffel zu sein. Von den Namen, die fielen, als man sich vorstellte, habe ich keinen einzigen behalten.

Während sie in einem Teller heißen Tee, drei Zwiebäcke, Honig und eine kleingeschnittene Banane zu einem wenig appetitlichen Brei verrührte, war unsere exklusive Kranke jetzt dazu übergegangen – immer noch ungebeten, doch um so eifriger –, Details über ihre Krankheit bekanntzugeben.

»Ich habe Bläschen im Dickdarm«, mußten wir erfahren.

Ich legte meine Käsesemmel auf den Teller zurück.

»Und diese Bläschen verursachen einen schrecklichen Durchfall. Das läuft wie Wasser aus mir heraus.«

»Nein danke, ich möchte keinen Tee mehr«, wehrte ich die Bedienung ab und verließ fluchtartig meinen Tisch, dicht gefolgt von der ›Haselnuß‹.

»Wenn ich mir das bei allen Mahlzeiten anhören muß, verlasse ich als Magersüchtige diese Klinik oder lasse mir das Essen aufs Zimmer bringen!«

Frau Kroeger, ihren Namen habe ich mir als einzigen gemerkt, hegte auch die schlimmsten Befürchtungen.

»Wir hören halt einfach nicht hin. Irgendwann ist dann schon Schluß«, meinte sie und hatte sich da gründlich getäuscht.

Im Laufe der Zeit erfuhren wir noch ganz andere Dinge aus dem Leben unserer ›Allgemeinkranken mit der seltenen Diagnose‹. Sie hatte einen Tyrannen als Mann, der sie nur schikanierte. Sie sei eine sehr hübsche, elegante junge Frau gewesen, die um Jahrzehnte jünger aussah als ihr widerlicher Ehemann. Ihre beiden Söhne hätten das gräßliche Eheleben ihrer Eltern mit Abscheu registriert.

Der ältere ihrer Buben sei inzwischen Pastor einer großen Gemeinde in der Nähe von Hamburg, führe eine harmonische Ehe und sei bei den Gemeindemitgliedern ausnahmslos sehr beliebt. Der Jüngere habe nun auch geheiratet, aber die Schwiegertochter sei so gar nicht nach ihrem Geschmack.

»Wenn ich liebenswürdig zu ihr sein will und ihr sage, sie habe heute ein besonders hübsches Kleid an, gibt sie mir nicht einmal eine Antwort. Wie finden Sie das, Frau Benedict?«

Ich fand überhaupt nichts. Es war mir ganz einfach egal.

Als ich ihr, nur um auch etwas gesagt zu haben, erzählte, daß ich in unserer evangelischen Gemeinde als ehrenamtliche Helferin mitarbeite mit Spezialgebiet ›Gemeindebrief‹, war sie hell begeistert.

Am nächsten Tag brachte sie mir eine Ausgabe ihres Gemeindeblattes mit. Ich las sie pflichtschuldig und gab sie am nächsten Tag kommentarlos zurück.

Das Mittagessen an meinem Tisch mit 39,8 Grad Fieber gestaltete sich erwartungsgemäß kompliziert. Während ich lustlos in meinem Essen herumstochere, werde ich mal wieder Zeugin einer Diskussion, die immer dann entsteht, wenn der

Koch es wagt, Nudeln oder Reis als Beilage anzubieten. Mit Ausnahme von Frau Kroeger, die aus Franken stammt, sind unsere Tischnachbarinnen allesamt Norddeutsche und als solche Anhängerinnen von Kartoffeln aller Art. Und wenn man am Tisch schon nicht über Krankheiten reden soll, dann kann man doch wenigstens lautstark verkünden, daß der Preuße die Kartoffel liebt und der Südländer bedauerlicherweise der Nudelpampe den Vorzug gibt.

Wenn Enrico meint, eine Mahlzeit im Kreise dieser penetranten Mitesserinnen würde meinen Appetit anregen, irrt er sich gewaltig. Immerhin, ich übe mich inzwischen in Toleranz und halte meinen Mund.

Auf dem Rückweg in mein Zimmer gehe ich bei Helena Georgiou vorbei. Sie hat das Wochenende über Dienst. Das beruhigt mich.

Vorsichtig schält sie meine Brust aus dem Verband, untersucht sie noch einmal mit Ultraschall, ist immer noch äußerst skeptisch.

»Ich kann einfach nicht verstehen, daß das Fieber nicht fällt. Die Zäpfchen zusammen mit dem Penicillin müßten es längst runtergedrückt haben.«

»Kann ich eigentlich, wie ausgemacht, am Dienstag heimgehen?«

Endlich ist die Frage, die mich schon seit einiger Zeit bedrückt, ausgesprochen.

»Das kann ich nicht allein entscheiden«, weicht sie aus. »Ich muß den Professor fragen. Der kommt erst am Montag zurück.«

Meine Niedergeschlagenheit wächst. Ich bin Realistin genug, um nicht schon längst zu ahnen, daß ich wohl in der Klinik bleiben muß. Das Fieber hat mir inzwischen derart zugesetzt, daß mir sofort schwindlig wird, wenn ich mich längere Zeit außerhalb meines Bettes befinde.

Trotzdem rät mir die Ärztin, mich anzuziehen und wenigstens stundenweise aufzubleiben.

»Sie werden sonst zu schwach. Gehen Sie durchs Haus oder setzen Sie sich in den Aufenthaltsraum«, meint sie aufmunternd.

Auf dem Weg dorthin begegne ich Signora Monca aus Vincenza. Vor einer Woche ist sie angekommen. Sie spricht nur wenig Deutsch und hat so ihre Probleme im Umgang mit Ärzten und Schwestern. Als ich ihre Not mitbekam, bot ich ihr meine Übersetzerdienste an. Das klappte zunächst auch ganz gut. Doch als ich dann wegen meines Fiebers urplötzlich von der Bildfläche verschwand, begann ihre sprachliche Isolation erneut.

Als sie mich jetzt sieht, ist sie erleichtert. Sie müsse dringend zu Dr. Weber. Ihr Mann komme übers Wochenende und wolle natürlich wissen, was die Untersuchungen ergeben haben. Sie sei inzwischen beim Röntgen in Rosenheim gewesen. Hat sie nun Metastasen in der Wirbelsäule oder nicht? Die Aufnahmen hat man ihr noch nicht gezeigt, der ›Dottore‹ habe sie zwar freundlich angelächelt, auch etwas gesagt, aber verstehen konnte sie absolut nichts. Ob sie mich wohl holen dürfte, wenn ihr Mann angekommen sei? Wir würden dann gemeinsam zu Dr. Weber gehen, und ich könnte dolmetschen.

Ich sage ihr meine Hilfe zu und setze mich in einen Lehnstuhl im Aufenthaltsraum. Die Sonne macht den Raum hell und freundlich. Sie gewinnt zunehmend an Kraft, hat den Schnee, der am Mittwoch gefallen war, wieder weggeleckt. Frisch aufgeworfene Maulwurfshügel im Garten künden davon, daß selbst Blinde den Frühling bereits spüren.

Frühling – das bedeutet für mich immer das Auftauchen aus einem langen dumpfen Winterschlaf. Ich kann mit der kalten Jahreszeit einfach nichts anfangen. Hinzu kommen Weihnachten und Silvester, Feste, die ich seit meiner Kindheit hasse und denen ich bis heute nichts abgewinnen kann. Zu atmen fange ich erst wieder an, wenn spätestens am 6. Januar der Christbaum im hohen Bogen aus dem Wohnzimmer fliegt. Am nächsten Tag steht dann ein Strauß Palmzweige in einer Vase und wird von mir regelmäßig nach frischen Trieben und anderen hoffnungsfrohen Lebenszeichen untersucht.

In meine Gedanken über den Frühling platzen Signora und Signore Monca. Dr. Weber läßt bitten.

Die Dolmetscherin Ingrid Benedict schleppt sich also mit schwerem Kopf und heißen Fieberwangen einen Stock höher. Die Übersetzung klappt eigentlich ganz gut. Nur einmal muß ich passen: Die dunklen Schatten entlang der Wirbelsäule sind keine Metastasen, sondern Kalkablagerungen. Was, du lieber Himmel, heißt Kalk? Da hast du seit Jahren einen Italiener zur Seite, versuchst, dich immer in seiner Muttersprache mit ihm zu unterhalten, damit du in Übung bleibst, und dann fehlen dir die einfachsten Begriffe!

Über wahrhaft abenteuerliche Wege versuche ich, mich der Nachricht zu nähern, daß Signora zwar etwas verkalkt, nicht aber schwer krank sei. Als ich ihr erkläre, sie habe im Kreuz etwas, was man bisweilen im Hirn hat, wenn man alt wird, fängt sie zu lachen an.

»Si, Signora, ho capito. Calce!«

Na also, il calce ist der Kalk. So einfach kann es sein!

Das Ehepaar hat noch einige Fragen. Wie steht es um die Leber, wie sind die Blutwerte? Ich übersetze ohne Not, gebe gute Ergebnisse weiter, verabschiede schließlich zwei glückstrahlende Italiener.

Das Haus ist mittlerweile leer geworden. Viele bekommen Besuch und schauen sich die Gegend an. Die Patienten nehmen die Gelegenheit, dem Krankenhaus und damit auch vorübergehend dem Krankenstand entwischen zu können, dankbar wahr.

Für mich stülpt sich das Wochenende mit seinen behandlungsfreien Tagen wie eine zähe Masse über das Haus. Mein Fieber läßt keine Aktivitäten zu. Vor einer Woche noch war ich nach Hause gefahren, hatte von Freitag bis Sonntag die Freiheit genossen. Doch diesmal bin ich viel zu schwach, um die Klinik zu verlassen, zumal wir damit rechnen müssen, daß der Abszeß aufbricht. Eines ist inzwischen auch klar: Öffnet er sich nicht von allein, muß ich am Dienstag noch einmal in den OP.

Erschöpft und sorgenvoll krieche ich in mein Bett zurück. Es dauert eine Weile, bis ich registriere, daß das Telefon klingelt.

Ungeschickt nehme ich den Hörer ab. Er fällt mir aus der Hand.

Endlich höre ich den Teilnehmer.

Es ist Manuel.

Seit zwei Jahren haben wir nichts mehr voneinander gehört.

Ihm verdanke ich das verrückteste Jahr meines Lebens ...

Wir sind von einem Kurzurlaub in der Toskana bestens gelaunt und voller Frühlingsahnen nach München zurückgekommen: meine Kinder, Schiereck, Raini, ein Schulfreund von ihm, Florian und ich. Einer der Feiertage, die den Mai bei uns in Bayern zu einem äußerst angenehmen Arbeitsmonat machen, hatte sich noch einmal zwischen uns und die Alltagspflichten geschoben.

Zunächst ziellos, starteten wir dann doch in Richtung Schwabing. Alex hatte dort vor kurzem mit einer Freundin eine Altbauwohnung bezogen. Die wollten wir uns jetzt anschauen und notfalls eine House-warming-Party vom Zaun brechen.

Alex, der ruhende, stets lächelnde Pol in einem unbeschreiblichen Chaos, empfing uns begeistert. Eigentlich hatte sie uns auf unserer Italienreise begleiten wollen, doch dann rief sie der Dienstplan des »Alten Ofen«, einer stark frequentierten Studentenkneipe, gnadenlos an die Theke zurück. Sie war schrecklich enttäuscht gewesen und deshalb um so glücklicher, als wir gleich bei ihr auftauchten und ihr unsere Erlebnisse berichteten:

Wir logierten inmitten von Weinbergen, in einem umgebauten Heustadel in der Nähe von Vinci. Die Bewohner der kleinen Stadt behaupten heute noch, daß der berühmte Leonardo in Vinci zwar geboren, in diesem romantischen Stadel aber gemacht worden sei. »Leonardo – nato da Vinci, fatto qui!« Mag sein.

Freunde haben das Haupthaus zusammen mit dem Stadel vor Jahren gekauft und es für ihre Bedürfnisse umgebaut. Alles ist jetzt perfekt gestylt, nur ist leider beim Umbau die Atmosphäre etwas verlorengegangen. Das junge Ehepaar samt kleiner Tochter Julia genießt seinen Besitz nicht; es ist sein Sklave. Alles muß ordentlich sein. Der große Swimmingpool darf eigentlich nur mit Notwendigkeitsbescheinigung und nach vorheriger Absprache mit den Hausherrn benutzt werden, und das auch nur schweigsam zum Zweck der sportlichen Ertüchtigung. Keineswegs geschieht das aus Spaß an der Freud!

Doch da haben sie die Rechnung ohne uns gemacht. Wir toben stundenlang im Wasser herum, lachen und freuen uns unseres Lebens. Gegen Abend koche ich Berge von Spaghetti mit unterschiedlichen Soßen. Wir sitzen auf der Terrasse, die von den Herrschaften auch nur selten genutzt wird, trinken Rotwein und genießen die herrliche Aussicht.

Vormittags brechen wir meist auf, um uns die Umgebung anzusehen. In Florenz stolpern wir versehentlich in eines der teuersten Lokale am Platze. Wir speisen wie die Fürsten und zahlen auch die Rechnung mit aristokratischer Gelassenheit. Nach diesem Ausrutscher mäßigen wir uns allerdings, stellen unser Menue aus dem Supermarkt in Vinci zusammen und sind genauso vergnügt.

Als ich Enrico den Namen der Räuberhöhle nenne, in die wir per Zufall geraten waren, lacht er mich aus.

»Diesen Schuppen meiden die Florentiner wie die Pest«, erzählt er mir.

Woher soll ich das wissen, wenn sich mein Florentiner in Arbeit vergräbt und mich in dieser Woche kein einziges Mal treffen kann?

Zwei Abende vor unserer Abreise sind wir bei den jungen Leuten zum Grillen eingeladen. Wir haben Glück, der Hausherr mußte aus geschäftlichen Gründen nach München zurück. Der Abend verspricht also, nicht ganz so steif zu werden. Zunächst geht auch alles ganz gut. Wir präparieren das Fleisch, legen es in eine Öl-Knoblauch-Marinade, machen verschiedene Salate, backen das fade italienische Weißbrot auf, werfen schließlich den Grill an.

Doch dann passiert's. Einer von uns, es läßt sich auch später nicht feststellen, wer es war, stößt versehentlich gegen die Schüssel mit dem öltriefenden Fleisch. Sie fällt um, der sorgfältig vorbereitete Inhalt ergießt sich auf die weißen Steinplatten. Paprikarote Öllachen breiten sich dort in Windeseile aus. Irene, die junge Frau, rast nach einem Eimer mit heißem Wasser. Ich hole aus unserem Stadel Putzlappen. Linda bringt das Scheuermittel. Die Knaben trauern der entgangenen Grillerei nach. Julia, das artige Kind, vertreibt die Katzen vom Nachbarhaus, die den Braten längst gerochen haben.

Was für ein hübscher Abend! Trotz heftigen Schrubbens

werden die Steine nicht mehr ganz sauber, die Grillkohlen verglühen, und wir sitzen Stunden später vor den Salatschüsseln und tunken das Brot in die Soße.

Das alles erzählen wir Alex, die sich köstlich amüsiert. Sie sitzt auf ihrem Messingbett, einer Neuerwerbung. Wir haben uns um sie herumgruppiert.

Linda sticht das Bett in die Augen. So eines wünscht sie sich schon seit langem. Woher hat Alex dieses seltene Stück?

»Das habe ich vor einer Stunde von Manuel gekauft. War nicht sonderlich teuer, einen Hunderter habe ich bezahlt.«

»War das das einzige Exemplar?« will Linda wissen.

»Nein, soviel ich gesehen habe, steht noch eins im Laden.«

Meine Tochter verwandelt sich in Minutenschnelle in eine schnurrende Schmeichelkatze.

»Mami, wenn Manuel noch ein Bett hat und das nicht zu teuer ist, kann ich es mir kaufen?«

Nachdem ich ihre Vorliebe für Antiquarisches kenne und sie sich einiges Geld gespart hat, stimme ich zu.

Doch wo ist Manuel?

Wer er ist, das weiß ich bereits aus Erzählungen. Er gehört zu der Spezies von Schwabingern beziehungsweise Maxvorstädtern, für die das Leben ein einziger Spaß ist. Nur bittere Not, das heißt, wenn kein Wirtshaus mehr anschreiben will, zwingt sie dazu, vorübergehend harte Arbeit zu leisten. Dann machen sie alles – malern, maurern, bieten Transporte an, legen Parkettböden, renovieren oder handeln mit Möbeln. Spätestens bis zum nächsten Vollmond muß Geld in der Hosentasche sein. Dann wandert man wieder beschwingt und mondsüchtig von Theke zu Theke, läßt den einen Zapfhahn los, um sich am nächsten um so fester anzuklammern.

Wo also ist Manuel, der Antiquitätenhändler?

Wir machen uns auf die Suche nach ihm. Dort, wo ihn Alex zuletzt gesehen hat, ist er nicht mehr. In seiner Stammkneipe war er noch nicht. Während wir unseren weiteren Kurs besprechen, schaukelt er auf uns zu.

Die Kinder verhandeln mit ihm. Ich halte mich abseits und beobachte dieses Schwabinger Unikum von weitem.

Er sieht genauso aus, wie ich mir einen Mann immer gewünscht habe. Er hat lange, zerzauste Haare, einen dichten Vollbart und einen kugelrunden Bauch, kurzum, er strahlt eine Art von Männlichkeit aus, die mich schon immer faszinierte. Der fleckige Overall, der darauf schließen läßt, daß Manuel gerade wieder eine seiner hektischen Arbeitsphasen hat, spannt über seinem Leib.

Linda will das Bett sehen. Wir müssen also in seinen Laden fahren, den er gemeinsam mit Büdi, seinem restaurierenden Freund, betreibt. Ich brauche mir gar keine Gedanken zu machen, wer in wessen Auto mitfährt, denn Manuel ist plötzlich an meiner Seite und hat meine Hand genommen.

»Du fährst mit mir«, bestimmt er, und ich werfe den anderen einen Blick zu, über den sie heute noch lachen.

»Ihr könnt mich doch mit diesem wild aussehenden Fremdling nicht allein lassen«, sagen meine Augen. Doch sie müssen auch eine Empfindung signalisieren, die nichts mit Panik und schon gleich gar nichts mit Hilferufen zu tun hat.

Wenigstens bleiben sie ungerührt und lassen mich mit Manuel allein.

Sein alter Lieferwagen ist brechend voll mit einer Unmenge an verstaubtem Krempel. Damit ich überhaupt einsteigen kann, räumt er Berge von Decken auf die Seite, dann quetscht er sich hinter das Steuer. Sein Sitz ist so weit nach vorn gestellt, daß er fast mit der Nase an die Windschutzscheibe stößt.

Wir fahren durch die Straßen und plaudern Belangloses. Ich meine zum Beispiel, daß Schwabing auch nicht mehr das sei, was es schon mal war.

»Kennst du es von früher?« will er wissen.

»Ich bin hier geboren.«

»Eine echte Münchnerin also«, stellt er zufrieden fest. »Das paßt.«

Manuel spricht bayrischen Dialekt. Seine Familie stammt aus München. Sein Vater hat sich als Glossist und bayrischer Dichter einen Namen gemacht. Doch Manuel hat mit dieser Popularität nichts am Hut.

Bis wir bei der Antiquitäten-Werkstatt in der Theresienstraße ankommen, wissen wir schon einiges voneinander. Er hat es plötzlich sehr eilig, springt aus dem Auto und sperrt hastig die Türe auf.

»Jetzt muß ich erst einmal pieseln«, teilt er mir mit. »Ich hoffe, du hast nichts dagegen.«

Wie sollte ich auch! Ich bin schließlich daran gewöhnt, daß wildfremde Männer neben mir in ein Waschbecken pinkeln!

Inzwischen ist die restliche Crew eingetroffen. Linda begutachtet das Bett und ist begeistert. Manuel und die anderen bauen es auseinander und verstauen die Teile in unserem Auto.

Der glückliche Deal – schließlich hat Manuel heute schon sein zweites Möbelstück verkauft – wird im »Alten Ofen« begossen.

Er sitzt neben mir an der Bar und hält mich mit seinen bebrillten Augen fest.

Er habe schon eine Menge über mich gehört, meint er. Ich sei eine richtige Stimmungskanone, sehr beliebt bei der Jugend, so eine Art Übermama. Ich lache und lehne die ›Übermama‹ ab.

»Das brauchst du nicht«, meint Manuel. »Ich mag Frauen, die älter sind als ich. Mit jungen kann ich nichts anfangen.«

»Siehst du, so geht es mir auch. Ich bevorzuge auch Männer, die älter sind als ich. Mit jüngeren langweile ich mich meistens«, versuche ich ihn mit seinen eigenen Worten zu schlagen. »Uns trennen zehn Jahre und noch so einiges.«

Er hat verstanden, steht auf und verabschiedet sich von uns. Linda wünscht er viel Freude in ihrem neuen Bett, Alex desgleichen, und meinem Sohn haut er auf die Schulter.

»Irgendwann darfst du Papa zu mir sagen, das schwör ich dir.«

Florian versteht nicht und wendet sich ab. Auch der Abschied von mir ist bühnenreif.

»Du gehörst mir, das wirst schon noch merken. Eines schönen Tages!«

Manuel ist weg, und ich bleibe sehr nachdenklich zurück.

In den nächsten Wochen werde ich immer wieder gegrüßt von ihm – zu sehen bekomme ich ihn nicht. Da lese ich in der Zeitung, daß Manuels Vater gestorben ist. Ich erinnere mich an unsere erste Unterhaltung im Auto. Als das Gespräch auf seinen Vater kam, hatte ich den Eindruck, daß er mit ihm ebensolche Schwierigkeiten hatte, wie ich mit dem meinen.

Ich beschließe, ihm einen kurzen Brief zu schreiben. Wochen später ruft er mich an und bedankt sich dafür. Er habe mein Verständnis für seinen Kummer sehr deutlich spüren können. Nach der Beerdigung sei er einige Zeit nach Umbrien geflohen. Dort lebe seine geschiedene Schwägerin Susanne mit Klaus, ihrem Mann, und den beiden Kindern Nena und Hannes.

Plötzlich gerät er ins Schwärmen.

»Ein Freund von mir will sein Haus in Arezzo verkaufen. Leider hab ich kein Geld. Kennst du vielleicht jemanden, der ein Haus in Italien kaufen will? Aber er muß viel Gespür für die Schönheit der Gegend haben. Sonst bekommt er es nicht.«

Der Zufall will es, daß ich Tage später eine Bekannte treffe. Sie hat ein Taschengeschäft in der Innenstadt, in dem sie ausschließlich italienische Modelle verkauft. Vor Jahren knüpfte sie enge Bindungen mit Herstellern in der Nähe von Rom, die inzwischen ihre Freunde geworden sind.

»Wir würden da unten gern etwas kaufen«, erzählt sie mir bei einem Weißbier im ›Franziskaner‹, einer Traditionswirtschaft gegenüber der Residenz.

»Monica, vielleicht kann ich euch helfen«, sage ich und berichte ihr von dem Haus in der Toscana.

Sie ist interessiert, will mit Rudi, ihrem Mann, reden und natürlich Details wissen.

Ich rufe Manuel im Laden an, erreiche ihn sogar auf Anhieb und das zu einer Zeit, zu der sich noch kein Mitglied seines Freundeskreises unter die arbeitende Bevölkerung gemischt hat. Wir verabreden uns mit ihm und den anderen in einem Harlachinger Biergarten. Er ist begeistert und will Fotos von dem Haus mitbringen.

Und vor allem ist er pünktlich, wie sich am Abend herausstellt. Er wird dementsprechend gelobt, von denen, die ihn schon länger kennen. Ich kann daran nichts Ungewöhnliches finden. Schließlich bin ich selber pünktlich und erwarte auch von Leuten, mit denen ich verabredet bin, daß sie mich nicht stundenlang warten lassen.

Während alles zur Schänke strömt, um sich ein frisches Bier

zu holen, ändert Manuel die Tischordnung. Monica, die mir gegenüber gesessen hat, wird umgesetzt. Er nimmt ihren Platz ein.

»Ich will mich mit dir unterhalten. Da kann ich nicht neben dir sitzen«, sagt er.

Zunächst schreibt er Monica und Rudi einige Daten des Hauses auf. Die Bilder, die er mitgebracht hat, gefallen uns allen sehr. Das einstöckige Haus liegt auf einem Hügel, ist umgeben von einem wilden Garten und hat eine große Dachterrasse.

Er erzählt, daß er bei der Renovierung dabei war, berichtet von seinem Freund, einem erfolgreichen italienischen Architekten, der sich jetzt aus der total überlaufenen Toscana zurückziehen und woanders niederlassen will. Wir alle hören ihm gerne zu. Seine Geschichten sind – wenn auch nicht immer ganz wahr – doch sehr amüsant. Monica und Rudi wollen Bedenkzeit.

Nach und nach leert sich unser Tisch. Nur Schiereck, Manuel und ich sind übriggeblieben. Als man uns ein letztes Bier verweigert und mit Rücksicht auf die anwohnende Bevölkerung auch noch das Licht abdreht, beschließen wir, bei mir noch ein Glas zu trinken.

»Schön hast du es hier«, lobt Manuel mein zusammengeschustertes, gemütliches Zuhause. Peter, mein Mann, hatte mir bei der Scheidung vor über zehn Jahren nicht sehr viele von unseren besseren Möbeln zurückgelassen.

»Die Kinder machen doch alles kaputt«, meinte er, »und den Rest ruinieren deine Katzen.«

Ich hatte nicht weiter gekämpft und ihm alles, von dem er annahm, es sei schonungsbedürftig und daher bei ihm besser aufgehoben, mitgegeben.

Während wir jetzt einen fruchtigen Rotwein trinken, weil wir das kalte Bier nicht mehr mögen, schleicht sich plötzlich Befangenheit ein.

Schiereck spürt wohl die Funken, die Manuel und ich mit einem Mal versprühen. Da wittert die erfahrene Frau den balzenden Mann.

»Ich fahr jetzt heim«, leitet Schiereck seinen Rückzug ein, und ich protestiere umgehend.

»Bleib halt noch ein bißl«, bitte ich ihn.

Doch der junge Mann bleibt stur.

»Ich muß morgen früh um sieben wieder auf der Matte stehen.«

»Dann nimm den Manuel mit«, fordere ich.

»Wieso denn, ich hab doch mein eigenes Auto dabei«, protestiert dieser mit einem unverschämten Grinsen.

Na gut, soll der Schiereck fahren. Mit dem Manuel werde ich schon fertig!

Und ich schaffe es tatsächlich, ihn eine halbe Stunde später ans Auto zu bringen, ohne daß er den Versuch einer Annäherung unternommen hätte. Zum Abschied kratzt er mir einen sanften Kuß auf die Backe.

»Ich kann warten.« Er lächelt mich an. »Dich krieg ich schon noch.«

Ein nächstes Rendezvous bahnt sich an, schon zwei Tage später. Ich sitze im Pfarramtsbüro und mache Urlaubsvertretung für die Sekretärin. Zwei Stunden verbringe ich jeden Vormittag bei strahlendem Sonnenschein vor dem Telefon, nehme Nachrichten für die Pfarrer entgegen, notiere Sterbefälle und demonstriere Präsenz für all diejenigen, die nicht in die Ferien gefahren sind.

Das Telefon läutet.

»Pfarramt, grüß Gott«, melde ich mich wie gewohnt.

Am anderen Ende der Leitung lacht Enrico.

»Ciao, Sante' Ingrid«, begrüßt er mich gut gelaunt. »Ich habe eine Überraschung: Am Wochenende kommen Laura und ich nach München. Wir feiern 30. Hochzeitstag, und da hat sie sich gewünscht, München und Umgebung näher kennenzulernen. Natürlich werden wir dich besuchen. Ich rechne damit, daß du immer um mich sein wirst. Toll, was?«

Ich bin gespannt, wann er merkt, daß ich bis jetzt noch keinen Laut von mir gegeben habe. Dieser italienische Macho bildet sich tatsächlich ein, daß ich dabeisein will, wenn er mit Laura, seiner Frau, die ich nur flüchtig kenne und auf die ich seit Jahren Rücksicht nehme, den 30. Hochzeitstag feiert.

»Enrico, du mußt übergeschnappt sein«, schreie ich in den Hörer. »Das kannst du mir nicht zumuten.«

»Reg dich nicht auf, ich habe mir das so schön vorgestellt, mit dir wieder mal durch München zu ziehen. Wir könnten auf die Fraueninsel fahren. Laura wäre natürlich dabei. Aber im Grunde bliebe das unsere Zeit.«

»Enrico, tut mir leid. Da hört der Spaß nun wirklich auf. Kommt ihr ruhig nach München. Ich werde wegfahren. Und wenn du mal viel, viel Zeit hast, dann denkst du darüber nach, was man einer Frau zumuten darf, auch wenn sie nur die Geliebte ist.«

Seine Antwort habe ich gar nicht erst abgewartet. Der Hörer knallt auf die Gabel. Er ruft auch nicht zurück. Also hat er begriffen.

Zu Hause angekommen, wandere ich mit nahezu traumwandlerischer Sicherheit zu meinem Telefonbuch, suche Manuels Nummer und rufe ihn an. Wieder will es der Zufall, daß er sofort am Apparat ist.

»Manuel, hast du Lust auf ein Bier an der Isar?« locke ich.

Ich möchte jetzt sein Gesicht nicht sehen. Er grinst sicher wie ein Faun!

»Gut, wir treffen uns gegen sieben.«

Im Laufe des Nachmittags bereue ich dieses Telefonat. In meiner Verfassung trinke ich mit Sicherheit zuviel, und dann endet der Abend doch noch in meinem Bett. Diese Vermutung macht mich nervös. Ich rufe einige meiner ständigen Biergarten-Begleiter an und bestelle sie ab sieben in die Menterschwaige.

Fast alle kommen, nur Manuel nicht.

»Die Ohrfeige hast du verdient«, denke ich im stillen und bin zufrieden.

Aber dann steht er plötzlich doch an meinem Tisch.

»Aha, Madame hat gleich eine Party aus dem Abend gemacht«, bemerkt er süffisant. »Ich sitze schon eine ganze Weile zwei Tische weiter. Eigentlich wollte ich jetzt verschwinden. Aber eine Maß geht immer noch rein.«

Er plaziert sich weit weg von mir und führt ein Gespräch über Antiquitäten mit einem meiner Freunde.

Notgedrungen muß er mir näherrücken, weil die aufsteigende Kälte einen nach dem anderen vertreibt.

Und dann sitzen wir ganz allein am Tisch. Mir ist kalt. Meine Füße sind Eiszapfen. Er nimmt sie zwischen seine Hände und versucht sie warmzureiben. Doch das klappt nicht so recht. Andere Stellen in unseren Körpern reagieren da schon heftiger auf die Berührung.

Auf dem Weg zu seinem zitronengelben Kleinbus, den er vor einiger Zeit gegen den Kombi eingetauscht hat, kommen wir an einem hell erleuchteten Haus vorbei. Vierhändiges Klavierspiel dringt nach draußen. Wir bleiben stehen und hören zu. Manuel hat seinen Arm um mich gelegt. Im Auto schlägt er mir vor, daß ich ihn am kommenden Sonntag auf dem Keferloher Antiquitätenmarkt besuche.

»Das ist ein wunderschöner Platz«, erzählt er mir. »Außerdem schmeckt das Bier dort besonders gut.«

Ich schwanke noch, mache keine Zusage. Langsam wird mir klar, daß dieser liebenswürdige Schlawiner mit seiner Prophezeiung »Du gehörst zu mir, das wirst du schon merken, eines Tages«, gar nicht so danebenlag.

Ich fühle mich sehr wohl bei ihm. Er hat Charme und Phantasie und vor allem: Er hat halt einen Bart, und er ist ungebunden. Als wir vor meinem Haus angekommen sind, unternimmt er keinen Versuch, mich von der Notwendigkeit eines Aufwärmschnapses in meinem Wohnzimmer zu überzeugen.

Ich will schon aussteigen, da holt er mich zurück und küßt mich, ganz zart, ohne Forderung, sehr zärtlich und sehr sehnsüchtig.

Leicht benommen klettere ich aus dem Auto, und irgendwie gelingt es mir auch, die Haustüre aufzusperren.

Der Sonntag ist glühend heiß. Ich sitze in der abgedunkelten Wohnung und kämpfe mit mir.

Soll ich wirklich nach Keferloh fahren und riskieren, daß ich in ein Verhältnis hineinstolpere? Bleibe ich nicht besser zu Hause und bemühe mich, die Berge., die sich zwischen Enrico und mir aufgetürmt haben, wenigstens in Gedanken wieder beiseite zu räumen?

Ich weiß es nicht, bin ziemlich unschlüssig. Florian ist in der

Redaktion, Linda verbringt einige Ferientage mit ihrem Vater in dessen Kitzbüheler Ferienwohnung.

Das Telefon klingelt. Schiereck meldet sich am Apparat. Er will zum Baden kommen und anschließend mit mir in den Biergarten gehen. Und damit ist der Weg bereits vorgezeichnet. Wir werden erst in meinem kleinen Pool herumplanschen und dann irgendwo ein kühles Bier trinken.

Doch was heißt hier irgendwo? Wir werden nach Keferloh fahren! Das steht ziemlich fest. Mal sehen, was dabei herauskommt. Ich kann es nicht ändern.

Wir müssen lange suchen, bis wir Manuel und Büdi aufstöbern. Sie haben ihre Möbel am äußersten Rand des Geländes aufgestellt und sind bis zur Unkenntlichkeit verkatert.

Am Abend vorher waren sie auf dem Sommerfest eines Freundes am Ammersee. Sie haben gebechert wie die Weltmeister. Jetzt sind sie nur noch fertig. Die stechend heiße Sonne gibt ihnen den Rest. Büdi hat sich einen riesigen Strohhut von einem Kleidertandler ausgeliehen, Manuel liegt in einer alten Truhe und schnarcht.

Wir wecken ihn auf. Obwohl seine Augen nur kleine wulstige Schlitze sind, entgeht mir sein triumphierender Blick nicht.

»Also doch«, besagt dieser, »Madame streckt die Waffen.«

Ich flüchte vor diesem Blick und wandere an den Verkaufstischen entlang. Es gibt hier viel Ramsch, aber auch wunderschöne alte Stücke. Ein buntes Schaukelpferd, nach dem ich seit geraumer Zeit suche, finde ich nicht.

Zurück bei Manuel und Büdi führe ich ein Verkaufsgespräch. Ein älteres Ehepaar mit hochdeutschem Akzent hat Gefallen an der Truhe gefunden, in der Manuel seinen Rausch ausschläft.

»Die ist absolut unverkäuflich«, grunzt er aus der Tiefe.

»Hören Sie nicht auf meinen Kollegen«, sage ich beschwichtigend, »er ist heute nicht besonders gut drauf.«

»Was soll das Stück denn kosten?« will die Frau wissen.

»Einen Tausender«, verkündet der Wahnsinnige.

»Das wollen wir nicht anlegen.« Die beiden erschrecken und suchen das Weite.

Manuel und Büdi lachen, bis ihnen die Tränen über die Backen laufen.

»Ingrid, hol uns ein Bier«, bitten sie mich.

»O nein«, lehne ich dieses Ansinnen ab. »Was glaubt ihr, passiert euch, wenn ihr bei dieser Hitze ein Bier auf euren Kater setzt?«

Schließlich erbarmt sich Schiereck. Mit einem gut eingeschenkten Maßkrug kommt er zurück. In Blitzeseile ist er geleert.

Um Zugabe wird gebeten. Diesmal gehe ich. Es macht mir nichts mehr aus. Ich habe an diesen beiden Saufbrüdern das Interesse verloren. Sollen sie machen, was sie wollen. Ich fahre mit Schiereck jetzt heim, lade mir ein paar Freunde ein und setze mich mit ihnen auf den Balkon. Obwohl die beiden laut hinter uns hermaulen, verschwinden wir.

Inzwischen ist es Abend geworden. Vom Garten steigt angenehme Kühle auf.

Wir lachen viel, trinken kühlen Weißwein und sind einfach blendend aufgelegt. Sommer ist es in München, heiß tagsüber, mild in den Nächten. So kann man es hier aushalten. Ich mache belegte Brote, durchforsche meinen Kühlschrank nach Schmankerl.

Da läutet es. Ich laufe die Treppe hinunter, öffne die Haustür. Niemand ist da. Schon will ich sie wieder schließen, halte das ganze für einen Scherz. Da schiebt Manuel seinen Fuß in die Tür. Er hatte sich ganz einfach versteckt.

»Das darf doch nicht wahr sein. Sag bloß, du bist mit diesem aufgewärmten Rausch von Keferloh bis Harlaching gefahren?«

Ich gebe zu, daß dieser Empfang nicht besonders herzlich war, aber ich konnte in diesem Moment einfach nicht anders.

»Nein, Mama«, lautet dann auch seine ironische Antwort. »Ich bin mit dem Taxi gekommen.«

Sagt's und schreitet hocherhobenen Hauptes und ganz offensichtlich leicht verärgert an mir vorbei.

Auf dem Balkon wird er mit großem Hallo empfangen. Manuel wird immer mit großem Hallo empfangen. Diese Erfahrung soll ich in den nächsten Monaten häufig machen. Er ist sehr beliebt, garantiert mit seinen Geschichten gute Laune und Amusement.

Nach seinem großen Auftritt, wo er sich ob des Verzichts auf das eigene Fahrzeug gebührend feiern läßt, setzt er sich neben mich. Und da bleibt er für den Rest des Abends auch sitzen. Er läßt niemand anderen neben mich. Manuel hat beschlossen, daß das heute sein Abend wird. Daß es auch seine Nacht werden soll, das merke ich zunächst noch nicht.

Freundlich, ganz Hausherr, verabschiedet er schließlich nach und nach meine Freunde. Auch mein Sohn Florian wird mit besten Wünschen auf den Weg geschickt.

Und dann sind wir plötzlich allein auf dem Balkon. Ein leichter Wind ist aufgekommen. Die Kerzen flackern etwas und beleuchten hin und wieder sein Gesicht. Wieder erinnert er mich an einen Faun. Seine dicken, langen Locken, der dichte Bart, die kreisrunde Brille verbergen den Menschen.

Ich sage gar nichts, warte auf seine Reaktion.

»Heute möchte ich bei dir bleiben«, sagt er schlicht.

Ich gebe keine Antwort. Mit einem Mal habe ich große Angst vor ihm. Schließlich rede ich doch.

»Gut, Manuel, du kannst hier übernachten. Das Geld für ein Taxi zurück in die Stadt brauchst du nicht auszugeben. Aber damit das ganz klar ist: Ich habe im ersten Stock ein Gästezimmer mit einer Couch, die richte ich dir her. Dort oben wirst du schlafen.«

»Selbstverständlich«, gibt er zurück, und ich bin etwas verblüfft über diese Fügsamkeit.

Während er unter die Dusche geht, mache ich ihm ein Bett zurecht. Er nimmt eine Flasche Sprudel mit nach oben. Durch die Luft wirft er mir einen Gute-Nacht-Kuß zu. Ende!

Ich muß zugeben, daß ich doch recht irritiert ins Bad gehe. So komplikationslos hätte ich es mir nicht vorgestellt. Lange Zeit stehe ich unter der Dusche, frottiere mich ausgiebig trokken und creme dann meinen Körper mit einer um diese Zeit ungewohnten Hingabe.

»Gibst dir wohl deine Streicheleinheiten selbst«, verspotte ich mein Spiegelbild.

Ohne das Licht anzumachen, schlüpfe ich in mein Bett.

Und dort wartet Manuel auf mich, mit offenen Armen, heißen Lippen und einer Leidenschaft, die ich in meinem doch recht abwechslungsreichen Liebesleben selten zu spüren bekommen habe. Es ist ein einziger Taumel von Küssen, Umarmungen, Zärtlichkeiten. Zwischendurch schlafen wir wieder ein, aber sobald sich der eine nur regt, ist auch der andere wieder wach.

Irgendwie gelingt es mir, mich am Morgen aus seinen Armen zu stehlen. Florian kommt um neun Uhr zum Frühstück, und ich muß um zehn Uhr pünktlich auf meinem Aushilfssekretärinnen-Stuhl sitzen.

Ich bin noch dabei, den Tisch auf dem Balkon zu decken, als Florian die Treppe hochkommt. Fast gleichzeitig öffnet Manuel die Schlafzimmertür und streckt den Kopf raus.

»Ist hier irgendwo ein minderjähriges Kind?« blödelt er. »Dann müßte ich mir nämlich ein Handtuch um die Lenden wickeln.«

Ich antworte nicht, sondern beobachte meinen Sohn. Der bleibt zunächst etwas verdutzt im Gang stehen, dann fängt er zu lachen an.

»Sauber, sauber«, meinte er, »da hab ich doch glatt zwei Semmeln zu wenig mitgebracht.«

Manuel ist völlig unbefangen.

»Ich hab dir doch gesagt, daß du irgendwann einmal Papa zu mir sagen mußt«, sagt er und verschwindet unter die Dusche.

Beim gemeinsamen Frühstück albern wir drei um die Wette. Natürlich werde ich von Manuel und meinem Sohn als ›unheilige Pfarramtssekretärinnen-Vertreterin‹ verspottet. Ich nehm's mit Fassung. Weniger gelassen reagiere ich, als mich Manuel wenig später fragt, wann wir denn jetzt die ›Ringlein‹ kaufen gehen.

»Spinnst du?« röchle ich und ersticke fast an meiner Käsesemmel. »Was heißt hier Ringlein kaufen? Ich werde in meinem ganzen Leben nie mehr mit einem Mann Ringlein kaufen gehen. Eine Ehe reicht.«

Manuel und Florian kippen vor Lachen fast von ihren Stühlen. Was mich so erschreckt hat, war natürlich nur ein Scherz meines jugendlichen Liebhabers. Er ist genausowenig daran interessiert, eine Ehe einzugehen, wie ich es bin.

Es wird Zeit für mich aufzubrechen. Ich werfe den beiden eine Kußhand zu und verlasse das Haus. Manuel ruft mir noch irgend etwas nach, aber ich kann ihn nicht verstehen.

Verwirrt und reichlich ratlos sitze ich wenig später in meinem Büro. Sehr viel hat sich ereignet, seit ich es am Freitag im Zorn verlassen hatte. Ich habe mich nun also doch auf eine Affäre mit Manuel eingelassen, obwohl ich das eigentlich nicht wollte.

Wie werde ich mich verhalten, wenn Enrico wieder bei mir anruft? Werde ich ihm von Manuel erzählen? Wie wird er reagieren? Zieht er sich zurück? Ist das also das Ende unserer so sorgfältig gehegten Beziehung? Alles Fragen, auf die ich keine Antwort weiß.

Pfarrer Söllner, der durch das Büro gehen muß, um in sein Amtszimmer zu gelangen, ist erstaunt, als er mich so nachdenklich vorfindet. Für gewöhnlich begrüße ich ihn immer im gespielt devoten Sekretärinnenton und berichte ihm, was sich während seiner Abwesenheit alles ereignet hat, gleichgültig, ob wirklich etwas los war oder nicht. Das ist unser Spiel.

Heute lächle ich ihn nur an und will mich gerade wieder in meine Arbeit versenken, als das Telefon läutet. Er bleibt im Türrahmen stehen, in der Annahme, daß er doch gleich an den Apparat gerufen wird.

Doch dieser Anrufer will nicht ihn sprechen, sondern möchte wissen, wie es ›seinem Schatzi‹ geht, und damit bin eindeutig ich gemeint.

Es ist Manuel.

Ich stottere vor mich hin. Pfarrer Söllner hat verstanden und geht in sein Zimmer.

»Manuel, lieb von dir, daß du dich meldest«, flüstere ich, »aber eigentlich ist es besser, wenn du bei mir daheim anrufst. Hier ist das nicht so gut.«

Manuel lacht.

»Hast du Angst, daß dein Heiligenschein verblaßt?« spottet er. Er will wissen, ob wir uns am Abend sehen, ob ich nach Schwabing komme oder er zu mir fahren soll.

Ich bleibe zunächst stumm. So aufregend die vergangene Nacht war, so sehr ich sie genossen habe – ich habe bis jetzt noch keinen einzigen Gedanken daran verschwendet zu entscheiden, ob ich Manuel wiedersehen möchte, ob sich diese Raserei wiederholen soll.

Um Abstand und Zeit zu gewinnen, schlage ich ihm vor, später noch einmal anzurufen.

»Die Linda kommt heute aus Kitzbühel zurück«, berichtete ich wahrheitsgemäß. »Ich muß erst abwarten, ob sie mit mir etwas unternehmen will.«

»Ciao«, lautet sein kurzer Abschiedsgruß. Sonst sagt er nichts.

Wir sehen uns an diesem Tag nicht mehr. Linda wird am späten Nachmittag von ihrem Vater bei mir vorbeigebracht. Wir verratschen uns. Sie erzählt von ihren Kurzferien, ich berichte von meinen Erlebnissen.

»Den Manuel habe ich übrigens gestern getroffen. Wir waren im Biergarten. Er wartet auf einen Anruf von uns«, erzähle ich meiner Tochter.

»Wenn du willst, geh ruhig. Ich bin todmüde. Der Papi hat heute Nacht so laut geschnarcht, daß ich kein Auge geschlossen habe.«

Das ist es! Auch ich habe in der vergangenen Nacht wenig geschlafen. Auch ich bin todmüde.

Gegen zehn Uhr kriechen wir beide in unsere Betten und fallen noch in derselben Minute in Tiefschlaf.

Aus weiter Ferne höre ich irgendwann in der Nacht das Telefon klingeln. Ich bleibe liegen und schlafe weiter.

Dann ist erst einmal Sendepause. Manuel ist zur Zeit auf Sauftour, erfahre ich von Schiereck. Er sei schrecklich grantig und erzähle überall, daß ich ihn versetzt hätte.

Mein seit langem geplanter Urlaub mit Christa, einer Freundin aus Jugendtagen, und Linda steht unmittelbar bevor. Wir wollen nach Cattolica fahren. Christa war noch nie dort. Sie ist dringend erholungsbedürftig. In München haben wir uns bereits ein Fitnessprogramm zusammengestellt. Vor dem Frühstück wollen wir mindestens eine Stunde schwimmen, Gymnastik machen und sonst nur faulenzen.

Drei Tage, bevor wir abfahren, taucht plötzlich Manuel wieder auf. Ich will gerade aus dem Haus gehen, um Freunde zu treffen, da schießt der quietschgelbe Lieferwagen um die Ecke. Am Steuer sitzt ein finster blickender Mann, der wenig Ähnlichkeit mit dem Manuel hat, an den ich mich erinnere. Die Haare sind frisch geschnitten, und vor allem der Bart ist gestutzt. Außerdem hat er eine neue Brille auf der Nase. Wenigstens ist der Bauch noch derselbe, beruhige ich mich, als er auf mich zukommt.

Daß er keine Privataudienz zu erwarten hat, mache ich ihm im Handumdrehen klar.

»Ich bin verabredet, würde mich aber sehr freuen, wenn du mitkämst.«

Manuel ist sofort dabei, und als ich mit ihm im Biergarten ankomme, ist auch der Grauschleier aus seinen Augen verschwunden.

Natürlich ist er sauer gewesen, als ich ihn nicht – wie versprochen – anrief, grantelte er noch auf dem Weg dorthin. Schließlich sei er das nicht gewöhnt. Wenn einer jemanden versetzt, sei er das und kein anderer.

Wie recht er damit hat, soll ich in den nächsten Wochen und Monaten noch häufig zu spüren bekommen.

Noch etwas habe in ihm gebohrt:

»Schließlich ist das doch eine tolle Nacht gewesen. Da meldet man sich doch«, brummelt er.

Ich lache ihn aus:

»Manuel, sag im Ernst, hätte ich dir vielleicht Blumen schikken sollen, so als Anerkennung für besondere Leistungen?«

Aus Zorn über mein Stillschweigen sei er erst einmal ein paar Tage um die Häuser gezogen, erzählt er, ohne im mindesten auf meine Ironie einzugehen, und habe sich vollaufen lassen. Als dann wirklich nichts mehr in ihn hineinging, habe er seinen Rausch ausgeschlafen und sei für eine Woche ins Zillertal gefahren. Dort habe er gemeinsam mit einem Freund eine Hütte ausgebaut.

»Wenn ich da oben bin, werde ich sofort wieder gesund«, erzählt er mir. »Da schmeckt mir der Alkohol auch nicht besonders. Ich lese viel oder sitze ganz einfach auf dem Balkon, schaue durch mein Fernrohr und beobachte die Umgebung.«

Wichtig seien Ratschabende mit Berta und Alisi, dem Bauernehepaar, von dem er die Hütte gemietet habe.

Während wir im Biergarten sitzen und er mir die Zillertal-Idylle in glühenden Farben schildert, beginne ich, mich ganz langsam in ihn zu verlieben. Von meinen Freunden war er herzlich aufgenommen worden. Er versteht es wirklich prächtig, sich einer Gesellschaft anzupassen und sie zu Spezln zu machen. Es ist ein schönes Gefühl, neben ihm zu sitzen und ihm zuzuhören.

Unterstützt wird diese gute Stimmung zwischen uns beiden durch Christoph, den siebenjährigen Sohn meiner Freundin Brigitte. Dem Biergarten ist ein Abenteuerspielplatz angegliedert, mit Klettergeräten und einer langen Wippe. Christoph hat eine Mannschaft zusammengestellt. Gemeinsam versuchen sie nun, die Gegner auf der Wippe nach oben zu befördern. Doch das gelingt einfach nicht. Die anderen sind zu schwer. Sie bleiben unten, lachen sich kaputt über die kleinen Wichte, die sich vergeblich bemühen.

»Du mußt uns helfen, Ingrid«, wendet sich der verzweifelte Christoph schließlich an mich.

Das tun er und seine drei Schwestern im übrigen immer, wenn sie mit irgend etwas nicht zurechtkommen. Die Ingrid muß helfen, wenn ein Diktat geschrieben wird, wenn ein Aufsatz einfach nicht gelingt, wenn Zwietracht unter den Geschwistern herrscht und die Mama gerade nicht greifbar ist.

Diesmal sehe ich schwarz.

»Christoph, da mußt du dir jemanden suchen, der mehr wiegt als ich«, rate ich ihm.

Doch während ich das sage, treffen sich unsere Augen und wenden sich fast gleichzeitig meinem gewichtigen Tischherrn zu. Der hat begriffen, bevor wir ein Wort sagen müssen. Gemeinsam mit dem glücklich hüpfenden Christoph, der schon von weitem seiner Crew mitteilt, daß jetzt die Rettung naht, gehen wir in Richtung Wippe. Manuel setzt sich noch Susanne, die kleine Schwester von Christoph, auf die Schultern, zieht das in die Luft ragende Wippenende zu sich herab und läßt sich gemächlich darauf nieder. In Sekundenschnelle zappeln Christophs Gegner in der Luft. Und dort bleiben die auch eine Weile.

Mittlerweile ist Manuels Seite von tausend quietschenden und kreischenden Kindern belegt. Sie klettern über ihn, ab und zu tauchen sein verschwitztes Gesicht und seine verstrubbelten Haare auf. Die Brille hat er längst mir gegeben.

Ich beobachte das Treiben von weitem. Manuel, das Kind unter Kindern! Sein Zorn auf mich scheint endgültig verraucht. Schließlich löst er sich aus der Meute, übergibt Christoph seine kleine Schwester und kehrt mit mir an unseren Tisch zurück.

Als wir schließlich allesamt aufbrechen, stellt sich die Frage, ob er mit mir nach Hause kommt, erst gar nicht. Er wird bei mir bleiben, in dieser Nacht und in den beiden nächsten Nächten. Dann fahre ich nach Italien, und was danach sein wird, ist mir momentan ziemlich gleichgültig.

Linda ist schon daheim. Sie begrüßt Manuel stürmisch. Irgendwann erzählt sie ihm von unserem Urlaub, den wir in drei Tagen antreten werden.

Manuel stutzt. Davon habe ich ihm tatsächlich nichts gesagt.

»Eigentlich hatte ich gehofft, daß wir am Wochenende allesamt auf mein Hütterl fahren«, meint er enttäuscht.

»Da ist nichts zu machen. Wir haben gebucht. Wenn du mich nach unserer Rückkehr in zwei Wochen noch magst, können wir ja im September hinfahren.«

Er gibt sich zufrieden. Inzwischen kennt er mich gut genug, um zu wissen, daß ich Dinge, die ich mir vorgenommen habe, auch durchführe. Außerdem ist er friedlich gestimmt.

Die nächsten Tage bis zu unserer Abreise bleibt er das auch. Linda hat auf Manuels nächtliche Anwesenheit ähnlich gelassen reagiert wie Florian. Schnell gehört er zur Familie.

Unseren Abschied feiern wir gemeinsam mit Freunden in einem griechischen Lokal mit Live-Musik. Wir trinken sehr viel Retsina. Ich bin in ausgezeichneter Urlaubsstimmung. Manuel ist weniger heiter

»Meinst du, daß du mich in Italien vergißt?« flüstert er mir ins Ohr.

»Mit Sicherheit«, gebe ich zurück und glaube selbst nicht so recht daran.

Um fünf Uhr früh läutet mein Wecker. Ich muß packen. Gestern abend, als wir nach Hause kamen, hatte mir Manuel keine Zeit dazu gelassen.

Leise husche ich hin und her und fülle meine Reisetaschen.

Manuel bekommt von meiner Betriebsamkeit nichts mit. Er liegt regungslos im Bett und schläft. Ich wecke Linda, die ihr Gepäck bereits zusammengestellt hat. Wir frühstücken und warten dann auf Christa, die uns gegen sieben Uhr abholen will. Bei flotter Fahrt hoffen wir, am frühen Nachmittag in unserem Hotel zu sein. Die Chancen dafür sind gut. Es ist Ende August, die Hauptreisewelle bereits abgeebbt.

Als Christa läutet und wir Koffer und Taschen in ihrem Auto verstaut haben, schleiche ich mich noch schnell ins Schlafzimmer zurück, um Manuel einen Abschiedskuß aufs zerzauste Haar zu drücken.

Das hätte ich lieber bleiben lassen sollen. Er ist sofort hellwach und versucht, mich ins Bett zu holen. Es dauert etwas, bis ich ihn davon überzeugen kann, daß in einer Minute Linda und Christa im Schlafzimmer auftauchen und mich aus seinen Armen reißen werden.

»Ciao«, verabschiedet er mich schließlich unwirsch. »Und betrüg mich nicht mit jedem Italiener, der dir über den Weg läuft.«

O nein, Manuel, kannst ganz beruhigt sein, nicht mit jedem, höchstens mit dem einen. Aber das ist wieder eine andere Geschichte, und die geht dich eigentlich nichts an!

Wir drei fahren durch einen regnerischen eiskalten Morgen in Richtung Süden, freuen uns auf Sonne, Meer und Erholung. Ich erzähle Christa die Geschichte mit Manuel. Im Gegensatz zu ein, zwei Damen aus meinem Bekanntenkreis, die mich absolut nicht verstehen wollen, findet sie sie in Ordnung.

»Genieße diese Beziehung. Sie wird nicht ewig dauern, aber dafür ist sie sicher auch nicht angelegt.«

Ich bin froh, daß sie so reagiert.

Gegen zwei Uhr sind wir endlich am Ziel. Gleich nach dem Brenner war es wärmer geworden. Bei Bologna brannte die Sonne auf unser Auto, in Cattolica ist es glühend heiß.

Wir essen Melonen mit Schinken und einen großen Salat, bevor wir unsere Koffer auspacken.

Linda und ich haben ein Zimmer mit Blick aufs Meer, Christa wurde von dem in Urlauberhotels üblichen Single-Schicksal ereilt: Ihr Einzelzimmer mit Aussicht auf den Hotel-Swimmingpool und auf die Viale Carducci ist unfreundlich. Wenigstens liegt es hoch genug, so daß sie von dem Straßenlärm nicht sonderlich gestört wird. In einer Stunde befindet sich alles an seinem Platz. Zu dritt gehen wir an den Strand.

Dort bleiben wir allerdings wie angewurzelt stehen. Das aufgewühlte Wasser ist so schmutzig, daß es uns davor graust, auch nur einen Fuß in diese Brühe zu setzen.

Linda und ich schauen uns verdutzt an. So unappetitlich haben wir das Meer hier nicht in Erinnerung.

Christa und ich überwinden uns schließlich doch und schwimmen eine Runde. Wir halten unsere Hälse steif nach oben gereckt, damit uns nur ja kein Tropfen Meerwasser in den Mund oder in die Augen läuft. Linda hat sich gleich für den Swimmingpool entschieden. Sie geht in den zwei Wochen kein einziges Mal ins Meer. Wir sonnen uns am Strand, geschwommen wird im gepflegten Becken. Ein Glück, daß es so groß ist.

Die Enttäuschung über das schmutzige Meerwasser kann unsere gute Laune jedoch nicht beeinträchtigen. Christa und ich halten unser Fitnessprogramm ein. Um acht Uhr treffen wir uns täglich am Pool und schwimmen eine Stunde lang. Wir treten Wasser, machen gymnastische Übungen und klettern am Ende ziemlich erledigt aus dem Wasser. Linda bekommt von unserer sportlichen Ertüchtigung wenig mit. Sie will ausschlafen und wird von uns auch sonst in Ruhe gelassen. Am 29. August feiert sie Geburtstag. Noch in München hat sie darauf bestanden, daß ich sämtliche Geschenke einpacke. Sie stellt sich eine große Bescherung mit Meeresblick vor. Während Christa und ich uns den Kopf darüber zerbrechen, wie wir das Fest gebührend inszenieren können, bahnt sich die große Überraschung bereits, ganz ohne unser Zutun, an.

Wir wollen gerade unser Zimmer verlassen, um uns mit Christa zum Abendessen zu treffen, als das Telefon läutet. Manuel ist am anderen Ende der Leitung.

»Hallo, Baby«, begrüßt er mich, »schau bitte, daß du ein Einzel- und ein Doppelzimmer in deinem Hotel bekommst. Ich bin mit zwei Freunden unterwegs zu dir. In zwei Stunden sind wir da.« Ende der Durchsage.

Ziemlich perplex lege ich den Hörer auf die Gabel. Manuel kommt mit zwei Freunden! Aus ist es mit der Erholung! Wirbel ist angesagt! Arme Christa!

Linda hat mich beobachtet, und als ich ihr erzähle, was da in zwei Stunden auf uns zukommt, fängt sie an zu lachen.

»Du glaubst doch nicht im Ernst, daß der Manuel im Einzelzimmer schläft«, sagt sie. »Da werde ich wohl landen.« Wird sie.

In Windeseile beschaffe ich die Zimmer. Gottlob ist das Hotel um diese Zeit nicht mehr voll belegt. Hier wohnen meistens Stammgäste. Für die üblichen Cattolica-Touristen mit Pauschalangeboten ist es zu teuer.

Das Einzelzimmer befindet sich auf unserem Stockwerk, so daß Linda in wenigen Minuten umgezogen ist. Ich bin noch dabei, Christa von Manuels Überfall zu erzählen, als sie sich wieder zu uns gesellt.

Nach dem Essen will sie auf der Terrasse auf die drei warten, während ich mit Christa noch einen kleinen Bummel unternehme. Irgendwie tut sie mir ein bißchen leid. Sie hat sich sehr auf unseren Urlaub gefreut, die Ruhe tat ihr gut. Und mit der wird es bis auf weiteres zu Ende sein. Dafür garantiert Manuels Temperament.

Wir nähern uns dem Hotel, hören lautes Kreischen, das Menschen von sich geben, wenn sie im Wasser planschten. Wer aber geht in unserem vornehmen Hotel um diese Zeit noch in den Pool?

Ich wage es nicht, mir die Antwort selbst zu geben.

Auf der Terrasse herrscht Anarchie. Inge und Dieter, Manuels Freunde, sind splitternackt in den beleuchteten Pool gesprungen. Mario, der Getränkekellner, verhandelt mit Manuel, der behauptet, er würde ab jetzt in diesem Hotel wohnen und sei außerdem der Freund von Signora Benedict. Mario will das nicht glauben. Ich kann ihn verstehen. Linda biegt sich vor Lachen, und Signore Paolo, der Inhaber des Hotels, berät sich mit Frau und Tochter. Einige Hotelgäste haben das um diese Zeit stark frequentierte Fernsehzimmer verlassen, um diese Ungeheuerlichkeit hautnah mitzuerleben.

Obwohl ich eigentlich Fluchtgedanken im Herzen hege, betrete ich mit Christa die Terrasse. Manuel sieht mich zuerst und kommt auf mich zu mit der Grazie eines Tanzbären im Outfit eines Zillertaler Bergbauern. Seine kurze Lederhose paßt hervorragend zu dem zerknitterten Hemd, das – da ohne einen einzigen Knopf – einen aufschlußreichen Blick auf seine behaarte Männerbrust freigibt. Seine strumpflosen Füße stecken in erdverkrusteten Halbschuhen.

Doch Manuel, mein Liebhaber aus dem fernen München, strahlt mir völlig unbefangen und leicht angetrunken entgegen. Und ich falle ihm ganz einfach um den Hals. Damit sind für das geschockte Hotelpersonal und die sensationslüsternen Gäste die Fronten zunächst einmal geklärt. Manuel und seine beiden nackten Freunde gehören zu mir. Basta.

Während sich Inge und Dieter anziehen, bestelle ich einen Liter Rotwein, den Mario nunmehr ohne nennenswerte Gegenwehr bringt. An diesem Abend hat er noch viel Arbeit, denn wir bechern bis tief in die Nacht. Christa unterhält sich blendend, und darüber bin ich froh. Linda verabschiedet sich schließlich.

»Bis morgen früh! Ich geh jetzt in mein Zimmer.«

Ich blicke in die Runde und erlebe eine Überraschung. Um diese Zeit ist die Terrasse unseres Hotels normalerweise längst menschenleer. Die jüngeren Gäste entfliehen der Langeweile des vornehmen Hauses und setzen sich in Straßencafés oder Bars ab, die älteren schauen fern oder gehen ins Bett. Nicht so an diesem Abend. Unsere weinselige Gesellschaft scheint ansteckend zu wirken. Es sind noch alle Tische besetzt. In der Hollywood-Schaukel lachen drei junge Mädchen, die Paolos haben den Fernsehapparat ausgeschaltet und sitzen ebenfalls im Freien, Mario bittet um Verstärkung. Er kommt mit den Bestellungen nicht mehr nach.

Irre ich mich, oder blicken die Augen von Signore und Signora Paolo recht freundlich in unsere Richtung? Preisen sie uns insgeheim als Animateure? Unsere Heiterkeit, unser Lachen und unsere Freude an den Dingen, die das Leben genießenswert machen, wirkt sich auch in den nächsten Tagen stimulierend auf die Gäste aus. Die Mahlzeiten dauern jetzt allgemein etwas länger, Marios Bar ist stets umlagert, die Mannschaft des »Caravelle« hebt drei Tage lang ab.

Unserer ersten Nacht im Hotel folgt für Manuel am nächsten Morgen ein böses Erwachen. Irgendwann steht er auf, zieht den Rolladen hoch und tritt auf den Balkon. Entsetzt prallt er zurück.

»So was Fürchterliches hab ich ja überhaupt noch nicht gesehen«, stöhnt er und läßt sich aufs Bett fallen.

Mir ist sofort klar, was er meint.

»Ich hänge in der schlimmsten Touristenburg Italiens fest! Wie lange fährst du da schon her? Du mußt wirklich verrückt sein!«

Er ist so wütend über die fein säuberlich in Reih und Glied aufgestellten Liegestühle und Sonnenschirme, daß er beschließt, den Strand nicht zu betreten.

»Wegen mir kannst du dich da runterlegen zu diesen Menschen. Ich bleibe im Zimmer, verdunkle es und schlafe den ganzen Tag.«

Und dabei bleibt er! Dieter und Inge lagern die meiste Zeit am Pool, Christa und ich nehmen unsere Leibesertüchtigungen wieder auf, und Manuel liegt im Bett und schmollt. Er kommt wirklich nur zu den Mahlzeiten zum Vorschein!

Als Italienkenner und Hobbykoch kennt er die köstlichsten Zubereitungsarten, und der Hotelkoch zieht begeistert mit. Wir essen kein einziges Menue, wenden uns lieber gebratenen Nierchen, raffinierten Fischgerichten und Kutteln auf italienische Art zu.

Die Bar an der Ecke wird schnell unsere Stammkneipe, und obwohl Manuel der Ansicht ist, das Publikum sei auch hier hart an der Schmerzgrenze, hält er es dann doch dort aus.

Nach einigen Grappas gefällt ihm sogar diese Art von italienischem Leben.

Und vor allem gefällt ihm die sonnengebräunte Frau neben ihm, die er immer wieder zu einer langen Siesta in das verdunkelte Hotelzimmer lockt. Wir erweisen uns bei Tag und Nacht als Naturgewalten. Ich begebe mich begeistert in seine stets weitgeöffneten Arme.

Er erzählt mir, daß er es in München nicht ausgehalten habe ohne mich, daß er mit seinem klapprigen Bus die weite Fahrt nach Cattolica nicht gewagt und deshalb Inge und Dieter erst ins Zillertal eingeladen und dann solange bearbeitet habe, bis die mit ihm zu mir gefahren seien. Dieter hat einen schnellen Sportwagen. Knappe vier Stunden dauerte die Fahrt.

Lindas Geburtstag beginnt mit einem Champagner-Frühstück auf unserem Balkon. Manuel hat sich so plaziert, daß er die Stuhlreihen nicht sieht. Ich sitze auf seinem Schoß, Christa hat sich einen Hocker geholt, und Dieter und Inge halten sich aneinander fest. Sie beginnen den Tag immer mit einigen kühlen Hellen. Da kommt der Gleichgewichtssinn schon mal durcheinander im heißen Italien.

Linda packt ihre Geburtstagsgeschenke aus und genießt unsere gute Laune. Ihre Befürchtung, sie würde sich mit Mutter und ›Tante‹ langweilen, war unbegründet.

Mit meinem Vorschlag, zur Feier des Tages das Mittagessen im Hotel ausfallen zu lassen und zu einem Fischlokal im Hafen zu gehen, beiße ich bei Manuel auf Granit.

»Ich habe dir gesagt, daß ich diesen Strand nicht betrete.« Er bleibt standhaft. »Ihr könnt dort essen. Ich nicht.«

Linda hält zu Manuel. Sie will nicht, daß sich die Gesellschaft trennt. Außerdem hat sie mitbekommen, daß Manuel und seine Freunde demnächst abreisen wollen.

Ihn treibt es von dem lauten und von Fremden überschwemmten Cattolica weg nach Umbrien.

»Ich halt den Betrieb hier nicht mehr länger aus«, hat er schon am Abend vorher so nebenbei bemerkt. »Ich muß fort hier, und zwar schleunigst.«

Dieter und Inge stimmen zu. Ich habe auch nichts gegen ihre Abreise. Wenn da nicht Manuels Vorsatz wäre, auch uns mitzunehmen.

»Susanne und Klaus haben ein wunderschönes Haus in Umbrien, mit einem riesigen Grundstück«, erzählt er uns. »Auf dem Gelände gibt es einen kleinen See, in dem nur wir baden. Das Essen ist herrlich dort. Der Wein schmeckt so gut wie nirgends auf der Welt. Ihr müßt einfach mit uns fahren.«

»Wir müssen nicht«, entscheide ich. »Ich habe das Hotelzimmer für zwei Wochen gemietet. Da kann man nicht so einfach abhauen.«

Außerdem melde ich Bedenken an, ob sich seine Ex-Schwägerin wirklich so freut, wenn sie urplötzlich von sechs Menschen überfallen wird. Schließlich hat auch sie Hochsaison. Während sich Klaus um Tiere und Landwirtschaft kümmert, vermietet sie zwei Apartments an Urlauber. Vermutlich hat sie gar keinen Platz für uns alle.

»Im Garten stehen ein Wohnwagen und ein Zelt«, versucht Manuel meine Bedenken vom Tisch zu fegen, »da kommen wir prima unter.«

Jetzt reicht es mir endgültig. Schon als junges Mädchen war ich kein Pfadfindertyp, der sein Glück in der freien Natur oder gar in einem Zelt suchte.

»Manuel, wir bleiben hier, und ihr fahrt nach Umbrien«, beende ich die Diskussion. Und schließlich ist ihm die Lösung auch recht.

Lindas Geburtstag ist also unser letzter gemeinsamer Tag in Cattolica. Mario bringt so nach und nach vier Flaschen Champagner auf unseren Balkon. Manuel riskiert sogar einen schrägen Blick auf den überfüllten Strand. Sofort verfinstert sich seine Miene wieder.

Nach einem stundenlangen Mittagessen und anschließender Siesta gehe ich zu meiner Tochter ins Zimmer. Sie liegt auf dem Bett, hat den Bären im Arm, den sie sich so gewünscht hat. Sie lächelt mir entgegen.

Diese kleine Scheußlichkeit hat eine eigene Geschichte. Wir sahen ihn so nebenher in einem Geschäft, als wir in München Geburtstagsgeschenke für sie einkauften. Er stach ihr sofort ins Auge.

»Mami, den wünsch ich mir«, sagte sie strahlend. Ich wehrte damals entrüstet ab.

»Hör mal, du dumme Nuß, du wirst siebzehn Jahre alt! Aus der Kuscheltierzeit sind wir doch wohl jetzt raus.«

Linda hörte gar nicht hin. Sie hielt dieses in Hellblau gewandete Ungetüm im Arm und wiegte es hin und her. Schließlich einigten wir uns darauf, daß wir es der kleinen Susanne schenken werden. Die feiert im August ihren vierten Geburtstag. Es bleibt dann wenigstens in der Nähe.

Selbstverständlich packte ich dieses Tier zu Lindas Geburtstagsgeschenken. Jetzt hält sie die Beute im Arm und scheint glücklich zu sein.

»Mama, wenn man nicht mehr direkt ein Kind ist, heißt das noch lange nicht, daß man nicht ab und zu so etwas braucht«, belehrt mich meine Siebzehnjährige. Sie hat ja recht.

»Komm, zieh dich an«, sage ich, »die anderen schlafen alle noch. Wir bummeln ein wenig. Ich möchte gern mit meiner Tochter ein wenig allein sein, bevor sich der Geburtstagssturm wieder hebt.«

Blitzschnell ist Linda fertig. Wir bummeln die Viale Carducci entlang und landen wie zufällig in der Pizzeria, in der Enrico und ich uns nähergekommen waren.

»Erinnerst du dich an die Italiener, die vor Jahren bei uns im Hotel wohnten und die wir hier getroffen haben?« frage ich sie.

Sie nickt. Mit einem Mal ist sie schweigsam geworden. Könnte es sein, daß sie sich in den letzten Tagen etwas vernachlässigt gefühlt hat? Gehen ihr die Orgien mit Manuel und seinen Freunden auf die Nerven, ohne daß sie sich das selbst einzugestehen wagt?

Ich frage sie danach, doch sie zerstreut meine Bedenken sofort.

»Mami, ich finde es toll, daß du den Manuel getroffen hast«, sagt sie. »Wir sind alle der Meinung, daß er dir guttut.«

Ich bleibe still. Was soll ich auch dazu sagen?

Zurück im Hotel, kommt Signore Paolo auf mich zu.

»Für Sie ist ein Brief am Empfang«, informiert er mich. »Ich habe ihn an mich genommen, damit ihn kein anderer in die Hände bekommt.«

Warum sagt er das? Doch die Antwort darauf kann ich mir selber geben. Ihm gefällt die laute Gesellschaft um mich herum wohl doch nicht so recht. Er kennt mich anders. In den Jahren vorher war ich ihm vertrauter. Eine freundliche Signora, die mit ihrer kleinen Tochter Urlaub macht. Zurückhaltend, stets freundlich – und vor allem keusch!

Er drückt mir den Brief in die Hand und lädt mich zu einem Campari an die Bar ein.

»Meine Freunde fahren morgen vormittag ab«, teile ich ihm

mit, und ich habe den Eindruck, daß ihn diese Mitteilung erleichtert. Obwohl der Alkoholumsatz um ein Vielfaches gestiegen sein muß, seitdem Manuel und seine Freunde hier sind, hält Signore Paolo offenbar auf die Dauer nichts von feuchtfröhlichen Gesellschaften in seinem ehrenwerten Hotel.

Der Brief ist von Enrico. Ich habe mich am Strand auf einen Liegestuhl gesetzt, um allein zu sein. Zumindest vor Manuel bin ich hier sicher. Seit Enricos Ankündigung, er komme mit Laura nach München, haben wir nichts mehr voneinander gehört.

Er wußte wohl, was er angerichtet hatte, und als typischer Mann ging er der zu erwartenden Auseinandersetzung aus dem Weg, indem er sich zunächst einmal in Schweigen hüllte.

Nachdem er mich in München nicht erreicht habe, sei er zu dem Schluß gekommen, daß ich wohl wieder Urlaub in Italien mache, schreibt er.

»Signore Paolo hat mir gesagt, daß Du und Linda gemeinsam mit einer Freundin für zwei Wochen angemeldet seid.

Ingrid, cara, ich werde kommen. Ganz allein. Die Familie ist in der Nähe von Cortina d'Ampezzo. In Florenz war es zu heiß für sie. Laura leidet mit den Jahren immer mehr unter unserem Klima. Liebling, ich weiß, daß meine Idee, Dich in mein Familienleben einzuflechten, besonders dumm war. Verzeih mir!

Ich werde alles wiedergutmachen. Wir schaffen das schon! Am Wochenende bin ich bei Dir. Ti amo!«

Enrico darf nicht kommen! Auf gar keinen Fall! Auch wenn Manuel bis dahin schon längst in Umbrien ist. Mich schaudert plötzlich. In welches Fahrwasser bin ich da hineingeraten?

Es dauert etwas, bis ich am Abend wieder mitfeiern kann. Ich bleibe nervös. Manuel bemerkt nichts. Er hat die Tage mit mir genossen. Jetzt freut er sich auf Umbrien, auf Klaus und Susanne. Das Leben ist für ihn wieder mal wunderschön, und der Monatserste hat hie in Italien seinen Schrecken verloren. Sollen die Herren und Damen Gläubiger warten, bis er wieder in München ist.

Der Abschied am nächsten Morgen ist hektisch. Dieter und

Inge erscheinen zum Frühstück und sind nach etlichen Bieren ziemlich angesäuselt. Manuel will weg. Lange Abschiede haßt er. Auf einer Landkarte zeichnet er mit dem Zeigefinger den Weg nach, der über die Berge auf die andere Seite der Halbinsel führt.

Endlich ist auch die letzte Rechnung bezahlt. Der Abreise steht nichts mehr im Weg.

Manuel nimmt mich in den Arm. »Wir sehen uns in München wieder. Und dann geht's gleich rauf aufs Zillertaler Hütterl.«

»Machen wir, Manuel«, verspreche ich.

Inge und Dieter werden eingesammelt, Mario, der Getränkekellner, steht auf der Terrasse und winkt. Manuel startet. Nach einer Minute ist er aus meinem Blickfeld verschwunden.

Das Damenkränzchen Christa, Linda und Ingrid strebt dem Haus zu. Ich schaue in die Runde. Keiner von uns sieht sehr traurig aus. Jetzt, nach dem Streß der vergangenen drei Tage und Nächte, ist wieder Urlaub angesagt, und zwar Urlaub total. In sechs Tagen müssen wir wieder in München sein. Noch bevor ich Linda beim Rückzug in unser Zimmer helfe, gehe ich in die Telefonzelle des Hotels. Ich muß Enrico erreichen und absagen. Ich will nicht, daß der Eindruck entsteht, der eine geht, der andere kommt Das kann ich ihm und mir nicht antun. Zumal diese Version auch absolut nicht stimmt.

Mein Italienisch muß klingen wie eine Botschaft aus dem fernen China. Zumindest versteht Enricos Sekretärin kein Wort, als mich die Zentrale seines Hotels mit dem Vorzimmer verbindet.

»Non ho capito niente, Signora«, bekomme ich immer wieder zu hören.

Schließlich scheint sie mein Gestammel aber doch kapiert zu haben, denn sie verbindet mich mit Enrico.

Ich bedanke mich für seinen Brief.

»Es ist schön, daß du begriffen hast, warum ich damals so entsetzt war über deinen Vorschlag, euren Hochzeitstag mit mir zu verbringen. So was kannst du nun wirklich nicht mit mir machen.«

»Laß es uns beide vergessen«, höre ich am anderen Ende der

Leitung, »ich hätte mich selbst ohrfeigen können für diese Dummheit.«

»Enrico, bitte, komm möglichst nicht nach Cattolica!« Ich versuche dem Gespräch eine andere Richtung zu geben.

»Ich weiß schon«, werde ich sehr schnell unterbrochen. »Du hattest Besuch von deinem Liebhaber aus München. Signor Paolo hat es mir gesagt, als ich gestern ein Zimmer bestellen wollte.«

So, das war's dann. Über die Paolos mußte er von Manuels Existenz erfahren!

»Ich habe daraufhin natürlich nicht gebucht«, höre ich ihn sagen. »Ich komme aber trotzdem für einen Tag, weil ich in Bologna zu tun habe. Von dort sind es nur zwei Stunden bis Cattolica. Ich möchte dich sprechen. Es ist zu viel passiert in der letzten Zeit. Wenn wir jetzt nicht miteinander reden, wird das immer schwieriger.«

»Va bene, Enrico«, höre ich mich sagen. »Wann kommst du?«

»Am Mittwoch. So gegen 18 Uhr warte ich in unserer Pizzeria auf dich. Im Hotel will ich gar nicht auftauchen.«

Christa und Linda sage ich zunächst nichts von dieser Verabredung. Mit der Zeit werde ich auch wieder fröhlicher. Wir haben uns zwei Schläger und einen Softball gekauft und spielen am Strand. Immer, wenn der Ball in das schmutzige Meerwasser fällt, und das tut er leider sehr oft, schreitet eine von uns mit hochgezogenen Beinen, einem Storch nicht unähnlich, in die Brühe, um ihn wieder an Land zu holen.

Nach dem Mittagessen, das jetzt wieder im Rahmen ist, mit viel Aqua minerale und wenig Wein, wickeln wir uns in unsere Badetücher und schlafen auf unseren Liegestühlen am Strand. Ein kalter Wind ist aufgekommen. Linda liest in einem der Bücher, die sie zum Geburtstag bekommen hat.

Am Abend verwandeln wir drei uns in typische Italientouristen. Wir mieten uns eine Fahrradrikscha und radeln durch die engen Gassen, erschrecken mit lautem Geschrei und heftigem Geklingel die Passanten. Wie aufgeschreckte Hühner springen sie auf die Seite.

»Wenn uns der Manuel jetzt sehen würde, gäbe er sich vermutlich die Kugel«, sage ich.

»Oder uns«, bemerkt meine Tochter ungerührt.

Am Mittwochnachmittag teile ich den beiden mit, daß sie mich für einige Stunden entschuldigen müßten. Ich sei mit einem Freund verabredet. Er sei auf der Durchreise und wolle mich treffen.

Christa und Linda stellen keine Fragen. Wozu auch?

Als ich zu der Pizzeria komme, sehe ich ihn schon von weitem. Er streichelt gerade einen Hund, der so ziemlich alle Rassen, die man sich vorstellen kann, in sich vereinigt. Selbst seine Augen sind mehrfarbig.

Enrico steht auf, kommt mir entgegen und gibt mir die Hand.

»Ciao, Ingrid«, sagt er, sonst nichts.

Irritiert setze ich mich ihm gegenüber. Gut, ich habe keine stürmische Begrüßung erwartet. Dafür ist er in der Öffentlichkeit zu zurückhaltend, aber etwas liebevoller hätte ich mir unser Wiedersehen schon vorgestellt. Doch ich bin entschlossen, nichts Falsches zu sagen.

Er soll nicht merken, wie sehr mich seine Kühle kränkt. Ich komme mir vor wie ein kleines Mädchen, das etwas angestellt hat und darauf wartet, vom Vater getadelt zu werden.

Ich habe ein schlechtes Gewissen. Das ist absurd! Schließlich bin ich frei! Er ist verheiratet! Nicht mit mir! Mit Laura! Ich kann machen, was ich will! Er muß machen, was sie will! Und das tut er auch! Auf meine Kosten! Auf Kosten unserer Beziehung!

Eine unglaubliche Wut steigt in mir hoch. Und gleichzeitig eine wilde Sehnsucht danach, mich in seine Arme zu werfen und ihn zu bitten zu vergessen, daß es einen Manuel gibt, zu vergessen, daß ich unseren gemeinsamen Weg scheinbar verlassen habe.

Manuel hat nichts mit uns zu tun, nichts mit meiner Liebe zu dir!

Enrico bestellt inzwischen einen halben Liter Weißwein für mich, Brot, Salami und Käse. Wer soll das essen? Ich nicht!

Wir haben noch kein Wort miteinander gesprochen. Er sitzt nur da und beobachtet mich, während ich den Hund liebkose. Warum wollte er mich unbedingt sehen? Warum sagte er am Telefon, daß wir miteinander reden müssen, wenn er jetzt stumm bleibt und mich anlächelt mit einem Lächeln, das mich endgültig vernichtet?

Genauso hat mein Vater mich immer angelächelt, wenn ich mal wieder seinen Ansprüchen nicht genügte. Genau wie damals bei ihm, schrumpfe ich auch jetzt zusammen zu einem kleinen Wicht, der Böses getan hat und eigentlich um Verzeihung bitten sollte.

Diese Vision und die Erkenntnis, daß in Enrico für mich ein wesentliches Stück meines Vaters lebt, nimmt mich derart mit, daß mir die Tränen in die Augen steigen.

Das ist es, was mich unter anderem so eng an diesen Mann bindet: Er erinnert mich an meinen Vater! Er löst in mir ähnliche Emotionen aus, wie das mein Vater tat und immer noch tut. Und ich werde diesen Mann ebenso verzweifelt und lebenslang lieben, wie ich meinen Vater liebe. Auf andere Weise selbstverständlich, aber mit der gleichen Intensität, derselben Hingabe. Kein Manuel dieser Welt wird mich jemals von Enrico trennen!

Ich werde vermutlich auch alles ertragen, was Enrico mir antut, genauso wie ich alles hinnehme, was mein Vater mir zufügt. Sie sind beides Männer, für die man stets Verständnis aufbringen muß.

Das hat mein Vater von meiner Mutter verlangt, von Irmgard, der Frau, die vier Jahrzehnte zu ihm gehörte, von allen Frauen, die seinen Weg kreuzten. Auch von mir. Und alle haben wir uns mehr oder weniger seinen Forderungen unterworfen, weil wir in Frieden mit ihm leben wollten.

Während ich diesen trüben Gedanken nachhänge, bricht Enrico endlich unser Schweigen.

»Du mußt keine Erklärung abgeben. Ich habe kein Recht dazu, von dir zu verlangen, daß du an einer Beziehung festhältst, zu der ich mich vermutlich nie offiziell bekennen werde.«

»Natürlich hast du kein Recht dazu. Das weiß ich selbst. Alles ist mein Problem.«

Mittlerweile schluchze ich jämmerlich, und es ist mir auch ziemlich egal, daß man am Nebentisch auf mich aufmerksam geworden ist.

Ich selbst bin das Problem! Vom Verstand her ist mir klar, daß er mich genauso strapaziert, wie das mein Vater mit uns allen tut. Aber ich liebe ihn. Ich kann mich dagegen nicht wehren. Ich kann mich auch gegen meinen Vater nicht wehren.

Ich will ihm sagen, daß er es war, der mich mit seiner Gedankenlosigkeit diesem anderen Mann entgegengetrieben hat, daß ich die langen Pausen, in denen ich gar nichts von ihm höre, immer schlechter aushalte. Doch es hat keinen Sinn. Bei seinem feinen, distanzierten Lächeln bleibe ich stumm.

Zwei lange Jahre wird er hinter dieser gläsernen Wand für mich unerreichbar bleiben, wird er sich hinter diesem Lächeln verschanzen, bis er mir endlich wieder erliegt.

Wir harren noch einige Zeit in unserer Pizzeria aus, reden über Vielerlei, und irgendwann gelingt es uns auch, wieder miteinander zu lachen.

Ich schildere ihm das Chaos, das Manuel und seine Freunde in dem vornehmen Hotel angerichtet haben.

Die Gesichter der anderen Gäste kann er sich lebhaft vorstellen. Er kennt einige von ihnen aus den vergangenen Jahren.

Ich erzähle ihm von der verrückten Lebensweise dieser Schwabinger. Er hört mir aufmerksam zur. Manchmal berührt seine Hand wie zufällig meinen Arm, seine Füße suchen unter dem Tisch nach meinen. Doch seine Augen bleiben kühl und unbeteiligt.

»Ich kann mir gut vorstellen, daß du in diesen Haufen prima reinpaßt«, bemerkt er. »Du bist selbst ein verrücktes Huhn.«

Mein Gott, Enrico, wie einfältig du bist! Merkst du wirklich nicht, daß Manuel und seine Freunde mich nur ablenken, daß ich mich an deren Dauerrausch nur deshalb beteilige, weil ich die Realität immer weniger ertrage? Ich hatte mal Krebs! Vielleicht kommt er zurück. Was ist dann? Soll ich einfach so auf meinen Tod warten, ebenso geduldig, wie ich immer auf dich warte?

Schließlich muß er aufbrechen. Er will heute noch nach Florenz zurück.

»Was wirst du machen, wenn du wieder in München bist?«

»Mit Manuel ins Zillertal fahren«, sage ich kurz angebunden.

»Dann viel Spaß. Du wirst ihn sicherlich haben!«

Er küßt mich flüchtig aufs Haar. Dann ist er fort!

Innerhalb von wenigen Tagen habe ich zwei Männer verabschiedet. Doch während mich Manuels Abreise eher erleichtert, bricht mir die Trennung von Enrico beinahe das Herz. Meine Hilflosigkeit macht mich verrückt. Warum kann ich ihn nicht zurückholen? Warum können wir nicht einfach auf und davon gehen?

Daß ich für den Rest des Abends wortkarg bin, nehmen Christa und Linda kommentarlos zur Kenntnis.

Fünf Tage später sind wir wieder in München. Ich habe mich noch gar nicht so richtig eingewöhnt, da steht eines Abends Manuel vor der Türe.

Er ist braungebrannt und bestens aufgelegt. Dreimal hätten sie schon bei laufendem Motor im Auto gesessen, um nach München zu fahren, aber jedesmal habe sie entweder der gute Wein von Klaus oder der einladende See auf dem Grundstück oder Umberto, der gastfreundlichste Bauer aller Zeiten, zurückgehalten.

Doch jetzt sei er wieder da und zu allen Schandtaten bereit.

»Selbstverständlich fahren wir am Wochenende ins Zillertal«, verkündet er beim Frühstück. Florian bedauert. Er hat Sonntagsdienst. Linda hingegen will mitkommen. Schließlich hat Manuel schon soviel von seiner Hütte erzählt, daß ihre Neugierde geweckt ist.

Eigentlich wollen wir schon am Freitagabend starten, aber Manuel bleibt leider schon am frühen Nachmittag in einem Wirtshaus hängen und bewegt vorsichtshalber kein Auto mehr. Also wird die Abreise auf Samstag früh verschoben.

»Aber wirklich früh«, schallt es durchs Telefon. »Ich bin um acht Uhr bei euch. Dann muß ich noch einkaufen.«

›Wirklich früh‹ sind schließlich nur Linda und ich reisefertig. Der verkaterte Hüttenwirt taucht gegen zwölf Uhr bei uns auf. Hektik ist angesagt. Um ein Uhr machen die Geschäfte zu. Wir stürmen los, ergattern nur noch verpacktes Brot, zwei Hühner, etwas Käse und zwei Zehen Knoblauch.

Da die Sonne vom Himmel brennt, ist die Autobahn in Richtung Salzburg überfüllt. Manuel wird grantig. Selbst auf Schleichwegen über den Achensee brauchen wir fast drei Stunden.

Doch plötzlich hellt sich seine Miene auf.

»Schaut mal, da oben kann man das Hütterl schon sehen!«

Wir strengen uns an, seinem Blick zu folgen. Wir sehen auch viele Hütterl, nur seines kennen wir halt nicht. Noch nicht!

Schließlich biegen wir von der Hauptstraße ab und nähern uns auf einer schmalen, kurvenreichen Straße dem Bergerhof.

Dort ist zunächst einmal Endstation. Der Rest des Weges muß zu Fuß bewältig werden. Manuel verteilt die Taschen und Tüten an uns. Er selbst wuchtet sich einen schweren Seesack auf die Schultern. Zwei kleine Katzen streichen um unsere Beine und begleiten uns ein Stück des Weges.

Und dieser ist ungewöhnlich steil. Linda und ich kommen ganz schön ins Schwitzen. Verstohlen halte ich Ausschau nach Manuel. Der stapft hinter uns her und schnauft auch wie ein Walroß.

Auf halber Höhe stoßen wir auf Berta und Alisi Berger. Sie mähen gerade. Bevor die Herbststürme kommen, sollen die Heustadel gefüllt sein.

»Das ist Ingrid mit ihrer Tochter«, stellt er uns vor.

»Grüß euch Gott«, schallt's im Duett. Zwei prüfende Augenpaare sind auf uns gerichtet. ›Wen hat der Manuel denn da mitgebracht?‹ scheinen sie zu fragen.

Wir geben den Gruß zurück. Zu mehr reicht die Luft nicht. Vor allem das letzte Stück zieht sich. Kaum zu fassen! Von unten sah die Hütte zum Greifen nah aus.

Doch dann haben wir es schließlich geschafft. Das letzte Stück führt bergab.

Während Linda und ich kaltes Wasser aus einem Viehtrog schöpfen und es auf Arme und Gesicht verteilen, sperrt Manuel die Hütte auf. Er bittet uns, noch einen Augenblick zu warten. Dann ruft er uns. Durch einen kleinen Vorraum, in dem hauptsächlich leere Flaschen stehen, gelangen wir in die Küche. Sie wird beherrscht von einem wunderschönen alten Möbel, das als Geschirr- und Vorratsschrank dient. Rechts führt eine steile Holzstiege nach oben, links ist der Koch- und Badebereich.

Noch in München, als ich meine Eignung als Hüttenbewohnerin in Frage stellte, hatte Manuel versichert, mir im Zillertal sogar mit einer Badewanne dienen zu können.

Und siehe da! Sie ist tatsächlich vorhanden. Reichlich verschmutzt zwar, aber immerhin. Ein voluminöser Badeofen versorgt sie mit heißem Wasser. Sollte sie zumindest versorgen. Mittelpunkt der Küche ist ein alter Ofen, daneben steht ein mächtiger Tisch, um den eine schmale Bank läuft. Überall stehen und hängen wachsverklebte Kerzenständer, alte Gläser, Pfannen und Töpfe in allen Größen sowie Tee- und Kaffeekannen.

Es ist alles so gemütlich hier, daß wir uns am liebsten sofort niederlassen würden.

Doch noch haben wir die Stube nicht gesehen. Diese Bezeichnung trifft auf den hellen Raum eigentlich nicht zu. Ich sehe kein einziges Bauernmöbel. Auch er ist im Grunde dreigeteilt: Links beim Eingang steht ein großer Kachelofen, der sich einer geräumigen Sitzecke zuwendet. Verborgen bleibt zunächst ein eingebautes Bett, die ›Kiste‹, wie Manuel es zu nennen pflegt. Vor zwei kleinen Fenstern steht ein runder Tisch. Eine Türe mit blinden Scheiben führt schließlich auf den überdachten Balkon.

Linda und ich gehen hinaus und geraten über die herrliche Aussicht sofort ins Schwärmen. Direkt unter uns ist der Bergerhof. Wenn im Stall die Lichter angehen, wird es für einen von uns Zeit, noch einmal hinunterzusteigen und eine Kanne frische Milch zu holen.

Doch zunächst erwartet uns noch der Schock mit der Toilette. Am rechten Ende des Balkons ist sie installiert. Ohne Türe, ohne Vorhang.

Linda und ich schauen uns an. Das wird schwierig werden für uns. Der Balkon zumindest müßte absolut menschenleer sein, wenn wir uns überhaupt dazu entschließen sollten, dieses Plumpsklo zu benützen. Manuel beobachtet uns und feixt.

»Das hätte ich mir denken können. Die beiden g'schamigen Benedict-Damen haben wohl einige Probleme.«

Probleme, die er offenbar nicht kennt. Noch während Linda und ich unsere Taschen ausräumen, pinkelt er seelenruhig übers Balkongeländer.

»Keine Angst, wenn einer drunter sitzt, mach ich das schon nicht«, versichert er mir, als er meinen leicht irritierten Blick bemerkt.

Linda wird der Speicher zugeteilt, ein niederer Raum mit großem Matratzenlager. Ich beziehe mit Manuel die Kiste.

Während Manuel erste Vorbereitungen für unser Essen trifft, suchen Linda und ich nach Liegestühlen, um in der Sonne zu faulenzen. Unsere angebotenen Hilfsdienste hat er kategorisch abgelehnt.

»Merk dir eines Ingrid, im Zillertal koche ich«, belehrt er mich, »auch das Frühstück, einfach alles.«

Das stimmt. Wann immer wir auf der Hütte sind, nehme ich kein einziges Mal einen Kochlöffel in die Hand. Auch das Abspülen ist zunächst seine Sache. Doch da gibt er mit der Zeit nach. Ungern zwar und mit größerem Gemecker, aber dann doch.

Das Geklapper in der Küche schläfert mich ein. Da höre ich plötzlich Gitarrentöne, die ich zunächst für Sonnenträumereien halte. Langsam öffne ich ein Auge. Manuel ist der Musikant. Er hat sich mir gegenüber im Gras plaziert und zupft die Saiten.

Ich reagiere nicht. Zu meinem eigenen Erstaunen läßt mich in diesem Moment mein sonst stets funktionierender Sinn für Romantik im Stich.

Mir ist das Gitarrespiel auf der grünen Wiese vor einer knorrigen Berghütte – dazu mit einem gurrenden Liebhaber – ganz einfach zu kitschig. Linda muß ähnlich empfinden. Grinsend erhebt sie sich von ihrer Matratze und geht um die Ecke.

Vielleicht vermutet sie aber auch, daß ihre Mutter jetzt endgültig dahinschmilzt und sich in die Arme ihres bärtigen Minnesängers begibt.

Doch nichts dergleichen geschieht. Ich stelle mich schlafend.

Manuel läßt sich nicht aus dem Takt bringen. Er klimpert weiter. Dann ist erst einmal Pause. Er geht ins Haus. Ich blinzle ihm nach. Ist er beleidigt, weil wir nicht in Bewunderung ausgebrochen sind?

Keineswegs! Wenig später kommt er mit einer Geige zurück. Ein neues Spiel beginnt. The fiddler on the montain!

Die Heimatfilm-Stimmung bleibt also noch eine Weile erhalten. Daß ich Manuel völlig falsch eingeschätzt habe, merke ich erst später, als ich mit ihm öfter ins Zillertal fahre.

Seine Freude am Musizieren ist nicht von seiner jeweiligen weiblichen Begleitung abhängig. Er spielt für sich. Leidenschaftlich gern wäre er Musiker geworden, doch die Eltern von vier Kindern hatten kein Geld, um dem jüngsten Sohn ein Studium zu finanzieren. So mußte er sich diese Fertigkeit selbst beibringen.

Im Zillertal hat er Ruhe dazu. In dem Jahr unserer Partnerschaft erlebe ich es einige Male, daß er sich aus dem Münchener Leben davonschleicht und hoch oben in den Zillertaler Bergen seine musikalischen Fertigkeiten trainiert.

Diesem Intermezzo, das ich also gründlich mißverstehe, folgt am späten Nachmittag ein hervorragendes Essen. Manuel hat die Hühner im eigenen Saft geschmort. Sie schmecken ebenso köstlich wie seine Knoblauchmajonäse. Dazu trinken wir Rotwein, Linda hält sich an das kühle Quellwasser.

Manuel und seine Freunde hatten, als sie die Hütte mieteten, ein raffiniertes Leitungssystem erfunden. Es funktioniert zuverlässig. Frisches, sprudelndes Quellwasser ist in der Hütte immer zu haben. Auch der Trog, den ich zu meiner Badewanne umfunktioniere, weil mir das Geplansche in der Küche weniger zusagt, ist stets mit sauberem Wasser gefüllt.

Am Abend wollen wir Spiele machen. Vorher trifft Linda das bittere Los, noch einmal absteigen und Milch holen zu müssen. Manuel schüttet sie literweise in sich hinein. Mir wird schon beim Anblick der Fettaugen schlecht.

Langsam ist mir klar, warum er so vehement auf seinen Zillertal-Ausflügen besteht. Dort lebt er wirklich gesund. Meistens wenigstens. Nur ins Tal darf er nicht hinunter, sonst sind auch dort die gewohnten Abstürze vorprogrammiert.

Unser gemeinsamer Spielabend erweist sich – wie später viele andere auch – als mittlere Katastrophe. Manuel liebt

Scrabble. Ich liebte dieses Spiel mit Wörtern bisher auch. Jetzt nicht mehr.

Die ›Quallenknödel‹ oder der ›Schwanzhund‹ aus Loriots »Ödipussi« sind vergleichsweise Umgangsdeutsch gegen die Wortkombinationen, mit denen uns Manuel traktiert, um die Siegerpunkte zu erlangen. Er muß immer gewinnen!

Linda gibt sich anfangs noch Mühe, mit seinen phantasievollen Wortschöpfungen Schritt zu halten, ich passe sehr schnell. Mein Beruf verbietet mir ganz einfach den achtlosen Umgang mit der deutschen Sprache. Der Erfolg davon ist, daß ich immer weit abgeschlagen auf dem letzten Platz lande.

Sehr zum Gaudium von Manuel.

»Schau sie nur an, die Journalistin«, spöttelt er, »von bayrischen Antiquitätenhändlern und Schülerinnen der Mittelstufe muß sie sich die Vielfalt der deutschen Sprache vorführen lassen.«

Ich schweige.

Bevor wir ins Bett gehen, sitzen wir drei noch eine ganze Weile auf dem Balkon. Die Luft ist mild. Wir hören Katzen schreien, Hunde bellen, ab und zu tönt eine Autohupe zu uns herauf. Sonst herrscht absolute Stille.

Das Problem mit dem offenen Plumpsklo haben Linda und ich inzwischen auch gelöst. Wir warten mit dem Gang auf die Toilette solange, bis ein Unheil droht. Dann erst, vor die Wahl gestellt, in die Hose zu machen oder halt doch in der Öffentlichkeit unsere Geschäfte zu erledigen, eilen wir auf die Brille. Manuel zeigt keine Spur von Schamgefühl. Er bleibt auf dem Balkon. Für ihn ist dieses Häusl die normalste Sache auf der Welt.

Die erste gemeinsame Nacht in der Kiste ist wunderschön und hat wenig mit dem Wahnsinn zu tun, der uns in München bisweilen packt.

Durch die weit offene Balkontür steigt der Geruch von frisch gemähtem Gras in unsere Nasen, wir halten uns glücklich und zufrieden in den Armen. Der Erbhofbauer und seine Bäuerin!

Keine Sauftour droht.

Am Morgen werden wir von Linda geweckt. Es ist mal wieder soweit. Sie muß aufs Klo! Wir verhalten uns ganz still, damit sie sich wenigstens nicht beobachtet fühlt. Sie wiederum schaut diskret zur Seite, um uns nicht zu stören. Schließlich ist die Kiste durch keinen Vorhang vor neugierigen Blicken geschützt.

»Wollen wir mal das Kind durch sexuelle Aktivitäten nicht erschrecken.« Manuel lacht und springt aus der Kiste.

Als Linda zurückkommt, schallen ihr Vivaldis »Vier Jahreszeiten« entgegen. Manuel sitzt im Trog und wäscht sich, und ich kämpfe mit mir, ob ich das Bett überhaupt verlassen soll.

Manuel hat den Ofen angeheizt und bereitet das Frühstück zu.

Wieder sind wir vom Herd verbannt. Lediglich zu niederen Diensten werden wir zugelassen. Gefrühstückt wird auf einem windgeschützten Erker unter der Kiste. Wir decken den Tisch, beobachten die Kühe, die sich um den Trog scharen, in dem ich eben noch gesessen habe. Unwillig gehen sie ein Stück zur Seite, als Manuel mit einer riesigen Pfanne anrückt, in der Spiegeleier auf Speck schwimmen. Gekrönt werden sie mit kleingeschnittenem Knoblauch. Meine Befürchtung, daß mir nach diesem kompakten Frühstück für den restlichen Tag übel sein wird, erweist sich als unbegründet. Es geht mir danach sogar ausgezeichnet. Das ausgeglichene Leben hier oben beruhigt eben auch aufgebrachte Magennerven.

Nach dem Frühstück, das lange dauert, ist wieder Faulenzen angesagt. Manuel streift um das Haus, richtet niedergetrampelte Pflanzen auf, schneidet seine Rosen, repariert eine Sitzbank, an der sich die Kühe solange die Köpfe gerieben haben, bis sie zusammenbrach, beobachtet durch das Fernglas die Berge gegenüber und räumt die leeren Flaschen aus der Hütte in den ehemaligen Kuhstall, dessen vorderer Teil jetzt als Abstellraum dient. Linda spielt mit einer kleinen Katze, die uns besucht hat und nach Mäusen Ausschau hält.

Ich liege in der Sonne und genieße mein Leben. Mit einem Mal scheint es ohne alle Probleme. Der Kummer um Enrico ist dem Wohlbehagen mit Manuel gewichen. Wenigstens vorübergehend.

Ich muß eingeschlafen sein und werde von einer warmen, feuchten Zunge geweckt.

»Aha, Manuel will wissen, ob ich noch lebendig bin«, denke

ich bei mir und stecke meine Hand nach ihm aus. Doch die Haare, die ich zu fassen bekomme, können nicht zu ihm gehören. Ich riskiere einen Blick und schaue in mindestens ein Dutzend treudummer Kuhaugen. Ich bin praktisch umzingelt von der ganzen Herde.

Tiere können mich nicht so schnell erschrecken, aber das geht zu weit! Was ist, wenn sie aus irgendeinem Grund in Panik geraten und die Flucht nach vorne antreten? Sie würden mich glatt zu Tode trampeln!

Wo bleibt mein jugendlicher Liebhaber, um mich vor tollwütigen Zillertaler Kühen zu retten? Wo ist meine Tochter, die Stütze meines Alters?

Sie stehen beide etwas abseits und lachen sich krumm über meine unübersehbare Panik.

Schließlich erbarmt sich Manuel. Mit einem Klaps auf ihren breiten Hintern setzt er die Bewacherinnen auf den Weg in Richtung Tal. Die anderen trotten ihr nach.

Linda und Manuel stecken die Köpfe zusammen und flüstern miteinander. Zunächst schenke ich dem keine Beachtung. Doch das ändert sich schnell.

Wie zwei unzertrennliche Komplizen kommen sie auf mich zu.

»Mami, wie wär's, wenn wir heute und morgen noch hier blieben? Es ist so schön. Vielleicht das letzte sonnige Wochenende in diesem Jahr.«

Das Kind will also die Schule schwänzen, Manuel hat ihr Unterstützung zugesagt.

Mitte September vom vermutlich letzten sonnigen Wochenende in diesem Jahr zu reden, ist verwegen! Ich denke gar nicht daran, nachzugeben. Linda steht am Anfang eines neuen Schuljahres. Das vergangene war nicht sonderlich erfolgreich.

Ich lehne das Ansinnen also ab und ernte dafür uneingeschränktes Mißfallen. Doch dagegen bin ich gewappnet. Es macht mir nichts aus, für eine Spielverderberin gehalten zu werden. Manuel klappert mißmutig mit dem Geschirr, das noch gespült werden muß, Linda und ich packen unsere Taschen ein. Die Abfälle werden in einer Mülltüte mitgenommen, damit die Mäuse keinen Grund haben, die Hütte zu stürmen. Manuel sperrt ab und ist schweigsam. Mit finsterer Miene betrachtet er erst mich und dann seinen Seesack.

Dieser Blick soll mich noch häufig treffen, wenn wir vom Zillertal nach München zurückfahren müssen. Mit der Zeit bekomme ich ihn so über, daß ich immer öfter nachgebe, wenn er um Verlängerung feilscht. Ich muß mich eben damit abfinden, daß ich Termine verschlampe und Zusagen, die ich mache, nicht einhalten kann, weil ich auf dem Berg bin.

Anfangs stört mich meine zunehmende Unzuverlässigkeit nur ein bißchen, später wird sie der wahre Grund sein, warum ich mich von Manuel zunächst innerlich löse und schließlich auch äußerlich trenne.

Oktoberfest in München. Die Umbriaken haben ihren Besuch angekündigt. Manuel rotiert. Wir brauchen Platz für mindestens zwanzig Leute. Auch die Schwabinger wollen kommen.

Wir wandern von Festzelt zu Festzelt. Kein Mensch ist an einer Reservierung interessiert, bei der weder die Anzahl der Personen noch deren Ankunftszeit bekannt ist. Viele kommen irgendwann! Wir ernten lediglich Kopfschütteln.

Also bleibt uns gar nichts anderes übrig, als die Tische selbst zu besetzen. Das heißt im Klartext, daß wir spätestens ab elf Uhr auf der Wies'n sein und uns an zwei Tischen breitmachen müssen. Mich schaudert bei dem Gedanken. Denn eines ist klar: Wenn Manuel und seine Freunde um diese Zeit schon mit Bier anfangen, werden sie die Umbriaken am Nachmittag gar nicht mehr kennen.

Die erste Schicht sind Dieter und ich. Wir legen uns fast auf die Bänke, damit sich nur ja kein Fremder zu uns gesellt. Als nächstes tauchen Manuel und Büdi auf. Während bei letzterem vor allem die feschen zweifarbigen Schuhe zur sonst recht unauffälligen Garderobe ins Auge stechen, hat sich Manuel als Original-Bayer verkleidet. Der lederbehoste, leinenbehemdete, bärtige Almöhi gefällt mir indes nicht schlecht. Ein Glück, daß auch ich zu meiner einzigen Trachtenbluse gegriffen habe.

So nach und nach treffen wenigstens die Schwabinger ein: Carla, Büdis geschiedene Frau, die mit ihren tiefblauen Augen und den schwarzen Wimpern ein wenig an Elizabeth Taylor erinnert, Gottlieb und Vera, ein Ehepaar auf das der Film-Titel ›Sie küßten und sie schlugen sich‹ ganz prächtig paßt, und einige mehr, die ich zum ersten Mal sehe. Ihnen allen stellt mich Manuel als ›Ingrid, meine Geliebte‹ vor und verwirrt mich damit etwas.

Mit diesen Worten hat man mich noch nie präsentiert, obwohl sie natürlich den Nagel auf den Kopf treffen. Für gewöhnlich ist man die ›Freundin‹.

Wir besetzen indes in recht lockerer Formation zwei Tische und ernten dafür böse Blicke von der Kellnerin, die um ihren Umsatz bangt. Schließlich werden wir von ihr angewiesen, zusammenzurücken und wenigstens einen Tisch freizugeben. Wir fügen uns.

Genau zehn Minuten zu früh. Denn dann treffen Susanne und Klaus zusammen mit den Italienern ein. Große Begrüßung, ich bin wieder Manuels Geliebte, beziehungsweise ›amante‹ und dann tönt ein vielstimmiger, auf der langen Fahrt von Umbrien nach München perfekt einstudierter Notruf: »Durst!«

Innerhalb ganz kurzer Zeit entwickeln sich unsere Tische zum Bier-Zentrum. Die Kellnerin ist bester Laune, der Umsatz stimmt endlich. Mir gegenüber sitzt Umberto, der ein wenig aussieht wie die italienische Ausgabe von Willy Millowitsch. Das ›Oans, zwoa g'suffa‹ beherrscht er bereits. Ab und zu zwinkert er mir zu, hebt mir seinen Maßkrug entgegen.

»Kümmer dich ein bißl um ihn«, flüstert mir Manuel zu. »Der wollte nämlich gar nicht mitkommen.« Umberto sei ein erklärter Gegner von Reisen aller Art. Selbst Rom, zwei Stunden von Montegiove, wo sie alle wohnen, entfernt, sei ihm bereits zu weit weg.

Man habe ihn lange zu dieser Fahrt nach München überreden müssen. Seine Leidenschaft für bayrisches Bier, das er durch Susanne und Klaus kennengelernt hat, und das Versprechen, in München würden ihm, dem feschen Italiener, die Damen reihenweise zu Füßen liegen, hätten ihn dann schließlich doch zu dieser ›Weltreise‹ veranlaßt.

Um sich einen Überblick auf die mittlerweile hellerleuchtete Festwiese verschaffen zu können, schlage ich Umberto vor, mit mir Riesenrad zu fahren.

Er strahlt noch ein bißchen mehr und zwinkert noch ein wenig heftiger. Wir verabschieden uns von den anderen und verschwinden.

Aus der Ferne höre ich noch Manuels anerkennendes »Da schau her«, dann verlassen wir unsere Tischreihe.

Vor dem Zelt startet Umberto seinen Überfall. Er reißt mich in seine Arme und versucht, mich zu küssen. Ich wehre mich gegen diese unerwartete Umarmung.

»Basta, Umberto, mi lasci in pace«, gurgle ich. »Sono la fidanzata di Manuel.«

Umberto läßt mich sofort los. Zunächst murmelt er für mich Unverständliches. Doch dann verstehe ich plötzlich: Er hatte mich für die von seinen Freunden versprochene weibliche Wies'ngarnierung gehalten.

Die Fahrt mit dem Riesenrad begeistert ihn. Dreimal zahle ich nach. Dann ist ihm schlecht.

Zurück an unserem Tisch, schaue ich in die bierseligen Augen meines mittlerweise ziemlich betrunkenen ›Verlobten‹. Bei genauerem Hinsehen stelle ich fest, daß eigentlich niemand mehr einen sonderlich nüchternen Eindruck macht. Clara hat sich auf Klaus' Schoß gesetzt und erklärt ihm, daß er ein ganz toller Mann sei. Klaus findet das auch und bedenkt versehentlich seine Mutter, die mittlerweile auch zu uns gestoßen ist, mit einem feurigen Kuß. Susanne diskutiert mit Manuel, ob sie Ringo, ihren geschiedenen Mann und Manuels Bruder, besuchen sollen. Er ist im »Schichtl«, einem der ältesten Wies'ngeschäfte, als ›Henkersknecht‹ beschäftigt. Manuel will schon, aber er kann leider nicht mehr gehen. Eine Stehprobe hat das ergeben.

Ich bereite unseren Rückzug vor. Florian und Schiereck helfen mir dabei. Auch sie sind der Meinung, es sei besser, ihn zum Aufbruch zu bewegen, bevor er gemeinsam mit Gottlieb, der ähnlich angeschlagen wirkt, unter dem Tisch landet.

Ich verabrede mit Susanne für den nächsten Morgen ein Leberkäsfrühstück bei mir zu Hause. Manuel beruhigt die Aussicht, den ganzen Haufen noch einmal zu sehen.

Leicht schwankend bewegt er sich in Richtung Taxi. Einen Arm hat er um mich gelegt, mit dem Erfolg, daß auch mein Gang außerordentlich zu wünschen übrig läßt.

Der nächste Morgen beginnt wohl für alle Beteiligten mit Kopfschmerzen. Vor allem Susanne ist so ziemlich am Ende, als sie gegen Mittag bei mir eintrifft. Alle anderen sitzen schon um den Tisch und probieren das erste Weißbier.

Klaus hat Hannes und Nena, seine beiden Kinder, auf dem Schoß, damit die Mutter noch etwas Ruhe hat. Diese war nämlich am Vorabend gemeinsam mit dem Rest der Wies'ngesellschaft in einer bei Insidern gefürchteten Schwabinger Absturzkneipe hängengeblieben. Jetzt sitzt sie leichenblaß vor ihrem Leberkäs und schwört, nie mehr im Leben auf die Wies'n zu gehen, geschweige denn noch einmal einen Bierkrug in die Hand zu nehmen.

Zum Glück habe ich keine Krüge, sondern Gläser. So wird sie auch nicht wortbrüchig, als sie wenig später ihr erstes Weißbier hebt. »Zur Bekämpfung des Katers«, verkündet sie der lachenden Runde.

Als wir beschließen, in den nahegelegenen Tierpark zu gehen, damit auch die Kinder noch etwas von ihrem München-Aufenthalt haben, protestiert sie heftig.

»Ihr könnt hingehen, wohin ihr wollt, ich lege mich in Ingrids Bett und schlaf mich aus.«

Wir entlassen sie aus den Mutterpflichten, leihen uns von Brigitte einen Buggy aus und marschieren in Richtung Tierpark.

Die Italiener zeigen sich beeindruckt. Da sie wirklich ziemlich unbeweglich und wenig unternehmungslustig sind, kennen sie eigentlich nur Schafe und Kühe, Pferde und Schweine, Ziegen und Federvieh – eben die Tiere, mit denen sie als Bauern in ihrem Alltag zu tun haben.

Tiger und Löwen haben sie bisher nur im Fernsehen beobachten können.

Nach Hause zurückgekehrt, treffen wir auf eine ausgeschlafene Susanne. Nach und nach findet sich bei mir alles ein, was am Vorabend mit auf der Wies'n war.

Jeder hat irgend etwas mitgebracht. Auch diese Nacht wird lang und feucht-fröhlich. Die Kinder schlafen in meinem Bett. Linda zieht sich ebenfalls zurück. Sie muß am nächsten Morgen früh aufstehen und braucht dringend Schlaf.

Lange nach Mitternacht gehen die letzten. Ich muß allen Umbriaken versprechen, daß ich Manuel das nächste Mal nicht allein nach Italien fahren lasse, sondern ihn begleite. Ich sage alles zu, verteile nach allen Seiten Abschiedsküsse und falle, als das Haus endgültig leer ist, neben meinem bereits laut schnarchenden ›Verlobten‹ in einen todesähnlichen Schlaf.

Mein 50. Geburtstag steht ins Haus.

Soll ich ein Fest machen? Soll ich mit meinen Kindern abtauchen?

Ich weiß es selbst nicht. Meine Eltern, obwohl im gleichen Haus wohnend, werden sich auf jeden Fall von der jubilierenden Tochter fernhalten. Sie haben kein Verständnis für Feierlichkeiten aller Art. Außerdem paßt ihnen mein Lebensstil nicht. Egal, was ich anstelle, sie sind auf jeden Fall dagegen.

Manuel und mein Vater sind sich eines Abends vor der Gartentür begegnet. Um zu verhindern, daß er Manuel mit einer ironischen Bemerkung verletzt, war ich ihnen noch rechtzeitig entgegengeeilt, als ich das Auto meines Vaters kommen sah. Ich machte die beiden miteinander bekannt. Es hörte sich nach »Freut mich« an, was da mein Vater vor sich hinmurmelte, bevor er in seine Wohnung verschwand. Auch Manuels Gruß blieb weitgehend unverständlich.

Am nächsten Tag wurde ich von meinem Vater interviewt.

»Sag mal, droht da ein neuer Schwiegersohn?« wollte er von mir wissen.

Ich lachte ihm ganz einfach ins Gesicht.

»Was macht er denn beruflich«, bohrte er nach.

In diesem Moment entdeckte ich meine bisher unterdrückte Begabung zur Hochstaplerin.

»Ach, weißt du, Vati, er ist Antiquitätenhändler«, gab ich zur Antwort.

»Mit diesem Auto?« kam es umgehend zurück. Er meinte wohl den rostigen gelben Kleinbus, der nun schon seit geraumer Zeit auch nachts vor unserem Haus geparkt war.

»Das ist sein Zweitauto. In das packt er die besten Stücke. Kein Dieb kommt auf die Idee, daß er damit wertvolle alte Sachen transportiert«, belehrte ich meinen Vater und vermied es, ihm in die Augen zu schauen. »Der vornehme Lieferwagen steht in der Garage«, schob ich nach.

Mein Vater schwieg und erkundigte sich nie mehr wieder nach Manuel.

Wir werden den Geburtstag im Zillertal feiern. Das steht jetzt fest. Manuel hat sich hinter Florian gesteckt. Er will dem drohenden Rummel in München entgehen. Außerdem befürchtet er, daß alle meine Freunde zu mir kommen und ihn in den Hintergrund drängen werden. Und ein Schattendasein liegt ihm nun mal nicht.

Ich bin einverstanden. Vorher liefere ich noch meine Manuskripte für den Gemeindebrief ab und sage Pfarrer Söllner zu, pünktlich wieder dazusein, wenn das Layout erstellt wird.

Florian, Linda und Schiereck fahren im eigenen Auto. Sie wollen mit uns in der Nacht vom Samstag auf Sonntag in meinen Geburtstag hineinfeiern und schließlich nach München zurückkehren. Beide Herren müssen am Montag wieder arbeiten, auf Linda wartet eine Schulaufgabe.

Der Samstag präsentiert sich als strahlender, eiskalter Wintertag. Manuel und Schiereck haben alle Hände voll zu tun, um genügend Kleinholz zu schlagen. Florian hat sich zwar kurze Zeit als Holzhacker versucht, dann aber aufgegeben.

Wir bekommen den Auftrag, die Feuerstellen in der Küche und in der Wohnstube zu bewachen. Schiereck und Manuel fahren ins Tal, um einzukaufen. Sie wollen bald wieder zurück sein.

Sie kommen nach fünf Stunden. Die Geschäfte waren längst zu. Die Wirtshäuser sind es nicht.

Man merkt es, als die beiden den Weg heraufschnaufen. Sie schleifen vollgepackte Plastiktüten mit sich und haben eine unglaubliche Alkoholfahne. Schiereck kichert ununterbrochen vor sich hin.

»Ein Verrückter, ein komplett Verrückter«, murmelt er stereotyp vor sich hin.

Ich nehme an, er meint Manuel. Der benimmt sich nämlich genauso.

Es dauert lange, bis sie die Vorräte ausgepackt haben.

Und dann kommt's. »Wir haben die beiden Mädels für heut Abend eingeladen. Und den Alisi und die Berta auch«, werde ich von Manuel informiert. »Zum Essen, und vor allem zum Feiern, Schatzi.«

So ist's recht! Er hat mich aus München abgezogen, damit er meinen Freunden entgeht, und jetzt habe ich die Ehre und das Vergnügen, mit ein paar Zillertalern feiern zu dürfen.

Mein umgehender Protest hat keinen Sinn. Er versteht ihn nicht. Außerdem will ich eigentlich keine Mißstimmung.

Manuel bereitet einen riesigen Schweinsbraten vor. Ich spiele mit den anderen Karten. Zwischendurch pirscht er sich an und streichelt mich. Er hat ganz offensichtlich ein schlechtes Gewissen, will das aber auf gar keinen Fall zugeben.

Gegen acht Uhr schnaufen die Gäste an. Berta und Alisi sind in Begleitung ihrer hübschen Tochter Barbara und deren Freund.

Zunächst ist die Stimmung etwas verkrampft. Außerhalb ihres ansehnlichen Bauernhofes fühlen sich die Bergers verunsichert. Außerdem ist die neue Freundin von Manuel die Tochter eines prominenten Vaters. Könnte ja sein, daß sie etwas überspannt ist. Das ist man doch in solchen Kreisen.

Für schnelle Entspannung sorgt Manuel. Er schenkt in kürzester Zeit Unmengen von Alkohol aus. Alisi und Berta protestieren, die Tochter samt Freund macht tapfer mit, Florian hingegen hält sich zurück. Warum, soll ich wenig später erfahren. Nach dem orgiastischen Schweinsbraten-Essen nimmt er mich auf die Seite.

»Mami, was hältst du davon, wenn wir dich allein weiterfeiern lassen und nach München zurückfahren?« erkundigt er sich vorsichtig bei mir. Ich habe verstanden. Er und Schiereck befürchten, daß sie, wenn sie in dem Tempo, das Manuel vorgelegt hat, mitbechern würden, nicht mehr in der Lage sind, mit dem Auto nach Hause zu fahren.

Ich bin plötzlich unendlich traurig bei der Vorstellung, daß ich zurückbleiben soll, doch das lasse ich mir wohlweislich nicht anmerken.

»Fahrt nur«, ermuntere ich sie. »Ihr versäumt hier bestimmt nichts mehr. Der Manuel wird irgendwann zusammenbrechen, und die Bergers meinten sowieso, sie könnten unmöglich bis Mitternacht bleiben, um mit mir anzustoßen. Sie müssen morgen früh um fünf wieder in den Stall. Da sind solche Saufereien nicht drin.«

Auch Linda ist erleichtert, als sie von dem vorverlegten Aufbruch erfährt. Schnell packen die drei ihre Sachen zusammen. Der Abschied von Manuel ist überfallartig. Bis er begriffen hat, daß uns die drei verlassen, stehen sie schon vor der Hütte.

Ich begleite sie noch ein Stück des Weges. Dann kehre ich um.

Sie haben mich alle drei noch einmal in die Arme genommen.

»Wenn du morgen abend heimkommst, holen wir alles nach«, verspricht mir mein Sohn und verpaßt mir ein Bussi auf die Nasenspitze. »Du kannst natürlich auch mit uns fahren.« Ich schüttle schweigend den Kopf.

Als ich mich der Hütte wieder nähere, kommen mir unsere Zillertaler Gäste entgegen.

»Feiert schön rein in deinen 50. Geburtstag«, meint Berta und lacht. »Vielleicht wird der Manuel bis dahin auch noch mal wach.«

Ich verstehe. Tatsächlich, Manuel liegt auf der Bank und schläft fest.

Leise räume ich Teller, Gläser und Reste vom Tisch in die Küche und spüle ab. Ich weiß, daß ich damit in Manuels Augen eine Todsünde begehe, doch ich nehme einen Rüffel in Kauf. Von diesem bewegungsunfähigen Koch ist zunächst sowieso nichts zu befürchten.

Als ich alles verstaut habe, packt mich eine unendliche Traurigkeit. Ich schlüpfe in Manuels dicke Felljacke und gehe auf den Balkon. Unten im Tal blinken die Lichter zu mir herauf. Der klare Himmel über mir ist in dieser eiskalten Novembernacht übersät mit blitzenden Sternen. In der Mitte stehe ich und weiß nicht, wo ich im Moment lieber wäre.

In zwei Stunden habe ich Geburtstag. Statt ihn mit meinen Freunden in München zu feiern, habe ich mich einem Mann angeschlossen, der zehn Jahre jünger ist als ich, der mich mit seiner unorthodoxen Lebensweise auf der einen Seite fasziniert und gleichzeitig in Panik versetzt. Wir beide mögen uns. Das ist klar. Wir lachen über dieselben Sachen. Wo immer wir auch hinkommen, nimmt man uns mit offen Armen auf. Wir sind ungemein gesellig. Seine Freunde haben uns als Paar mittlerweile akzeptiert. Nur – wir lieben uns nicht. Der Spieltrieb, der uns beide zusammengebracht hat, wird uns irgendwann einmal wieder verlassen. Und bis dahin wird der Wahnsinn weitergehen. Das weiß ich jetzt.

Ganz leise, um Manuel nicht zu wecken und lästige Diskussionen heraufzubeschwören, ziehe ich mich aus und lege mich in unsere Kiste. Warum ist Enrico so weit weg von mir? Es müssen Lichtjahre sein, die sich mittlerweile zwischen uns geschoben haben. Ich will es nicht, aber plötzlich weine ich hemmungslos in das dicke Kopfkissen. Ich will weg von hier, ich will weg aus diesem Leben! Ich will, daß die Krebsdiagnose vor vier Jahren ein Irrtum war! Ich will zu meinem Vater. Doch der ist in München und nicht interessiert an einem Gespräch mit seiner Tochter. Er hat keine Zeit für mich.

Ich weiß nicht, wie er es geschafft hat, pünktlich aufzuwachen, aber kurz vor Mitternacht sitzt Manuel auf der Bettkante. Er hat zwei Gläser Sekt in der Hand und will auf meinen Geburtstag anstoßen.

Jetzt erst sieht er meine verweinten Augen.

»Was ist denn los?« fragt er erstaunt.

»Nichts, Manuel, absolut nichts, was du begreifen würdest.«

»Na, ja, wenn ich es sowieso nicht verstehe, brauchst du es mir auch gar nicht zu erklären«, sagt er erleichtert und legt sich neben mich. Irgendwann einmal in dieser Nacht macht er mir ein ungemein liebenswürdiges Kompliment.

»Eine Fünfzigjährige mit soviel Temperament ist schon etwas sehr Seltenes.« Ich lächle in die Dunkelheit.

Es ist eiskalt in der Hütte, als wir gegen Mittag aufwachen. Seit Mitternacht hat niemand mehr Holz nachgelegt, die Glut in den Öfen ist erloschen.

Es wird drei Uhr, bis wir endlich die Kiste, den einzig warmen Platz, verlassen. Ich bleibe noch etwas liegen, während Manuel kleine Späne schneidet und das Feuer neu entfacht.

Er bereitet uns ein prächtiges Frühstück. Wir sind beide

ausgeglichen und fröhlich. Plötzlich beginnt er eine verzweifelte Suche nach dem Geburtstagsgeschenk für mich. Er kann es absolut nicht finden. Schließlich hegt er schwere Befürchtungen, daß er es am Vortag, als er mit Schiereck zur Hütte schwankte, auf dem Weg nach oben im Schnee verloren hat.

»Weißt du was, Manuel, jetzt packen wir zusammen und fahren zurück nach München«, schlage ich ihm vor.

Der Protest erfolgt umgehend.

»Das kommt gar nicht in Frage. Ich mache jetzt Badewasser heiß, und dann kaufen wir uns im Tal eine Halbe. Heute bleiben wir noch im Zillertal. Morgen geht's zurück.«

»Manuel, die Kinder warten auf mich. Sicher wollen mir auch Freunde gratulieren. Ich habe versprochen, daß ich am Abend daheim bin.«

»Schatzi, die wissen doch alle, daß du mit mir unterwegs bist.« Er lächelt. »Wer mit mir unterwegs ist, hat meistens Verspätung.«

Von dieser Philosophie gebe ich mich geschlagen.

»Bravo«, denke ich insgeheim, »wenn wir morgen erst fahren, komme ich zu spät zum Layout für den Gemeindebrief.« Ein Glück, daß Pfarrer Söllner sowieso nicht an meine pünktliche Rückkehr geglaubt hat.

Im einzigen Fügener Wirtshaus treffen wir auf eine illustre Runde. Manuel und ich werden mit großem Hallo begrüßt. Inzwischen kennen mich die Herrschaften auch sehr gut. Besonders Anderl, der Postbote, interessiert sich für mich. Und zum Zeichen seiner Zuneigung spendiert er einen Schnaps nach dem anderen.

»Prost, daß'd g'sund bleibst«, höre ich ihn immer wieder. Wenn ich so weitermache, werde ich vermutlich den heutigen Tag gar nicht überleben!

Manuel strahlt über das ganze Gesicht. So hat er's gern. Umgeben vom Menschen, die er mag, ein Bier nach dem anderen trinken. Das gefällt ihm.

Aus der ›Halben‹ die wir uns im Tal kaufen wollten, werden mehrere Liter.

Die Rückfahrt zur Hütte auf eisglatter Serpentinenstraße können wir vergessen.

Auch Manuel sieht das ein. »In Fügen gibt es ein Taxi. Das lassen wir uns rufen, wenn wir genug haben.«

Aber wann haben wir genug? Mir reicht es bereits, doch Manuels Durst scheint heute unstillbar.

Da kommt mir unvermittelt die Tiroler Lebensart zu Hilfe. Ein Zillertaler Bauernsohn säuft am Wochenende, nicht aber am Montagabend. Da trinkt er ein, zwei Maß, und dann fährt er heim. Um neun Uhr leert sich unser Tisch schlagartig.

Der Wirt ruft das Taxi. Plötzlich hat Manuel eine kurze Erleuchtung.

»Dein Geburtstagsgeschenk liegt im Kofferraum von meinem Auto«, erinnert er sich mit einem Mal.

Dann verläßt er die Gaststube und kehrt tatsächlich mit einer Tragtüte zurück. Er hat sich an meine Vorliebe für klassische Musik erinnert und die neueste Platte von Maurice André, einem gefeierten Trompeter, gekauft.

Ich bin froh, daß der Tag langsam zu Ende geht. Als wir das Taxi verlassen, werden wir von Berta abgefangen. Sie hat offenbar auf uns gewartet, um nun doch noch auf meinen Geburtstag anzustoßen. Sie serviert uns einen ausgezeichneten selbstgebrannten Schnaps.

»Leben sollst, Ingrid. Das wünsch ich dir.« Ich mir auch!

Als Manuel und ich endlich zu der Hütte aufsteigen, lacht ein kreisrunder Vollmond vom sternenklaren Himmel. Ein bißchen habe ich das Gefühl, als lachte er mich aus. Denn eines ist ziemlich sicher: Wenn wir wieder in München sind, wird er erst einmal den mondsüchtigen Manuel von mir abziehen.

In meiner Wohnung riecht es wie in einem Blumenladen, als wir endlich zu Hause ankommen. Linda beklagt sich bitter.

»Mami, du kannst dir nicht vorstellen, wie es gestern den ganzen Tag über zugegangen ist«, jammert sie. »Wenn das Telefon mal nicht läutete, klingelte es an der Haustür. Ich mußte mir aus der ganzen Nachbarschaft Vasen ausleihen, soviel Blumen sind gekommen.«

Sie hat recht. Wo ich hinschaue, stehen große Sträuße. Es sieht aus wie in einem Krematorium! Es riecht auch so! Auf dem Tisch liegen Briefe und Telegramme.

Ich vertiefe mich sofort in die Post. Manuel nimmt sich inzwischen eine Zeitung vor.

Martin, der Sohn von Pfarrer Söllner, und seine Frau Eva schauen auf einen Sprung vorbei. Sie haben ein recht ansehnliches Paket für mich dabei.

Die Überraschung ist perfekt. Auf einem Stadtbummel mit Eva hatte ich einst einen rosa Angorapullover mit Perlenstikkerei bewundert. Den haben mir die beiden nun zum Geburtstag geschenkt. Er paßt wie angegossen. Spontan lade ich die beiden ein, gemeinsam mit uns zum Essen zu gehen.

Wir sind eine recht fidele Runde. Das Lokal wird immer voller. Auch am Nebentisch hat eine größere Gesellschaft Platz genommen. Da löst sich einer aus der Gruppe und steuert unseren Tisch an. Peter, mein geschiedener Mann, nimmt Kurs auf mich.

Er habe wiederholt versucht, mich zu erreichen, um mir zu gratulieren, aber ich sei ja nie da, meint er vorwurfsvoll.

Peter kann es nicht lassen. Es muß für ihn immer einen Grund geben, sich über irgend etwas zu beklagen.

»Schimpf nicht«, falle ich ihm ins Wort, »es war mein Geburtstag, und den habe ich eben im Zillertal verbracht. Übrigens, darf ich dir Manuel vorstellen? Der war dabei.«

Die beiden Herren geben sich die Hand. Sie unterscheiden sich derart voneinander, daß man eigentlich nicht fassen kann, daß ich mit dem einen fünfzehn Jahre verheiratet war und mit dem anderen nun schon seit einem Vierteljahr liiert bin.

Peter ist immer noch peinlich genau darauf bedacht, seine Vorliebe für englische Lebensart zu demonstrieren. Dezent karierte Sakkos aller Schattierungen füllen seinen Kleiderschrank. Manuel kommt gerade aus dem Zillertal und dort ist Freizeit-Look angesagt. Auch sonst hält er absolut nichts von Krawatten und geschlossenen Hemden. Zwei, drei Knöpfe müssen mindestens offen bleiben, um seine breite Männerbrust zur Schau zu stellen. Der eine hat mit dem anderen wirklich nichts gemeinsam. Ich löse meine Augen von den beiden und suche den Blick meines Sohnes. Er muß ähnlich empfunden haben wie ich, denn er zwinkert mir zu.

Nachdem Peter mit mir angestoßen hat, kehrt er an seinen Tisch zurück.

»Bleib gesund und laß dich nicht unterkriegen«, meint er zum Abschied.

Ich antworte ihm nicht. Als ich an Krebs erkrankte und ihn spontan um Hilfe bat, war er weniger teilnahmsvoll gewesen. Er hatte keine Zeit, sich um Linda und Florian zu kümmern. Ich mußte eine Freundin, die selbst fünf Kinder zu versorgen hatte, bitten wenigstens Linda bei sich aufzunehmen. Florian blieb allein zu Haus.

»Hast du gehört«, spöttelte Manuel, »du sollst dich nicht unterkriegen lassen. Da hat er dich bestimmt vor mir warnen wollen.«

»Da bin ich mir nicht so sicher«, gebe ich zurück. »Vielleicht wollte er mich auch dazu ermuntern, den Kampf gegen den Krebs nicht aufzugeben.« Diese Bemerkung reichte ihm.

Manuel haßt Gespräche über Krankheit. Meine Diagnose haben wir lediglich einmal, zu Beginn unserer Beziehung, gestreift. Er hatte gehört, daß es von mir ein Buch gibt, in dem ich mein Leben nach einer Brustkrebserkrankung schildere.

»Geht es da wirklich um dein Leben oder hast du einfach eine Geschichte erfunden und beim Hackethal dafür recherchiert?« fragte er mich damals.

»Nein, Manuel, da ist nichts erfunden. Ich habe tatsächlich Krebs.«

»Jetzt nicht mehr«, brach er unsere Unterhaltung sofort ab, »jetzt hast du mich.«

Dabei blieb es dann auch. Er hat mich nie gefragt, wie es mir geht. Mein Wohlbefinden in seiner Gegenwart setzte er ganz einfach voraus. Manuels Abneigung, an Krankheiten zu denken, liegt sicher auch darin begründet, daß er als ›freischwebender Lebenskünstler‹ ohne festen Arbeitsplatz nicht versichert ist. Krankheiten kann er sich also ganz einfach nicht leisten.

Weihnachten naht. Der alljährliche Alptraum beginnt. Zu meinem Erstaunen stelle ich fest, daß Manuels Abneigung gegen dieses Fest meiner sehr ähnlich ist. Auch er findet das ganze

Drumherum fürchterlich. Ich freue mich schon auf ein ganz und gar unheiliges Weihnachtsfest mit ihm und den Kindern, da teilt er mir seine Pläne für die Festtage mit: Er wird den Heiligen Abend allein verbringen, verschanzt in seinem Zimmer. Alle anderen Mitglieder der Wohngemeinschaft, der er nun schon seit fast einem Jahr angehört, sind bei ihren Angehörigen. Er hat also seine Ruhe.

Ich melde Protest an, schlage vor, daß er zu uns kommt. Doch in diesem Punkt ist er unnachgiebig. Nach den Feiertagen wird er mit Achim und dessen Familie ins Zillertal fahren. Achim ist der Vater von zwei kleinen Buben. Gemeinsam mit ihm hat er die Hütte gemietet. Auch über Silvester will er in den Bergen bleiben. Angang Januar ist wieder mit ihm zu rechnen.

»Ich verkrieche mich immer um diese Zeit«, sagt er zu mir. »Daran mußt du dich gewöhnen.«

Für mich ist diese Einsamkeit besonders schmerzhaft. Meine Mutter liegt im Krankenhaus. Sie hat Darmkrebs und muß operiert werden. Warum sie sich ausgerechnet die Weihnachtswoche für diesen Eingriff ausgesucht hat, liegt auf der Hand. Auch sie will den Feierlichkeiten entgehen. Mein Vater macht schon seit vielen Jahren um diese Zeit Urlaub am Tegernsee bei seiner langjährigen Gefährtin Irmgard.

Auch auf ihn warten schwarze Tage. Er muß am 1. Januar in das Münchner Herzzentrum. Eine Bypass-Operation ist unumgänglich.

So werde ich also mit Florian und Linda erst meine Mutter besuchen und dann allein mit ihnen unter unserem Tannenbaum sitzen.

Erst am 4. Januar erhalte ich Nachricht von Manuel. Die schlechteste!

Er hat sich beim Holzhacken eine Schleimbeutelentzündung im rechten Ellenbogengelenk zugezogen. Nachdem die Schmerzen unerträglich geworden waren, fuhr ihn Sabine, Achims Frau, in ein Krankenhaus. Dort legte man den Arm in Gips. Jetzt wird er nach München zurückkommen, weil er sich im Zillertal auch nicht mehr wohlfühlt.

Als wir uns in seinem verdunkelten Zimmer wiedersehen, ist seine Stimmung auf dem Tiefpunkt. Den Gips hat er sich inzwischen selbst abmontiert, nachdem er ihn dauernd behinderte. Die Beschwerden sind dadurch selbstverständlich schlimmer geworden. Er liegt wie ein beleidigter Teddybär im Bett, brummelt vor sich hin und läßt es schließlich sogar zu, daß ich ihm Tabletten gegen die starken Schmerzen besorge. Ob er sie auch wirklich nimmt, weiß ich nicht.

Ich muß zu meinem Vater. Es geht ihm sehr schlecht. Er ist seit der Operation nicht mehr zu Bewußtsein gekommen.

Zunächst ließ ich mich am Tag zweimal von den Ärzten informieren, doch jetzt will ich ihn selbst sehen. Als ich mein Kommen in der Intensivstation ankündige, stoße ich zunächst auf verhaltene Ablehnung. Doch ich bestehe auf meinem Besuchsrecht als nächste Verwandte und werde zugelassen.

Ich nehme Irmgard mit. Sie will meinem Vater nahe sein. Es ist mir klar, daß es meine Aufgabe als Tochter ist, sie dem Ärzteteam vorzustellen, damit sie jederzeit Zugang hat. Vor vielen Jahren habe ich ihm zugesagt, mich dieser Frau anzunehmen, wenn ihm etwas zustößt. Dieses Versprechen löse ich jetzt ein.

Eine Woche nach unserem ersten Besuch ist mein Vater tot. Ich bringe es nicht fertig, meine Mutter zu verständigen. Sie war so sehr mit ihrer Diagnose befaßt, daß sie mich nie nach dem Gesundheitszustand meines Vaters fragte. Also schwieg auch ich. An dem Tag, als er starb, hatte sie erstmals Ausgang. Sie ließ sich von ihrer Zugehfrau zum Friseur und dann wieder zurück in ihre Klinik fahren. Meinen Vater hat sie nicht besucht. Das hätte sie in ihrem Zustand zu sehr belastet, meinte sie später.

Um nicht über sie herzufallen, bitte ich ihren Arzt, die Todesnachricht zu überbringen.

Einen Tag nach seinem Tod fällt ein in Deutschland vielgelesenes Boulevardblatt über meinen Vater her.

Jahrelang hatte man sein Privatleben respektiert. Jetzt, nachdem er sich nicht mehr wehren kann, teilt man seinem Publikum all das mit, was es eigentlich gar nicht unbedingt über den Rateonkel wissen wollte. Doch Papier ist geduldig, und die Geschmacklosigkeit dieser Reporter grenzenlos.

Florian riskiert Kopf und Kragen, wenn er mit Linda und

mir zu meiner Mutter ins Krankenhaus rast. Die Schmierfinken sind überall postiert. Sie lassen sich nur sehr schwer abschütteln.

Während wir verzweifelt versuchen, meine Mutter wenigstens von den indiskreten Klatschgeschichten fernzuhalten, grasen sie sämtliche Münchner Krankenhäuser ab, um ein Interview mit der krebskranken Witwe zu bekommen.

Sie verfolgen uns auf Schritt und Tritt. Ärzte und Schwestern des Krankenhauses, in dem meine Mutter liegt, sind angewiesen, ihr keine einzige Zeitung zu bringen. Als sie zu schimpfen beginnt, macht man ihr weis, daß sämtliche Verlage streiken. Damit gibt sie sich zunächst zufrieden.

Die Trauerfeier in der Emmauskirche wird für mich und meine Kinder zur Qual. Fotografen belagern uns, trampeln auf unseren Kränzen herum, die vor dem Altar liegen. Pfarrer Söllner, der uns in diesen fürchterlichen Tagen immer mehr zum Freund geworden ist, übt in seiner Ansprache deutliche Kritik an der Art, »wie Medien versuchen, auf Kosten des toten Robert Lembke aus dessen Leben Kapital zu schlagen«.

Am Ende der Trauerfeier muß er uns gemeinsam mit seiner Frau Hanne vor der fotografierenden Meute schützen.

Tags darauf setzen wir meinen Vater neben seiner Mutter bei. Zu dritt gehen wir hinter seinem Sarg her. Da springt uns ein Fotograf in den Weg. Ein Friedhofswärter vertreibt ihn schließlich.

»Das ist ja wie im Dritten Reich«, hören wir ihn brüllen.

Auch das noch! Noch Tage vorher hatte uns eine Zeitung unsere jüdische Vergangenheit um die Ohren geschlagen. Ich schüttle nur den Kopf.

Linda weint.

Bevor wir endgültig Ruhe haben, muß ich noch ein Gerücht ausräumen. Irgendein ganz schlauer Kopf ist auf die schlechte Idee gekommen zu behaupten, mein Vater sei an einem ärztlichen Kunstfehler gestorben.

Also bedanke ich mich in einer Zeitungsanzeige ausdrücklich bei den Ärzten des Herzzentrums für ihren Einsatz. Sie sind froh darüber, denn die Gerüchteküche brodelt gewaltig.

Zwei Tage nachdem mein Vater unter der Erde liegt, erreicht

mich ein Anruf von der Verwaltung des Hauses, in dem er ein Büro gemietet hatte.

»Es wäre gut, wenn sie die Räume bald freimachen könnten«, teilt man mir wenig teilnahmsvoll mit. »Wir haben bereits einen Nachmieter. Der möchte sobald wie möglich einziehen.«

Manuel muß her! Und zwar sofort!

In den letzten Tagen hatte ich wenig von ihm gehört. Das offizielle Sterben meines Vaters und die sich anschließenden Indiskretionen waren ihm zuviel gewesen. Außerdem stand zu befürchten, daß Reporter und Fotografen auch ihm nachstellen würden, hätten sie ihn erst einmal als meinen Freund ausgemacht.

So beschränkte sich unsere Kommunikation auf einige Telefonate, die für mich nicht sonderlich trostreich waren. Auch dann nicht, als er mir mitteilte, er habe in irgendeiner Zeitung ein sehr hübsches Bild von mir entdeckt.

»Und wie war die Geschichte dazu?« frage ich ihn gereizt.

»Der übliche Schmarrn.«

Jetzt, wo alles vorüber ist, muß er wieder auftauchen und mir gemeinsam mit Büdi beim Auszug aus der Augustenstraße helfen.

Als ich ihn endlich erreiche, sagt er sofort zu. Körperliche Aktivitäten schätzt er halt. Seelischer Beistand liegt ihm weniger, den benötigt er meist selbst. Sein Arm ist mittlerweile wieder zu gebrauchen.

Bei der Besichtigung des Büros, das wir ausräumen sollen, packt uns die Verzweiflung. Die Schränke quellen über. Überall sind alte Manuskripte verstaut. Es gibt Unmengen von Büchern, Archivmaterial, Erinnerungsstücken. Wir wissen nicht, wo wir anfangen sollen. Von meiner Mutter, die von dem Umzug nichts wissen will, hole ich mir die Genehmigung, die Entrümpelung in eigener Verantwortung vornehmen zu können.

Drei Tage brauchen wir. Dann ist das Büro hoch über den Dächern von München leer. Ich habe einen Bauernschrank, einige Bücher und zwei Teppiche zu mir nach Hause gebracht.

Büdi und Manuel, die Antiquitätenhändler, nehmen einige wenige Bücher in ihr Sortiment auf und der Nachmieter bekommt die installierten Schränke und Regale.

Als endlich alles überstanden ist und auch der letzte Klatschreporter sein Interesse an uns verloren hat, breche ich zusammen.

Irgendwie habe ich meine Mitte verloren. Nach meiner Krebsdiagnose wollte ich so vieles ändern in meinem Leben. Ich wollte verreisen, mich von Zwängen frei machen, wollte mehr für mich dasein und weniger für die anderen. Was ist aus diesem Vorsatz geworden?

Das Leben mit Manuel ist unstet und strapaziös. In dem Moment, in dem ich mich entschließe, seine Streifzüge durch die Lokale mitzumachen, sind wir die besten Kumpel. Wenn wir ein Wirtshaus betreten, dauert es keine zehn Minuten, und wir bekommen Gesellschaft. Manuel erzählt seine Geschichten, die anderen hören ihm zu, und ich genieße den amüsanten Partner.

Doch mein Leben nur auf diese Art von Geselligkeit aufzubauen, ist mir auf die Dauer zu wenig. Dazu bin ich zu alt, dafür habe ich zu viele andere Interessen, die immer mehr in den Hintergrund treten müssen, wenn ich in Frieden mit Manuel leben will.

Als ich drei Wochen nach dem Tod meines Vaters immer noch Probleme habe mit dem Leben, das ich momentan führe, schlägt mir Manuel ein verlängertes Wochenende in Umbrien vor.

Das könnte ein Ausweg sein aus der Misere. Begeistert stimme ich zu. Florian und Linda sind froh, daß ich wieder Auftrieb habe. Ihnen machte die stille und nervöse Mutter auch zu schaffen.

Manuel wird die Tage nützen, um in Arezzo auf dem Antiquitätenmarkt einzukaufen.

Als wir abfahren, habe ich für einen kurzen Moment die Vision, wir führen der Sonne entgegen. Alle Wolken sind verschwunden.

Unsere gute Laune wird auch nicht durch eine Autopanne kurz vor der österreichischen Grenze getrübt. Manuel fährt inzwischen einen respektablen Transporter. Der zitronengelbe Kleinbus, an den ich immer noch sehr liebevoll denke, hat den strengen Augen der TÜV-Prüfer nicht standgehalten.

Kurz vor Niederndorf rattert und knattert es ohrenbetäubend.

»Der Auspuff«, teilt mir Manuel mit und fährt auf den Seitenstreifen. Ob wir jetzt noch eine Reparaturwerkstatt finden, die uns helfen kann, ist fraglich. Es ist schließlich Freitag, Spätnachmittag. Da befindet sich der brave bayrische Automechaniker längst im Kreis seiner Familie oder wo auch immer.

Doch wir haben Glück. Ein Meister, der eigentlich auch gerade Feierabend machen möchte, erbarmt sich unser. Während er den Auspuff schweißt, besprechen Manuel und ich die Reiseroute. In Florenz wollen wir eine Pause machen. Es liegt etwa auf der Hälfte des Wegs nach Umbrien. Sollten wir zu müde für die Weiterfahrt sein, wollen wir dort übernachten.

»Du kennst doch da so einen Typen mit einem Hotel«, sagt er plötzlich. »Bei dem könnten wir ein Zimmer mieten.«

Ich muß aufpassen, daß ich keinen Hustenanfall bekomme, so erschrecke ich bei der Idee, mit Manuel in Enricos Hotel einzuziehen.

»Manuel, schlag dir die Idee aus dem Kopf«, lehne ich ab. »Enricos Hotel ist sündteuer. Meinst du, ich habe Lust, Tausende von Lire auszugeben, für eine Nacht in einem Florentiner Nobelhotel.«

Manuel versteht mich nicht. »Wenn dieser Enrico ein guter Freund von dir ist, wird er dich doch einladen«, meint er und hat damit im Prinzip nicht unrecht.

Doch Manuel kennt unsere Beziehung nicht. Er weiß nicht, daß Enrico verheiratet ist, daß ich ihn liebe. Er hält ihn eben nur für einen Freund unter vielen. Er weiß nichts von den Komplikationen, würde sie im übrigen auch nicht akzeptieren. Er ist zwar ein Familienmensch, hängt sehr an seiner Halbschwester und deren Kinder, würde sich aber niemals von familiären Banden einengen lassen.

Die Diskussion, ob wir in Florenz einen Zwischenstop einlegen oder nicht, erweist sich im übrigen sowieso als unnötig. Unser Auto ist schneller repariert als erwartet, die Straßen vor und hinter dem Brenner sind nahezu unbefahren. Wir kommen zügig voran und sind mit jedem Kilometer, der uns von München und dem Alltag entfernt, besser aufgelegt.

Diese Reise haben wir dringend gebraucht, um uns nicht aus den Augen zu verlieren. Das merken wir plötzlich.

Diesmal ist eine leichte Korrektur unserer Beziehung noch möglich. Doch später merke ich, daß wir eigentlich nur noch unterwegs sein müßten, um nicht immer härter aufeinanderzuprallen.

Als wir in der Höhe von Florenz doch anhalten und tanken müssen, fasziniert uns ein weithin sichtbarer Waldbrand auf einem der Hügel, die diese Stadt umgeben. Die grellen Flammen verbeißen sich in die ausgedörrten Bäume, züngeln an ihnen entlang, springen von einem zum anderen. Es dauert eine Weile, bis wir uns von diesem Spektakel lösen können.

»Wir benehmen uns wie die schlimmsten Pyromanen«, meint Manuel lachend und legt den ersten Gang ein.

Es ist weit nach Mitternacht, als wir in Greppocanello eintreffen. Auf einer schmalen kurvenreichen Straße nähern wir uns dem Anwesen von Klaus und Susanne. Am Ende eines steinigen Weges lächelt uns ihr hellerleuchtetes Haus entgegen. Es strahlt Behaglichkeit aus. Wir hatten befürchtet, daß die beiden uns schon aufgegeben haben und längst im Bett liegen. Wir irren uns. Sowohl Susanne als auch Klaus kennen Manuels Unpünktlichkeit. Sie kalkulieren sogar Verspätungen bis zu drei Wochen ein.

Doch heute waren sie zuversichtlich. Manuel hatte ihnen unseren gemeinsamen Besuch angekündigt, und da ich in seinem Bekanntenkreis als absolut zuverlässig eingeschätzt werde, hatten sie beschlossen, auf uns zu warten, bis ihnen die Augen von selbst zufallen würden. Außerdem ist Nena, ihre kleine, damals nahezu unerziehbare Tochter krank und läßt sie sowieso nicht zur Ruhe kommen. Mit blühenden Windpokken liegt sie im Wohnzimmer und quengelt vor sich hin.

Als wir das Auto verlassen, werden wir zuallererst von Soraya und Erika, den beiden vielrassigen Hunden, begrüßt. Auch sämtliches andere Getier, das den Hof mitbewohnt, scheint durch unser spätes Eintreffen um den Schlaf gebracht worden zu sein. Im Hintergrund blöken Schafe, die dicke Muttersau Raschide grunzt uns entgegen, das Pfauenehepaar verläßt das Stalldach und schreit laut, und über all dem Lärm schwebt monoton das Konzert der Frösche, die in und um den kleinen hauseigenen See wohnen.

Ich bin zunächst sprachlos, so sehr genieße ich diese unerwartete Idylle. Klaus und Susanne kommen uns entgegen.

Während wir ein kleines Apartment beziehen, das glücklicherweise zur Zeit leersteht, wirft Susanne Spaghetti ins kochende Wasser. Klaus sorgt für Wein, und Manuel eilt zu Nena, die nach ihm schreit.

Es wird eine lange, feuchtfröhliche Nacht. Manuel muß die neuesten Münchner Nachrichten erzählen. Die beiden Neu-Umbriaken hängen an seinen Lippen. Es ist noch gar nicht so lange her, da gehörten auch sie zu dem verrückten Schwabinger Haufen. Sie kennen alle Kneipen, die Manuel erwähnt, sie erinnern sich an die Figuren, denen man dort auf Schritt und Tritt begegnet. Und Manuel hat eine seiner erzählerischen Sternstunden. Er phantasiert, fabuliert und amüsiert bis in den frühen Morgen. Es ist schon hell draußen, als wir endlich ins Bett gehen. Klaus' Schafe werden noch eine Weile warten müssen, bis sie auf die Weide dürfen. Jetzt ist erst einmal Schlaf angesagt.

Manuel und ich werden von der Tiermenagerie unsanft geweckt. Und das nur wenige Stunden, nachdem wir eingeschlafen waren! Vor unserem Bett stehen Soraya und Erika. Zwei Katzen schleichen am Kopfende entlang. Herr und Frau Strauß stehen an der offenen Terrassentür und recken ihre gekrönten Häupter neugierig in unsere Richtung, und inmitten dieser Störenfriede strahlt uns eine glückselige Nena an. Ihr Gesicht ist mit roten Punkten übersät, doch die blauen Augen glänzen schon wieder recht unternehmungslustig.

Mit einem Satz ist sie in Manuels Bett gesprungen. Mich würdigt sie keines Blickes. Susanne erzählt mir später, daß Nena jedesmal beleidigt ist, wenn Manuel in neuer weiblicher Begleitung nach Umbrien kommt. Er gehört ihr und sonst niemandem. Vor allem in seinem Bett hat nur sie etwas zu suchen.

Anfangs finde ich diese Vorstellung noch ganz witzig, doch

mit der Zeit wird sie problematisch. Da wir die Zimmertür nicht absperren und nachts auch nicht bei geschlossener Terrassentür schlafen können, platzt Nena in unser Zimmer, wann immer es ihr paßt.

Schließlich reicht es mir.

»Hör mal zu, Nena«, beginne ich erste Friedensverhandlungen mit meiner Rivalin. »Wir machen hier ein paar Tage Urlaub und möchten nicht, daß du uns weckst, bloß weil dir langweilig ist. Wir rufen dich, wenn wir ausgeschlafen haben. Ist das okay für dich?«

Nena hat mir zugehört. Verstanden hat sie mich nicht. Wann immer wir in unserem Zimmer sind und uns etwas hinlegen, steht sie Minuten später in der Tür. Erst taucht ihr Schatten auf. Sie ist zunächst noch mäuschenstill. Doch dann kommt's: »Seid ihr schon wach oder schlaft ihr noch?« Wir geben keine Antwort und halten dies für eine gute Idee. Doch wir irren uns. Nena hakt nach.

»Schlaft ihr noch?« kräht sie etwas lauter. Wir schweigen. Nena schleicht auf Zehenspitzen an unser Bett. Sie darf uns nicht wecken. Das hat sie begriffen. Also setzt sie sich uns gegenüber auf einen Stuhl und läßt uns nicht aus den Augen. Da an Weiterschlafen unter diesen Umständen nicht zu denken ist, gebe ich mich geschlagen. Seufzend öffne ich wenigstens ein Auge. Das reicht. Mit einem Juchzer stürzt sie sich in Manuels Bett. Ich bekomme einen Fußtritt. »Aus Versehen«, wie sie mir versichert. Manuel zwinkert mir zu.

»Schatzi, so keusch haben wir schon lang nicht mehr gelebt«, meint er lachend.

»Irgendwann muß auch dieses Kind einmal schlafen«, gebe ich zurück. »Und das ist unsere Chance!«

Und tatsächlich, eines Nachmittags ist es soweit. Nena ist beim Essen eingeschlafen. Einer heißen Siesta steht nichts im Weg. Wenn da nicht Hannes, Nenas Bruder, wäre. Susanne ist auf den Markt gefahren, Klaus muß einige Löcher im Zaun reparieren, und Hannes kommt partout mit seinen Hausaufgaben nicht zurecht. Die Trennung nach Silben macht ihm arg zu schaffen. Er sitzt im Wohnzimmer und klatscht rhythmisch in die Hände: »pad-re, mad-re, so-rel-la, fra-tel-lo, ca-sa.«

Plötzlich verliert er die Lust. Kein Wunder, im Fernseher, den er zur Unterhaltung Tag und Nacht laufen läßt, wird nach Herzenslust geschossen.

»Ingrid, übst du mit mir?« höre ich ihn nach mir rufen. Er hat mich auf dem Weg in unser Zimmer entdeckt.

»Hannes, das halte ich für ausgeschlossen. Schließlich kannst du besser italienisch als ich«, gebe ich zu bedenken. Doch er läßt nicht locker.

»Da muß man nicht viel können. Außerdem sprichst du doch dauernd italienisch.«

Ich gebe mich geschlagen. Gemeinsam mit Hannes sitze ich an diesem heißen Sonnentag im verdunkelten Wohnzimmer und trenne jedes Wort, das mir in die Quere kommt. Uns hat der Ehrgeiz gepackt. Obwohl nur zwanzig Wörter verlangt waren, trennen wir beide, als gäbe es Rekorde zu brechen. Nachdem er drei Seiten geschrieben hat, bekomme ich ein Bussi von ihm und werde entlassen.

Auf Zehenspitzen, um Nena nicht zu wecken, schleiche ich in unser Apartment. Leise setze ich mich aufs Bett. Da umfangen mich zwei Arme, und ein glühend heißer Manuel zieht mich zu sich unter die Decke.

»Wenigstens haben wir nichts verlernt«, sagt er und lacht, als ich später in seinen Armen liege und vor Wohlbehagen schnurre.

Morgen früh wird er auf den Markt nach Arezzo fahren und für den Münchner Laden einkaufen. Ich darf ihn nicht begleiten.

»Das ist reine Männersache«, weist er mich ab. »Ich nehme Klaus mit. Du würdest mich nur behindern.«

Sie wollen um fünf in der Früh starten, um schon an Ort und Stelle zu sein, wenn die Händler ihre Verkaufsstände aufbauen.

Am Vorabend haben Manuel und ich den ersten schweren Krach.

»Könntest du uns morgen früh um halb fünf Uhr wecken?« bitte ich Klaus beim Abendessen. »Wir haben keine Uhr dabei.«

»Was heißt hier uns!« fährt Manuel unvermittelt hoch.

Ich verstehe nicht so recht, warum er plötzlich so wütend ist. Niemand am Tisch versteht das.

»Ich mag dieses ›wir‹ und ›uns‹ nicht. ICH stehe auf. ICH fahre nach Arezzo. DU kannst im Bett bleiben. Mit UNS hat meine Arbeit nichts zu tun.«

Ich bin zunächst sprachlos. Sein Ausbruch ist unbegreiflich und bleibt es auch für mich.

»Du benimmst dich wie ein kleiner, dummer Bub«, fahre ich ihn schließlich an. »Im übrigen gibt es wirklich keine Gemeinsamkeit zwischen dir und mir. Wenn du hinter jedem WIR und UNS einen Versuch von mir witterst, dich an die Kette zu legen, dann leidest du ganz einfach unter einem krankhaften Verfolgungswahn«.

Manuel ist schon längst wieder bereit, mir zuzuprosten. Er hat seinen Ausbruch vergessen. Doch ich bin verletzt, und ich will ihn auch kränken.

»Mein lieber Freund«, sage ich und bemühe mich, so kalt wie nur möglich zu klingen, »du solltest aufpassen, daß du nicht dein bißchen Verstand versäufst.«

Das ist jetzt genug. Ich verabschiede mich von Klaus und Susanne und gehe in mein Zimmer, das ich mit Manuel teile. Nicht in unser Zimmer. Diese Formulierung wird er so schnell nicht mehr von mir hören.

Als er schließlich kommt, stelle ich mich tot.

»Bist du noch sauer, Baby?« flüstert er in der Dunkelheit in meine Richtung. »Wir hätten gute Chancen. Die Nena schläft schon.«

›O nein, Manuel‹, denke ich, ›ich bin nicht sauer. Ich bin gewarnt. Es wird nicht mehr lange dauern, dann werden wir uns wieder ankeifen. Und dann werden wir uns trennen müssen, bevor unsere Geschichte sich zum Alptraum ausweitet.‹

Auch als Klaus am Morgen an die Terrassentür klopft, gebe ich kein Lebenszeichen von mir.

Beim Frühstück, das in Umbrien immer nur aus einem heißen Espresso und einer Scheibe Brot besteht und mich nicht sonderlich begeistert, frage ich Susanne, was sie von Manuels Ausrutscher hält.

Sie kann ihn eigentlich auch nicht verstehen, aber sie kennt die beiden Brüder Manuel und Ringo schon lange. Mit Ringo war sie einige Jahre verheiratet.

»Manuel hat tausend Probleme. Auf der einen Seite sucht er die Nähe von Menschen, auf der anderen Seite hat er enorme Angst vor Bindungen. Er ist eigentlich immer auf der Flucht. Vor allem vor sich selbst. Ich würde mich an deiner Stelle nicht aufregen. Ich weiß zum Beispiel, daß er dich unheimlich gern mag. Das hat er gestern, als du schon im Bett warst, ein paarmal betont.«

»Eigentlich habe ich keine Lust mehr, mich mit einem spätpubertierenden Enddreißiger herumzuärgern.«

Susanne lachte schallend über diese Bemerkung.

»Nimm's mit Humor«, rät sie mir. »Wenn man mal von seinen paar Marotten absieht, ist der Manuel schon ein sehr netter Kerl.«

Der ›nette Kerl‹ kommt am späten Nachmittag todmüde, aber glücklich zurück, das Auto randvoll mit Antiquitäten. Klaus hat gerade noch die Kraft, sich bei mir zu bedanken, daß ich seine Schafe versorgt habe, dann sinkt er in einen Tiefschlaf, aus dem er erst gegen Mitternacht wieder erwacht. Das Kreuz tut ihm weh, die Füße schmerzen.

»Das wär kein Job für mich«, jammert er.

Mein ›netter Kerl‹ umgarnt mich, aber diesmal bleibe ich stur. Ich will nicht wissen, was er ergattert hat, mich interessieren die Gelegenheitskäufe – und um solche handelt es sich zweifelsohne – nicht besonders. Um meine Aufmerksamkeit doch noch zu erringen, hat Manuel schließlich die rettende Idee! Er räumt das Auto aus und stellt den gesamten Inhalt auf die Terrasse vor unserem Zimmer.

Zunächst bemerke ich das Möbellager gar nicht. Ich liege an einer anderen Ecke des Gartens und sonne mich.

Manuel sitzt auf einer Bank in der Nähe von Raschide, der Muttersau, und unterhält sich mit ihr. Genauer gesagt, Raschide grunzt und Manuel versucht zurückzugrunzen. Ich muß mich sehr zusammennehmen, um nicht laut zu lachen. Ich bin kein Mensch, der lange im Streit leben kann. Bei Funkstille leide ich entsetzlich.

Schließlich stehe ich auf und will in das Apartment. Da stoße ich auf Manuels Raritäten. Sie sind tatsächlich so plaziert, daß sich die Türe nicht öffnen läßt.

Ich gehe zu ihm.

»Manuel, ich will in mein Zimmer und du blockierst mit deinen Möbeln den Eingang.«

»Was heißt, du willst in DEIN Zimmer. Das ist unser Zimmer, Schatzi, hast du das vergessen?«

Manuel, der Charmeur, hat wieder mal zugeschlagen. Ich lächle ihn an. Er verläßt die Bank und tänzelt auf mich zu. Gemeinsam gehen wir zum Zimmer. Und jetzt endlich ist seine Stunde gekommen. Ein Stück nach dem anderen muß ich begutachten. In meinen Augen sind ungeheure Scheußlichkeiten darunter. Aber ich halte mich zurück mit meinem Urteil. Die Stimmung wäre hinüber.

Daß ich mit meiner Einschätzung gar nicht so sehr daneben lag, zeigt sich dann in München. Als Büdi Manuels Schätze in Augenschein nimmt, meint er trocken: »Bub, da hast aber ganz schön daneben g'langt.«

Sei's drum. Manuel ist gut drauf, feiert mit viel Wein seinen Beutezug. Ich lache mit ihm. Er kann wirklich hinreißend sein, wenn alles nach seinem Geschmack ist.

Den morgigen Tag hat er zum ›Ingrid-Tag‹ erklärt. Er will mir Arezzo zeigen, an dem Haus seines Freundes vorbeifahren, das immer noch zu kaufen ist, und dann ein mehrgängiges Essen zelebrieren, in einem Lokal, das nur Einheimische finden.

Mein so liebevoll geplanter Tag beginnt mit mittleren Wolkenbrüchen. Es gießt aus Kannen. Als ich zum ersten Mal wach werde und das Plätschern höre, bin ich maßlos enttäuscht.

»Jetzt schlafen wir einfach noch ein bißl«, schlägt Manuel vor, »vielleicht hört der Regen bald wieder auf. In den Tropen ist das auch so.«

In den Tropen vielleicht. In Umbrien nennt man das Landregen. Den gibt es zwar ziemlich selten, aber wenn er einmal einsetzt, hängt er sich am Himmel fest.

Obwohl das Wetter um keinen Deut besser ist, verlassen wir am späten Vormittag Greppocanello in Richtung Arezzo. Wir sind finster entschlossen, uns den Tag nicht verderben zu lassen.

Harte Zeiten warten auf uns. Doch das wissen wir noch nicht. Arezzo ist eine hügelige, wunderschöne Stadt. Auf der Hauptstraße stürzen reißende Bäche in die Tiefe. Man watet durch knöcheltiefe Pfützen.

Ausgerechnet jetzt kommt Manuel auf die Idee, daß wir uns unbedingt Schuhe kaufen müssen. Jeder weiß, daß sie in Italien besonders schick und preiswert sind. Wir wissen das auch und durchforschen die Geschäfte. Schließlich findet Manuel Gefallen an zweifarbigen Golfschuhen für sich. Für mich hat er ein Paar dunkelblaue Collegeschuhe ausgesucht.

Die Verkäuferin will unsere neuen Schuhe in eine Tüte pakken, doch Manuel möchte die seinen anbehalten. Ich auch. Die Verkäuferin hält uns mit recht für total verrückt. Sie verabschiedet uns mit einem mitleidigen Lächeln.

Während Manuel durch die Wasserlachen watet, überspringe ich sie. Von den schönen alten Häuserfassaden sehe ich wenig. Immer wenn ich den Blick hebe, platscht mir ein dicker Regentropfen auf die ohnehin leicht beschlagene Brille. Inzwischen ist es nämlich auch empfindlich kalt geworden.

Um uns aufzuwärmen, suchen wir uns schließlich ein gemütliches Ristorante. Dort bleiben wir zunächst einmal für längere Zeit. Es sind nur wenig Gäste zu bedienen. Die Kellner nehmen sich Zeit für uns. Manuels Stunde ist gekommen. Er stellt ein perfektes Menue zusammen, ordert herrlichen Wein und führt mit dem Chef, der sich an unseren Tisch stellt und uns lange nicht verläßt, Fachgespräche. Schließlich hat er selbst schon einige Wirtshäuser in München und Umgebung geführt. Es wird gefachsimpelt. Jede noch so geringfügige Gemeinsamkeit, die die beiden feststellen, wird mit einem Grappa auf das Haus gefeiert. Die Stimmung ist perfekt. Ich halte mit.

Als wir aufbrechen, sind wir mit dem gesamten Personal per du und müssen versprechen, immer wieder zurückzukehren an diesen freundlichen Herd.

Teil zwei der Schlecht-Wetter-Expedition beginnt. Manuel will zu dem Haus seines Freundes fahren. Vielleicht ist der sogar daheim. Wenn nicht, hat er mir wenigstens das zweitschönste Fleckchen Erde gezeigt, das er kennt.

Der Regen klopft weiterhin in schöner Gleichmäßigkeit gegen die Scheiben unseres Autos. Wir verlassen die geteerte Straße und biegen auf einen schmalen Waldweg ein. Er führt bergab und bergauf, wird immer enger und lehmiger. Ich melde Bedenken an.

»Manuel, ich habe Angst, daß wir hier irgendwo im Dreck steckenbleiben und uns kein Mensch findet.«

Selbstverständlich werde ich ausgelacht.

Wir halten bei einem halbzerfallenen Kloster an, streifen durch die Räume. Um uns herum raschelt es verdächtig.

»Du wirst dich doch nicht vor armen Kirchenmäusen fürchten«, witzelt Manuel.

»Was heißt fürchten. Mir graust einfach vor ihnen«, gebe ich zurück, »außerdem sind das bestimmt Ratten.«

Er erzählt mir, daß auch dieses Gebäude zu kaufen sei. Bisher habe sich aber kein Interessent gefunden. »Da muß man zuviel Geld reinstecken«, vermutet er.

Als er anfährt, haben wir ernsthafte Schwierigkeiten. Die Reifen stecken im Lehm und drehen durch. Nach einigem Vor- und Rückstoßen schafft er es dann doch, das Auto in Bewegung zu setzen.

Die Fahrt wird immer halsbrecherischer. Der Weg ist rechts und links so zugewachsen, daß die Zweige gegen die Scheiben klatschen. Wir fahren durch kleine Seen. Das aufspritzende gelbliche Wasser nimmt uns die Sicht. Der Scheibenwischer gibt vorübergehend den Geist auf. Abenteuer ist angesagt.

Endlich sind wir am Ziel. Überall stehen Olivenbäume. Der riesige Garten ist total verwildert. Die Obstbäume strecken ihre knorrigen Aste in den grauen, verhangenen Himmel. Das Haus liegt am Ende eines verschlungenen Pfades in einer kleinen Mulde.

Obwohl ihm der strömende Regen einiges von seinem Charme nimmt, ist dieses Fleckchen Erde wirklich wunderschön. Man kommt sich vor, als stünde man am Tor zur Ewigkeit. Weit und breit sieht man kein Haus, keine Straße, hört man kein Auto. Es gibt lediglich Vögel, die fröhlich vor sich hinzwitschern.

Von irgendwoher dringt das Blöken eines Schafes an mein Ohr. Sonst herrscht absolute Stille.

Wir stellen das Auto an einer Stelle ab, von der aus wir noch am besten anfahren können, und nähern uns dem Haus.

Es steht leer. Manuels Freund scheint also ausgezogen zu sein. Leider ist es verschlossen. Wir können durch die stumpfen Fensterscheiben ins Innere schauen. Durch kniehohes, tropfnasses Gras waten wir zu einem Hügel, der einen herrlichen Ausblick auf das Land bietet. Vielleicht sollte ich dieses Haus kaufen. Der Gedanke schießt mir plötzlich durch den Kopf. Ich wollte schon immer einen zweiten Wohnsitz in Italien. Mein Alter im kalten Deutschland zu verbringen, konnte ich mir nie vorstellen.

Als mich dann die Krebsdiagnose überrumpelte, hatte ich eigentlich sämtliche Zukunftspläne beiseite gelegt. Auch wenn ich mich durch die Krankheit nicht übermäßig beeindrucken ließ, hatte ich es doch aufgegeben, mir den Kopf darüber zu zerbrechen, was einmal sein wird, wenn die Kinder endgültig aus dem Haus sind und ich allein sein werde.

Dieses einsam gelegene Haus in Umbrien an der Grenze zur Toscana weckt ganz unvermittelt alte, längst vergessene Sehnsüchte in mir.

Hier könnte ich mich einnisten. Hier wäre ich für Enrico schneller erreichbar. Wir könnten unser Baumhaus verlassen und uns hier eine eigene kleine Welt bauen, uneinsehbar für den Rest der Menschheit.

»Weißt du, wieviel dein Freund für das Haus verlangt?« will ich von Manuel wissen.

Er kann es nicht sagen, meint aber, daß der Erwerb weniger kostspielig sei als die Instandsetzung. »Willst du das Haus kaufen?«

»Ich weiß es nicht so genau«, gebe ich zurück. »Es war nur so eine Idee von mir.«

Nachdem wir dieses Schmuckstück noch dreimal umkreist haben, um vielleicht doch noch eine Lücke zu finden, durch die wir in das Innere gelangen könnten, beschließen wir, nach Hause zu fahren. Inzwischen sind wir reichlich naß. Unsere neuen Schuhe sehen aus, als hätte man sie uns aus der Kleidersammlung zugeteilt.

Und damit beginnt Teil drei dieses eigenartigen Tages. Das Auto rührt sich keinen Meter vom Fleck. Die Hinterräder stekken tief im Schlamm, die vorderen drehen auf dem nassen Gras durch.

Obwohl meinem Piloten tausend Sachen einfallen, wie man ›den Karren‹ wieder flott bekommen kann, zündet keine einzige Idee. Einmal sitzt er am Steuer und ich schiebe, einmal habe ich das Lenkrad in der Hand und er stemmt das Auto nach vorne. Erfolg haben diese ganzen Anstrengungen keinen.

Wir sehen inzwischen aus wie die Wildschweine. Die durchdrehenden Reifen schleudern uns die Lehmklumpen gnadenlos ins Gesicht. Immer wieder müssen wir unsere Brillen abnehmen und vom gröbsten Schmutz befreien. Bei einer seiner sinnlosen Anstrengungen, das Fahrzeug wieder flott zu kriegen, rutscht Manuel aus. Mit einem unangenehmen Laut zerreißt seine Hose in zwei Teile.

»Scheiße«, flucht er. »Das war meine Lieblingshose.«

Es hat jetzt keinen Zweck, ihn daran zu erinnern, daß ich von vornherein Bedenken gegen diese Schlammschlacht angemeldet hatte. Er würde mir vermutlich den Hals umdrehen.

»Halt, jetzt hab ich's«, schreit er plötzlich. »Wir nehmen einfach die Schneeketten. Sie liegen hinten im Auto.«

Damit sind wir gerettet. Es dauert zwar noch eine Weile, bis sie montiert sind, doch nach gut einer Stunde Kampf gegen die Naturgewalten sitzen wir wieder in einem fahrtüchtigen Auto.

Wir müssen fürchterlich ausgesehen haben. Auf der Landstraße fallen wir mit unserem verdreckten Auto und den schmutzigen Gesichtern noch nicht auf, doch als wir die Stadtgrenze von Arezzo erreichen, trifft uns so manch verwunderter Blick.

Zu Hause angekommen, wartet auf Manuel eine herbe Enttäuschung. Sein Fan Nena graust sich derart vor seinem schmutzigen Bart, daß sie ein Bussi verweigert und laut kreischend das Weite sucht. Soraya und Erika begrüßen ihn hingegen mit freudigem Schwanzwedeln. Das tröstet ihn.

Am nächsten Morgen verstaut er sein Möbellager im oberflächlich gereinigten Wagen. Wir wollen am Vormittag nach München zurückfahren.

Der Regen hat inzwischen aufgehört, doch es weht weiterhin ein kalter Wind über das Land. Unsere Kleidung und die Betten fühlen sich klamm an. Wir wollen nach Hause.

Vorher wird mit Susanne und Klaus noch ein Fest besprochen, das Manuel im Mai bei ihnen feiern will. Dann wird er vierzig Jahre alt. Gemeinsam mit einigen Münchner Freunden möchte er nach Umbrien fahren, um dem zu erwartenden Münchner Wahnsinn zu entkommen. Wir reservieren für eine Woche sämtliche Zimmer samt Wohnwagen und Zelt.

Aus München werden wir mehrere Bierfässer, Brezen, Brot und Leberkäse anliefern. Klaus will zu Manuels Ehren ein Kitz schlachten und es auf dem Holzkohlengrill, den er sich aus einer benachbarten Kneipe ausleiht, zubereiten. Selbstverständlich sind auch Umberto und sämtliche Freunde aus den umliegenden Ortschaften eingeladen.

Das hört sich alles sehr gut an, und wir freuen uns allesamt darauf. Ein letztes »Ciao a dopo«, und wir sind auf dem Weg zurück nach München.

Linda überfällt mich mit einer bösen Nachricht. Sie war beim Hals-Nasen-Ohrenspezialisten, nachdem sie eine Erkältung seit geraumer Zeit nicht losgeworden ist. Der hat ihr eröffnet, daß nur noch eine Operation helfen könnte. Die Nebenhöhlen seien hoffnungslos vereitert. Sie muß in der Karwoche in die Klinik und vermutlich über Ostern bleiben.

Ich tröste meine leidende Tochter, bin dabei aber nicht sonderlich erfolgreich. Sie ist einfach sauer, und das wird auch eine Weile so bleiben. Lediglich das Versprechen, sie auf jeden Fall zu Manuels Geburtagsfeier im Mai nach Umbrien mitzunehmen, heitert sie etwas auf.

Sie hat sich auch schon ein Geburtagsgeschenk für ihn einfallen lassen. Aus Gips will sie einen Stier, Manuels Sternbild, modellieren. Sie ist handwerklich besonders begabt. Alles Künstlerische liegt ihr. Mit der Zeit bringt sie wirklich ein kleines Meisterwerk zustande.

Sie braucht ihre Utensilien kein einziges Mal vor Manuels neugierigen Augen zu verbergen, denn dieser ist erst einmal für längere Zeit abgetaucht. Er hat zwar mehrmals sein Kommen telefonisch angekündigt, doch dabei blieb es dann auch.

Von Büdi und einigen anderen Freunden, mit denen ich spreche, erfahre ich auch einen der Gründe für sein Verschwinden. Sein Einkauf in Arezzo war wirklich nicht besonders ertragreich gewesen. Die Instandsetzung der Stücke kostet viel Zeit, und selbst renoviert lassen sie sich nur schlecht verkaufen.

Wenig ›drehte‹ sich in dieser Zeit. Grund genug für Manuel, auf und davon zu sausen. Ich bin inzwischen an diese Ausfälle gewöhnt. Es sieht so aus, als könnte ich mein normales Leben wieder aufnehmen.

Am Montag vor Ostern bringe ich Linda ins Krankenhaus. Sie bezieht ein helles Zimmer mit Blick auf den Wald. Ein Fernseher sorgt für Ablenkung, eine umfangreiche Speisekarte bietet Köstliches an. Doch meine frustrierte Tochter kann nichts von alledem reizen. Wie sich später herausstellt, wird sie in den Tagen, die sie in der Klinik verbringen muß, lediglich Suppen essen. Sonst nichts.

Am Dienstag in der Früh steht sie als erste auf dem OP-Plan. Am Nachmittag fahren Florian und ich zu ihr. Sie steht noch unter dem Einfluß der Narkose. Ihre Nase ist groß und verschwollen. Aus den Löchern hängen dünne Fäden, mit denen sich später die Tamponaden entfernen lassen. Sie klagt mit schwerer Zunge über Atemnot. Außerdem macht sie sich Sorgen über ihr Aussehen.

»Ich habe das Gefühl, meine Nase ist so dick wie ein Elefantenrüssel«, jammert sie. »Ich will keinen Besuch, mir geht es einfach nicht gut.«

Florian und mir gelingt es aber dann doch, sie wenigstens ein bißchen aufzuheitern.

Als wir sie verlassen, ist sie schon wieder ganz vergnügt.

Da klopft es. Peter betritt das Zimmer. Da wir uns von Linda schon verabschiedet haben, winken wir ihm nur zu und wollen zur Tür hinaus.

Da werfe ich einen Blick zurück. Dicke Tränen laufen Linda über die Backen. Gewarnt gehe ich zurück.

»Warte draußen auf mich«, bitte ich Florian. Peter begrüßt seine Tochter.

Er macht das leider recht ungeschickt.

»Schaust ja toll aus«, sagt er und lacht.

Linda sagt kein einziges Wort, weint einfach nur weiter. Verwirrt wendet sich Peter an mich.

»Verstehst du das? Hat sie Schmerzen?«

»Es wird besser sein, du gehst zu Florian. Ich werde mit ihr reden.«

Eher erleichtert verläßt der Kindsvater das Krankenzimmer.

Ich setze mich auf Lindas Bett und nehme ihre Hand. Sie weint immer noch.

»Was ist denn? Hat dich der Besuch vom Papi so deprimiert?«

Linda nickt wortlos.

»Es ist doch nett, daß er gleich gekommen ist«, versuche ich um Verständnis für ihn zu werben.

»Mami, ich mag jetzt darüber nicht reden«, sagt sie schließlich. »Wenn ich wieder daheim bin, können wir uns ausführlich unterhalten.«

Ich stehe auf und drücke ihr einen Kuß auf die heiße Stirn.

»Ich rufe dich heute abend noch einmal an.« Ich verabschiede mich von ihr.

Sie hat die Augen geschlossen. Offensichtlich wirkt die Narkose noch nach.

Ich bin schon fast an der Tür, als ich sie murmeln höre: »Bitte sag dem Papi, er soll mich nicht mehr besuchen. Ich will das nicht.«

Draußen werde ich von Mann und Sohn erwartet.

»Was war denn los?« will Peter von mir wissen. Florian bleibt schweigsam.

»Peter, einigen wir uns auf die einfachste Lösung. Sie steht noch unter dem Einfluß der Narkose, und deshalb weint sie«, meine ich kurz angebunden.

»Wieso sagst du das mit der einfachsten Lösung? Was meinst du wirklich?« Peters Ton ist scharf, wie immer, wenn er sich unsicher fühlt.

»Ich will mich hier und heute nicht mit dir über deine Beziehung zu deiner Tochter unterhalten«, gebe ich gereizt zurück. »Und wie ich dich und deinen Terminkalender kenne, hast du jetzt ohnedies keine Zeit für eine ausführlichere Diskussion.«

Stimmt, das hätte er beinahe vergessen. Er hat noch Termine heute. Viele Termine. Nun ja, das war's dann. Vielleicht weint seine Tochter da drinnen eben wegen dieser vielen Termine, die ihren Vater stets von ihr fernhielten, als sie ihn noch gebraucht hätte.

Nach unserer Scheidung hatte es wenig Zeit gegeben, die sie gemeinsam verbrachten. Mit drei Jahren war sie zunächst noch zu klein, um mit ihm zu verreisen, zumal Peter nicht zu der Sorte Vater gehörte, die ihre Babys von Anfang an mitversorgten. Er kannte sich mit kleinen Kindern einfach nicht aus.

Später war Linda nur dann in den Ferien willkommen, wenn er gerade eine Freundin mit einem etwa gleichaltrigen Kind hatte. Dann wurde sie automatisch dieser Ersatzmutter zugeordnet, und er hatte wieder seine Ruhe. So konnte sich wirklich keine Vater-Tochter-Beziehung entwickeln.

Die beiden entfremdeten sich. Es gab keinen samstäglichen Stadtbummel, keine Essenseinladungen, einfach keine Gemeinsamkeiten mehr.

Florian und ich sitzen in einem gemütlichen Lokal in Grünwald und machen uns Sorgen um Linda.

»Der Papi kapiert einfach nicht, was los ist«, meint er. »Eigentlich vermißt die Linda einen Vater. Nur halt den nicht.«

Auch Florian hatte lange Jahre keinen Zugang zu Peter. Obwohl er nur ein paar Ecken von uns wohnt, besucht ihn der Sohn nie. Erst langsam erwachte sein Interesse am Vater. Heute haben sie ein herzliches, doch von seiten des Sohnes manchmal etwas distanziertes Verhältnis zueinander.

»Meinst du, es hat Sinn, wenn ich einmal mit Papi rede?« erkundige ich mich bei Florian. »Er muß sich mehr um die Linda kümmern, sonst hat er sie endgültig verloren.«

Florian rät mir zwar nicht ab, meint aber, meine Bemühungen seien ziemlich sinnlos.

»Er wird nicht begreifen, um was es wirklich geht. Das hat er im Zusammenhang mit uns noch nie.«

Linda erholt sich in den nächsten Tagen prächtig. Ihre Nase ist abgeschwollen, die Augen sind wieder klar. Ich besuche sie mehrmals am Tag und treffe immer häufiger Freundinnen bei ihr an. Das Tief ist überwunden. Am Samstag darf sie nach Hause.

Am Karfreitag will meine Mutter die Enkelin besuchen. Wir gehen erst zum Fischessen und fahren dann zu Linda. Vor der Klinik sehe ich als erstes Manuels Auto. Ich bin verblüfft. Besucht er etwa Linda? Könnte es sein, daß er seinen Frust wieder abgelegt hat und bei meiner Tochter vorsorglich nachfragt, ob ich ihn jetzt endgültig zum Teufel jagen werde?

Als wir Lindas Zimmer betreten, strahlt er mir entgegen.

»Gell, da schaust'«, meint er lachend. »Das hast du jetzt nicht gedacht, daß ich als reuiger Osterhase am Bett deiner Tochter sitze.«

Meine Mutter läßt sich von Linda alle Einzelheiten ihrer Operation erzählen. Ich setze mich auf die Lehne von Manuels Stuhl. Während er mich umgarnt, fasse ich einen Entschluß.

Ich werde noch seinen Geburtstag mit ihm feiern. Eventuell halte ich auch noch den kommenden Sommer durch. Doch dann werde ich mich von ihm trennen.

Manuel hat keine Ahnung, welche Gedanken da durch meinen Kopf gehen. Ganz im Gegenteil, er registriert begeistert, daß ich gefügig werde unter seinen streichelnden Händen. Ich lächle ihn an. Er zwinkert mir zu.

Die Zeit, die uns noch bleibt, will ich genießen. Doch dann muß mit dieser Affäre Schluß sein, bevor sie sich bis zur Unerträglichkeit abnutzt.

Als wir uns von Linda verabschieden und auch die völlig erschöpfte Großmutter mit uns nehmen, verspricht Manuel meiner Tochter, daß er sie morgen pünktlich vom Krankenhaus abholen wird. Großmutter, Mutter und Kind brechen in ein wieherndes Gelächter aus.

»Manuel, was bitte verstehst du unter pünktlich?« japse ich und bekomme einen vernichtenden Blick zugeschleudert. »Die Klinik macht um zwölf Uhr dicht. Da müssen alle Patienten draußen sein.«

»Ich komme um zehn Uhr«, verkündet er und küßt die Linda auf die immer noch leicht lädierte Nase.

Die Wochen bis zu Manuels Geburtstag im Mai sind kurzweilig

und für ihn sogar teilweise arbeitsam. Er läßt keinen Flohmarkt aus, um seine Ware loszuwerden oder um Neues einzukaufen. Ich sitze wieder an der Schreibmaschine und schreibe kleine Geschichten. Wir sind oft im Zillertal, allein oder mit Freunden.

Unsere Nächte sind nach wie vor voller Feuer und Leidenschaft. Manchmal schau ich mir meinen zärtlichen Liebhaber von der Seite an und kann es einfach nicht fassen. Während meine Zuneigung zu ihm zweifellos von Tag zu Tag mehr nachläßt, hat dieses Signal meinen Körper ganz offensichtlich noch nicht erreicht. Ich glühe, sobald er sich mir nähert, und er reagiert ähnlich heftig auf mich. Vielleicht hegt auch er geheime Trennungsabsichten. Wer weiß.

Das Geburtstagsgeschenk für ihn bereitet mir mittlerweile heftige Kopfschmerzen.

»Sag jedem, der fragt, was er mir schenken soll, daß ich mir ein Mountainbike wünsche«, beauftragt er mich eines Tages.

»Und was mach ich, wenn sich keiner an mich wendet?« entgegne ich.

»Dann mach es trotzdem bekannt.«

Die Reaktion seiner Schwabinger Clique auf diese Idee ist klassisch. Jeder findet sie phantastisch, doch keiner rückt einen Pfennig raus.

»Büdi, wie soll ich jemals das Geld für das Rad zusammenbekommen, wenn jeder nur Beifall nickt und keine müde Mark locker macht?« Ich wende mich schließlich an den Partner.

»Das hätte ich dir gleich sagen können«, meint dieser ungerührt. »Wir haben andere Sorgen. Ob Manuel jetzt ein Mountainbike kriegt oder nicht, ist unsere geringste. Glaub mir.«

Da bietet glücklicherweise meine Mutter einen gewissen Lichtblick.

»Was soll ich denn dem Manuel schenken?« will sie von mir wissen.

Ich erzähle ihr die Geschichte von dem Fahrrad, allerdings verschweige ich ihr, daß die Freunde bisher noch nichts beigesteuert haben.

»Ich könnte den Rest aufstocken«, meint die Ahnungslose.

»Wieviel Rest würdest du denn bezahlen?« erkundige ich mich vorsichtig.

»Na, ich habe so an dreihundert Mark gedacht«, meint sie und zeigt sich dabei sehr großzügig.

Wenn nicht noch ein Wunder geschieht, dann bin ich auf jeden Fall mit einem Tausender dabei. Denn eines ist klar: Manuel hat sich bereits ein Rad ausgesucht, und das wird er auch bekommen, schlimmstenfalls eben nur von meiner Mutter und mir.

Es steht in einem Schaufenster in der Nähe der Antiquitätenwerkstatt. Täglich geht er daran vorbei und kontrolliert, ob es noch da ist. Er benimmt sich wie ein kleiner Bub, der von einer Eisenbahn träumt. Drei Tage, bevor wir nach Italien fahren, drücke ich ihm also ein Couvert in die Hand.

»Da ist das Geld für dein Rad drin! Du mußt es selbst kaufen. Ich verstehe zu wenig davon.«

Manuel schaut mich lange an. Dann nimmt er mich in seine Arme und wiegt mich ganz sanft hin und her.

»Ich werde wohl nie mehr wieder einen Menschen finden, der so unheimlich lieb zu mir ist.«

Wie ich zu dem Geld gekommen bin, fragt er wohlweislich nicht. Die Antwort kennt er ohnedies. Schließlich hätte er sich umgekehrt genauso verhalten, wenn man bei ihm für einen seiner Freunde gesammelt hätte.

So sind sie halt, seine chaotischen Schwabinger!

Am Nachmittag desselben Tages liege ich auf dem Balkon, als es an der Tür Sturm läutet. Manuel und Büdi stehen vor dem Gartentor.

»Komm sofort runter!«

Beide Herren sitzen auf neuen Fahrrädern. Manuel hat sein Mountainbike und Büdi bewegt ein elegantes Rennrad.

»Du lieber Himmel, woher hast du denn das?« will ich von ihm wissen.

»Geschäfte und Gegengeschäfte.« Büdi lächelt und dreht kleine Kreise.

Die Kinder haben ihr Spielzeug!

Bis zur Abreise am Dienstag sehe und höre ich von beiden nichts mehr. Sie sind auch nicht im Laden zu erreichen, also wieder einmal verschwunden.

Später erfahre ich, daß sie auf ihren blitzenden Rädern durch ganz Oberbayern gebraust sind.

Linda und ich haben bereits aufgegeben. Aus der Geburtstagsreise nach Umbrien wird wohl nichts werden.

Doch zumindest darin sollen wir uns täuschen. Am Montagabend ruft Manuel bei mir an.

»Morgen um zwölf Uhr sind wir bei euch. Abfahrt ist eine halbe Stunde später. Heute abend klären wir noch, wer alles mitkommt.«

Zu meinem Erstaunen stehen sie am nächsten Tag tatsächlich beim Zwölfuhrläuten vor der Haustür.

Im Laderaum von Manuels Transporter sind die beiden Räder und ein bequemer Ledersessel verstaut, auf dem immer abwechselnd einer von uns Platz nehmen soll. Auf den vorderen Sitz passen nur drei Personen.

Den Ledersessel will Manuel an Susanne verkaufen. Hat sie kein Geld dafür, bekommt sie ihn geschenkt.

Nach einem letzten Bier im ›Rosengarten‹, einer Harlachinger Gartenwirtschaft, starten wir nach Italien, um Manuels 40. Geburtstag gebührend zu feiern.

Wir sind aufgekratzt und fröhlich. Die Sonne strahlt vom Himmel. Es kann einfach nichts schiefgehen! Sämtliche böse Vorahnungen, die mich in den letzten Wochen beschlichen haben, sind mit einem Mal wie weggewischt. Achim und Sabine werden mit ihren zwei Buben nachkommen, Günter, ein geselliger Autohändler mit Spezialgebiet Oldtimer, hat den Besuch der ganzen Familie samt Hund angekündigt. Gottlieb wird mitmachen. Alle wollen sie feiern und die paar Tage im heißen Italien genießen.

Für mich wird es ein einziger Horrortrip, und auch Linda hegt zeitweilig ernsthafte Fluchtgedanken.

Die Begrüßung durch Klaus und Susanne, samt Kindern und Tieren, fällt wie immer herzlich aus. Vor allem Nena und Hannes sind froh, daß Linda dabei ist. Eine liebevolle und geduldige Spielgefährtin ist ihnen sicher.

Klara, Büdis Ex-Frau, die schon vor einer Woche mit dem Zug angereist war, bekommt den Mund nicht auf, als sie mich sieht. Ich verstehe ihre Kälte nicht. Gut, Freundinnen waren wir nie, aber diese Distanzierung verblüfft mich dann doch. Obwohl geschieden, ist sie nach wie vor mit Büdi verbandelt.

Andere Frauen in seiner Nähe kann sie auf den Tod nicht ausstehen.

Susanne, die mir beim Auspacken Gesellschaft leistet, klärt mich über die Hintergründe auf. Klara hat am Vortag einen ihrer Saufabende hinter sich gebracht. Bei diesen Gelegenheiten verdammt sie jeden und jedes. Diesmal war Manuels Beziehung zu mir an der Reihe. Sie findet, ich sei zu alt für ihn, glaubt, daß er hinter meinem Geld her ist, und überhaupt hätte eine wohlsituierte Harlachingerin nichts in Schwabinger Kreisen zu suchen.

Da man ihr Kontra gegeben und unser Verhältnis verteidigt hatte, beschloß sie, mich zunächst einmal zu schneiden. Ein buntes Wolltuch, das ich Susanne mitbrachte, ärgert sie zusätzlich. Zwar gibt sie zu, daß es Susanne sehr gut steht, trotzdem hält sie es für übertrieben, solche Geschenke zu machen. Zwei Tage später ist es verschwunden, dafür geht auf der Toilette im Haupthaus nichts mehr. Sie ist hoffnungslos verstopft. Nena gerät in Verdacht, ihre schmutzigen Jeans hineingeworfen und runtergespült zu haben.

Obwohl sie sich mit blitzenden Augen gegen diesen Verdacht wehrt, glaubt keiner an ihre Unschuld. Nena kann eine kleine Hexe sein, das weiß jeder. Vor allem Gottlieb glaubt das zu wissen. Wann immer in Umbrien etwas nicht klappt, schiebt er es dem kleinen Mädchen in die Schuhe. Nena haßt ihn inzwischen. Auch Susanne und Klaus sind nicht besonders gut auf ihn zu sprechen. Doch Gottlieb macht das nichts aus. Er ist ständig betrunken und für Stimmungen unempfänglich.

Nena ist todunglücklich. Wann immer Klaus und Susanne ins Bad gehen und das Wasser in der Toilette nach oben quillt, wird sie angebrüllt. Schließlich baut Klaus die Schüssel ab und stochert in dem verstopften Abfluß herum. Es kommt ein undefinierbarer Stoffetzen zum Vorschein. Wütend schleudert er ihn in einen Eimer und rät seiner heulenden Tochter, jetzt nur ja nicht in seine Nähe zu kommen.

»Sonst kracht's, hast du verstanden.«

Am Abend gehe ich mit Nena auf dem Grundstück spazieren. Als wir in den Stall zu den Schafen wollen, stolpere ich über den Eimer. Ich betrachte den Inhalt näher, Nein, Jeans können das nicht sein. Es ist das Tuch, das ich Susanne mitgebracht habe.

»Nena, sag mal, warst du eifersüchtig auf das Geschenk für die Mama?« frage ich das kleine Mädchen, das meine Hand sofort losläßt.

»Nein«, widerspricht sie, »ich kenne das Tuch doch gar nicht.«

Stimmt, sie war mit Manuel und Büdi am Auto, als ich es Susanne um die Schultern legte, und sie es schnell wieder abnahm. Es war ihr zu warm.

»Hast du das Ding wirklich nicht ins Klo gestopft, um uns zu ärgern?« will ich noch einmal wissen.

»Du bist blöd, Ingrid«, sagt Nena und geht ins Haus.

Nach einem heißen Tag schlägt das Wetter um. Es wird kalt. Büdi, Klara und der Dackel Lilly wohnen in dem Apartment hinter uns. Es ist geräumiger als unseres. Außerdem liegt es etwa abseits. Zu viert teilen wir uns ein winziges Bad. Wenn man die Dusche benützt, schwimmt der ganze Boden. Da Klara als erste eingezogen war, hat sie sämtliche Regale mit ihrem Kosmetikartikeln belegt. Es dauert etwas, bis sie auch uns Platz macht.

Linda wohnt, bis die anderen kommen, im unteren Apartment und hat glücklicherweise ihre Ruhe. Sie bekommt auch nicht mit, daß sich Klara gleich an unserem ersten Abend erneut vollaufen läßt, um Büdi, ihren Ex-Mann, fertigzumachen.

Manuel und ich halten uns zurück. Susanne und Klaus schmunzeln in sich hinein. Man sieht ihnen an, daß sie froh sind, dem versoffenen Schwabing entronnen zu sein und in Umbrien ein neues, etwas weniger aufregendes Zuhause gefunden zu haben. Klara keift, Büdi schweigt, und ich gehe ins Bett.

Wenig später kommt Manuel. Auch er hat genug.

»Bist in einen sauberen Sauhaufen hineingeraten«, versucht er mich aufzuheitern. Doch es gelingt ihm nicht. Wir wollen auch nicht miteinander schlafen. Hilflos kuschle ich mich in seine Arme, möchte eigentlich nur beschützt werden.

»Lilly, Lilly, wo ist meine Lilly, ich will meine Lilly wiederhaben.«

Klara steht vor dem Haus und schreit nach ihrem Dackel.

Das Tier hat feine Antennen. Immer, wenn das Frauchen zu viel getrunken hat, versteckt es sich.

Nachdem sich Lilly nicht rührt, ist jetzt Büdi dran.

Im gleichen Ton und derselben Lautstärke wird nach ihm gerufen.

»Ich will meinen Büdi haben«, klingt es durch die umbriakische Nacht. Plötzlich steht sie in unserem Zimmer und will durch den Kleiderschrank, den sie für eine Verbindungstür hält, in ihr Apartment gehen. Manuel, der ganz bestimmt auch aufgewacht ist, stellt sich tot. Ich stehe schließlich auf und führe sie am Bad vorbei in ihre Richtung. Büdi macht uns die Türe auf und nimmt die völlig betrunkene Klara entgegen.

Es dauert, bis da drüben endlich Ruhe ist. Ich bin in Manuels Arm zurückgekrochen und schluchze in den dichten Pelz auf seiner Brust.

»Wenn du's nicht ertragen kannst, fahren wir heim«, flüstert er und ist wieder eingeschlafen.

Der Regen hält auch am nächsten Tag an. Es ist eiskalt. Manuel und Büdi fahren nach Chiusi, um einiges für das Geburtstagsessen zu besorgen. Wir brauchen Käse und Brot. Den Wein kaufen wir bei Klaus. Linda und ich sind bei Susanne im Wohnzimmer. Klaus ist bei den Tieren. Hannes und Nena spielen mit uns. Mit einem Mal ist es ganz friedlich.

»Es ist halt der Suff, der sie alle kaputtmacht«, meint Susanne und schenkt sich ein Dunkles ein. Wer immer von München nach Umbrien kommt, muß zwei Geschenke mitbringen: König-Ludwig-Dunkles und Pfisterbrot. Diese beiden Spezialitäten wurden im Laufe der Jahre praktisch zu unabdingbaren Passierscheinen.

Am Abend vor Manuels Geburtstag hellt sich der Himmel etwas auf. Laut Wetterbericht soll es sogar schöner werden. Eine Lagebesprechung ist notwendig. Die Münchner werden alle im Laufe des Tages eintreffen und müssen sich auf die beiden noch leerstehenden Apartments, den Wohnwagen und ein Zelt verteilen. Linda zieht zu Nena ins Zimmer. Umberto und seine Freunde haben sich für acht Uhr angesagt. Der Grill wird von der nahegelegenen Pizzeria geliefert.

Um fünf in der Früh soll das Kitzlein geschlachtet werden.

»Manuel, du mußt mir dabei helfen«, verkündet Klaus. Manuel schluckt etwas, widerspricht aber nicht. Ich dafür um so heftiger.

»Klaus, tu uns das nicht an«, bettle ich. »Kauf eins auf dem Markt, und wir bezahlen es.«

Auch Linda stimmt mit ein.

»Bitte, schlachte keins von den Tieren«, fleht sie.

Doch Klaus bleibt unerbittlich.

»Na hör mal, das Schlachten gehört doch zum Bauern«, meint er, »stellt euch doch bloß nicht so an!«

»Manuel, das eine sag ich dir, wenn du danach noch einmal zu mir ins Bett willst, werfe ich dich raus. Darauf kannst du dich verlassen. Ich will keinen Metzger im Bett!«

Ein warnender Blick von Klaus läßt mich zwar verstummen, ändert aber nichts an meinem Ekel, den ich für ihn und Manuel momentan empfinde.

Als er am Morgen an unsere Zimmertür klopft, vergrabe ich mich unter der Bettdecke und lege zusätzlich noch Manuels Kissen und seine Decken auf mich.

Trotzdem höre ich das Schreien des Tieres. Wenigstens bilde ich mir das ein.

Als Manuel zurückkommt, ist er schneeweiß im Gesicht. Wortlos rücke ich auf die Seite und lasse es zu, daß er sich neben mich legt.

»Scheiße«, murmelt er und versucht, wieder einzuschlafen.

Als ich ins Bad gehe und vergesse, die Tür hinter mir abzuschließen, steht plötzlich Klara im Raum.

»Ich muß etwas loswerden«, sagt sie, »sonst kann ich heute den Geburtstag nicht mitfeiern.«

»Was mußt du loswerden?« frage ich ziemlich uninteressiert.

»Ich habe das Tuch ins Klo gestopft, nicht die Nena.«

Ich fahre herum. Um ein Haar hätte ich ihr eine Ohrfeige verpaßt.

»Du warst das! Du hast seelenruhig mitangehört, wie jeder über die Nena hergefallen ist. Du konntest ertragen, daß sich das Mädchen immer wieder verteidigte und ihm keiner glaubte. Klara, du bist ein Ungeheuer.«

»Nein, das bin ich nicht«, erwidert sie. »Ich war eifersüchtig auf dich. Alle mögen dich. Dann bringst du der Susanne auch noch so ein schönes Tuch mit und mir überhaupt nichts. Das konnte ich nicht ertragen.«

»Weiß Susanne eigentlich Bescheid?« frage ich mit schwacher Stimme.

»Ja.«

»Und was meint sie dazu?«

»Sie nimmt das Ganze nicht so tragisch. Ist halt mal wieder so eine Suffgeschichte, hat sie gemeint.«

»Und was ist mit Nena?« will ich wissen. »Hast du ihr auch gesagt, daß du das warst und daß man ihr Unrecht getan hat?«

»Nein, bisher noch nicht.«

»Das wirst du tun, Klara«, fordere ich von ihr.

Für mich ist das Gespräch beendet. Zweimal drehe ich den Schlüssel im Schloß herum, als sie das Bad verläßt.

Als ich mit Manuel, dem ich von all dem nichts erzählt habe, zum allgemeinen Frühstück auf die Terrasse komme, springt uns Nena entgegen.

»Stellt euch vor, die Klara hat das Tuch von der Mama ins Klo geworfen. Ich war's nicht.«

Manuel schaut verständnislos, Büdi kippt einen Campari, und Klara steht auf, um Manuel einen Kaffee zu holen. Nena will mit uns frühstücken und auf Manuels Schoß sitzen. Soll sie!

Linda nimmt mich auf die Seite: »Mama, kann das sein, daß die Klara spinnt?« fragt sie mich.

»Kann schon sein«, antworte ich und ziehe die Schultern nach oben. Was soll ich auch dazu sagen. Der Geburtstag beginnt mir immer weniger zu gefallen.

Über Lindas Geschenk, den Stier aus Gips, gerät Manuel völlig aus dem Häuschen. Er zeigt ihn jedem. Seine Freude ist echt.

Nach dem Frühstück schwingt er sich auf sein Rad. Er will gemeinsam mit Büdi die Gegend unsicher machen.

»Bleibt bloß nicht irgendwo hängen!« ruft ihnen Klaus noch nach. »Schließlich habt ihr heut abend noch einiges vor!«

Das Lachen der beiden hallt noch lange nach. Zumindest in meinem Kopf dröhnt es.

Nach und nach treffen sie ein, die Münchner Freunde. Je mehr es werden, desto schlechter wird meine Laune. In München konnte ich immer verschwinden, wenn mir das Chaos zu groß wurde, hier bin ich festgenagelt. Weder Lindas noch Susannes Anwesenheit wirken besonders beruhigend auf mich. Um nicht vollends in Panik zu geraten, gehe ich Klara aus dem Weg.

Auch sie scheint an einem Zusammentreffen mit mir nicht interessiert zu sein. Sie hat sich mit Lilly an den kleinen See zurückgezogen und liest.

Irgendwann am Nachmittag kehren Manuel und Büdi wieder zurück. Sie haben unterwegs kräftig vorgefeiert. Man merkt es ihnen an.

Eigentlich wollen beide so schnell wie möglich in ihren Betten verschwinden, um sich für den Abend fitzuschlafen, doch dagegen hat Susanne einiges einzuwenden.

»Du glaubst doch nicht, daß ich alles allein vorbereite«, wendet sie sich an Manuel. »Schließlich ist das dein Fest. Jetzt richten wir erst die Tische und das Buffet her, dann könnt ihr meinetwegen verschwinden.«

Manuel brummelt zwar etwas, doch gegen seine energische Ex-Schwägerin hat er wenig Chancen.

Klaus installiert den Grill, Linda und Susanne spülen Teller und Gläser, ich dekoriere die Platten. Mir sind die einsetzenden Turbulenzen gerade recht. Sie hindern mich am Denken. Die Depressionen, die mich schon den ganzen Tag quälen, lassen nicht nach.

Aus dem Apartment, das Achim mit seiner Familie bezogen hat, dringen Wortfetzen, die auf einen sich anbahnenden Ehekrach hinweisen. Sabine, Achims junge Ehefrau, die sich gemeinsam mit ihren beiden Buben sehr auf diesen Kurzurlaub in Italien gefreut hat, befürchtet, daß ihr Mann in den nächsten Tagen mit Manuel und seinen Freunden im Alkohol ertrinkt.

»Ich fahre mit dem nächsten Zug nach München zurück, wenn du nur einmal rauschig bist«, droht die gestreßte Ehefrau.

Achim schwört tausend Eide, daß er sich von den Flaschen fernhalten und ausschließlich für seine Familie dasein wird.

Er meint das sicher ernst. Doch es wird nicht klappen.

Plötzlich steigen mir Tränen in die Augen.

Als ich mit meiner Arbeit fertig bin und sich Manuel und Büdi endgültig zurückgezogen haben, rufe ich nach Erika und Soraya. Ich möchte mit den beiden Hunden einen Spaziergang machen. Auch Nelly, eine der Katzen, gesellt sich zu uns. Während die beiden Hunde gemächlich neben mir hertrotten, erfindet sie ein Spiel, das wir in diesen Tagen noch oft spielen werden.

Laut maunzend läuft sie vor uns her und verschwindet plötzlich im Gebüsch. Dort bleibt sie wie angewurzelt stehen und gibt keinen Ton mehr von sich. Ihre Augen sind wie gebannt auf mich gerichtet. Sie duckt sich, schlägt mit ihrem Schwanz.

Ich will weitergehen. Da miaut sie laut. Ich drehe mich nach ihr um. Sie preßt sich ins Gras, belauert mich. Jetzt begreife ich langsam: Nelly will von mir gesucht werden. Ich tue ihr den Gefallen und rufe laut nach ihr. Ein bißchen wartet sie noch, dann antwortet sie. Jetzt muß ich sie entdecken. Als ich mich bücke, um sie zu streicheln, schnurrt sie laut. Dann läuft sie wieder davon bis zum nächsten Gebüsch. Das Spiel beginnt aufs neue.

Soraya und Erika müssen uns langsam für total verrückt halten. Jedesmal, wenn ich mich auf sie Suche nach der Katze mache, setzen sie sich hin und warten geduldig, bis ich sie finde und wir uns herzlich begrüßt haben.

Mich baut dieser Spaziergang wieder auf. Als ich nach einer Stunde zurückkehre, bin ich in Hochform. Die Gäste können kommen. Klara soll mich angiften, der Schwabinger Haufen kann sich meinetwegen betrinken. Mir wird's nichts ausmachen.

Susanne hat Manuel einen kleinen Kuchen gebacken und mit Kerzen besteckt. Als das Geburtstagskind endlich frisch und ausgeschlafen auftaucht, um sich feiern zu lassen, ist sie für einen Moment sprachlos. Manuel hat sich umgezogen. Er trägt eine schwarze Hose, ein weißes Hemd und eine schwarze Weste aus dem Nachlaß seines Vaters.

»Du lieber Himmel, er sieht aus wie sein Vater«, murmelt sie, und ich weiß nicht, ob sie diese Vision entsetzt oder erfreut.

»Ich habe meinen Schwiegervater geliebt«, erzählt sie mir. Allerdings brach der Kontakt ab, als sie sich von Ringo scheiden ließ.

»Keine gute Frau verläßt meinen Sohn«, war seine Ansicht, »tut sie es doch, dann ist sie für mich keine gute Frau.«

Manuels Geburtstagsfeier in dieser eiskalten, aber sternenklaren italienischen Nacht wird ein rauschendes-rauschiges Fest. Die Italiener aus der Umgebung sind mit Kind und Kegel gekommen, haben hektoliterweise Wein und tonnenweise Salami, Schinken und Käse mitgebracht.

Die begehrtesten Sitzplätze sind in der Nähe des riesigen Grills, auf dem das Zicklein brutzelt. Achim hat seinen Vorsatz leider vergessen. Weinselig lehnt er an der Hauswand und findet den Abend einfach toll. Sabine und die Buben sind weniger begeistert. Sie halten sich von ihm fern. Nur ab und zu kreuzen sich ihre Blicke, und dann weiß man nicht, wer mehr Funken versprüht, der Grill oder die Familie Weber.

Ich meide die Schwabinger und sitze eigentlich die meiste Zeit bei den Italienern. Linda spielt mit den Kindern, Manuel versucht, seiner Gitarre Wohlklingendes zu entlocken. Zunächst hat er noch Probleme, doch er steigert sich. Er sitzt im Dunkeln, nur eine Kerze flackert vor ihm. Wieder erinnert er mich an einen Faun.

Ich merke, wie er mich aus den Augenwinkeln beobachtet. Ihm mißfällt ganz offensichtlich meine Zurückhaltung seinen Freunden gegenüber. Außerdem haßt er es, wenn ich in seiner Anwesenheit mit anderen flirte. Und das tue ich ganz ausgiebig. Feurige Italiener gibt es hier genug, warum sollte ich mich um betrunkene Münchner kümmern?

Meine Sehnsucht nach Enrico, den ich schon so lange nicht mehr gesehen habe, wächst. Einen kurzen Moment erwäge ich, ihn in Florenz anzurufen. Doch diesen Gedanken verwerfe ich sehr schnell wieder. Was soll ich ihm sagen? Als ich aufstehe, um mich am Feuer zu wärmen, stoße ich auf Linda, die auf einem Stein sitzt und nachdenklich in die Glut schaut.

»Mami, wann fahren wir eigentlich wieder nach München zurück?« will sie von mir wissen.

»Ich habe keine Ahnung, aber wahrscheinlich am Wochenende«, antworte ich ihr. »Gefällt es dir nicht?«

»Doch schon. Aber langsam gehen mir die Leute auf den Geist.«

Mir auch, liebe Linda, mir auch.

Fast gleichzeitig gehen wir ins Bett. Sie schleicht in Nenas Zimmer, um das Kind nicht zu wecken. Ich mache kein Licht an, damit niemand meinen Rückzug bemerkt.

Am nächsten Morgen werde ich durch lautes Gelächter geweckt. Günter, Manuels Freund vom Ammersee, ist samt Familie eingetroffen. Sie mußten in der Nacht fahren, haben also die Geburtstagsfeier verpaßt. Gerade sind sie dabei, ein Faß Bier anzuzapfen.

Ich drehe mich auf die andere Seite und ziehe die Bettdecke über den Kopf. Es wird das beste sein, ich stelle mich zunächst einmal tot. Doch die Chancen, wieder einzuschlafen, sind denkbar gering. Manuel, der offenbar durchgemacht hat, kommt ins Zimmer und setzt sich aufs Bett.

»Schatzi, der Günter ist da. Er will mit dir anstoßen!«

»Manuel, ich kann doch nicht schon zum Frühstück Bier trinken«, stöhne ich. »Dir täte im übrigen ein Kaffee auch ganz gut.«

Um seiner Alkoholfahne zu entgehen, rolle ich mich auf die andere Bettseite. Doch er holt mich zurück und ist mit einem Mal sehr ernst und sehr nüchtern.

»Magst du mich eigentlich noch?« will er wissen.

»Manuel, ich ertrage jetzt keine Diskussionen«, wehre ich ab.

»Scheißgeburtstag«, schimpft er und verläßt das Zimmer.

Ich werde mit ihm reden müssen. Sehr bald. Spätestens, wenn wir zurück sind in München.

Doch dort verläßt mich zunächst einmal aller Mut. Manuel hat einen seelischen Kater, ist ganz unten. Der Geburtstag in Umbrien hat ihm offenbar auch nicht sonderlich gefallen. Es wurde dort einfach zuviel getrunken und folglich zuviel gestritten.

Er ist vierzig Jahre alt geworden und lebt eigentlich von der Hand in den Mund. Gut, er lebt nicht schlecht so. Immer wieder hat er genug Geld, um sein Leben so angenehm wie möglich zu gestalten, aber Unvorhergesehenes darf nicht geschehen, sonst stürzt das Kartenhaus ein. Er darf nicht krank werden, das Auto darf nicht kaputtgehen, das Zimmer darf ihm nicht gekündigt werden, Alisi und Berta dürfen die Pacht für das Hütterl nicht erhöhen. Sonst ist alles aus. Außerdem fühlt er ganz genau, daß wir nicht mehr sehr lange zusammenbleiben werden.

Doch er ist ein Weltmeister im Verdrängen. Obwohl er weiß, daß eine Aussprache notwendig wäre, weicht er mir immer wieder aus. Und ich bin auch nicht sehr viel besser.

So kommt mir eine Einladung nach Neapel sehr gelegen.

Pino, der Italiener, hat sie ausgesprochen. Er ist ein Freund von Schierecks Eltern, arbeitet in der Münchner Universitäts-Verwaltung. Dort hat ihn Anneliese, Schierecks Mutter, kennengelernt. Er ist seit über zehn Jahren in München, hat seine Familie in San Alpin, einem kleinen Vorort Neapels, zurückgelassen, um in Deutschland Geld zu verdienen.

Regelmäßig fuhr er heim, doch dort wurde er immer fremder. Um die Ehe zu retten, bat er seine Frau, ihm nach Deutschland zu folgen. Doch sie lehnte ab.

Pino kam immer seltener nach Hause, überwies seiner Familie aber viel Geld, nahm sich hier Freundinnen. Der feurige Neapolitaner, den sein Temperament in der Heimat zum Mittelpunkt so mancher Prügeleien gemacht hatte, wurde zum angepaßten Deutschen mit Wollkrawatten, Hausschuhen und gebremster Lebensart.

Als ich ihm begegne, erzähle ich ihm von meiner Liebe zu seinem Land. Ich mache ihm auch eindeutig klar, daß es mir absolut unbegreiflich ist, wie man sich als Italiener in Deutschland für immer niederlassen kann.

»Ich mag die Ordnung hier. Mir gefällt es, wenn alles klappt.«

Ich kann ihn nur verständnislos anschauen.

Als ich ihn und die Schierecks schließlich zu mir einlade, ist sein Blick sorgenvoll.

Nach dem zweiten Bier erfahren wir auch, warum.

»Ingrid, deine Wohnung muß renoviert werden«, stellt er fest. »Du hast doch einen Freund. Warum hilft er dir nicht?«

»Moment mal, Pino«, brause ich auf, »wieso muß meine Wohnung renoviert werden. Ich bin zufrieden damit.«

Mit strenger Miene zeigt er auf dunkle Ecken im Wohnzimmer, wo sich der Zigarettenrauch an der Tapete niedergeschlagen hat, auf Risse im Türlack, auf abgeschlagene Kanten an der Wand.

Innerhalb einer knappen halben Stunde hat er meine Wohnung, in der wir uns alle sehr wohl fühlen, niedergemacht. Ich sage gar nichts mehr, denn meinen Einwand, daß ich auf Perfektionismus nicht den geringsten Wert lege, wischt er sowieso achtlos beiseite.

»Du bist für mich kein Italiener«, schnaube ich schließlich verächtlich. »Du bist ein Putzteufel!«

Pino lacht mit strahlend weißen Zähnen und sieht sehr zufrieden aus. Er hat mir nämlich ein Versprechen entlockt: Wenn ich jemals daran denke, meine Wohnung umzumodeln, werde ich mich an ihn wenden. Diese Zusage reicht ihm. Er ist der irrigen Ansicht, daß er damit Manuel ausgetrickst hat. Der ist ihm nämlich ein Dorn im Auge. Das hat man schon gemerkt, als er ihm das erste Mal im Biergarten begegnete.

Nun also hat er uns zur Hochzeit seiner Tochter nach San Alpin eingeladen. Schierecks Eltern, seine Schwester Angela und ihr Freund Didi werden mit dem Auto fahren. Schiereck, Florian und ich wollen fliegen. Insgesamt soll dieser Ausflug nach Neapel eine knappe Woche dauern. Linda muß wegen der Schule zu Hause bleiben. Sie ist beleidigt.

Als Manuel von unseren Reiseplänen hört, wird er zynisch. »Aha, der Neapolitaner will dich in seine Kiste locken.« Er lächelt mich an, aber seine Augen bleiben dabei ernst, die Lippen, sofern man sie unter seinem Bart entdeckt, sind schmal.

»Red keinen Quatsch«, widerspreche ich. »Der Mann ist umgeben von seiner Familie. Der hat andere Sorgen.«

»Er probiert es auf jeden Fall. Ich habe gesehen, wie der dich anschaut.«

»Manuel, du brauchst keine Angst zu haben, ich werde dem Pino nicht erliegen. Der ist mir zu kleinkariert.«

Bei glühender Hitze kommen wir in Neapel an und werden von

Pino samt Sippe begeistert begrüßt. Besonders ich werde mehr hofiert, als mir lieb ist. Die Journalistin aus Deutschland ist etwas ganz Besonderes. Ein Buch hat sie auch schon geschrieben. Bravo!

Mir gehen diese Huldigungen sofort auf die Nerven.

»Pino, tu mir einen Gefallen und laß die Lobhudeleien, sonst werde ich stocksauer«, bitte ich ihn auf der Fahrt nach San Alpin. »Ich mag das nicht!«

Enttäuschung macht sich breit, als Florian und ich darauf bestehen, nicht privat, sondern im Hotel untergebracht zu werden. Auch Schierecks Eltern wollen aus seinem Haus ausziehen und mit uns in ein Hotel wechseln.

»Ihr habt soviel um die Ohren. Da könnt ihr doch nicht auch noch einen Haufen Hausgäste brauchen«, versucht Anneliese unseren Entschluß zu begründen.

Doch Pino bleibt verständnislos, fügt sich aber schließlich. Zu fünft beziehen wir das ›Cappuccetto Rosso‹, das ›Rotkäppchen‹, ein Hotel mit dem miserabelsten Service, den ich je in meinem Leben erfahren habe.

Pro Kopf steht uns nur ein Handtuch zu, egal, wie oft wir duschen. Und das tun wir ausgiebig, da es unerträglich heiß ist und jede Bewegung Schweißausbrüche zur Folge hat.

Das Frühstück stellt sich als eine Sensation heraus. Am Abend vorher muß es bestellt werden, mit genauer Zeitangabe. Darauf besteht die Direktion. Warum, konnte ich nicht ergründen.

Pino wird uns um acht Uhr in der Früh abholen, also müssen wir eine halbe Stunde vorher am Tisch sitzen.

Dieses teile ich dem Sohn des Hauses mit, einem etwa 14jährigen Knaben. Seine Mutter sei in Neapel. Er werde uns bedienen, meint er.

Am nächsten Morgen sind wir pünktlich zur Stelle. Nichts rührt sich. Schließlich mache ich mich auf die Suche nach einer Bedienung. Das Haus ist wie ausgestorben, wenn man davon absieht, daß mitten im Treppenhaus eine Hundemutter mit ihren sechs Welpen wohnt. Als sie mich sieht, fängt sie an zu knurren. Ihre Babys quietschen vor Angst.

Im Speiseraum stolpere ich fast über einige Kotelettknochen.

Auf ein menschliches Wesen stoße ich hingegen noch immer nicht.

Schließlich stehe ich vor einer Tür mit einem großen Schild ›Privato‹. Ich klopfe dezent, dann immer lauter dagegen. Schlurfende Schritte. Die Tür wird geöffnet. Der Sohn des Hauses steht vor mir. Er ist gerade dabei, den Reißverschluß an seinen Jeans zu schließen.

»Dov'è la nostra prima colazione?« frage ich ihn.

»Vengo subito«, teilt er mit. Er kommt also sofort.

Das tut er tatsächlich. Was er allerdings auf dem Tablett anbringt, ist ungeheuerlich. In vier hochstieligen Weingläsern schwabbelt eine helle Brühe. Es ist unser Tee. Aus einem breitkelchigen Glas riecht es nach Kaffee. Florian probiert ihn vorsichtig und disponiert sofort auf Tee um.

»Scusi, signore, thè non c'è.« Tee ist also nicht da.

Ich will Florian gerade mein Glas abtreten, da besinnt sich der Juniorchef eines Besseren. Er will sehen, ob er vielleicht doch noch einen Beutel findet, irgendwo.

Ich bin ganz sicher: Er wird im Abfall wühlen und mit dem Teebeutel, aus dem er bereits vier Gläser gewonnen hat, noch eine fünfte Portion zaubern.

Beilagen sind kleine, weiche Teigstücke. Butter gibt es keine, Käse und Wurst schon gar nicht, dafür einen dünnflüssigen Obstsaft, der hier sicher unter der Rubrik Marmelade geführt wird.

Das ist alles so ungeheuer scheußlich, daß wir, statt zu schimpfen, in Gelächter ausbrechen.

Pino, der hupend vor dem Hoteleingang steht, deutet unsere Fröhlichkeit völlig falsch. Er hält uns für zufrieden. Wir lassen ihn in dem Glauben. Uns stört dieses Chaos eigentlich auch nicht sonderlich. Alles, was wir hier erleben, ist neu für uns und gefällt uns ganz außerordentlich. Warum sollten wir uns über ein verschlamptes Hotel ärgern?

Auf Umwegen, die an örtlichen Sehenswürdigkeiten vorbeiführen, bringt uns Pino nach San Alpin. Dort wird uns die restliche Familie präsentiert. Die Sippe ist überaus liebenswürdig, plappert dauernd auf uns ein und ist angenehm überrascht, daß wenigstens die vielgepriesene *giornalista* und *scrittrice* so ziemlich alles versteht und für die anderen dolmetscht. Rosanna, die Braut, ist schweigsam, ebenso ihre Mutter, eine kleine dicke Frau, die allem und jedem, das aus Deutschland kommt, mit großem Mißtrauen begegnet. Das ist verständlich, schließlich hat sie ihren Mann an dieses Land verloren. Sie weiß, daß er nicht mehr zurückkehren wird, und sie weiß auch, daß er in München seine Freundinnen hat.

Mag sein, er vergißt dort, daß er eigentlich der Padrone einer großen Familie ist – hier in Italien kümmert er sich rührend um alles. Er hat Rosanna und Diamante, seinem zukünftigen Schwiegersohn, ein Haus gebaut und vollständig eingerichtet.

Die Hochzeit wurde von ihm strategisch geplant. Sogar ein Friseurbesuch für alle ist vorgesehen. Der *parrucchiere,* drei Häuser entfernt, hat einen ganzen Tag für Pino und seine Gäste reserviert. Sie alle fügen sich dem Tagesbefehl, nur Florian und ich streiken. Schierecks Anblick war uns Warnung genug. Mit dichten Locken war er aus München angereist, jetzt sieht er aus wie ein frischgeschorenes Schaf. Rudi, seinem Vater, wurde eine Elvis-Presley-Locke onduliert und Annelieses Haare sind drei Meter hoch toupiert. Plötzlich einsetzende Windstöße tragen die Frisur nach oben. Bei Flaute senkt sie sich wieder abwärts. Schrecklich!

Die Stimmung in dem winzigen Salon ist hervorragend. Aus der Menge der weintrinkenden Zuschauer löst sich jeweils ein Opfer, verbeugt sich vor seinem Publikum und begibt sich unters Messer. Florian und ich, die Spielverderber, werden zunächst mit Verachtung gestraft. Doch damit können wir gut leben. Mit kahlen Köpfen oder aufgetürmten Frisuren hingegen schon schlechter.

Pino kommt aus der Kirche zurück und schaut schnell nach dem rechten. Er gebärdet sich so, als müsse er sich wirklich um alles kümmern. Daß manche Dinge auch ohne sein Zutun von ganz allein laufen würden, hält er für ausgeschlossen. In der Kirche hat es großen Ärger gegeben. Ein Freund wollte den Blumenschmuck übernehmen. Kostenlos. Der Pfarrer wußte von dieser Abmachung nichts und bestellte seinerseits einen Floristen.

Beide Dekorateure trafen aufeinander und beschimpften sich gegenseitig. Prügel waren fällig, da keiner zurückstecken wollte. Pino kam dazu und prügelte mit. Hochwürden hätte sich besser nicht einmischen sollen. Von Pino bekam er versehentlich einen Kinnhaken verpaßt, der ihn für einige Zeit außer Gefecht setzte. Pinos rechte Hand ist bereits angeschwollen, als er uns diese Geschichte erzählt. Die Ehefrau bricht daraufhin sofort in Tränen aus und fürchtet, daß der empörte Pfarrer die Trauung absagen wird. Pino ist da zuversichtlicher.

»Das traut er sich nicht«, meint er selbstbewußt.

Und er hat recht. Er ist hier im Ort die absolute persona gratissima. Er lebt in Deutschland, kommt immer mit den neuesten Autos nach San Alpin und schickt seiner Frau viel Geld. Das schafft Ansehen in einem Landstrich, in dem die Menschen bettelarm sind.

Ich kann es zwar nicht beweisen, aber irgendwie habe ich das Gefühl, daß sich der angeschlagene Gottesmann am nächsten Tag doch noch für den Kinnhaken gerächt hat. Anders ist es nicht zu erklären, daß die Sängerin, die er für die Trauung engagierte, wahrhaft Fürchterliches vor sich hin schmettert. Sie liegt stimmlich derart daneben, daß wir jedesmal zusammenzucken, wenn ihr Gesang einsetzt. Im musikalischen Italien jemanden zu finden, der überhaupt nicht singen kann, ist schon ein Kunststück.

Den Abend vor der Trauung verbringen wir mit Pino, seinem Bruder und dessen Familie in einer gemütlichen Kneipe. Jetzt ist er ganz Italiener. Er stellt ein Menue zusammen, daß sich die Tische biegen. Die großen Weinkaraffen werden ständig nachgefüllt, und ich bekomme langsam Angst, daß wir am anderen Tag allesamt die Hochzeitsfeierlichkeiten verschlafen werden.

Die Türe geht auf. Rosanna, die junge Braut, gesellt sich zu uns. Unter einem hellgelben Chiffontuch verbirgt sie nur notdürftig ihre Lockenwickler. Sie schaut recht unglücklich aus. Pino scheint das auch zu bemerken. Er zieht sie neben sich auf den Stuhl, will wissen, was ihr fehlt.

Ich glaube, es wäre ihm sehr recht gewesen, wenn sich seine Tochter über Diamante beschwert hätte. Er kann ihn nämlich nicht sonderlich leiden. Erst einmal ist er einen Kopf kleiner als die Braut, und zum zweiten hat er zu wenig Temperament. Findet Pino.

»Ein richtiger Neapolitaner hat Feuer im Hintern. Mein Schwiegersohn wirkt wie ein Schlafsack«, wettert er schon in München. »Wie soll ich von dem Enkel bekommen?«

Warum also ist die Tochter gekommen? Soll die Hochzeit platzen? Rosannas Erscheinen hat ganz andere Gründe. Sie hat versucht, auf diesen Unmengen von Lockenwicklern zu schlafen und dabei kein Auge zugetan. Auch im Sitzen konnte sie sich nicht entspannen.

»Ich werde morgen scheußlich aussehen«, jammert sie.

»Für deinen Mann reicht es«, befindet Pino kurz angebunden und handelt sich für diese Taktlosigkeit von Anneliese und mir rechts und links einen Fußtritt ein.

Rosanna hört ihrem Vater gar nicht zu. Sie hat sich neben Anneliese gesetzt und läßt sich von ihr trösten. Schierecks Mutter ist in Pinos Familie ungemein beliebt. Sie spricht zwar fast kein Italienisch, aber ihre Augen und ihre Gesten sind so liebenswürdig, daß sie jeder einfach gernhaben muß.

Sie ist es auch, die an diesem feuchtfröhlichen Polterabend ohne Bräutigam zum Aufbruch mahnt.

Pino setzt uns vor unserem ›Luxushotel‹ ab. Um sieben Uhr wird er uns abholen. Die Trauung ist erst um zehn, aber er hat zuviel zu tun und ist unabkömmlich.

»Ihr könnt ja durch den Ort gehen«, meint er. »Es wird euch schon etwas einfallen, womit ihr die Zeit totschlagt.«

Und dann sagt er noch etwas: »Bitte zieht euch morgen sehr schön an. In Italien schmückt man sich zu einer Hochzeit. Da läuft man nicht so vergammelt rum wie in München, mit Jeans und so Zeug.«

Wir lachen ihn aus.

Als wir um halb sieben unseren ›Tee‹ trinken, den man offenbar schon am Abend vorher gebrüht hat, so kalt ist er, amüsieren wir uns doch sehr über unser Outfit.

Florian und Schiereck tragen Seidenanzüge, weiße Hemden und nahezu korrekt geknotete Krawatten. Vater Schiereck, mit ondulierter Tolle, sieht aus, als ginge er Reklame für Herrenmode aus Deutschland. Mama Schiereck wirkt in einem nachtblauen Kostüm sehr elegant, nur ich sehe aus, als gehörte ich nicht zu dieser ehrenwerten Gesellschaft. In Anbetracht der Hitze, die auch an diesem Tag zu erwarten war, hatte ich mich für einen hellblauen Seidenanzug im Knitterlook entschieden. Doch mit dem komme ich gerade bis zum Frühstückstisch.

Schiereck protestiert als erster.

»Du kannst doch nicht so zerknautscht zur Hochzeit gehen«, grantelt er los. »Hast du nicht etwas Eleganteres?« Natürlich befindet sich in meinem Reisegepäck ein weitschwingender schwarzer Rock und eine glänzende graue Seidenbluse, nur ich will sie einfach nicht anziehen.

Doch alles Gejammere hilft mir nichts. Ich verkleide mich auf allgemeinen Wunsch als Dame, fluche insgeheim über den hochgeschnittenen Rockbund, der eine Wespentaille simuliert. Heimlich schmuggle ich ein weißes Top in eine Tüte. Wenn die kirchlichen Feierlichkeiten vorbei sind und der gesellige Teil beginnt, werde ich auf irgendeiner Toilette verschwinden und mich umziehen. Das habe ich fest vor.

Als Pino uns abholt, scheint er zufrieden zu sein mit seinen deutschen Freunden.

»Che bella!« ruft er uns entgegen.

»Da kann er höchstens mich meinen«, flüstert mir Schiereck, der respektlose Freund meines Sohnes, ins Ohr. »Dich bestimmt nicht.«

In San Alpin angekommen, sind wir weitgehend uns selber überlassen. Pino taucht zwar immer wieder auf, verschwindet aber sofort, wenn er uns sieht. Familie und Freunde treffen ein. Schließlich kommt auch der Mann mit der Kamera.

In Italien ist es offenbar üblich, daß bei einer Hochzeit jeder Schritt der Brautleute geknipst beziehungsweise gefilmt wird. Wann immer wir in den nächsten Tagen bei einem seiner Familienmitglieder oder bei Freunden eingeladen sind, bekommen wir dicke Alben vorgelegt, in denen ihre Hochzeit minutiös festgehalten ist. Auch das traditionelle Bild ›Brautpaar in vollem Ornat auf dem Brautbett‹ fehlt nirgends. Immer wieder dasselbe Motiv, der gleiche Gesichtsausdruck: die Braut verschämt lächelnd, der Bräutigam ganz Mann in Erwartung höchster ehelicher Genüsse.

Pinos Familie ist weitgehend unsichtbar. Sie hat sich im Wohnzimmer versammelt, damit der Kameramann seinen Film drehen kann.

Plötzlich entdecke ich Pino. Ich traue meinen Augen nicht. Er weint. Ich weiß zunächst nicht so recht, ob ich seine Tränen ignorieren oder zu ihm hingehen und ihn trösten soll. Er sieht so kreuzunglücklich aus. Natürlich gehe ich zu ihm.

»Weißt du, ich bin sehr sentimental«, sagt er zu mir. »Bei einer Hochzeit muß man einfach weinen, schon gar, wenn die einzige Tochter heiratet.«

Ich lächle ihn an und bin froh, daß ihn nichts Ernstes bedrückt.

»Mein lieber Freund, auch in Deutschland wird kräftig geweint, wenn Töchter oder Söhne unter die Haube kommen.«

»Wirklich?« Pino wundert sich. »Das habe ich dort noch nie erlebt.«

Plötzlich packt er mich unter dem Kinn und zwingt mich so, ihm direkt in die Augen zu schauen.

»Wirst du auch weinen, wenn der Florian heiratet?« will er von mir wissen.

»Selbstverständlich«, gebe ich zurück.

Ich verschweige ihm, daß ich in unserem Freundeskreis eine vielbelächelte ›Vorweinerin‹ bin. Wann immer bei uns geheiratet wird, ist auf mich Verlaß. Noch bevor die Mütter vor Rührung vergehen, habe ich längst mein Taschentuch gezückt und weine bittere Tränen. Die Rührseligkeit habe ich von der Großmutter mütterlicherseits geerbt. Sie überprüfte regelmäßig die Todesanzeigen aus ihrer Umgebung und schritt dann zu den angekündigten Begräbnissen. Dort weinte sie so jämmerlich, daß sie oft – auch von den trauernden Familienangehörigen – für eine besonders schmerzhaft betroffene Freundin gehalten und liebevoll getröstet wurde.

»Oma, warum weinst du denn gar so? Du kennst die Leute doch nicht«, habe ich sie oft gefragt.

Ihre Antwort kam prompt: »Das ist alles so feierlich. Da kommen einem halt die Tränen.«

Als ich noch ein Kind war, lächelte ich über meine Großmutter. Heute weiß ich längst, daß ich ihr da sehr ähnlich bin.

Pino hat sich wieder zu seiner Familie gesellt. Endlich wird die Schiebetür zum Wohnzimmer geöffnet, und das Brautpaar macht sich auf den Weg zur Kirche. Obwohl man eigentlich nur ein paar Schritte gehen müßte, hat der Brautvater auf eine festlich geschmückte Limousine bestanden, die das Paar in die Kirche kutschiert.

Eine Weile sieht es so aus, als ob Rosanna auf die Fahrt verzichten muß. Ihr weißer Schleier ist so lang, daß er sich nur mit Mühe in das Auto stopfen läßt. Pino, der neben ihr sitzt, erstickt fast im jungfräulichen Weiß, die Brautmutter ist überhaupt nicht zu sehen. Der hat man den Schleier zum Teil über den Kopf gestülpt.

Vor der Kirche ist ein Menschenauflauf. Vielerlei gibt es zu sehen: ein ungemein aufgeputztes Brautpaar, Pino, den erfolgreichsten und wohlhabendsten Fremdarbeiter aus der gesamten Region, die wunderhübsche blonde Angela, die beiden normannischen Kleiderschränke Florian und Schiereck und Ingrid, die *giornalista*, die ein Buch geschrieben hat, in dem sie bekennt, Italien und speziell einen Italiener über alle Maßen zu lieben.

Wir lächeln nach allen Seiten und versuchen, den besten Eindruck zu machen, um den stolzen Pino nicht zu blamieren.

Als wir die Kirche endlich wieder verlassen dürfen, fliegt uns tonnenweise Reis entgegen. Vor allem Angela, *la bella bionda*, ist eine beliebte Zielscheibe. Didi versucht, sie zu schützen, wird jedoch von den temperamentvollen italienischen Bewunderern höflich, aber unmißverständlich auf die Seite gedrängt.

Wir flüchten vor der Hitze in eine Bar und trinken Mineralwasser, literweise. Langsam beginnt sich der feuchtfröhliche Polterabend zu rächen. Außerdem haben wir Hunger. Nach dem ›fulminanten‹ Frühstück in unserem vergammelten ›Cappuccetto Rosso‹ ist das kein Wunder.

Eines steht jedoch fest: Wir bekommen noch lange nichts zu essen. Pino, ganz ergriffener Brautvater im changierenden Seidenanzug und mit peinlich genau gescheiteltem Haar, gibt das Programm bekannt. Zuerst muß das neue Haus besichtigt werden. Dann begibt sich das Brautpaar zum Fotografen, der nun das offizielle Hochzeitsbild schießen wird. Die Gäste fahren inzwischen nach Neapel, wo in einem renommierten Hotel das Hochzeitsessen stattfinden soll.

Das Eigenheim von Diamante und Rosanna ist noch nicht ganz fertig. Doch das Schlafzimmer kann begutachtet werden. Als unsere Besuchergruppe an der Reihe ist, das Gemach zu betreten, sitzen Diamante und Rosanna bereits auf dem Bett und lächeln, lächeln, lächeln. Der Fotograf knipst und knipst und knipst.

Als wir von anderen Gästen weitergeschoben werden, wittere ich meine Chance. Ich schließe mich in eines der Badezimmer ein, kühle Arme und Beine, befreie mich von der glutheißen Bluse und schlüpfe in mein federleichtes Top. Nichts drückt mehr, den Büstenhalter habe ich auch in die Tüte gestopft.

Mit den leicht irritierten Blicken der weiblichen Hochzeitsgäste werde ich schon fertig werden. Mögen sie schwitzen. Der offizielle Teil ist für mich beendet, jetzt beginnt das Vergnügen. Wir fahren nach Neapel.

Der ›deutschen Kolonie‹ wird in dem festlich geschmückten Restaurant ein guter Platz zugewiesen, in einer ruhigen Ecke, direkt am Fenster. Die Herren werfen ihre durchschwitzten Sakkos in die nächste Ecke, rupfen die Krawatten vom Hals, knöpfen ihre Hemden bis zur Toleranzgrenze auf. Wir warten auf das Brautpaar und lechzen vor allem nach Speis und Trank.

Und das tun wir noch fast zwei Stunden. Die jungen Eheleute verspäten sich. Der Fotograf hat sich derart ins Zeug gelegt, daß er für das offizielle Foto über eine Stunde brauchte. Als sie endlich im Lokal eintreffen und ein hörbares Aufatmen durch den Raum geht, beginnt der nächste Streß: Das Brautpaar nimmt die Hochzeitsgeschenke entgegen und läßt sich dabei mit jedem Geber einzeln ablichten. Es sind über achtzig Gäste geladen.

Natürlich müssen auch wir in voller Hochzeitsmontur antreten. Das heißt im Klartext: Sakkos aufheben, ausstauben, Hemdenknöpfe schließen – Krawatten knüpfen. Was dieser Rückfall in die Feierlichkeiten für mich bedeutet, ist klar: Ich verschwinde auf der Toilette und hole eine ganz und gar verknitterte Bluse aus der Tüte. Sie sieht erbärmlich aus.

Unsere Tischgruppe bricht in Lachen aus, als sie mich sieht. Im Knautschlook trete ich dann gemeinsam mit meinem Sohn vor das Brautpaar. Ich halte die Augen schamhaft gesenkt. Florian vermeidet jeden Kontakt mit mir. Kein Zweifel: Mein einziger Sohn verleugnet mich.

Irgendwann einmal ist auch das ausgestanden, und der erste Teller steht vor uns, das erste Glas wird auf das Brautpaar geleert. Eine Orgie nimmt ihren Anfang. Anders kann man das Schlemmeressen wirklich nicht nennen. Nach dem fünften Gang hören wir mit dem Zählen auf, zumal das Hauptgericht noch gar nicht serviert wurde. Auch bei den Weinflaschen, die man an unseren Tisch bringt, verlieren wir sehr schnell den Überblick. Es müssen viele gewesen sein, denn wir werden immer lustiger und Pino, der Kümmerer, wirft bereits besorgte Blicke in unsere Richtung.

Damit sich das Essen erst einmal etwas setzen kann, eröffnet er den Tanz mit Tochter Rosanna und übergibt sie nach einigen effektvollen Drehungen an den total erschöpften Schwiegersohn. Wie der irgendwann einmal in vielen, vielen Stunden und nach vielen, vielen Gängen die Hochzeitsnacht überstehen will, ist mir rätselhaft. Ich teile meine Überlegungen unserer feuchtfröhlichen Tischrunde mit und ernte lautes Gelächter.

»Wenn ich mir die beiden so anschaue, sehe ich keinen zwingenden Grund, daß die sich überhaupt vermehren sollen«, meint Florian.

Pino hat mich im Visier. Er wandert von Tisch zu Tisch, behält mich aber immer im Auge. Schließlich ist er bei uns angelangt.

»Ingrid, komm tanzen«, fordert er mich auf.

»Pino, das kann ich nicht«, lehne ich ab, »dafür bin ich viel zu unsittlich angezogen.«

Der Italiener lächelt ein breites Erobererlächeln, schaut sehr ungeniert auf meine Brüste und zieht mich in die Höhe.

Drei Tänze lang schwenkt er mich über die Tanzfläche. Dann ordnet er einen Gemeinschaftstanz an und wirft mich ohne Vorwarnung seinem Bruder in die Arme. Der gibt mich nach einiger Zeit an die gesamte männliche Verwandtschaft weiter.

Ich klatsche in die Hände, stampfe mit den Füßen auf, drehe mich um die eigene Achse, stütze meine Arme in die Hüften und werde zum Brummkreisel. Irgendwann lande ich an Schierecks breiter Brust. Er hielt sich in Bereitschaft. Schließlich kennt er mich lange genug, um abschätzen zu können, wann ich das Handtuch werfe.

Ich bekomme überhaupt keine Luft mehr, mein Kopf ist knallrot. Ich bin einfach fertig.

Außerdem wird mir langsam schlecht. Der Weg zur Toilette zieht sich. Dort ist es vergleichsweise angenehm kühl. Ein Schritt vor das Haus hat sich als falsch erwiesen. Neapel kocht und dampft.

Nach einer Viertelstunde Verschnaufpause, in der ich mir Wasser über die Handgelenke laufen lasse, bin ich wieder fit. Als ich zurückkehre, sitzt Pino auf meinem Platz. Er ist verzweifelt. Seine Gäste essen zu wenig. Halbvoll gehen die Teller in die Küche zurück.

»Was ist los mit euch?« will er wissen. »Ich denke, ihr hattet Hunger.«

»Der ist doch längst gestillt«, sage ich, »wir essen seit Stunden.«

»Macht weiter«, befiehlt er mit strenger Miene. »Das Essen ist bereits bezahlt. Ich kann doch mein Geld nicht zum Fenster rauswerfen.«

Um Mitternacht ist das Fest zu Ende. Rosanna und Diamante sind seit einiger Zeit verschwunden.

Wir vermuten, daß sie zu ihrer Hochzeitsreise aufgebrochen sind. Doch da irren wir. Sie haben ein Zimmer im Haus gemietet. Dort werden sie ihre erste gemeinsame Nacht als Ehepaar verbringen.

Doch das sollten wir nicht wissen. Um die Hochzeitsgesellschaft zu täuschen, ziehen sie sich im Zimmer um und kehren ins Restaurant zurück. Rosanna ist jetzt schwarz gekleidet, hat einen kleinen Koffer bei sich. Zum Abschied umarmt sie jeden von uns. Dann steigt sie mit ihrem Mann in ein wartendes Taxi. Der Fahrer fährt damit einmal um das Hotel und läßt das Paar beim Hintereingang wieder raus.

Am nächsten Tag unternehmen wir mit Pino einen Ausflug nach Ischia. Bei strahlendem Sonnenschein preschen wir mit einem Luftkissenboot über die Wellen, mieten uns auf der Insel einen Piaggio, eine vergrößerte Vespa, und kriechen damit die Hügel rauf und runter. Es wird ein bezaubernder Tag, der auch nichts von seinem Reiz verliert, als wir auf der Rückfahrt von Neapel nach San Alpin mit fingerfertigen Taschendieben Bekanntschaft machen.

Wir wollen mit einem Sammeltaxi zum Bahnhof fahren, als zwei junge Männer in den Kleinbus stürmen, nach dem Fahrziel fragen und wieder verschwinden. Sie brauchen nur eine Minute, um Vater Schierecks Hosentasche auszuräumen. Am Ende freuen wir uns diebisch, denn darin befanden sich lediglich ein Geldbeutel mit ein paar Lire und zwei schmutzige Tempotücher.

Florian, Schiereck, Didi, Angela und ich werden noch drei Tage nach Formia ans Meer fahren, während die anderen nach München zurückkehren müssen. Wir haben in jeder Hinsicht die bessere Entscheidung getroffen. Pino, Schierecks Eltern und das Brautpaar geraten in Höhe vom Gardasee doch noch in die Hände von professionellen Räubern. Pino wähnte sich im Norden seiner Heimat schon in Sicherheit und erlaubte einen allgemeinen Gang zur Toilette ohne Wachposten am Auto. Diese wenigen Minuten genügten einer Bande, um das Auto zu leeren.

In Formia bewohne ich mit Florian und Schiereck ein Dreibettzimmer. Sonst ist nichts mehr frei. Es versteht sich von selbst, daß man mir das Kinderbett zuteilt, die beiden Herren schlafen im Doppelbett.

»Du bist die Kleinste von uns«, werde ich von meinem Sohn beschieden, »oder willst du etwa mit dem Schiereck ins Doppelbett?«

Nein, natürlich nicht!

Am zweiten Abend in Formia denke ich zum ersten Mal in diesen Tagen an Manuel. Spontan rufe ich ihn an. Er ist auch sofort am Apparat und freut sich sehr, meine Stimme zu hören.

In München sei es zur Zeit fürchterlich langweilig. Er sei

einmal nach Harlaching gefahren und habe erwogen, bei Linda zu läuten, um hier zu schlafen.

»Einen von den ganz gescheiten Harlachingern habe ich vor deinem Haus getroffen«, erzählt er. »Er meinte, es würde wohl nicht mehr lange dauern, dann sei unsere Geschichte zu Ende.«

»Was hast du ihm darauf geantwortet?« will ich wissen und halte für einen kurzen Moment den Atem an.

»Arschloch, habe ich zu ihm gesagt, nichts weiter.«

»Manuel, holst du uns am Samstag vom Flugplatz ab?«

»Wenn ihr wollt.«

»Kann ich mich darauf verlassen?«

»Wirst ja sehen, ob ich da bin«, sagt er.

Ich will schon auflegen, da höre ich ihn plötzlich wieder: »Wie hättest eigentlich du reagiert, wenn man dir unsere baldige Trennung auf den Kopf zugesagt hätte?«

»Weiß ich nicht, Manuel. Ich war nicht in der Situation.«

»Keine gute Antwort«, sagt er und hängt ein.

Er steht tatsächlich am Flugplatz, als wir landen. Allerdings muß er sich die meiste Zeit an der Bar aufgehalten haben. Er schwankt gewaltig, als er auf mich zukommt.

»Gut schaust du aus«, befindet er nach einem prüfenden Blick. »Und braun bist du wie ein Maikäfer.«

Florian und Schiereck freuen sich, Manuel zu sehen.

Er drückt Florian den Autoschlüssel in die Hand.

»Es ist besser, wenn du weiterfährst. Ich bin besoffen.«

Na also. München hat mich wieder!

Zu Hause drängt Manuel darauf, mit uns noch eine Maß im Biergarten zu trinken.

»Muß für euch doch auch schön sein, nach dem vielen Wein wieder ein kaltes Bier zu zischen.«

Florian und Schiereck sind sofort dabei. Auch ich habe nichts dagegen. Allerdings vertausche ich meinen leichten Leinenrock mit warmen Jeans und hole den dicksten Pullover aus dem Schrank. In Italien war es sehr heiß gewesen in den letzten Tagen. München ist vergleichsweise eiskalt.

Wir müssen erzählen, doch Manuel hört eigentlich keine Minute wirklich zu. Er hat einen Arm um mich gelegt und ist ungewöhnlich zärtlich zu mir. Er krabbelt in meinen Haaren, beißt sanft in mein Ohr, streichelt mich.

Trotzdem verabschiede ich mich in dieser Nacht innerlich endgültig von diesem zauberhaften Mann, in den ich sehr verliebt war, den ich nie geliebt, aber sehr genossen habe.

Ich weiß bis heute nicht, ob Manuel ähnlich empfunden hat.

Es folgen noch einige gemeinsame Wochen, die angefüllt sind mit Belanglosigkeiten, Nebensächlichkeiten. Ich habe keine Kraft mehr, diese Verbindung zu kitten, und ich habe auch keine Lust mehr dazu. Die Trinkerei in den Schwabinger Kneipen geht mir ebenso auf die Nerven wie die sich ständig wiederholenden Ausreden, wenn einmal wieder gar nichts klappen will. Der Gerichtsvollzieher ist ein häufig gesehener Gast, einmal wendet er sich sogar an mich. Harlachingerinnen haben für gewöhnlich Geld in der Tasche.

Ich lache ihn aus und fahre nicht mehr in die Theresienstraße. Manuel findet das weniger komisch und kommt, um sein Fahrrad zu holen.

»Ich melde mich wieder«, sagt er und schwingt sich auf sein Mountainbike.

»Kann ich die Werkzeugkiste in der Garage noch ein bißchen stehen lassen?« will er wissen.

»Kannst du«, gebe ich zur Antwort. »Der Schrank im Schlafzimmer ist auch noch voller Zeug von dir.«

»Muß der nächste halt mit dem Einziehen noch ein wenig warten«, schleudert er mir entgegen.

»Welcher nächste, bitte?«

»Na, der Ringo vielleicht.«

Stimmt, meine Freundschaft mit seinem älteren Bruder ist ihm ein Dorn im Auge. Telefonisch kannte ich ihn schon lange. Wann immer er Manuel sprechen wollte, rief er bei mir an. Ringo hat München vor Jahren den Rücken gekehrt und ist nach Berlin umgezogen. Er ist Künstler, hundertfach begabt, steckt voller Ideen, hat einen bunten Lebenslauf hinter sich und kommt einmal im Jahr für zwei Wochen in seine Heimatstadt zurück, um auf dem Oktoberfest beim »Schichtl« den Henkersknecht zu spielen. Er sorgt dafür, daß Köpfe rollen und Tausende von Wies'nbesuchern das Gruseln lernen.

Als Ringo und ich uns zum ersten Mal begegneten im »Bratwurstherzl«, einem gemütlichen Wirtshaus am Rande des Münchner Viktualienmarkts, entstand eine sehr enge Freundschaft. Wir mochten uns auf Anhieb. Manuel hat diese Beziehung natürlich gründlich mißverstanden. Er vermutete eine Affäre, war beleidigt und blieb es auch.

Drei Jahre habe ich nichts mehr von Manuel gehört. Jetzt ist er am Telefon.

»Der Büdi hat mir erzählt, daß es dir nicht gut geht«, höre ich ihn am anderen Ende der Leitung sagen. Ich muß aufpassen, daß ich nicht weine! Er soll auf keinen Fall merken, wie schlecht ich mich momentan fühle.

Seine Stimme klingt im übrigen belegt. Das tut sie immer, wenn ihm ein Gespräch im Innersten unangenehm ist.

»Halb so schlimm, Manuel«, wiegle ich ab. »Du kennst doch die Schwabinger Gerüchteküche. Dort wird alles immer etwas heißer gekocht als anderswo.«

Sein Aufatmen ist unüberhörbar. Er ist sehr froh, daß ich nicht jammere.

»Ich komme zu dir«, schlägt er vor. »Dann können wir uns irgendwo eine Halbe Bier kaufen. Du trinkst doch noch?« fügt er vorsichtshalber hinzu.

»Selbstverständlich trinke ich noch«, antworte ich mit fester Stimme. »Nur vielleicht heute und morgen nicht. Der Alkohol würde sich nicht mit den Medikamenten vertragen, die ich zur Zeit nehmen muß.«

Nur keine verdächtigen Antworten geben. Auf sein Mitleid habe ich nicht die geringste Lust.

»Ich komme trotzdem«, beschließt er. »Jetzt haben wir uns schon so lange nicht mehr gesehen. Wenn wir's jetzt nicht packen, dann klappt es wieder nicht.«

»Manuel, komm nicht ins Krankenhaus«, bitte ich ihn schließlich. »Du weißt, daß ich Besuche in der Klinik hasse. Es muß doch nicht sein, daß du dich an mein Bett setzt und Händchen hältst.«

»Stimmt«, kommt es trocken zurück. »Das haben wir noch nie gemacht. Warum jetzt plötzlich.«

Dann erzählt er mir Geschichten aus Schwabing. Er ist amüsant wie immer. Ich lache von Herzen. Das Bild von der Ingrid, die nur ein bisserl krank ist, wird immer glaubwürdiger. Und ihm ist's recht so.

Wir beschließen, uns in München zu treffen.

»Ich melde mich, wenn ich wieder zurück bin«, verspreche ich ihm. »Sollte dir die Wartezeit zu lang werden, dann kannst du mich ja irgendwann mal wieder anrufen.«

»Du kannst dich drauf verlassen«, sagt Manuel, der Unzuverlässige.

Viele Monate sind seitdem vergangen. Ein erneutes Telefonat, geschweige denn ein Rendezvous, gab es bisher nicht. Und das ist auch gut so. Unsere Geschichte ist zu Ende.

Am Samstagnachmittag ziehe ich mich an und unternehme wieder eine der von Frau Dr. Georgiou dringend empfohlenen Wanderungen durch das Haus. Ich steige die Treppen zu den krankengymnastischen Räumen hinauf. Am hinteren Ende des Ganges ist eine Sonnenbank installiert. Man hat Glück, wenn die Kabine einmal frei ist. Meist liegen dort bleichgesichtige Patienten und holen sich ein wenig Bräune auf ihre kranken Körper.

Am Montag werde ich mich auch wieder sonnen. Wenn halt mein Fieber nachgelassen hat. Dieser Vorsatz bessert meine Laune schlagartig.

In einem der Gänge treffe ich Traudl, eine Schwester, die mich nun schon im achten Jahr begleitet. Damals, als mich mein Vater zu Professor Hackethal in dessen Klinik am Chiemsee brachte, war sie der erste Mensch, der mir dort begegnete. Wir fragten sie nach dem Weg zum Sprechzimmer des Professors. Sie brachte uns hin, ohne große Erklärungen.

Ihr Gesicht habe ich mir damals eingeprägt. Als ich dann zur ersten Operation aufgenommen wurde, erkundigte ich mich bei der Oberschwester sofort nach dem Namen unserer damaligen Führerin.

»Sie heißt Traudl und ist ein ganz großer Schatz«, erfuhr ich.

Heute habe ich mir gewünscht, daß sie Wochenenddienst und etwas Zeit für mich hat.

Als sie mich jetzt anschaut, schickt sie mich umgehend in mein Zimmer beziehungsweise in mein Bett zurück.

»Ihr Marsch durch das Haus war ja ganz tapfer«, meint sie, »aber mit diesem Fieber sollten sie sich jetzt wieder hinlegen. Ich komme dann und mache ihnen Wadenwickel.«

Ich bin ihr dankbar für die Fürsorge.

Zehn Minuten später ist sie bei mir.

»Traudl, ich bin unglücklich, weil ich mich so elend fühle.« Ich fange ganz unprogrammäßig an zu jammern. »Ich muß mich plötzlich umgewöhnen. Bei anderen Aufenthalten habe ich immer die anderen gehätschelt, und jetzt bin ich selbst dran. Das paßt mir gar nicht.«

Obwohl ich ihr sicher leid tue, bleibt sie sachlich.

»Frau Benedict, an Ihrem schlechten Zustand sind Sie selbst schuld«, meint sie gnadenlos. »Gerade Sie hätten auf gar keinen Fall so lange warten dürfen, bis Sie wieder zu uns kommen.«

»Ist ja recht, Traudl! Doch dieses Lamentieren hilft mir jetzt auch nicht weiter.«

»Das weiß ich schon«, sie lächelt mich an, »aber trotzdem muß man es sagen dürfen.«

Wir unterhalten uns ein wenig, bis sich die Umschläge aufheizen und wieder gewechselt werden müssen. Ich erkundige mich nach einigen Patienten, die ich von früher kenne. Viele von ihnen sind mittlerweile gestorben, einige haben sich nicht mehr gemeldet, der Rest kommt regelmäßig in die Sprechstunde und macht die dringend empfohlenen Kuren.

»Traudl, warum war mein Vater beim Professor, und das gleich ein paarmal?«

Mir ist klar, daß ich sie mit dieser Frage überfallen habe. Das war auch meine Absicht.

»Ich weiß es nicht«, sagt sie und schaut sehr ehrlich und unbefangen aus. »Ich habe ihn zwar einige Male hier gesehen, aber ich dachte immer, er käme Ihretwegen. Ich habe wirklich keine Ahnung, warum er beim Professor war. Im Krankenhaus hat er mit Sicherheit nie gelegen. Wenn er selbst krank war, dann ließ er sich nur ambulant behandeln.«

Mein Vater und seine Geheimnisse! Was habe ich eigentlich von ihm gewußt? Wer wußte überhaupt irgend etwas über ihn?

Als er im Januar 1989 an den Folgen einer Bypass-Operation starb, waren wir meilenweit voneinander entfernt. Ich stand zwar täglich an seinem Bett, streichelte seine Hände, redete leise auf ihn ein, wie man das eben so tut, wenn man eine gute Tochter ist. Gemeinsam mit Irmgard, seiner Lebensgefährtin seit über vierzig Jahren, erlebte ich schließlich seinen Tod.

Aber er starb nicht so, wie ich mir den Tod vorstelle. Die Ärzte schalteten ihn ganz einfach ab, knipsten sein Leben aus.

Er war nach der Operation nicht mehr aufgewacht, hatte nichts mehr sagen können. Täglich wurden es mehr Apparate, die die ausfallenden Funktionen seines Körpers übernehmen mußten. Am Endes seines Lebens funktionierte er nur mehr maschinell.

Ein einziges Mal hat er – so schien es mir wenigstens – noch auf mich reagiert. Ich war mit meinen beiden Kindern gekommen. Florian stand abseits, in dem gewohnten Abstand zu seinem Großvater. Sie waren sich nie nahe gewesen. Mein Sohn ähnelte zu sehr dem ungeliebten Schwiegersohn, also ging der Großvater auch zu ihm auf Distanz. Linda hatte sich am Kopfende des Intensivbettes einen Platz gesucht. Sie streichelte seinen Kopf fuhr mit ihrem Zeigefinger an den großen Ohren ihres Großvaters entlang. So makaber das auch klingen mag: Später sagte sie zu mir, sie sei glücklich gewesen, als ihr Opa so reglos vor ihr lag und sich gegen ihre Liebkosungen nicht zur Wehr setzen konnte.

»Damals gehörte er ganz mir. Niemandem sonst.«

Vielleicht haben ihm die zärtlichen Hände seiner Enkelin auch wirklich gutgetan, wer weiß.

Gegen mich hat er sich auf jeden Fall gewehrt. Ich hatte meine rechte Hand auf seine angezogenen Knie gelegt. Mit leiser Stimme sprach ich auf ihn ein.

»Vati, wenn du wieder auf die Beine kommst, könnten wir zumindest versuchen, doch noch eine Familie zu werden«, flüsterte ich. »Du mußt nicht arbeiten wie ein Verrückter. Genieße dein Alter. Mach Reisen mit der Irmgard, fahr mit mir und den Kindern irgendwohin, wo es schön ist. Ich möchte so gerne, daß sie dich so kennenlernen, wie du zumindest einmal warst. Vati, glaub mir, man hat immer wieder die Chance, neu anzufangen. Wir haben diese Chance auch. Da bin ich mir ganz sicher.«

Während ich so mit ihm redete, mich ganz auf ihn konzentrierte, begannen plötzlich die Maschinen verrückt zu spielen. Gleichzeitig drückte er seine Beine gegen meine Hand. Er bewegte den Kopf hin und her. Kurz, alles schien in Bewegung zu geraten.

Zutiefst erschrocken lief ich zu einer Schwester.

»Sehen Sie nur, ich glaube, wir regen meinen Vater zu sehr auf«, stieß ich entsetzt hervor. »Es ist wohl besser, ich gehe.«

Doch die Schwester war da ganz anderer Meinung.

»Bleiben Sie bei ihm. Diese Unruhe ist ein gutes Zeichen. So heftig hat er noch nie reagiert. Machen Sie weiter. Reden Sie mit ihm.«

Doch ich konnte nichts mehr sagen. Ohne ihn noch einmal anzusehen, verließ ich mit meinen Kindern die Intensivstation.

Auch im Auto blieb ich zunächst stumm.

»Florian, ich habe eine Frage an dich, und du mußt mir eine ehrliche Antwort darauf geben«, wandte ich mich schließlich an meinen Sohn mit dem versteinerten Gesicht. »Hast du die Reaktion vom Opa auf mich für Zustimmung oder Ablehnung gehalten?«

»Das habe ich befürchtet«, sagte mein Sohn. »Willst du wirklich meine Meinung hören?«

»Ja bitte, Florian.«

»Ich glaube, er hat sich gegen dich gewehrt mit dem letzten Rest von Kraft, die er noch hat. Er wollte das alles nicht hören. Nichts würde sich ändern, käme er noch einmal auf die Beine.«

Das war's! Florian hatte recht. Er ist Realist. Ich auch. Mein Vater ebenfalls.

Mag sein, daß er Irmgards Nähe suchte, wenn sie ganz zart über seine Beine strich. Mich wollte er jedenfalls loswerden! Mit aller Macht.

Linda litt unter unserer Unterhaltung. Das war ihr deutlich anzusehen. Sie hat ihren Großvater lange Zeit bedingungslos und ohne einen Ansatz von Kritik geliebt. Ihr taten Diskussionen dieser Art weh. Von der analytischen Ader ihrer Mutter und ihres Bruders hat sie nichts, aber auch gar nichts mitbekommen. Sie ist ein Mensch, der viel Liebe vergibt und arglos an das Gute im Menschen glaubt. Florian und ich hingegen haben mit dieser väter- beziehungsweise großväterlichen Mitgift ein Leben lang zu kämpfen. Sie hat uns bei Bekannten den Ruf eingebracht, gnadenlose Zyniker zu sein.

Seine heftige Reaktion auf meine Worte an seinem Sterbebett haben mich also noch ein Stück weiter weggetrieben von dem einst so sehr geliebten Vater.

Mit kühlem Kopf kümmerte ich mich nach seinem Tod um die Feierlichkeiten. Da ich wußte, daß die Öffentlichkeit sich von dem populären Quizmaster verabschieden wollte, stimmte ich einer offiziellen Trauerfeier in der Harlachinger Emmauskirche zu. Als Pfarrer Söllner zu mir kam, um für seine Ansprache Näheres über meinen Vater zu erfahren, war ich in der Lage, ihm viele kleine, auch liebenswerte Details aus seinem Leben zu erzählen. Tränenlos.

Das war nicht immer so gewesen.

Als ich im Dezember durch Zufall erfahren hatte, daß sich mein Vater am 2. Januar einer Herzoperation unterziehen mußte, war ich zusammengebrochen. Derselbe Pfarrer, der sich jetzt über die sachliche Informantin wundert, hatte damals zufällig bei mir vorbeigeschaut, um mir Unterlagen für den neuen Gemeindebrief zu bringen. Er traf mich schluchzend an und verstand mich überhaupt nicht, als ich ihm den Grund dafür erzählte. »Führ dich doch um Himmels willen nicht so auf«, fuhr er mich schließlich an, um mich wieder auf den Boden zu bringen. »Eine Bypass-Operation ist doch heute keine großartige Sache mehr. Wenn deinem Vater der Blinddarm rausgenommen würde, würdest du dich auch nicht so gebärden.«

»Diese Operation wird mein Vater nicht überleben«, gab ich ihm damals zur Antwort. »Ich weiß das ganz genau. Er wird sterben.«

»Unsinn«, entgegnete daraufhin der Pfarrer und schaute mich dabei sehr seltsam an. Er hielt mich wohl für völlig hysterisch.

Weil ich tief in meinem Inneren davon überzeugt war, daß ich meinen Vater verlieren und mir damit die letzte Möglichkeit genommen würde, ihm doch noch einmal so nahe zu kommen, wie ich das früher einmal gewesen war, bemühte ich mich in den letzten Tagen seines Lebens so verzweifelt um ihn.

Weihnachten verbrachte er wie immer am Tegernsee. Von Irmgard hörte ich nichts Gutes. Er kämpfe ständig mit Atemnot, habe von den Ärzten eine kleine Pumpe bekommen, mit der er sich ein Medikament in die Nase sprühen konnte. Ob ich nicht doch mit den Kindern vorbeikommen solle, wollte ich wissen.

»Nein, um Himmels willen, nein, er will niemanden sehen!«

Nun, das alles war nicht neu für mich. Wieso sollte sich etwas ändern, bloß weil mein Vater vermutlich sterben würde?

Am Silvestertag kam er nach München zurück. Er besuchte meine Mutter im Krankenhaus. Während er in seine Harlachinger Wohnung fuhr, bezog Irmgard ihr kleines Apartment in Schwabing. Sie wollte ihn am anderen Tag in die Klinik begleiten.

Die Silvesternacht würden sie getrennt verbringen. Mein Vater hatte darauf bestanden. Irmgard war fassungslos.

Als sie mir davon erzählte, ging ich zu ihm. Wir wohnten im selben Haus, der Weg war also nicht weit. Er sperrte die Verbindungstür auf und ließ mich ein.

»Vati, bitte, ich will heute abend bei dir sein«, bedrängte ich ihn. »Schau, Linda und ich sind auch allein zu Hause und haben nichts vor. Es wäre doch nur logisch, daß wir zusammen ins neue Jahr gehen.«

Mein Vater lehnte ab. Ich hatte nichts anderes erwartet.

Trotzdem versuchte ich es noch einmal.

»Du brauchst nichts zu sagen. Wir können uns vor den Fernsehapparat setzen und uns wie früher über das Programm lustigmachen.«

»Nein«, sagte mein Vater.

»Dann laß uns doch wenigstens miteinander essen. Ich bereite eine Kleinigkeit vor. Dann kannst du dich ja verkriechen, wenn dir das wirklich lieber ist.«

»Nein«, sagte mein Vater.

»Wann gehst du morgen früh aus dem Haus?« wollte ich schließlich wissen, nachdem ich die Zwecklosigkeit meiner Bitten eingesehen hatte.

»Ich fahre so gegen neun Uhr weg«, sagte mein Vater.

»Können wir wenigstens vorher noch eine Tasse Tee zusammen trinken?«

»Ja«. sagte mein Vater.

Endlich!

Die Silvesternacht wurde für mich und Linda zum Alptraum. Ich hörte meinen Vater in der Wohnung unter mir auf und ab gehen. Irmgard, an die ich mich schließlich in meiner Verzweiflung wenden wollte, war unerreichbar. Das Telefon war besetzt. Das blieb es auch. Die ganze Nacht über. Dackel Babsi hatte den Apparat versehentlich vom Tisch gerissen. Der Hörer lag nicht richtig auf der Gabel. Irmgard war in dieser Nacht nicht zu sprechen, weder für meinen Vater noch für mich.

Eine Stunde vor Mitternacht unternahm ich noch einen Versuch, ihn umzustimmen. Wieder war die Verbindungstür versperrt. Ich pochte dagegen. Es dauerte, bis er sie endlich öffnete.

»Vati, ich kann da oben nicht bleiben, wenn ich weiß, daß du hier allein bist.«

»Ingrid, gib endlich Ruhe«, bekam ich zu hören. »Überzeug dich selber, ich habe mich hervorragend versorgt.«

Stimmte. In der Küche stand eine schmutzige Bratpfanne auf dem Herd. Außerdem sah ich eine angebrochene Bierflasche. Er hatte sich also etwas zu essen gemacht.

Bevor ich noch etwas sagen konnte, schob er mich wieder zur Tür hinaus.

»Sperre wenigstens die Tür nicht zu«, wagte ich noch zu bitten. »Ich kann gar nicht zu dir, wenn es dir plötzlich schlecht geht.«

Damit war er schließlich einverstanden.

Jetzt hatte ich genug. Ich wollte nicht auf den Jahreswechsel warten, auf die Raketen und das Glockengebimmel. Ich ging ins Bett. Linda war ebenso unglücklich wie ich. Sie saß in ihrem Zimmer und las. Prost Neujahr, liebe Tochter. Wir sind ganz arme Schweine!

Am nächsten Morgen hörte ich meinen kranken Vater schon um sechs Uhr rumoren. Doch ich war inzwischen wieder die vernünftige Tochter, die sich seinen Anordnungen beugte.

Um neun wollte er wegfahren, eine gemeinsame Tasse Tee hatte er mir zugesagt. Also würde ich um halb neun zu ihm gehen, keine Minute früher. Als ich schließlich die Tür öffnete, die Teekanne in der rechten Hand, die Tassen in der linken, stand mein Vater fertig angezogen vor mir. Die Tasche hatte er schon gepackt. Er war startbereit.

Ich war viel zu unglücklich, um ihn an unsere Verabredung zu erinnern. Es hätte sowieso keinen Zweck gehabt.

Ich nahm ihm die Garagenschlüssel aus der Hand und trug die Tasche zu seinem Auto. Dagegen wehrte er sich wenigstens nicht. Wahrscheinlich war er auch zu schwach dazu. Er sah leichenblaß aus. Vorsichtig fuhr er sein Auto aus der engen Einfahrt. Während ich die Tür hinter ihm abschloß, hatte ich für einen kurzen Augenblick große Angst, daß er einfach weiterfahren würde und sich überhaupt nicht von mir verabschiedet.

Doch wenigstens darin hatte ich mich getäuscht. Er wartete mit heruntergelassenem Fenster auf mich. Wir gaben uns ein Bussi. Er wollte schon abfahren, doch ich hinderte ihn daran.

»Meinst du nicht, daß du heute ausnahmsweise noch ein zweites Bussi für mich übrig hast?« fragte ich und lächelte ihn an.

»Na gut, komm her, du lästige Person. Dann muß aber Ruhe sein.« Auch er lächelte.

»Früher hast du mich Sternderl genannt«, sagte ich, »weil ich dich immer so anstrahlte.«

Er gab Gas. Mit dem rechten Hinterreifen streifte er den Randstein. Das verursachte ein ekelhaftes, quietschendes Geräusch. Mein Vater hatte sich aus meinem Leben verabschiedet. Für immer.

Dies alles erzählte ich Pfarrer Söllner. Er blieb stumm, hörte mir aufmerksam zu, machte sich Notizen.

Natürlich pries ich den Fleiß meines Vaters, seine Energie, seine Nähe zum Publikum, seine Liebe zu Tieren. Ich berichtete über seine unerfüllten Wünsche: Er hätte so gern gut gemalt. Seine Versuche, mit dem Stift umzugehen, scheiterten jedesmal kläglich. Und er hätte gern als strahlender Tenor auf allen Opernbühnen dieser Welt Arien geschmettert. Doch er konnte nicht singen, war hoffnungslos unmusikalisch.

Erwartungsgemäß versammelte sich zur Trauerfeier viel Fernsehprominenz in der Emmauskirche. Pfarrer Söllners Predigt erschien auszugsweise in Zeitungen und Illustrierten. Sie bestach durch Sachlichkeit und Kompetenz. Genau diesen Ton hätte sich mein Vater gewünscht. Da war ich mir ganz sicher.

Ebenso distanziert war die Stimmung, als wir einen Tag später den Sarg meines Vaters zum Grab seiner Mutter begleiteten. Linda weinte, Florian und ich hatten verschlossene Gesichter

Nach der Beerdigung bat ich Pfarrer Söllner, uns zu meiner Mutter ins Krankenhaus zu begleiten. Ihre Art von Trauer wäre für uns alle drei im Moment schwer zu ertragen gewesen. Natürlich kam er mit. Er war unser Freund. Nachdem uns dreien wirklich nichts einfiel, was wir sagen sollten, ließen wir ihn schließlich mit meiner Mutter eine Weile allein. Was er mit ihr gesprochen hatte, sagte er nicht.

Am Nachmittag fuhren wir zu Irmgard an den Tegernsee.

Selbstverständlich würden wir uns um sie kümmern. Sie war so schrecklich allein in diesem wunderschönen Haus, das die beiden für sich gebaut hatten. Eigentlich wollten sie dort in Ruhe zusammenleben, wenn mein Vater das öffentliche Leben satt bekommen hätte. Doch daraus wurde nichts. Er blieb ruhelos, bis zu seinem Ende. Ein geregeltes Familienleben war nie seine Sache.

Er wähnte sich stets unentbehrlich. Seine Arbeit war ihm wichtiger als alles andere. Sie bot ihm den Freiraum, den er brauchte, um sein Junggesellenleben führen zu können.

Zwei Wochen dauerte es noch, bis wir endlich unsere Ruhe hatten. Auch die letzte Zeitschrift hatte ausführlich das private Liebesleben meines Vaters, seine Abstammung und noch so einiges mehr an die Öffentlichkeit gezerrt. Linda wagte eine erste Fahrt an das Grab ihres Großvaters.

»Mami, das war sehr seltsam für mich«, berichtete sie, als sie zwei Stunden später zurückkam. Die Straßenbahnlinie 25, mit der sie zum Friedhof gefahren war, hatte einige sehr entscheidende Stationen ihres Großvaters berührt: Das Fußballstadion am Wettersteinplatz, in dem er unzählige Male für seine Bayern gezittert hatte, den Bahnhofsplatz, ganz in der Nähe des Bayerischen Rundfunks, Bahnhofseite Nord. Von dort sind es nur ein paar Schritte bis zu seinem ehemaligen Büro in der Augustenstraße. Haltestelle Lothstraße – im Herzzentrum ist er zwölf Tage nach seiner Operation gestorben. Und schließlich der Westfriedhof. Eigentlich schämte ich mich, als mir meine Tochter ihre Empfindungen schilderte. Ich war bisher noch kein einziges Mal am Grab meines Vaters.

Ich beschloß, Linda das nächste Mal zu begleiten, wenn sie ihrem Großvater einen Besuch abstattete.

Zehn Tage später stand ich tatsächlich am Grab. Keine Sekunde fühlte ich mich mit meinem toten Vater verbunden. Ich spürte weder seine Nähe noch fühlte ich Trauer. Gäbe es eine Steigerung von tot – auf mein Innenleben wäre sie in diesem Moment anzuwenden gewesen. Ich beobachtete meine Tochter, der dicke Tränen über die Wangen liefen, und beneidete sie um ihre Fähigkeit zu weinen.

Was war nur passiert, daß wir uns derart voneinander entfernen konnten? Zwei Menschen, die immer dann zitiert wurden, wenn es um Affenliebe zwischen Vater und Tochter ging.

Die erste bewußte Erinnerung an meinen Vater geht in meine früheste Kindheit zurück. Ich muß wohl etwa drei Jahre alt gewesen sein. Wir wohnten damals in Frankfurt. Mein Vater war wegen seiner jüdischen Abstammung aus der Wehrmacht entlassen und schließlich aus München vertrieben worden. Ein Wäschegeschäft, das er gemeinsam mit meiner Mutter geführt hatte, war in der Kristallnacht der nationalsozialistischen Horde zum Opfer gefallen.

In Frankfurt hatte er sich eine neue Existenz aufgebaut. Hier kümmerte sich zunächst keiner um uns. Man ließ das Münchner Ehepaar mit dem kleinen Kind in Frieden. Auf einem der Spaziergänge an den Main zum Schwänefüttern, die mein Vater regelmäßig mit mir unternahm, wurden wir auf dem Rückweg von einem Fliegeralarm überrascht. Wir fanden Zuflucht in einem Luftschutzkeller. Als der Angriff vorüber war, jagte mein Vater nach Hause. Er war in Sorge um seine Frau.

Um schneller vorwärtszukommen, nahm er mich auf den Arm. Ich hatte beide Arme um seinen Hals geschlungen, mein Gesicht war an sein Gesicht gepreßt. Rundherum hörte ich aufgeregte Stimmen, es roch nach Feuer, das Chaos war perfekt.

Mir konnte es nichts anhaben. Ich war auf dem Arm meines Vaters. Für mich war das der sicherste Platz auf der ganzen Welt. Viele, viele Jahre lang.

Als uns die Nazis auch in Frankfurt aufgestöbert hatten, flohen wir zu Verwandten auf einen Bauerndorf in Fürholzen. Meine Mutter strickte für das ganze Dorf Pullover und bekam dafür Lebensmittel. Mein Vater half auf dem Feld mit. Ohne großen Erfolg. Er war zu schwach für diese harte Arbeit. Er wurde schließlich krank. Die Untätigkeit machte ihn reizbar und ungeduldig.

Obwohl er eigentlich jetzt viel Zeit für mich gehabt hätte, beschäftigte er sich extrem wenig mit mir. Als die Amerikaner endlich in München waren, hielt es ihn keine Minute mehr auf dem Bauernhof. Er lieh sich ein Fahrrad und verschwand. Meine Mutter und ich blieben einige Zeit ohne Nachricht.

Schließlich holte er uns nach München. Er hatte inzwischen bei der »Neuen Zeitung« als innenpolitischer Redakteur ein neues Wirkungsfeld gefunden. Zunächst wohnten wir bei der Großmutter mütterlicherseits, bis wir in ein kleines Haus in Harlaching ziehen konnten. Wir lebten zwar hinter einem dichten Stacheldraht, aber es ging uns verhältnismäßig gut. Mein Vater brachte mir die ersten Bananen mit. Ich schüttelte mich vor Grausen. Sie schmeckten mir überhaupt nicht.

Ganz anders war da die Sache mit den Doughnuts, dem amerikanischen Schmalzgebäck, das es zwar heute auch noch vereinzelt gibt, sich aber mit dem damaligen überhaupt nicht vergleichen läßt. Jeden Mittwochabend gab es in der Kantine der »Neuen Zeitung« diese braunen fetttriefenden Kringel, die ein wenig nach Vanille schmeckten. Selbstverständlich sparte sie mein Vater für seine heißhungrige Tochter auf. Ich schlief immer schon, wenn er spät abends nach Hause kam. Er schlich dann in mein Zimmer und legte mir die sehnsüchtig erwarteten Doughnuts auf das Nachtkästchen. Irgendwann in der Nacht erwachte ich und verschlang sie.

Als mir das Christkind eine Käthe-Kruse-Puppe brachte, glaubte mein Vater, sein Kind müsse ganz einfach vor Glückseligkeit vergehen. Doch da täuschte er sich gewaltig. Seine undankbare Tochter schwamm in einem Meer von Tränen. Ich fand diese Puppe mit dem faden Gesicht und den aufgemalten Haaren ganz einfach fürchterlich. Da war die alte Puppe Monika schon etwas ganz anderes. Ihr Zelluloidgesicht hatte überall Beulen, die Nasenspitze fehlte völlig, ebenso der rechte Arm. Dieser Monika galt meine ganze Liebe. Die wertvolle Käthe-Kruse-Puppe bekam zur Strafe überhaupt keinen Namen und wurde zum Nachbarskind degradiert. Als solches bezog sie ununterbrochen Prügel.

Meine Mutter fühlte sich sehr bald von der Hausarbeit überfordert und holte sich Resi, ein Mädchen aus Fürholzen, zur Hilfe. Mich störte die Anwesenheit dieser Fremden gewaltig. Mit meinen knapp sieben Jahren wurde ich zum schikanösen Luder. Mein Vater beobachtete diese Entwicklung mit Sorge und zunehmendem Zorn.

Er konnte nicht wissen, daß ich mich bei Resi für all die Unfreundlichkeiten rächte, die ich als Stadtkind von den Dorfkindern erfahren hatte. Sie ließen mich nie mitspielen. Selbst beim Schlittschuhlaufen auf dem Dorfweiher durfte ich nur zuschauen.

Das hatte fatale Folgen. Als die Odelgrube unseres Bauernhofes eines Tages mit einer dünnen Eisschicht überzogen war, wagte ich mich auf die vermeintlich tragfähige Oberfläche. Natürlich brach ich sofort ein. Bis zum Hals steckte ich in übelriechender Jauche und hatte viel zu rudern, um wieder festen Boden unter den Füßen zu spüren.

Weil ich mich vor den Vorhaltungen meiner Mutter fürchtete, ging ich nicht ins Haus, sondern setzte mich unters Fenster. Als meine Mutter ihr Staubtuch ausschüttelte, stieg ihr der Gestank in die Nase. Ein Blick nach unten genügte ihr. Sie schleifte mich in die Waschküche. Dort mußte ich mich ausziehen und immer wieder in frisch gefüllte Bottiche steigen. Den Geruch aus den Haaren zu bekommen, erwies sich als besonders problematisch. Ich hatte damals ganz dicke Zöpfe und die ließen sich nicht so einfach reinwaschen. Meine Mutter opferte ihr letztes Eau de toilette.

Natürlich machten mir meine Eltern Vorhaltungen.

»Du wärst sicherlich nicht ertrunken«, versuchte mir mein Vater zu erklären, »aber du hättest ersticken können. Aus so einer Odelgrube dringen giftige Dämpfe.«

Resi hatte also zu büßen für all die schlechten Erfahrungen, die ich in der Dorfgemeinschaft gemacht hatte.

Eines Tages saßen meine Eltern und ich beim Mittagessen. Auch Resi aß mit uns.

»Resi, hol mir was zu trinken«, befahl ich ihr, »ich hab' Durst.«

Resi wollte aufstehen.

»Du bleibst sitzen«, fuhr sie mein Vater an. »Und du mein liebes Kind, holst dir deine Limonade gefälligst selbst«, wandte er sich an mich.

Doch ich hatte noch nicht genug.

»Warum haben wir denn eigentlich Dienstboten, wenn man dann doch alles selbst machen muß«, setzte ich noch eins drauf.

Der Unterkiefer meines Vaters begann zu mahlen.

»Verschwind in dein Zimmer«, schrie er mich an »und laß dich für den Rest des Tages nicht mehr blicken!«

Trotzig warf ich meinen Kopf zurück und stürmte die Treppe, die vom Wohnzimmer zu den Schlafräumen führte, hinauf. Selbstverständlich knallte ich die Türe hinter mir zu, selbstverständlich war mir zum Heulen zumute. Zurechtweisungen meines Vaters trafen mich immer bis ins Innerste.

Das blieb bis zu seinem Tod so. Lobte er einen Artikel von mir, schwebte ich auf Wolken. Monierte er irgendeinen Fehler, hatte ich eine riesige Wut auf ihn oder war lange Zeit geknickt. Was mich immer noch zorniger machte.

Die gedemütigte Resi wartete nur darauf, daß die Tafel aufgehoben wurde. Als mein Vater verschwunden war, schnappte sie sich meinen halbgefüllten Teller, füllte ihn auf, packte eine Limoflasche und schlich sich in mein Zimmer.

»Da bringe ich dir dein Essen«, flüsterte sie. »Hast schon recht gehabt. Ich bin doch zum Arbeiten da.«

Das hatte mir gerade noch gefehlt. Resi war gar nicht beleidigt.

»Du kannst den Teller wieder mitnehmen«, herrschte ich sie an. »Mir ist der Appetit vergangen. Und Durst habe ich auch keinen mehr.«

Resi verstand die Welt nicht mehr und entfernte sich kopfschüttelnd. Sie blieb im übrigen das einzige Hausmädchen, das ich so schlecht behandelte. Alle anderen liebte ich. Sie trösteten mich, wenn ich wegen meiner schlampig gemachten Hausaufgaben von meiner Mutter mit dem Kochlöffel oder dem Klopfer bearbeitet wurde. Sie schmuggelten Liebesbriefe an meine Freunde aus dem Haus und ließen deren Antworten eiligst in der Schürzentasche verschwinden, wenn sie dem Vater die übrige Post vorlegten. Sie verschafften mir Alibis, wenn ich heimlich das Haus verließ, um mich mit dem jeweiligen Favoriten zu treffen.

Zunächst waren es die Knaben, später die Männer meiner Wahl, die in der Regel meinem Vater gründlich mißfielen. Seiner Meinung nach hatte ich eine denkbar unglückliche Hand.

»Du hast immer danebengegriffen«, resümierte er später einmal das Liebesleben seiner damals immerhin 49jährigen Tochter im Rahmen eines der vorwurfsvollen Bilanzgespräche. Davon blieb er bis zu seinem Tod überzeugt. Daß auch er bisweilen in fremden Betten lag, die er besser gemieden hätte, verdrängte er hingegen mit Bravour.

Meine allererste Liebe erregte sein besonderes Mißfallen. Damals begriff ich nichts, heute weiß ich hingegen, warum er damals so tobte.

Wir hatten unser kleines Harlachinger Häuschen verlassen und waren in ein Doppelhaus in Solln gezogen. Es gehörte einer sechsköpfigen Familie, die von den Amerikanern wegen ihrer nationalsozialistischen Vergangenheit ausquartiert worden war. Von einem auf den anderen Tag saßen die Eltern mit ihren drei Söhnen und einer behinderten Tochter auf der Straße.

Schließlich faßten sie sich ein Herz und baten meinen Vater, im Garten ein Holzhaus errichten zu dürfen. Er hatte nichts dagegen, vermied allerdings jeglichen Kontakt mit den ›Nazis‹.

Für mich begann indes eine abwechslungsreiche Zeit. Die Wimmers waren eine Familie, die auf Gedeih und Verderb zusammenhielt. Das schloß lautstarke Kräche allerdings nicht aus, zumal der Vater und sein ältester Sohn Wolfgang bisweilen von wahren Wutanfällen gebeutelt wurden. Einmal stürmte Hagen, der jüngste Sproß, zu uns ins Haupthaus.

»Kommen Sie schnell«, rief er meiner Mutter zu, »ich glaub, der Papa haut gleich die Mama!«

Der Anblick, der sich bot, war nicht sonderlich dramatisch, sondern einfach nur komisch: In der Ecke der Wohnküche heulte Mutter Wimmer herzzerreißend. Sie hatte ihre Haare auf kleine Zeitungsschnipsel gedreht, Lockenwickler besaß sie anscheinend keine. Vater Wimmer saß mit hochrotem Kopf und zornsprühenden blauen Augen am Eßtisch und schlug mit der Faust auf den Tisch.

»Die Abreibung hat's gebraucht«, teilte er mit. Welche Abreibung und warum – darüber sprach er nicht. Meine Mutter näherte sich seiner immer noch schluchzenden Ehefrau und streichelte sie. Doch diese war nicht zu beruhigen.

Da wir uns sicher waren, daß kein neuer Schlagabtausch zu erwarten war, verließen wir das streitbare Paar. Hagen schaute uns nach, mit einem Blick, der nicht zu deuten war. Eine leichte Enttäuschung war darin zu bemerken, Enttäuschung darüber, daß der Papa die Mama halt doch nicht so richtig vermöbelt hatte. Wäre schon schön gewesen, einmal nicht selbst der Geprügelte zu sein.

Doch solche Ausrutscher störten die intakte Gemeinschaft der Wimmerfamilie im Grunde nicht. Sie arbeitete fleißig an ihrem Häuschen, erntete ihr Obst und Gemüse, lebte ein recht bescheidenes Leben.

Immer öfter zog es mich ins Nebenhaus. Zu Hause war es langweilig. Mein Vater war den ganzen Tag über in der Redaktion, die Mutter arbeitete vormittags im Haushalt. Am Nachmittag lag sie entweder im Garten oder ruhte auf der Couch. Vorausgegangen war dieser Siesta der tägliche Hausaufgabenkampf. Meine Mutter entwickelte ebenso wie mein Vater einen ungeheuren Ehrgeiz, mich zur besten, schnellsten, saubersten, klügsten und fleißigsten Schülerin zu machen. Nur in der Art, wie sie dieses Ziel verfolgten, unterschieden sie sich voneinander.

Mein Vater packte mich bei der Ehre. Er pries meine Intelligenz, die ich natürlich von ihm geerbt hatte, und appellierte an meinen gesunden Menschenverstand.

»Du mußt keine Einserschülerin sein, das verlange ich gar nicht von dir«, bekam ich oft von ihm zu hören. »Aber ich erwarte, daß du zweifellos vorhandene Fähigkeiten nützt.«

Meine Mutter ging da anders vor. Das Einmaleins mußte sitzen – von vorwärts nach rückwärts und umgekehrt. Die Schrift mußte wie gestochen sein, die zu lernenden Gedichte mußten fehlerlos von den Lippen perlen, das Betragen und der Fleiß hatten makellos zu sein.

Beim Durchsetzen ihrer Forderungen ließ sie eine bis heute weder vergessene noch vergebene Härte walten. Ich bekam Prügel, ich wurde mit Zimmerarrest gequält, ich durfte niemanden zum Spielen einladen. Und ich durfte vor allem nicht zu den Wimmers, zweifellos die härteste Strafe.

Es verging kaum ein Tag, an dem ich nicht bitterlich weinte. Doch meine Mutter blieb gnadenlos, und mein Vater verschloß sich gegenüber meinen Klagen. Manchmal kroch ich zu ihm ins Bett und beschwerte mich bei ihm. Er half mir nicht. Er ließ sich viel einfallen, um mir eine Freude zu machen. Er ging mit mir spazieren, nahm mich mit in die Redaktion oder auf den geliebten Fußballplatz, spielte mit mir – aber er schützte mich nicht vor meiner Mutter. Schläge bekam ich nach wie vor, wenn das Einmaleins nicht saß.

In dieser Zeit kam ein junges Mädchen ins Haus. Sie stammte aus einer kleinen fränkischen Stadt und hatte bei uns eine Stelle als Haustochter gefunden. Ihr Ziel war es allerdings, sich in München als Sekretärin ausbilden zu lassen. Da sie von den Amerikanern keine Zuzugsgenehmigung bekommen hätte, entschied sie sich für den Umweg über die Arbeit in einem Haushalt. Als Hausmädchen bekam man sofort eine Arbeitserlaubnis.

Irmgard wurde für mich eine mütterliche Freundin, und sie wurde, Jahre später, die Gefährtin des Vaters, beruflich wie privat.

Mit ihrem Auftauchen wurde es bei uns heiterer und fröhlicher. Sie lachte viel, konnte hervorragend kochen, krempelte einfach die Stimmung im Haus vollständig um.

Damit die Hausaufgabenüberwachung meiner Mutter nicht immer mit Tränen endete, übernahm sie eine Art Vorkontrolle. Die erwies sich als nützlich.

Es zerbrachen weniger Kochlöffel, und ich kam immer seltener mit verweinten Augen zu den Wimmers.

Und das war gut so. Ich hatte mich nämlich in Wolfgang, den Ältesten, unsterblich verliebt. Er machte eine Lehre als Maurer, war verschlossen, jähzornig und in seinen Reaktionen unberechenbar. Er behandelte mich mal wie eine kleine Schwester, mal wie einen Kumpel. Nur als Mädchen interessierte ich ihn nicht. Am Freitagmittag kam er regelmäßig leicht rauschig nach Hause und blieb für den Rest des Tages verdrossen.

»Wolfgang, kannst du eigentlich tanzen?« fragte ich ihn an einem dieser schwarzen Freitage.

»Was willst?« war seine irritierte Reaktion. »Wieso soll ich denn um Gottes Willen tanzen können?«

»Weil ich Walzer so toll finde«, gab ich ihm zur Antwort.

»Und was habe ich damit zu tun?«

»Ich möchte, daß wir zwei zusammen einen Walzer tanzen.«

Wolfgang lachte laut auf und legte den Arm um mich.

»Weißt du, Ingrid, du spinnst ein bisserl«, sagte er und zog an meinen Zöpfen.

Von diesem Tag an empfing ich ihn am Freitag regelmäßig mit einigen Zigaretten. Ich sparte mein Taschengeld, um ihm diese Freude machen zu können.

Zuerst schüttelte er den Kopf und verstand mich nicht, doch dann gewöhnte er sich an die Zuwendung einer verliebten Zehnjährigen, die ganz langsam in sich zu spüren begann, daß es da noch etwas anderes geben mußte als die Liebe zwischen Vater und Tochter.

Ganz nebenbei erreichte ich auch, was ich eigentlich wollte.

Wolfgang war dabei, mit seinem Vater eine kleine Garage zu

errichten. Nach Feierabend arbeitete er dort weiter. Ich saß bei ihm und schaute ihm zu. Eines Tages war es dann soweit.

»Willst immer noch Walzer tanzen?« fragte er mich, als er die Wasserwaage an die Mauer legte, um zu prüfen, ob das, was er da an die Wand geworfen hatte, auch gerade war.

»Natürlich.«

»Dann komm mal her zu mir.«

Ich bekam ganz heiße Backen, als ich zu ihm ging. Mein Herz klopfte. Ich war fürchterlich aufgeregt. Wolfgang legte die Arme um mich und stimmte einen Walzer an.

»Ich tanze mit dir in den Himmel hinein«, sang er mit einer Stimme, die für mich überirdisch klang.

Nie habe ich das Glücksgefühl vergessen, das mich damals packte, als ich mit Wolfgang, dem mürrischen Maurerlehrling, in einer halbfertigen Garage Walzer tanzte.

Die Hoffnung, daß er mich auch noch küssen würde, zerschlug sich hingegen. Das wäre ihm dann wohl doch zu weit gegangen.

Meiner Leidenschaft für ihn tat diese Zurückhaltung indes keinen Abbruch. Ich war ihm verfallen und hätte mich für ihn in Stücke zerreißen lassen.

Und der erste, der das ernsthaft versuchte, war natürlich mein Vater. Ihm waren die Wege seiner Tochter, die immer häufiger in die Wimmersche Garage führten, natürlich nicht verborgen geblieben. Das hätte ihm gerade noch gefehlt. Er wollte mit den ›Nazis‹ nichts zu tun haben. Von seiner Familie erwartete er dieselbe Zurückhaltung.

Weder meine Mutter noch ich hielten uns daran. Auch ihr gefiel das unkomplizierte Leben bei den Wimmers. Und ich wußte nicht, was Nazis waren. Darüber hatte man mich nämlich nicht aufgeklärt.

»Ich verbiete dir den Umgang mit diesem Wolfgang«, teilte mir mein Vater eines Tages mit. Von meiner Mutter war ich so strenge Töne gewöhnt, von ihm eigentlich nicht.

»Warum soll ich denn die Wimmers nicht sehen?« fragte ich. »Was haben sie dir denn getan?«

»Das verstehst du nicht«, gab er zur Antwort.

Nein, das verstand ich wirklich nicht.

Die Wege zu Wolfgang wurden also verschlungener. So ging ich offiziell aus dem Haus, um eine Klassenkameradin zu treffen, schlich mich um die Ecke und näherte mich dem Grundstück auf der Wimmer-Seite. Die konnte man vom Haupthaus nicht sehen.

Natürlich bekam mein Vater trotzdem Wind davon. Er verhängte ein Ausgehverbot. Ich schlich mich durch den Keller nach draußen. Er verhängte Zimmerarrest. Irmgard konnte im letzten Moment verhindern, daß ich mich über das Birnenspalier nach unten hangelte und abstürzte.

Da ich nicht bereit war, meinen heißgeliebten Walzertänzer aufzugeben, war die Stimmung zu Hause bald unerträglich. Ich stritt mit meiner Mutter, diese beklagte sich beim Vater. Der blieb, um diesen Diskussionen zu entgehen, immer länger in der Redaktion.

Außerdem war er wohl zu diesem Zeitpunkt schon in Irmgard verliebt und hatte genug mit sich selbst zu tun.

Eine Zeit inszenierter Selbstmordversuche begann. Meine Mutter sperrte sich nach einem Krach im Bad ein und gab keinen Ton mehr von sich. Ich hatte große Angst um sie. Im Bad brannte ständig eine Gasflamme, die das Wasser erhitzte. Ich glaubte also an die Absicht meiner Mutter, sich das Leben zu nehmen. Gas ist schließlich gefährlich. Ich trommelte gegen die Tür, weinte, holte meinen Vater aus seinem Arbeitszimmer oder rief in der Redaktion an und flehte ihn an zu kommen. Auch Irmgard eilte von irgendwo herbei, um die immer noch stumme Mutter dazu zu bewegen, die Tür zu öffnen.

Kam dann mein Vater, gingen die Diskussionen weiter. Es war einfach fürchterlich. Ich flüchtete mich zu den Wimmers.

Da griff mein Vater entscheidend ein.

»Meinst du nicht, du könntest dich mit der Idee, ein Internat zu besuchen, befreunden?« fragte er mich eines Tages. Er hatte mich ins Auto gepackt und war mit mir spazierengefahren, um mich aus der häuslichen Atmosphäre zu befreien.

Ich sollte weg von Wolfgang? Niemals!

Ich sollte weg von meiner streitbaren, ehrgeizigen und total überforderten Mutter? Jederzeit!

Was sollte ich nur tun? Es zeigte sich sehr schnell, daß ich gar keine Überlegungen für oder wider ein Internat anstellen mußte. Mein Vater hatte längst entschieden.

Mit zehn Jahren zog ich in ein altes Schloß. Ich bekam ein Bett zugeteilt in einem Schlafsaal, den ich mit neun weiteren Mädchen teilen mußte. Im Gang stand ein Spind, auf dem war mein Namensschild angebracht. Auch meine Wäsche war mit meinen Initialen gekennzeichnet. Obwohl ich acht Jahre in diesem Internat bleiben mußte, kann ich mich kaum an schöne Momente erinnern.

Der Vater hatte mich zur Individualistin gemacht. Ich vermißte die Gespräche mit ihm, seinen analytischen Verstand, seine Zärtlichkeiten. Ich haßte die Nähe meiner Zimmergenossinnen. Jedes geschaffte Schuljahr wurde zwar mit dem Umzug in ein kleineres Zimmer belohnt, aber auch drei Schlafgenossinnen waren mir zuviel. Ich wollte beim Lesen allein sein, ich wollte keine Geräusche möglicher Nachbarinnen hören, wenn sie auf dem Klo saßen. Das gemeinsame Duschen fand ich nicht sehr begeisternd, und ich wollte vor allem nicht auf Schritt und Tritt von irgend jemandem angefaßt werden.

Es war so üblich, daß man entweder den Arm um die Schultern der besten Freundin legte oder deren Hüften umfaßte und tuschelte. Ich wollte gar keine beste Freundin. Ich wollte in erster Linie meine Ruhe. Und die ließ man mir nicht. Weibliche Wesen, die mir zu nahe kommen, lösen bei mir prinzipiell klaustrophobische Gefühle aus. Auch heute noch!

Alle vier Wochen durfte ich über das Wochenende nach Hause fahren. Mit klopfendem Herzen erwartete ich meinen Vater. Wenn ich sein Auto um die Ecke biegen sah, sprang ich ihm entgegen. Tradition war ein gemeinsames Mittagessen in einem Holzkirchner Wirtshaus. Dort schüttete ich ihm mein Herz aus. Ich berichtete von guten Noten. Die schlechten ließ ich vorsichtshalber unter den Tisch fallen. Nichts sollte die wenigen Stunden, die ich ihn ganz allein für mich hatte, trüben. Wir verstanden uns wieder hervorragend. Ich strahlte den Vater an. Damals entstand mein Kosename: Sternderl.

»Was ist eigentlich aus deinem Wolfgang geworden«, fragte er mich irgendwann einmal. »Korrespondiert ihr noch?«

»Wir haben uns geschrieben«, gab ich zur Auskunft. »Jetzt nicht mehr.«

Er fragte gar nicht, warum. Er kannte mich gut genug. Ich war oft glühend verliebt, war immer Feuer und Flamme für den jeweiligen Mann, solange mich sein besonders männliches Auftreten, seine umwerfende Figur oder was auch immer faszinierte. Sobald der Blickkontakt entfiel und es ans Briefeschreiben ging, waren die meisten Verehrer auf verlorenem Posten.

Ungelenke Formulierungen, Schreib- oder Grammatikfehler löschten bei mir die Glut sehr schnell. Liebesbriefe, waren sie auch noch so innig verfaßt, verwandelten mich sofort in einen Eiswürfel, wenn das Begehren fehlerhaft formuliert war.

Ferdl, ein Begleiter für zwei Jahre, hatte diese Schwierigkeit erkannt und einen geschickten Ausweg gefunden. Er kaufte Liebesromane, las sie durch, strich die heißesten Stellen an, versah sie an der Seite mit eigenen Kommentaren und sandte sie an mich. Das ging eine Weile gut. Aber eben nur eine Weile.

Lange Zeit war mein witziger Vater mit seiner geschliffenen Sprache, mit seinem weltmännischen Auftreten, mit seinem Charme der absolute Maßstab in meinem Leben. Er wußte das, genoß diese ihm ergebene Tochter.

Verdrehte mir damals ein männliches Wesen den Kopf, wußte er die Attacken auf meine Jungfräulichkeit geschickt und von mir zunächst unbemerkt abzublocken. Arturo, der Getränkekellner aus dem ›Albergo Kurhaus‹ in Cattolica, zählte zu diesen Opfern. Er war ein Bild von einem Italiener: schwarze, dichte Locken, Glutaugen, herrliche Figur, braungebrannte Haut. Arturo war in mich verliebt und ich in ihn. Einer 14jährigen Italientouristin stand dieser Flirt zu. Das fand auch mein Vater. Sagte er wenigstens. Als er allerdings dahinterkam, daß ich mich abends heimlich mit Arturo am Strand traf, änderte er seine Meinung schlagartig. Doch er war geschickt genug, mich diesen Stimmungsumschwung nicht merken zu lassen. Arturo, der wunderschöne italienische Getränkekellner, hatte einen Sprachfehler. Er lispelte, nicht ein bißchen nur, er lispelte gewaltig.

Als mein Vater also befürchtete, daß Arturo mir gefährlich werden könnte, verlangte er nur noch Getränke mit einem

Zischlaut. ›Gin Fizz‹ wurde in diesem Tagen zu seinem Lieblingsgetränk. Selbst ich durfte mir einen bestellen. »Arturo, prego due Gin Fizz.«

Das »Si Signorina, subito«, spritzte direkt von Arturos feuchten Lippen.

Mein Vater sagte nichts weiter, doch der Blick, den er mir jedesmal zuwarf, sprach Bände. Auch ich sparte mir einen Kommentar. Aber an den Strand bin ich dann schließlich doch nicht mehr gegangen. Und mehr wollte er ja auch nicht. Basssssta!

Den ersten Kuß bekam ich schließlich, fünfzehnjährig, von Kurt, dem Schraubenverkäufer. Das heißt, mein Vater nannte ihn so. Eigentlich war er Verkäufer in einem Eisenwarengeschäft, das unter anderem auch Schrauben feilbot. Und das befand sich unterhalb der Frühstückspension in Rottach am Tegernsee, in der ich mit meinen Eltern Ferien machte. Es ließ sich also gar nicht vermeiden, daß sich dort irgendwann einmal der blonde Kurt und die dunkelhaarige Ingrid, die langsam immer neugieriger wurde auf die Liebe, begegneten.

Mein Vater und ich waren auf dem Weg zum Strandbad, meine Mutter wollte nicht mitkommen. Schwimmen war nicht ihre Sache. Kurt stieg von seinem Motorrad und wirkte in meinen Augen überaus männlich. Er gefiel mir sofort. Ich ihm auch. Das hat er mir später erzählt. Zunächst blieb es bei einem kleinen Lächeln. Ich ging zum Baden, er zum Arbeiten.

Am Abend sahen wir uns wieder. Das Geschäft schloß um sechs Uhr. Eine Viertelstunde später führte mein Weg zufällig am Kundenparkplatz vorbei. Kurt bestieg sein Motorrad. Er sah immer noch sehr gut aus. Mein sehnsüchtiges Jungmädchenherz stand in Flammen.

Auch der junge Mann hatte Feuer gefangen. Unsere Treffen waren nicht mehr zufällig, sondern verabredet. Das rief meinen Vater auf den Plan. Er verfügte plötzlich, daß unsere Familie vor dem Abendessen Spiele machen sollte. Die Mutti hatte keine Lust dazu, weil ihr ein verlorenes »Mensch ärgere Dich nicht« die Laune für den restlichen Abend verdarb, und ich streikte natürlich auch. Schließlich wartete Kurt, der Motorradmann, auf mich. Sein Vorschlag wurde also abgelehnt. Der Vater fügte sich der Mehrheit, blieb aber wachsam.

Sekunden, nachdem Kurt mich endlich geküßt hatte, tauchte er auf. Sein Gassigang mit Struppi, dem Foxterrier, hatte ihn exakt zu der lauschigen Bank geführt, wo Kurt und ich schmusten.

Wir erstarrten zu Salzsäulen. Mein Vater blieb die Ruhe selbst.

»Du kommst mit«, forderte er.

Meiner Mutter sagte er kein Sterbenswörtchen von dem Intermezzo. Zum Strandbad ging man von diesem Abend an auf anderen Wegen. Am Eisenwarengeschäft führte keiner vorbei. Doch Kurt und ich blieben selbstverständlich in Verbindung. Vor meiner Abreise gab ich ihm die Adresse meines Internats.

Als mich dann sein erster schriftlicher Gruß erreichte, brannte mein Herz nicht mehr ganz so heiß. Kurts Schrift war nahezu unleserlich. Was eigentlich auch ziemlich egal war, denn das, was er schrieb, interessierte mich nicht sonderlich. Doch ich antwortete ihm natürlich. In einem zweiten Brief erzählte er mir ausführlich und unheimlich umständlich, daß er seinen Posten als Verkäufer gekündigt habe und eine Karriere als Beamter anstrebe. Da habe man die besseren Chancen und vor allem größere Sicherheiten. Kurzum, Kurt ging zur Polizei. Es folgten viele Briefe, in denen er seine harte Ausbildung beklagte. Es gab Krisen, in denen er alles hinwerfen wollte, weil er sich vor allem intellektuell überfordert fühlte. Meine Antworten ließen immer länger auf sich warten, aber immerhin – ich schrieb ihm noch.

Doch dann kam die Schreckensmeldung. Kurt mußte eine Prüfung ablegen, und es kam wie erwartet: »Nur einer fiel durch«, teilte er auf einer Briefkarte mit Trauerrand mit. Ich wußte Bescheid. Auf ein Kondolenzschreiben habe ich verzichtet.

Um den Kontakt zu mir nicht zu verlieren, unternahm mein Vater in den großen Ferien weite Reisen mit mir. Sie dauerten regelmäßig vier Wochen und gehören zu den schönsten Erinnerung in meinem Leben. Die Aussicht auf diese gemeinsame

Zeit ließen mich das Internatsleben leichter durchstehen. Wenigstens in den ersten Jahren.

Die erste Reise ging nach England und hatte einen höchst sentimentalen Hintergrund. In London war mein Vater nach vielen Jahren, in denen er nichts von ihm gehört hatte, seinem Vater wiederbegegnet.

Mein Großvater hatte Frau und Sohn früh verlassen und war von München zurück nach Wien, seiner Heimatstadt, gezogen. Dort lernte er schließlich Valica, eine ungarische Jüdin kennen und ließ sich von meiner Großmutter scheiden.

Das Leben von Mutter und Sohn war zunächst hart, doch die beiden entwickelten eine zärtliche Liebe zueinander. Seine Mutter war mit Sicherheit die wichtigste Frau im Leben meines Vaters. Er versuchte nach Kräften, den Verlust des Ehemanns auszugleichen.

Als die Nazis auch Österreich ›heim ins Reich‹ geholt hatten, verließ mein Großvater mit Valica und Tochter Erica Wien und siedelte sich in London an. Dort gründete er schließlich am Rande des Hyde Parks einen renommierten Club, der ihm viel Geld einbrachte. Er legte sich einen englischen Namen zu und wurde schnell ein recht wohlhabender Mann.

Seine geschiedene Frau und sein Sohn in München kümmerten ihn nicht mehr.

Als mein Vater nach dem Krieg bei BBC London eine Sendung machte, ging das Telefon im Studio.

»Kommen Sie aus München?« fragte ein Mann auf englisch mit stark österreichischem Akzent.

»Ja«, antwortete mein Vater und hielt den Atem an.

»Hatten Sie ein Wäschegeschäft am Feilitzschplatz in Schwabing?«

»Ja.«

»Hello, son, I am your father.«

Der treulose Vater und sein für immer verletzter Sohn trafen sich im Club.

Der eine freute sich von Herzen über das Wiedersehen, der andere blieb reserviert.

Natürlich mußte der Sohn von München und seinem Leben erzählen. Die Mutter sei tot, berichtete er, er sei verheiratet, habe eine Tochter. Er arbeite sehr erfolgreich beim Bayerischen Rundfunk. Es gehe ihm gut. Er habe es geschafft, trotz der Nazis und trotz fehlender väterlicher Fürsorge.

Am Abend des doch recht denkwürdigen Tages lernte er gleich auch noch Stiefmutter und Halbschwester kennen. Sie sei einmal wunderschön gewesen, erzählte Valica dem Sohn ihres Mannes. Dem blieb nichts anderes übrig, als ihr das zu glauben. Jetzt sah sie zumindest etwas verwittert aus. Ihr Gesicht war mit weißem Puder zugekleistert, der blutrot geschminkte Mund sprang einem direkt entgegen. Sie trug halblange Haare und Ponyfransen, die sie jeden Tag mit einer Brennschere nach außen drehte. Stiefschwester Erica hingegen war eine attraktive junge Frau, intelligent, sehr witzig und mit einem amerikanischen Diplomaten verheiratet. Sie hielt sich mit ihren drei Kindern zufällig in London bei den Eltern auf. Eigentlich wohnte sie mit ihrer Familie in Rom.

Sie alle sollte ich auf der ersten langen Reise mit meinem Vater kennenlernen.

Er hatte mir nie vorher erzählt, warum er seinen Vater aus den Augen verloren hatte. Ich wußte nichts von seiner jüdischen Abstammung. Ich hatte keine Ahnung, daß wir von den Nazis verfolgt gewesen waren. So konnte ich auch damals nicht begreifen, warum mein Vater einmal schneeweiß wurde, als ich ihm erzählte, ich hätte Herrn Wimmer zu seiner Frau sagen hören, man habe immer noch zu wenig Juden vergast.

Bei der Anreise nach London ließen wir uns Zeit. In unserem grauen Mercedes, dessen Türen nach vorne aufgingen, zuckelten wir bei schönstem Sonnenschein am Rhein entlang. Wo es uns gefiel, machten wir Station. Ich durfte am Weinglas meines Vaters nippen, wir unternahmen eine Schiffsfahrt, er erzählte mir die Geschichte der betörenden Loreley, die verliebten Fischern unweigerlich den Tod brachte. Im Kölner Dom scheiterten wir an Sitte und Moral. Ich hatte nur Shorts an und durfte die Kirche nicht betreten. Mein Vater schüttelte den Kopf.

»Sie werden doch ein kleines Mädchen in kurzen Hosen einlassen«, versuchte er einen Moralapostel zu überreden. Doch der blieb stur.

Dieses kategorische Nein hatte Folgen. Ich war später noch mehrmals in Köln: Den Dom habe ich nie besucht.

Bevor wir am Hoek van Holland die Fähre bestiegen, kontrollierten wir kritisch das Verfrachten des Wagens. Beide liebten wir all unsere Autos. Sie waren nie einfach nur Gefährt sondern stets auch Gefährten. Sie hatten Namen, bekamen von uns Streicheleinheiten wenn sie uns sicher und ohne Mucken an unsere jeweiligen Reiseziele gebracht hatten. Diese sehr persönliche Beziehung zu meinen Autos habe ich bis heute beibehalten.

Die erste Nacht auf der Fähre, die uns in sechs Stunden vom Kontinent zur Insel brachte, blieb mir unvergeßlich. Um Mitternacht sollte das Schiff auslaufen. Ich wollte die Abfahrt unbedingt miterleben.

Mein Vater meldete Zweifel an, ob ich meine Augen so lange offenhalten könnte, doch ich war ganz sicher, daß ich wach bleiben würde.

Natürlich schläferte mich das sanfte Schaukeln ein. Irgendwann einmal wachte ich auf, weil ich auf die Toilette mußte. Mit einem Rums sauste ich von einem Kabinenende zum anderen. Die See war ziemlich unruhig geworden. Ich hatte noch nie einen derart schwankenden Boden unter meinen Füßen gespürt. Den Rest der Nacht verbrachte ich sicherheitshalber in den Armen meines Vaters. Er schien mir als Fels in der Brandung gerade recht.

Um sechs Uhr morgens legten wir in Dover an. Meine erste Begegnung mit dem Linksverkehr sorgte für Aufregung. Ich lachte und quietschte, wenn wir auf der für mich falschen Fahrbahn dahinbrausten. Und mein Vater schürte meine Ängste. Ihm machte die lebhafte und völlig entspannte Tochter an seiner Seite großen Spaß.

In London zogen wir in ein wunderschönes altes Hotel. Mein Vater hatte darauf bestanden, nicht privat bei seinem Vater untergebracht zu werden. So stark waren die familiären Gefühle dann auch wieder nicht.

Ich kam mir unheimlich wichtig vor, als ich meine Kleidung in die mir zugewiesene Schrankhälfte einräumte. Im Doppelbett bezog ich die rechte Seite. Auf meinem Nachtkästchen stapelten sich Bücher. Damit folgte ich dem Beispiel meines Vaters, der ohne zu lesen nicht einschlafen konnte. Ich hingegen hätte die Lektüre nicht gebraucht. Mir fielen immer gleich die Augen zu, wenn ich die Bettdecke über die Nase zog, doch ich fand, daß mich der Bücherstoß sehr erwachsen wirken ließ. Als wir unser Zimmer wohnlich gemacht hatten, war es soweit: Ich durfte via Zimmertelefon bei der Zentrale ein Gespräch für den mir noch unbekannten Großvater anmelden.

Und dann hatte ich einen gewissen Mr. Winton am anderen Ende der Leitung.

»Darling, ich freue mich so, dich zu hören«, sagte er, und mir verschlug es vor Aufregung die Sprache.

Mein Vater nahm mir schließlich den Hörer aus der Hand.

Zum Abendessen wollten wir uns mit meinem Großvater treffen. Bis dahin stand uns noch etwas Zeit zur Verfügung. Wir bummelten die Straßen entlang. Ich war unendlich glücklich und der Vater an meiner Seite der beste Vater auf der ganzen Welt.

Mein plötzlich aufgetauchter Großvater hingegen jagte mir bei der ersten Begegnung einen Schrecken nach dem anderen ein. Er war relativ groß, hatte schüttere weiße Haare, eine großporige, fleckige Haut und Hände, denen man nicht entgehen konnte. Dauernd griffen sie nach mir. Wenigstens hatte ich diesen Eindruck.

Als wir den Speiseraum des Clubs betraten, hatte ich ihn sofort gesehen. Er war elegant gekleidet. In seiner Krawatte steckte eine Perle, das Einstecktüchlein war in derselben Farbe wie die Krawatte. Er glich meinem Vater, und trotzdem hatten die beiden keine Ähnlichkeit miteinander. Er entdeckte uns, stellte sein Sherryglas zurück und kam auf uns zu. Eigentlich stürmte er uns direkt entgegen. Und dann lag ich an seiner Brust und wurde mit feuchten Küssen bedeckt. Ich hatte das ungute Gefühl, als würde ich von diesem wohlriechenden Mann förmlich abgeleckt. Erbost stemmte ich mich gegen ihn. Doch es gab kein Entrinnen!

Endlich konnte ich mich doch befreien. Jetzt war mein Vater dran. Nicht ganz so penetrant, aber es reichte auch ihm. Den Arm um mich gelegt, führte mich der Großvater an seinen Tisch.

Seine Aufforderung, mich neben ihn zu setzen, überhörte ich. Sicherheitshalber ließ ich einen Stuhl leerstehen und rettete mich an die Seite meines Vaters.

»Du mußt verstehen«, sagte dieser zu dem enttäuschten Großvater, »für Ingrid ist die Situation zu neu. Sie muß sich erst an dich gewöhnen. Bis vor zwei Wochen wußte sie überhaupt nicht, daß sie einen Großvater hat.«

Das wirkte, zunächst wenigstens. Die Situation entspannte sich. Mister Winton, wie ich ihn insgeheim nannte, stellte das Menue zusammen. Als die Suppe serviert wurde, bahnte sich eine neue Krise zwischen mir und meinem Großvater an: Er schmatzte und sabberte, daß es eine wahre Freude war. Mein Vater hatte vergessen, mich vorher zu warnen. Viele Spritzer landeten auf der großväterlichen Krawatte. Später erfuhr ich, daß er immer Reservekrawatten und -tücher bei sich hatte. Nach dem Essen mußten sie nämlich für gewöhnlich gewechselt werden.

Trotz der anfänglichen Fremdheit begann ich mich mit der Zeit an Mister Winton zu gewöhnen. In den nächsten Tagen erwies er sich tatsächlich als aufmerksamer und besorgter Opa. Mit seinen feuchten Zärtlichkeiten ging er jetzt sparsamer um.

Schließlich war ich diejenige, die ihm ab und zu ein dankbares Bussi auf die Wangen hauchte. Am Nachfassen hinderte ihn der warnende Blick meines Vaters.

Und Gründe, dankbar zu sein, gab es viele. Er überschüttete mich förmlich mit Geschenken, zeigte mir die Sehenswürdigkeiten von London und ließ mich in seinem vornehmen Club wie eine kleine Prinzessin feiern.

Valica gefielen diese Zuwendungen gar nicht. Sie nahm mich mit eindrucksvoller Kühle zur Kenntnis. Mehr war das nicht. Auch Erika und ihre Kinder hielten sich zurück. Die wiedergefundene Familie aus Deutschland war so gar nicht nach dem Geschmack der beiden Damen.

Mir machte das nichts aus, wenn sie uns stets allein losziehen ließen. Manchmal gesellte sich auch Wendy zu uns, eine attraktive junge Dame, die mir als Opas Sekretärin vorgestellt worden war. Sie interessierte mich nicht sonderlich. Die charmante Rotblonde sprach und verstand kein Wort Deutsch. Logisch, daß sich mein Vater ihrer besonders annahm.

Eines Abends besuchten wir zu viert die Londoner Fun Fair, eine Art Wiener Prater. Die Bäume waren in den unmöglichsten Bonbonfarben angestrahlt, und begeisterte Londoner standen selig davor. »How lovely«, tönte es vielstimmig. Mein Vater und ich lachten uns kaputt über soviel Schwachsinn. Der Großvater hielt sich zurück, da er sich eigentlich als Neu-Londoner zu Solidarität verpflichtet sah, und Wendy sah außer meinem Vater eigentlich nicht sehr viel.

Nachdem wir unter einem dieser lieblichen Bäume ein Eis gegessen hatten, sollte mein Vater erst den Großvater daheim, anschließend mich im Hotel abliefern und dann Wendy nach Hause bringen. Er wollte so schnell wie möglich zurück sein. Ich sollte schon mal schlafen, denn ich sei schließlich erschöpft von dem langen Tag.

War ich auch. Aber offenbar nicht erschöpft genug. Mitten in der Nacht wachte ich auf. Das Bett neben mir war immer noch leer. Um elf Uhr abends hatte mir mein Vater die Hotelzimmertür aufgesperrt. Jetzt war es drei Uhr in der Früh. Ich erschrak fürchterlich. Es mußte ihm etwas zugestoßen sein. Anders konnte ich mir damals seine Abwesenheit nicht erklären.

Ich fühlte mich absolut verloren in dieser großen Stadt, in einem Hotel, das mir plötzlich völlig fremd war. Zu allem Unglück fiel mir ein, daß ich die Telefonnummer meines Großvaters nicht kannte. Ich hätte ihn also gar nicht anrufen und um Hilfe bitten können. Mir klopfte das Herz bis zum Hals. Ich horchte auf die Geräusche der Straße. Es waren nicht mehr viele Autos unterwegs.

Da hielt ich es nicht mehr in meinem einsamen Doppelbett aus. Ich zog mich an und wollte mich vor die Hoteltür stellen. Davon erhoffte ich mir Ablenkung. Einen Satz, um am Nachtportier vorbeizukommen, hatte ich mir auch schon ausgedacht.

»I am waiting for my Daddy«, wollte ich ihn knapp informieren. Auf dem Weg nach unten disponierte ich noch einmal um. Die Bezeichnung Daddy schien mir zu kindlich. »My father« klang seriöser.

Als ich den Lift verließ, schaute der Portier nicht einmal von seiner Zeitung auf, und ich konnte wortlos durch die Schwingtür schlüpfen. Lange mußte ich nicht warten. Ich sah zwei Scheinwerfer direkt auf mich zukommen. Sie zwinkerten mir zu, dann erloschen sie. Der Vater hatte den ›grauen Esel‹ geparkt.

»Sag mal, was machst du denn hier unten?« fragte er mich verwundert.

»Ich bin aufgewacht, und du warst immer noch nicht da. Ich habe mich gefürchtet.«

Er legte den Arm um seine schluchzende Tochter und brachte mich in mein Bett zurück. Er sei den falschen Busschienen nachgefahren, erzählte er mir, und noch vieles mehr. Ich hörte nichts. Ich war längst eingeschlafen.

Als wir am nächsten Morgen mit Mister Winton frühstückten, berichtete ich ihm prompt die ganze Geschichte. Das hätte ich besser unterlassen. Er interessierte sich nicht dafür, wie und wann sein Sohn ins Hotel zurückgekommen war, ihn empörte allein die Tatsache, daß seine Enkeltochter seiner Ansicht nach stundenlang unbeaufsichtigt mitten in der Nacht mutterseelenallein vor dem Hotel gestanden hatte.

»Die Zeitungen sind voll davon: In London geht ein Kindermörder um. Vier Mädchen hat er schon umgebracht. Und ausgerechnet Ingrid steht allein auf der Straße.«

Er tobte derartig, daß der Tee in seiner Tasse überschwappte und seine Krawatte schon am Morgen gewechselt werden mußte.

Unsere Abreise stand bevor. Als ich meinen Koffer einpackte, merkte ich, daß er sich auch mit Gewalt nicht mehr schließen ließ. Ich hatte wirklich sehr viele Geschenke bekommen. Der Großvater war bemüht gewesen, so manches Versäumnis nachzuholen. Zum Schluß hatte ich ihn sogar richtig gerne. Seine Küsse hingegen mochte ich immer noch nicht sonderlich.

Ein gemeinsames letztes Abendessen mit Valica bewies einmal mehr, daß sie uns im Grunde nicht leiden konnte.

Diese Abneigung verstärkte sich noch, als man sich ein Jahr später an der Côte d' Azur in Cannes wiedertraf, um dort gemeinsam Urlaub zu machen: mein Vater und ich, Valica und mein Großvater. Er hatte uns diese Ferien geschenkt. Wir wohnten im ›Majestic‹, einem alten, traditionsreichen Hotel, direkt an der Croisette, mußten nur über die Straße gehen und hatten unsere reservierten Liegestühle am Meeresstrand.

Valica begegnete mir weiterhin mit unverhohlener Feindseligkeit, und diesmal nahm ich diesen Ball auf.

Als 13jährige, das erste Mal in London und einem fremden Mann ausgeliefert, der mein Großvater sein sollte, war ich noch verschüchtert und leichter verletzbar gewesen.

Doch inzwischen war ein Jahr vergangen. Ich hatte mich zu einem recht ansehnlichen jungen Mädchen entwickelt, war selbstbewußt geworden. Ich reckte meine Nase keck in die Luft, warf meine langen, dunkelbraunen Haare bei jeder Gelegenheit dramatisch nach hinten, gewöhnte mir einen, wie ich meinte, aufregenden Gang an und gab die ersten interessierten Männerblicke ebenso interessiert zurück.

Mit einem Wort: Ich war auf dem besten Weg, eine Frau zu werden. Mein Vater war an dieser frühen Entwicklung nicht unschuldig. Er hatte mich immer ernstgenommen, für ihn war ich selten das kleine, dumme Mädchen. Er sagte mir, wenn er mich hübsch fand, und er war ebenso offen, wenn ich mich seiner Meinung nach benahm wie eine dumme kleine Gans. Er bestimmte meine Garderobe, beeinflußte meine Gedanken. Ich war kein Kind mehr, wenigstens behandelte er mich nicht so.

Ich spürte instinktiv, daß Valica auf meine Jugend eifersüchtig war und genoß die Situation.

Der Großvater war in meine langen Haare verliebt. Er erlaubte mir, mich jeden Abend vom Hotelfriseur verschönern zu lassen. Außerdem fand er, daß ich für ein so junges Mädchen eine bemerkenswerte Figur hätte. Häufig brachte er mir neue Kleidungsstücke mit, speziell Bikinis hatten es ihm angetan. Ich zog sie alle nacheinander an und bemerkte mit spöttischen Seitenblicken, daß Valica sich Tag für Tag wütender in ihren schwarzen Einteiler quälte.

Vor dem Abendessen flanierten wir regelmäßig über die Croisette, rechts mein Vater, links mein Großvater, ich in der Mitte. Wir waren bestimmt ein hübscher Anblick. Vor uns stiefelte Valica, mit gepudertem Gesicht und gefletschten Zähnen im glutroten Mund. Manchmal blieb sie auch vor einem Schaufenster stehen und machte uns auf besonders hübsche Modelle aufmerksam. Mister Winton stimmte ihr jedesmal zu. Gekauft hat er ihr kein einziges Stück.

Eines Tages war die Stimmung des Großvaters schon beim Frühstück auf dem Nullpunkt. Am Nachmittag weihte er uns schließlich ein. Er und Valica seien am Abend eingeladen, und er wolle unbedingt allein zu dieser Verabredung gehen. Valica sei auf die Gastgeberin schrecklich eifersüchtig und verderbe mit Sicherheit durch ihre dauernden Sticheleien die allgemeine Stimmung. Er wußte nicht, was er tun sollte, damit seine Frau im Hotel blieb. Mein Vater hatte die rettende Idee.

»Du weißt doch, daß Valica Stunden braucht, um sich für den Abend herzurichten«, meinte er. »Sag ihr von der Einladung erst dann etwas, wenn sie keine Zeit mehr dazu hat, sich aufzudonnern. Sie ist viel zu eitel, um nicht perfekt gestylt zu einer Party zu gehen.«

Mister Winton und ich fanden diesen Vorschlag hervorragend. Wir lagen alle noch am Strand, es war so gegen sechs Uhr, als er Valica so nebenbei mitteilte, daß sie um acht Uhr bei Madame Legrand eingeladen seien. Valica setzte sich steil auf und bekam einen Anfall.

»Das sagst du mir erst jetzt«, keifte sie erwartungsgemäß los. »Ich brauche Stunden, bis ich fertig bin.«

»Dann beeile dich halt heute ein bißl«, riet ich ihr scheinheilig.

»Ich bin keine vierzehn Jahre alt«, schleuderte sie mir entgegen.

Wütend schnappte sie sich die Badetasche, warf alles hinein, was ihr gehörte. Die Sachen ihres Mannes ließ sie zur Strafe im Sand liegen. Wir schlossen Wetten ab, ob sie pünktlich fertig werden würde oder nicht.

Als der Großvater das Zimmer betrat, stand er seiner perfekt geschminkten Gattin gegenüber. Sie hatte gebadet, mußte nur noch das Kleid anziehen, dann wäre sie fertig gewesen. Er murmelte irgendetwas Unverständliches und verschwand im Bad. Inzwischen saßen mein Vater und ich gespannt im Nebenzimmer und warteten ab.

Da hörten wir aus dem großväterlichen Bad lautes Geschrei.

Fast gleichzeitig öffnete sich die Tür. Mister Winton winkte uns heran.

»Kommt mit«, forderte er uns auf. Wir folgten ihm. Was wir dann sahen, verschlug uns den Atem.

Valica wischte den Boden auf, mit allen zur Verfügung stehenden Handtüchern.

Was war geschehen? Der Großvater hatte die Wasserhähne aufgedreht, war ins Zimmer zurückgegangen und hatte seinen Smoking hergerichtet. Inzwischen war die Badewanne längst gefüllt, das überlaufende Wasser überschwemmte das Bad. Valica tobte vor Wut.

»I don't know, what's so funny about it«, schrie sie in unser hemmungsloses Gelächter.

Sie konnte natürlich nicht ahnen, was wir so komisch fanden. Ein Blick in den Badezimmerspiegel, aus dem ihr ein rotglänzendes Gesicht, umrahmt von strähnigen Haaren entgegenstarrte, gab ihr den Rest. Valica legte sich ins Bett. Der Großvater ging zu seiner Party. Allein!

Mein Vater und ich wollten uns einen gemütlichen Abend machen, eine Kleinigkeit essen und dann ein wenig in unseren Büchern schmökern. Doch die richtige Stimmung dafür stellte sich nicht ein. Wir fühlten uns nicht sehr wohl in unserer Haut. Das Schauspiel, das wir da soeben erlebt und zu einem gehörigen Teil auch mitinszeniert hatten, gefiel uns am Ende doch nicht so sonderlich. Trotz unseres Gelächters. Wir hatten uns mies benommen. Das wußten wir beide sehr genau.

Außerdem lag ein Gespräch in der Luft. Mich drückte schon seit geraumer Zeit eine Frage, doch bis dahin hatte sich keine Gelegenheit ergeben, sie zu stellen.

Daß meinem Vater dieses Gespräch zutiefst zuwider war, habe ich erst viele Jahre später so recht begriffen.

Wir lagen beide in unseren Betten, als ich ihn überfiel. »Vati, sag mal, ist der Opa Jude?«

Er legte seinen englischen Kriminalroman auf die Bettdecke und wandte sich mir zu.

»Wie kommst du denn darauf?« fragte er ruhig, aber in einem Tonfall, der mich warnen sollte.

Doch ich ließ mich nicht einschüchtern.

»Ich kann mich nur an Äußerlichkeiten halten«, gab ich zur Antwort, »nur an das, was ich gesehen habe. Man sagt, Juden hätten große Nasen, fleckige Haut, sie seien unheimlich geschäftstüchtig, und sie hätten eigentlich keine Heimat. Das alles trifft doch auf den Opa zu. Er lebte mit dir und deiner Mutter in München, dann zog er zurück nach Wien. Doch dort blieb er auch nicht lange. Er ging nach London. Dort heißt er plötzlich Winton. Irgendwas stimmt doch da nicht.«

Nach diesem Monolog schwieg ich verunsichert. Mein Vater äußerte zunächst nichts. Dann, ungehalten: »Ich möchte wirklich wissen, was dich das alles angeht. Das ist doch sein Leben und hat mit deinem oder unserem gar nichts zu tun. Vor zwei Jahren wußtest du noch gar nicht, daß du einen Großvater in London hast.«

»Das mag schon sein. Aber jetzt weiß ich es. Jetzt kenne ich ihn. Jetzt stelle ich meine Fragen.«

Ich ließ nicht locker und zeigte mich in seinen Augen damit von meiner unangenehmsten Seite. Wenigstens hat mein Vater meine Hartnäckigkeit und meine Sucht nach Offenheit auch später immer als äußerst lästig empfunden. Er bestrafte mich dafür zeitweilig mit Liebesentzug, aber ändern konnte er mich nicht. Ich habe seine Heimlichkeiten und seine Geheimnisse immer mitgetragen. Aber nur nach außen hin. Allein mit ihm, habe ich ihn mein Mißfallen darüber durchaus spüren lassen. Ich wollte immer über alles reden, alles ausdiskutieren.

»Also gut, der Opa ist Jude.«

»War deine Mutter auch Jüdin?«

»Nein.«

»Galtest du als Halbjude?«

»Ja.«

»Mußten wir uns deshalb in dem Dorf verstecken?«

»Ja.«

Er war immer noch nicht bereit, mehr zu sagen, als unbedingt sein mußte.

»Dann bin ich eigentlich eine Vierteljüdin.«

»Sicher, wenn du mit diesen Maßeinheiten fortfahren willst, bist du eine Vierteljüdin. Und was bringt dir diese ganze Rechnerei?«

Mein Vater hatte vergessen, daß ich eigentlich noch ein neugieriges Kind war. Jetzt sah er in mir nur einen Gegner, der ihm auf die Schliche gekommen war. Er rettete sich in seinen Zynismus. Er gab sich kalt bis ins Herz.

»Sei doch nicht so sauer«, wehrte ich mich. »Es ist doch nicht unnatürlich von mir, wenn ich etwas über meine Familie wissen will.«

»Mein liebes Kind, jetzt höre mir mal gut zu. Seitdem dieser Alptraum vorbei ist, versuche ich, die Nazis zu vergessen. Ich will nicht daran erinnert werden, daß ich mal als Jude verfolgt wurde. Das jüdische Leben war mir immer fremd. Ich bin evangelisch getauft. Ich bin in einem ganz normalen christlichen Haushalt aufgewachsen. Als mein Vater verschwand, verschwand mit ihm der jüdische Teil in meinem Leben. Außerdem bringst du da einiges durcheinander. Von den Juden wird nur derjenige als einer von ihnen akzeptiert, der eine Jüdin zur Mutter hat. Erst die Nazis haben mit diesem halb-, viertel- und achteljüdischen Schwachsinn angefangen.«

Jetzt war er dran. Ich brauchte nichts mehr zu sagen. Ich mußte nur noch zuhören.

»Du wirst mich nicht verstehen, schließlich warst du damals noch zu klein. Heute gelte ich überall als typischer Bayer, mit Münchner Dialekt und Münchner Gemütlichkeit, und dabei will ich es belassen. Ich habe von diesem Teil meiner Vergangenheit genug.«

Warum er sich dann immer wieder auf eben diese Vergangenheit berief, wenn es um meine Mutter ging, habe ich nie verstanden. Die Mutter hatte es abgelehnt, sich von ihm scheiden zu lassen, als ihr die Nürnberger Gesetze dazu Gelegenheit boten. Sie war bei ihm geblieben, hatte die Flucht mitgemacht, sich als Judenhure beschimpfen lassen, kämpfte für ihre kleine Familie.

Mein Vater hat ihr diese Solidarität sein Leben lang nicht vergessen. Er trennte sich nicht von ihr, als die Ehe längst am Ende war. Er sah ihr alle Torheiten nach, er nahm es in Kauf, daß ich meine Kindheit im Internat verbringen mußte, weil die Mutter keine Hand für Kinder hatte. Er war ihr dankbar, und diese Dankbarkeit ging zu meinen Lasten. Er selbst baute sich ein völlig neues, eigenständiges Leben auf, war immer seltener zu Hause und verteufelte mich, wenn ich gegen diesen scheinbaren Frieden rebellierte. Er war ungerecht zu mir, bloß um seine Ruhe zu haben.

»Du bist ein Sicherheitsrisiko«, hat er mir oft genug entgegengeschleudert, wenn wieder einmal sein Kartenhaus auseinanderzubrechen drohte und er an der häuslichen Front gebraucht wurde.

Doch soweit waren wir damals natürlich noch nicht, in unserem Luxuszimmer an der Côte d' Azur. Ich wußte noch nicht, daß meine wachsende Selbständigkeit seine Liebe zu mir minderte. Eine eigene Meinung gestand er mir nur ungern zu. Ich war sein Produkt, und das sollte ich auch bleiben. Ein Leben lang. Um ihn nicht weiter zu verärgern, hörte ich also auf mit meinen Bruchrechnungen in Sachen jüdisches Blut.

»Ich möchte nicht, daß du irgend jemandem von dieser Unterhaltung erzählst«, forderte er mit strenger Stimme. »Weder deinen Freundinnen, noch der Mutti, noch sonst jemanden. Hast du mich verstanden?«

»Warum denn nicht?« Ich begriff meinen Vater einfach nicht. »Darf ich dem Opa auch nicht sagen, daß ich jetzt ein bißchen über unsere Vergangenheit weiß?« Ich ließ nicht locker.

»Der wird deine Euphorie sowieso nicht verstehen. Er wußte nicht, daß ich dir von all dem nie etwas erzählt habe.«

Beim Frühstück am nächsten Morgen fiel unser Tisch nicht durch eine übertrieben gute Stimmung auf. Valica schmollte, das war klar, Mister Winton hüllte sich vorsichtshalber ebenfalls in Schweigen, mein Vater war sowieso grantig, und ich wagte nicht, den Mund aufzumachen, weil ich befürchtete, ich würde etwas Falsches sagen.

Doch irgendwie schafften wir es dann doch alle wieder, einen normalen Ton anzuschlagen.

Die letzten Tage in Cannes waren abwechslungsreich. Eines Abends unternahmen Großvater und Vater einen Versuch, mich in das Spielkasino in Monte Carlo einzuschleusen. Der Hotelfriseur verpaßte mir eine damenhafte Hochfrisur. Mister Winton brachte ein verruchtes schwarzes Cocktailkleid an und ich durfte Valicas Schminkutensilien benutzen, um mich aufzuputzen. Ich malte mir tiefschwarze Augenringe, tuschte die Wimpern mit einem kessen Schwung himmelwärts und krönte mein angemaltes Gesicht mit einem scharlachroten Mund. Nur auf das weiße Mehl, mit dem sich Valica stets einstäubte, verzichtete ich.

Doch die ganze Maskerade nützte mir nichts. Der freundliche Portier des Spielkasinos, der mit Sicherheit schon Tausenden von geschminkten Mädchen entgegengetreten war, lächelte auch mich vom Platz. Mademoiselle könne sich gern hier im Vorraum aufhalten und auf die Messieurs warten, eingelassen würde Mademoiselle hingegen auf gar keinen Fall. Er glaube gerne, daß Mademoiselle sehr viel jünger wirke als sie in Wirklichkeit sei. Aber schließlich gebe es ja auch Ausweise, die einzusehen er verlangen könne.

Valica blieb also mit mir draußen vor der Tür, während die Herren im Casino verschwanden.

Die Unterhaltung zwischen der Stiefgroßmutter und mir gestaltete sich äußerst schwierig. Sie fragte nach meiner Mutter. Ich meinte, es gehe ihr gut. Sie habe sie als eine besonders hübsche Blondine in Erinnerung, bemerkte Valica. O ja, blond sei sie heute immer noch. Ob sie hübsch sei, könne ich hingegen nicht beurteilen, so genau schaute ich meine Mutter nicht an. Dann kamen die üblichen Fragen nach der Schule. Also ihre drei Enkelkinder seien ungeheuer intelligent, prahlte Valica. Was sollte ich darauf sagen? »Ich bin es auch!«

Wir waren in tiefes Schweigen verfallen, als Vater und Sohn wieder zu uns zurückkehrten. Beide hatten gewonnen und versprachen uns für den morgigen Tag ein Geschenk. Valica bekam endlich ihren längst fälligen Badeanzug, und ich erhielt einen weitschwingenden venezianischen Rock.

Der Urlaub ging zu Ende.

Beim Abschied versprach man sich ein baldiges Wiedersehen. Ich sicherte dem Großvater viele Briefe zu, die ich alle in englischer Sprache verfassen wollte, um mein Englisch zu trainieren.

Natürlich blieben die feuchten Abschiedsbussis nicht aus. Ich mochte sie noch immer nicht, aber inzwischen war ich duldsamer geworden und außerdem hatte ich mich so ganz langsam daran gewöhnt.

Im nächsten Jahr wollte der Großvater nach München kommen und mich in meinem Internat besuchen.

»Deine Freundinnen werden staunen, was du für einen flotten Opa hast«, meinte er recht selbstherrlich.

»Wenn du die auch alle so innig an deine Seidenkrawatte drückst und abküßt, werden sie Reißaus nehmen«, dachte ich mir im stillen und lächelte ihn an.

Nach einer gemütlichen Bummelfahrt durch die Schweiz und zwei herrlichen Tagen in Zürich kehrten wir nach München zurück. Die Mutter sah wie immer bei der Begrüßung weder ihren Mann noch ihre braungebrannte Tochter, sondern lediglich den Berg schmutziger Wäsche, die wir beide mitbrachten. Und der beeinträchtigte ihre Laune.

Zwei Wochen später war ich wieder im Internat, lag – da ich mit bestandenem Schuljahr wieder ein Zimmer weitergerückt war – in einem fremden Bett und heulte mich eine Woche lang jeden Abend in den Schlaf. »O Vati, die nächsten Ferien sind so weit weg und du bist es auch!«

Wie weit entfernt er von mir war, ahnte ich nicht einmal. Das hat er mir viele Jahre später erzählt.

Da er noch Urlaub hatte und seine Frau natürlich nicht mit ihm verreiste, weil ihr fremde Länder und vor allem fremde Sprachen nicht lagen, machte er mit Irmgard, die inzwischen seine Geliebte geworden war, die längst geplanten Ferien zu zweit. Und wo fuhren sie hin? Nach Cannes, ins ›Hotel Majéstic‹. Sie waren zwar knapp bei Kasse, wollten sparsam leben, aber mein Vater hatte einfach das Bedürfnis, ihr das herrlich altmodische Hotel vorzuführen.

Als sie zum ersten Mal am Strand saßen, fiel den beiden ein älterer Herr mit schütterem weißen Haar auf, neben dem eine wohlgeformte Blondine im Wasser plätscherte.

Mein Vater betrachtete diesen Herrn etwas näher. Fast gleichzeitig wandte dieser seinen Blick dem aufmerksamen Beobachter zu.

»Hallo«, begrüßten sich Vater und Sohn. Sie waren beide wieder zurückgekehrt, beide in neuer Damenbegleitung.

Daß meine schulischen Leistungen ganz langsam nachließen, bemerkten meine Eltern zunächst nicht. Und das war gut so, denn somit waren die Sommerreisen mit meinem Vater noch nicht gefährdet.

Abwechselnd fuhren wir nach Cattolica, um dort zu baden und zu faulenzen, während das darauffolgende Jahr dann regelmäßig eine richtige Bildungsreise angesagt war.

Die Fahrt nach Paris blieb besonders in meinem Gedächtnis haften. Ich hatte in der sechsten Klasse Französisch bekommen, mein Vater erinnerte sich noch schwach an einige Vokabeln, die er in seiner Schulzeit gelernt hatte. Da wir beide hemmungslose Perfektionisten waren, legten wir die Sätze, die sich im voraus planen ließen, genau zurecht. Stimmte die Grammatik, gingen wir daran, an der Aussprache zu feilen. Beherrschten wir beides gleichermaßen gut, mischten wir uns unters Volk, um unsere polyglotten Fähigkeiten auch zu beweisen.

So erkundigten wir uns einmal bei einem Flic nach dem kürzesten Weg zum Eiffelturm. Da wir ihm Meisterhaftes in seiner Landessprache boten, kam seine Auskunft blitzartig und ohne Rücksicht darauf, daß wir eigentlich Touristen waren. »Schau du auf seine rechte Hand. Ich beobachte seine linke«, flüsterte mir der Vater zu.

Dreimal wies er nach links, zweimal nach rechts, mehrmals geradeaus. Außerdem erzählte er uns irgendwas über seine Mutter. Wenigstens glaubten wir, das Wort *maman* mehrfach vernommen zu haben. Vielleicht war sie krank. Der Flic schaute immer recht bekümmert, wenn er von *maman* sprach. Wir bedankten uns jedenfalls überaus herzlich für seine Wegweisung, gingen um die Ecke und vertieften uns in den Stadtplan.

Auch der Ober, bei dem wir in einem vornehmen Restaurant ein Chateaubriand bestellten, hielt uns offensichtlich für Franzosen. Nachdem er unser Menue notiert hatte, begann er mit uns ein längeres Gespräch, in dem wir den passiven Teil übernahmen. Immer wenn er Luft holte oder uns bedeutungsschwer anschaute, beeilten wir uns, ihn mit einem manchmal erstaunten, manchmal teilnahmsvollen, manchmal zustimmenden »Oui« zu erfreuen. Hob er die Stimme und wirkte er irgendwie ärgerlich, schüttelten wir die Köpfe und murmelten teilnahmsvoll »non, c'est impossible.«

»Merde«, sagte ich erst, als mein Vater mich darüber aufklärte, daß die rote Soße, in der mein Fleisch schwamm, nicht nur aussah wie Blut. Der Teller ging umgehend zurück, und der Ober brach fast in Tränen aus. Wieder folgte ein langer Monolog seinerseits und ein verständnisvolles Schweigen unsererseits. Wir drei verstanden uns. Das war klar.

Abends streiften wir regelmäßig durch Montmartre, saßen irgendwo vor einer der Künstlerkneipen und beobachteten die Menschen.

»Was meinst du, ist der von Beruf?« fragte mich mein Vater oft, wenn ein besonders bunter Vogel an uns vorbeizog.

»Na, Maler vermutlich«, meinte ich. Doch diese Antwort war meinem Vater zu simpel. Er stellte sich vor, daß er drei uneheliche Kinder hatte, zwei Mädchen und einen Buben. Jedes Kind stammte natürlich von einer anderen Frau, die Mädchen hießen Madeleine und Stephanie. Der Sohn hieß Dominic und war seit Geburt ein Genie.

Solche und andere Geschichten konnten wir stundenlang erfinden. »Was bin ich« war eigentlich, so besehen, die Fortsetzung unserer Ferienunterhaltungen.

Diese Erlebnisse waren es auch, die uns so eng aneinander banden. Wir waren nicht Vater und Tochter, sondern Partner, die sich die Bälle zuwarfen. Lange Jahre hatten wir wirklich dieselbe Wellenlänge. Menschen, die uns kannten, wunderten sich oft, daß wir – beide voneinander getrennt – in der gleichen Situation exakt dasselbe sagten. Auch äußerlich wurde ich ihm immer ähnlicher. Noch heute staunen gemeinsame Bekannte, wenn sie mich sehen. Ich habe die Stimme meines Vaters, ich habe seinen Witz, und ich habe seine schlechten Augen.

Von einer Reise nach Rom kamen wir beide todkrank zurück. Zunächst fing alles so harmlos an. Erika, die Stieftante, hatte uns eingeladen. Sie wollte uns ihren Mann vorstellen. Mein Vater sagte zwar zu, bestand aber auch hier darauf, im Hotel zu wohnen. Wir waren daran gewöhnt, eine Stadt selbst zu erobern und wollten uns nicht in eine Familie einbinden lassen.

Der sprachliche Ehrgeiz entfiel diesmal. Das heißt, weder mein Vater noch ich konnten mehr als zehn italienische Vokabeln, Gängiges wie *grazie, prego, buon giorno, buona notte* inklusive. Diese wenigen Wörter ließen wir allerdings in gewohnter Meisterschaft auf der Zunge zergehen. Umgangssprache war Englisch, und da gab es keine Probleme. Mein Vater beherrschte es perfekt, und auch ich hatte keinerlei Schwierigkeiten. Die sich ständig wiederholende Ermahnung meines Vaters – »Lerne Sprachen« – hatte gefruchtet. Damals noch!

Die Abende verbrachten wir meist mit Erika und deren Kindern. Gene, ihr Mann, zu dem wir eigentlich Kontakt bekommen sollten, war die meiste Zeit beruflich unterwegs. Jahre später erfuhren wir dann vom Großvater, daß die Ehe damals schon ziemlich am Ende war. Gene hatte eine neue Partnerin gefunden, und auch Erika war in den Armen eines Italieners gelandet. Doch beide wahrten die Form, schon der kleinen Kinder wegen, und sie benahmen sich wirklich äußerst korrekt. Es gab keine Szenen oder lautstarke Kräche. Keiner hatte dem anderen etwas vorzuwerfen. Noch nachträglich imponiert mir die Art, wie dieses Ehepaar miteinander umgegangen ist.

Zu den Kindern Karin, sie war die Älteste, Michelle und Pete bekam ich keinen Kontakt. Wollte ich eigentlich auch gar nicht. Als ich merkte, daß Erika mich als Babysitter vorgesehen hatte und eigentlich mit ihrem Halbbruder ›Bobby‹ allein durch Rom ziehen wollte, streikte ich sofort. Ich wollte meinen Vater für mich haben. Die wenigen Wochen im Jahr, in denen wir gemeinsam Urlaub machten, gehörten mir und niemandem sonst. Auf Karin war ich zeitweilig richtig eifersüchtig. Sie war ein scheues, hochintelligentes Mädchen, mit dem sich mein Vater sehr gern unterhielt. Sie sprach außer Englisch noch Französisch, Italienisch und Polnisch. Die zahlreichen Umzüge ihres Vaters, der als Diplomat von einer europäischen Stadt in die andere versetzt wurde, machten ihr das Erlernen von fremden Sprachen zum Kinderspiel.

»Imponierend, was Karin alles kann«, sagte mein Vater

manchmal bewundernd. Ich kochte vor Wut, und er lachte mich aus.

Um mich nicht ernsthaft zu vergrämen, verzichtete er allerdings darauf, Karin auf unsere Streifzüge durch Rom mitzunehmen.

Bei glühender Hitze kletterten wir auf dem Forum Romanum herum, wir mieteten uns einen Pferdewagen und kutschierten die Via Appia entlang. In Trastevere fühlten wir uns an den Montmartre in Paris erinnert. Wir aßen in Pizzerien, die uns auf unseren verschlungenen Wegen gefielen. Eigentlich waren wir den ganzen Tag über auf den Beinen und zeigten dennoch keine Ermüdungserscheinungen. Ich hätte auch nie nach einer Limonade oder einem Eis oder was auch immer gequengelt, wenn ich mit meinem Vater unterwegs war. Ich wollte eigentlich nur eines: bei ihm sein.

Am Ostersonntag wollten wir uns das Papst-Spektakel auf dem Petersplatz ansehen. Gewarnt durch den strengen Zerberus im Kölner Dom, stellte mein Vater diesmal meine Kleidung sehr sorgfältig zusammen. Wir erstanden schwarze Seidenstrümpfe und ein schwarzes Tuch, das ich mir notfalls über den Kopf stülpen sollte, falls ich nicht züchtig genug aussah. Wir waren grenzenlos enttäuscht von dem, was sich da auf dem Petersplatz abspielte. Die Menschen trampelten sich gegenseitig fast zu Tode. Sie kreischten und schrien einem weißgekleideten Mann zu, der in meinen Ohren Pathetisches von sich gab. Ich hatte erwartet, daß mir beim Anblick des Heiligen Vaters eiskalte Schauer über den Rücken laufen würden. Ich empfand absolut nichts. Die perfekte Inszenierung stieß mich ab.

»Gefällt's dir hier?« fragte ich meinen Vater, der meine Hand ganz fest in der seinen hielt, damit ich nicht abgedrängt werden konnte.

»Nicht sonderlich«, gab er mir zur Antwort. »Ich bin eigentlich mit dir nur hierhergegangen, weil man das eben tut, wenn man zu Ostern in Rom ist.«

Ich atmete auf.

»Weißt du Vati, ich finde das alles fürchterlich. Wir können gerne gehen, wenn du auch möchtest.«

Den Petersdom wollten wir ein anderes Mal besichtigen.

Mit einem Jauchzer rupfte ich mir die ungewohnten Seidenstrümpfe von den Beinen, knödelte sie in mein Seidentuch und warf das Bündel wie einen Wandersack über meine Schultern.

»Ob aus dir jemals eine Dame wird«, meinte mein Vater schmunzelnd und gab mir einen Nasenstüber. »Ich bezweifle das ernsthaft.«

»Bist du eigentlich ein Herr?«

»Nein, wohl eher ein Mann.«

»Na, siehst du!«

Einen Abstecher nach Neapel und die Besichtigung von Pompeji hätten wir wohl besser unterlassen. Dabei hatte alles so wunderbar begonnen.

Von Erika gewarnt, ließen wir unser Auto stehen und fuhren mit der Bahn.

Zwei Stunden dauerte die Fahrt von Rom nach Neapel, zwei Stunden saßen wir im Speisewagen und zelebrierten ein hervorragendes Essen mit Vorspeisen, kleinen Zwischengerichten, Hauptgängen, Käse, Eis und Espresso. Es war einfach herrlich. Dieses Mittagessen mit meinem Vater habe ich nie vergessen. Aus dieser Zeit stammt wohl auch meine Lust, Berge zu verschlingen, wann immer ich mit welchem Fahrzeug auch immer auf Reisen gehe. Noch heute packe ich belegte Brote, Obst und Süßigkeiten ein und wickle das erste Sandwich bereits aus, wenn ich zehn Minuten unterwegs bin.

In Neapel angekommen, bewegten wir uns zunächst etwas schwerfällig vorwärts. Erstens war es ein kochendheißer italienischer Tag, und zum zweiten hätten unsere prallgefüllten Bäuche eigentlich eine ausgiebige Siesta notwendig gemacht!

Doch nach einem Kurzschlaf in dem Bummelzug nach Pompeji waren wir wieder topfit.

Stundenlang schlenderten wir durch die Straßen, besichtigten die ausgegrabenen Häuser, stellten uns die tragischen Schicksale der Menschen vor.

Schließlich steuerten wir reichlich erschöpft den kleinen

Bahnhof an, von dem aus die Bummelzüge mit ihren offenen Waggons die Touristen wieder zurück nach Neapel brachten.

Obwohl wir einen für die herrschenden Temperaturen bemerkenswerten Spurt eingelegt hatten, verpaßten wir einen Zug. Erschöpft suchten wir einen Schattenplatz und richteten uns auf eine längere Wartezeit ein.

Schließlich bekamen wir Durst und wankten zu dem Limonadenverkäufer, der in der Mitte des Bahnhofplatzes in der Nähe eines Springbrunnens einen kleinen Stand betrieb. Er goß aus zerkratzten Glaskrügen ungemein giftig aussehendes Zeug in bereitgestellte Gläser. Um diese zu reinigen schwenkte er sie ganz einfach in dem trüben Brunnenwasser aus.

Mein Vater griff zu einem Glas mit dunkelgrüner Flüssigkeit, ich entschied mich für ein rotes Gebräu.

Es schmeckte bombastisch, war eiskalt und meine Rettung. Auch mein Vater schien mit dieser Erfrischung vollauf zufrieden zu sein. Da der nächste Zug noch einige Zeit auf sich warten ließ, kauften wir uns noch einmal zwei Getränke. Diesmal wählte ich gelb, mein Vater blau.

Das Unheil nahm seinen Lauf.

Wir hatten uns wieder auf unsere Bank zurückgezogen, da bekam ich fürchterliches Bauchgrimmen.

»Vati, ich muß aufs Klo, und zwar ziemlich schnell«, stöhnte ich und drückte meine Hände gegen den gurgelnden Leib.

An solche Verzweiflungsausbrüche von mir nicht gewöhnt, nahm er meinen Hilferuf augenblicklich ernst. Wir machten uns auf die Suche nach einem *gabinetto.* Im Bahnhof fanden wir keines. Eine Bar oder Trattoria, in die ich hätte flüchten können, gab es auch nicht. Alarmstufe zwei war bereits erreicht.

»Geh hinter das Haus, bevor ein Unglück passiert«, riet er mir. »Ich paß auf, daß keiner zuschaut.«

War lieb gemeint von ihm, doch wirkungslos. Selbst in höchster Not brauche ich eine Toilette. Büsche oder Häuserecken lähmen meine Bedürfnisse sofort.

»Dann mußt du eben in die Hose machen«, meinte er ungerührt.

So kühl hätte er besser nicht reagiert, denn wenig später erfaßte auch ihn die erste Schmerzwelle. In seinen Därmen gluckerte es ebenfalls unüberhörbar.

»Was machen wir jetzt?« wollte ich von ihm wissen.

»Wir nehmen uns zusammen und hoffen, daß wenigstens im Zug eine Toilette ist«, entschied er.

Mit verkniffenen Gesichtern und etwas blaß um die Nasen setzten wir uns wieder unter unseren Baum.

Wie es um die sanitären Anlagen in den Bummelzügen von Pompeji nach Neapel bestellt ist, haben wir übrigens nie erfahren. Es kam nämlich kein Zug mehr. Zwei Carabinieri, die in einem offenen Jeep anbrausten, teilten mit, daß der letzte Zug, der diesen Bahnhof verlassen hatte, kurz vor Neapel verunglückt sei. Es habe einige Verletzte gegeben. Die Strecke sei blockiert, man wolle demnächst Busse einsetzen, die die Wartenden zurückbringen sollten.

Es herrschte helle Aufregung unter den Passagieren. Viele priesen ihr Schicksal, daß sie den abfahrenden Zug verpassen ließ. Unsere Bauchkrämpfe traten vorübergehend in den Hintergrund.

In einem Bus, der aus der Zeit zu stammen schien, als Pompeji noch in voller Blüte stand, schaukelten wir gemeinsam mit etwa vierzig anderen Touristen Neapel entgegen. Während rund um uns viel geredet wurde, blieben wir beide schweigsam. Jeder von uns war darauf konzentriert, den Schmerzen nur ja nicht nachzugeben. Mittlerweile waren wir beide schneeweiß. Der Schweiß stand uns auf der Stirn. Aber wir schafften es! Das war die Hauptsache. Der Bus hielt am Bahnhof in Neapel. Wir kletterten aus dem schrecklichen Gefährt, und dann wetzten wir los, mit letzter Kraft. Und tatsächlich, wir fanden die Toiletten! Vor Aufregung wäre ich beinahe noch meinem Vater hinterhergerannt.

»Das Damenklo ist vis-à-vis«, stöhnte er und verabschiedete sich für die nächste Viertelstunde.

Spätabends erreichten wir Rom und fuhren sofort in unser Hotel. Die Nacht war einigermaßen ruhig, doch am frühen Morgen kamen die Krämpfe zurück. Mich hatte es zunächst schlimmer erwischt. Ich konnte nicht aufstehen, so schwindlig war mir. Mein Vater war rührend um mich bemüht. In der Apotheke besorgte er mir einschlägige Medizin. Er schüttete literweise Kamillentee in mich hinein und blieb bei mir im Zimmer. Erika hatte er telefonisch von unserem Unglück erzählt. Sie wollte am Nachmittag vorbeischauen.

Obwohl ich mich bestens versorgt fühlte, obwohl die Hand meines Vaters sehr wohl tat, hätte ich mir in manchen Momenten eine Mutter an meiner Seite gewünscht. Nicht meine Mutter, aber eine Mutter eben.

Ich hatte Sehnsucht nach einer Mutter, die mich verstand, die mich liebte und ein wenig hätschelte. Ich habe diese Sehnsucht noch immer. Ein zehnjähriges Kind, das, mit einem Koffer versehen, in ein Internat wandert und dort auf sich allein gestellt ist, verhärtet zwar nach außen, im Kern bleibt es aber verletztbarer und verlorener als seine Altersgenossen, die in der Familie aufwachsen. Dieses Defizit an Geborgenheit macht ein Leben schwer. Ich weiß das. Ich habe es am eigenen Leib erlitten.

Obwohl uns eigentlich noch einige Tage Urlaub zugestanden hätten, fuhren wir frühzeitig nach München zurück. Ich erholte mich zwar langsam wieder, doch mein Vater fühlte sich von Tag zu Tag schwächer.

Die Fahrt dauerte endlos lange. In Meran wurde mir schlecht. Ein Tankstellenbesitzer kam schließlich auf die famose Idee, mir einen ›Fernet Branca‹ zu empfehlen.

»Signorina, questo sarà una medicina per lei«, versicherte er mir. *Va bene,* ich nahm dieses italienische Spezialgebräu, obwohl sich mir beinahe der Magen umdrehte. Bis Bozen hielt ich durch, dann war ich den ›Fernet Branca‹ wieder los und um eine Erfahrung reicher: Diese Art von Medizin war für mein Alter wohl doch nicht das richtige.

Daheim angekommen, machte mein Vater dann endgültig schlapp. Die Mutter verständigte den Hausarzt. Der stellte eine schwere Magen- und Darminfektion bei uns fest. Anschließend mußte er selbst ins Krankenhaus. Er hatte sich angesteckt und wäre beinahe gestorben.

Als ich dieses Mal in das Internat zurückkehrte, war ich nicht sonderlich erholt und noch trauriger als sonst. Mein Vater hatte mich nicht fahren können. Er war zu geschwächt. Ein Chauffeur aus der Fahrbereitschaft des Bayerischen Rundfunks packte meine Koffer und Schachteln ins Auto und schaffte mich weg.

Hätte ich damals schon gewußt, daß die Fahrt nach Rom unsere letzte gemeinsame Reise war, wären meine Tränen wohl nie versiegt.

Doch so fügte ich mich klaglos in ein neues Schuljahr mit der frohen Gewißheit, daß an dessen Ende wieder Ferien mit meinem Vater winkten.

Im Herbst bot das Internat für die Schüler der zehnten Klasse einen Tanzkurs an. Knaben entsprechenden Alters sollte ein Internat im Chiemseegebiet stellen. Einmal in der Woche, am Samstag, wollte man Männlein und Weiblein in den gängigen Tänzen unterweisen. Ich weigerte mich, daran teilzunehmen. Das Theater, das meine Altersgenossinnen veranstalteten, als sie davon hörten, stieß mich ab. Ich verlieh zwar bereitwillig Röcke und Kleider an die Tänzerinnen, doch selbst hatte ich nicht die geringste Lust, mir schon am Mittag Gedanken darüber zu machen, ob ich am Nachmittag auch ja einen Partner ergattern würde. Immer wenn der Bus mit den Tänzern eintraf, postierte ich mich an der großmächtigen, alten Linde, die vor dem Schloßtor stand und begutachtete das, was da an Männlichkeit auf meine Klassenkameradinnen losgelassen wurde.

Ein blondgewellter, etwas untersetzter junger Mann mit lustigen blauen Augen namens Ferdl galt als Geheimtip. Wenigstens war das den endlosen Geschichten zu entnehmen, die die ganze Woche über von tuschelnden und kichernden Tanzstundendamen erzählt wurden. Ferdl tanzte hervorragend, er war ein Aufreißer, wie es schien. Er flirtete mit allen, hatte keine feste Tanzpartnerin, war deshalb heißbegehrt. Eines Samstags beschloß ich, mir diesen Wunderknaben einmal etwas näher anzusehen. Als der Bus ankam und seine Ladung in die weit geöffneten Arme der wartenden Damen warf, stellte ich mich ziemlich provokativ an das Eingangstor. Ferdl stieg als einer der letzten aus, schnappte sich irgendein Mädel und wollte an mir vorbei in die Turnhalle, die zum Tanzsaal umfunktioniert worden war. Plötzlich blieb er vor mir stehen.

»Warum machst du eigentlich bei dem Tanzkurs nicht mit?« sprach er mich an.

»Weil ich diese Kindergartenveranstaltungen nun mal nicht leiden kann«, gab ich ihm wahrheitsgemäß zur Antwort.

»Schade, du verpaßt was«, sagte er und ging weiter.

»Dich vielleicht«, rief ich ihm nach und lachte.

»Genau«, schallte es zurück, und Ferdl war verschwunden.

Drei Tage später bekam ich einen Brief von ihm. Darin teilte er mir mit, daß er mich zu dem Faschingsball einlade, den sein Internat mit unserer Schule geplant habe. Bei dieser Gelegenheit wolle er dann prüfen, ob ich wirklich schon zu erwachsen für einen Tanzkurs sei.

Natürlich nahm ich die Einladung an, schon allein, um meine liebeskranken Zimmerkameradinnen zu ärgern. Und das gelang mir gründlich.

»Du wirst dich bis auf die Knochen blamieren«, meinte eine ganz besonders liebe Freundin von mir. »Du kannst doch gar nicht tanzen.«

Der Faschingsball verlief programmgemäß. Ferdl und ich verliebten uns ineinander. Wir tanzten den ganzen Abend miteinander, und mein Kavalier war über meine Lernfähigkeit in Sachen Tanzen sehr angetan. Besonders viele Schritte brauchte er mir ohnedies nicht beizubringen. Die meiste Zeit bewegten wir uns, eng aneinandergeschmiegt, in der dunkelsten Ecke der Tanzfläche.

Als wir wieder in den Bus getrieben wurden, stand eines fest: Ferdl und ich waren ein Paar, das heißt, wir gingen miteinander. Unsere Love-Story wurde zum Gesprächsthema Nummer eins, für Lehrer und Schüler gleichermaßen. Zweieinhalb Jahre schrieben wir uns täglich mindestens einen, manchmal sogar zwei Briefe. In unserer Schule war es üblich, daß die Kinder, die Post hatten, nach dem Mittagessen laut ausgerufen wurden und ihre Briefe dann beim Postdienst abholen konnten. Mein Name war täglich dabei. Verzögerte sich wirklich einmal ein Brief, weil ihn Ferdl zu spät eingeworfen hatte, stand der ganze Speisesaal kopf. Sind sie etwa verkracht? Ich bin ganz sicher, daß meine schlechten Noten nichts, aber auch rein gar nichts mit unserer Freundschaft zu tun hatten. Ganz im Gegenteil. Ferdl war ein richtiger Kümmerer, der mich immer wieder ermahnte, zu lernen und die Schule nicht schleifen zu lassen. Doch der Leiter des Internats, Direktor Brill, gab ihm die Schuld an meinen schwachen Leistungen und war nicht umzustimmen. Als die Lehrerkonferenz feststellen mußte, daß meine Versetzung ernsthaft gefährdet war, rief er meinen Vater im Büro an. Zu Hause wollte er nicht anrufen, denn er kannte den Ehrgeiz meiner Mutter, aus mir eine Einserschülerin zu machen, und er wußte vor allem, daß sie ausrasten würde, wenn ich ihren Erwartungen nicht entsprach.

Also alarmierte er meinen Vater. »Die schulischen Leistungen Ihrer Tochter haben gewaltig nachgelassen. Ich nehme an, daß da dieser Ferdl schuld hat, ein Junge, den sie auf unserem Faschingsball kennengelernt hat. Die beiden schreiben sich täglich. Kein Wunder also, wenn sie für ihre Hausaufgaben keine Zeit mehr hat«, schloß er messerscharf und kam sich dabei noch besonders klug vor.

Mein Vater setzte sich umgehend ins Auto und fuhr zu mir. Ich hatte keine Ahnung, daß er von Herrn Brill informiert worden war. Als er plötzlich in der Zimmertür stand, fiel ich ihm um den Hals. Kühl schob er mich von sich.

»Mein liebes Kind, das ist keine Vergnügungsreise«, sagte er, »ich muß mit dir reden.«

Ich war wie vor den Kopf geschlagen. Was hatte er denn? Auf die Idee, daß Herr Brill dahintersteckte, kam ich erst gar nicht. So gemein konnte doch kein Mensch sein, einen Keil zwischen mich und meinen Vater zu treiben. Selbst meiner Mutter war das lange Zeit nicht gelungen. Warum sollte er das versuchen? »Müssen wir hierbleiben?« fragte ich meinen Vater.

»Ich geh' mit dir zu deiner Familienmutter und bitte sie, dich für eine Stunde zu beurlauben.«

Frau Dr. Mund fühlte sich nicht zuständig. Wir sollten uns an Direktor Brill wenden, doch auch sie wolle noch ein Wort mit meinem Vater reden.

Die kam mir gerade recht! Immer wenn mich mein Vater abholte, kreuzte sie wie zufällig unseren Weg und versicherte ihm, wie sehr ihr seine Sendungen gefielen. Diese alte Jungfer hatte ein Auge auf meinen Vater geworfen.

Herr Brill zeigte sich hocherfreut über die schnelle Reaktion meines Vaters. Natürlich bekäme Ingrid frei, solange sie wolle. Zum Abendessen sollte ich allerdings wieder zurück sein. »Schon aus pädagogischen Gründen«, fügte er hinzu, und mein Vater nickte.

O wie sehr ich dieses Haus samt seinen Pädagogen haßte!

Wir fuhren an den Tegernsee, suchten uns ein kleines Lokal.

»Ich bin gekommen, weil Herr Brill meinte, du fällst in diesem Schuljahr durch«, begann er die zu erwartende Standpauke. »Er kennt auch den Grund. Er meint, du würdest deine ganze Zeit dafür verwenden, irgendeinem Knaben täglich lange Liebesbriefe zu schreiben.«

Das sah dem Brill ähnlich. Der Ferdl mußte daran Schuld sein. Wie einfach sie es sich alle machten.

»Vati, ihr irrt euch. Der Ferdl ist derjenige, der dauernd in mich dringt, ich solle fleißig sein. Ich will aber nicht. Ich will weg von dieser Schule. Ich halte dieses Internatsleben nicht mehr länger aus. Deshalb werde ich so schlecht.«

»Wo willst du dann in die Schule gehen?« fragte er mich, einen Hauch zu süffisant.

»In München natürlich, dort, wo drei Millionen andere junge Mädchen auch eine Schule besuchen.«

Er schwieg eine Weile.

»Und wie stellst du dir das Leben mit deiner Mutter vor?« fragte er. »Meinst du, sie hat sich geändert? Meinst du, sie würde jetzt weniger toben, wenn du deine Hausaufgaben schlampig gemacht hast? Meinst du wirklich, ihr würdet euch jetzt besser vertragen?«

»Dann laß dich eben scheiden«, brüllte ich ihn an und erschrak selbst über meinen Ton.

»Das Thema hatten wir doch schon einmal.« Mein Vater blieb ruhig. »Ich werde mich von deiner Mutter nie scheiden lassen. Merk dir das für alle Zukunft. Die Gründe kennst du. Jeder muß sie respektieren. Auch du.«

»Und ich, mein lieber Vater, ich werde meine beschissene Kindheit nicht akzeptieren, darauf kannst du dich verlassen«, sagte ich weinend. »Du willst mich opfern, nur damit du deine Ruhe hast!«

Inzwischen war mir alles egal. Von mir aus sollte er mir hier im Lokal eine runterhauen, wenn ihm danach war. Es wäre zwar die erste Ohrfeige gewesen, die ich von ihm bekommen hätte, aber einmal geschieht alles zum ersten Mal.

Natürlich wurde er nicht handgreiflich.

»Hör mal, du bist doch intelligent genug, um einzusehen, daß dies hier immer noch die bessere Lösung für dich ist«, redete er beruhigend auf mich ein. »Wärst du zu Hause, gäbe es einen Krach nach dem anderen, und am Ende lägen wir zwei genauso im Clinch miteinander wie die Mutti und du. Das kannst du doch nicht wollen. Halte dich an die Spielregeln. Dann klappt alles wie am Schnürchen, und wir bleiben Freunde.«

Da hatte ich es wieder. Mein Vater packte mich bei der Ehre, und ich sollte mitspielen. Aber ich war ein Kind, trotz meiner sechzehn Jahre, ich wollte ein Zuhause, ich wollte in einem eigenen Zimmer daheim sein, in einem Raum, den ich nach meinem Geschmack gestalten konnte. Ich wollte nicht dauernd von fremden Menschen umgeben sein. Sie blieben mir fremd, auch wenn ich mein Zimmer mit ihnen teilte, wenn ich gemeinsam mit ihnen am selben Tisch aß, mit ihnen zum Duschen ging und neben ihnen auf der Toilette saß.

Ich war nicht geboren für diese Art von Gemeinschaft. Ich war eine Einzelgängerin. Ich wollte nachdenken, wollte ernstgenommen werden und ernstnehmen können. Mädchengewäsch interessierte mich nicht. Ich sagte ihm das alles, doch er wollte mich nicht verstehen.

In dieser Zeit plante ich einen Selbstmord. An den freien Nachmittagen führte mich mein Weg stets zur Bahnlinie. Der Zug kam von Lenggries. Er fuhr zwischen zwei hohen Wällen in Richtung München. Man könnte also mit einigem Mut nach unten und direkt vor die Lokomotive springen.

Tausendmal habe ich diesen Satz in Gedanken geübt. Ausgeführt habe ich ihn nicht. Und das nicht etwa, weil mir das Leben im Internat dann doch als die bessere Alternative erschien, sondern weil ich ganz einfach Angst hatte, der Zug könnte mir beide Beine abtrennen und mich als Krüppel auf den Schienen zurücklassen.

Da ich mich von meinem Vater verlassen und – schlimmer noch – unverstanden fühlte, klammerte ich mich um so mehr an Ferdl.

Es winkten die Osterferien, wir konnten uns also in München täglich treffen. Er hatte liebenswürdige, gastfreundliche Eltern und einen kleineren Bruder, der uns auf Schritt und Tritt verfolgte und belauschte.

Mein Vater hatte mir natürlich den täglichen Umgang mit ›diesem Knaben‹ verboten, doch seltsamerweise machte sich meine Mutter plötzlich zu meiner Komplizin. Sie deckte meine Fahrten zu ihm. Ich mußte halt nur rechtzeitig zurück sein, bevor der Vater kam. Daran hielt ich mich. Auch später, als dieser oder jener Mann das Mißfallen meines Vaters erregte und Ausgehverbote verhängt wurden, widersetzte sie sich seinen Anweisungen und ermöglichte mir heimliche Verabredungen.

Warum sie das tat, weiß ich eigentlich bis heute nicht. Vermutlich wollte sie nur meinem Vater eins auswischen. Aus Liebe zu mir kann sie es nicht gemacht haben. Da hätte es einfachere und weit bessere Möglichkeiten gegeben, mir diese zu zeigen.

Wieder zurück in der Schule, ausgestattet mit vielen guten Ratschlägen meines Vaters, beschloß ich, mich an Herrn Brill zu wenden und diesem meinen Kummer zu schildern. Ich wollte ihm schonend beibringen, daß es nicht an ihm und seinem Internat läge, wenn ich dort nicht froh sei, und ich wollte ihn vor allem darum bitten, meinem Vater meine Not zu schildern. Vielleicht würde er auf einen Fremden eher hören als auf mich.

Also meldete ich mich bei ihm an.

Er saß mir gegenüber, hörte mir zu, ohne mich zu unterbrechen, zupfte ab und zu an seiner Nase oder kratzte sich den kahlen Schädel. Seine Augen blickten bemüht, aber leer.

Er verstand mich ganz einfach nicht. Das begriff ich plötzlich.

Er war Menschen, wie ich einer war, nicht gewachsen. Ein junges Mädchen hatte unkompliziert zu sein, fröhlich und offen. Er konnte nicht fassen, daß ich, die ich nachgewiesenermaßen zu Hause kein schönes Leben hatte, auch hier in seinem Haus nie glücklich werden konnte.

Immer wieder versuchte ich, mich verständlich zu machen. Nicht er, nicht sein Kollegium, nicht die diversen Familienmütter, nicht meine Klassenkameradinnen und Zimmergenossinnen, seien schuld an meiner Verdrossenheit. Ich sei eben verkorkst und für Gemeinschaft ganz und gar nicht geeignet.

Er konnte mir nicht helfen. Trotzdem versprach er mir, meinen Vater zu beeinflussen und ihn dazu zu bringen, daß ich das Internat nach Erreichen der Mittleren Reife verlassen dürfte. Ich sollte jetzt Ruhe bewahren, er wolle die Verhandlungen führen. Von Mann zu Mann sozusagen.

Er hat nie ein Wort über dieses Gespräch verlauten lassen! Mein Vater traute seinen Augen nicht, als er mich am Ende des Schuljahres abholte und ich mein ganzes Hab und Gut in seinem Wagen verstauen wollte. Als allererstes überreichte ich ihm mein Zeugnis. Ich war durchgekommen. Mit einem blauen Auge zwar, aber immerhin.

»Warum nimmst du denn dein Bettzeug mit?« fragte er verwundert, als ich mit meinem dicken Federbett anrückte. »Das läßt du doch sonst auch immer da. Und was sollen die vielen Koffer und Tüten? Hast du diesmal zur Abwechslung deinen ganzen Schrank ausgeräumt?«

Ich ließ irgendein Gepäckstück fallen und ging auf meinen Vater zu.

»Ich komme doch nicht mehr zurück. Hat Herr Brill denn nicht mit dir geredet?«

Nein, hatte er nicht! Er wollte uns auch jetzt nicht mehr sprechen. Wohlweislich hatte er im Sekretariat Anweisung gegeben, man solle uns mitteilen, er sei schon auf dem Weg in die Ferien.

Das hätte er besser nicht getan. Von diesem Zeitpunkt an betrachtete ich ihn als meinen Feind. Ich habe ihn verletzt, wo ich nur konnte. Und ich habe ihn auch getroffen. Er hatte mich sehr gern, das wußte ich. Ich kannte viele seiner verwundbaren Stellen, und ich habe sie mir allesamt vorgenommen. Als ich drei Jahre später, nach sieben Verweisen, sein Internat endgültig verlassen mußte, weil sonst die Lehrer gestreikt hätten, weinte er. Das hat mir gutgetan!

Ich war schon viele Jahre Reporterin in einer Münchner-Tageszeitung, als mich ein Brief aus meinem ehemaligen Internat erreichte. Direktor Brill sei gestorben, man bitte mich, ihn in einem Nachruf als großen Pädagogen zu preisen. Die Unterlagen, von dem ehrenwerten Kollegium zusammengestellt, umfaßten mehrere Seiten. Da im Lokalteil natürlich kein Platz dafür war, fragte ich in der ›Bayern‹-Redaktion nach.

»Wenn du unbedingt meinst, daß es notwendig ist, feiere ihn halt ab«, meinte der damalige Chef uninteressiert. »Aber nicht zu lang.«

Ungerührt strich ich die Laudatio auf eine Zehn-Zeilen-Meldung zusammen. Ich war von diesem Mann einfach zu tief verletzt worden. Nachsicht kannte ich nicht. Ich bin ein Skorpion und nachtragend wie ein Elefant.

Eine Ferienreise fiel damals natürlich ins Wasser. Mit faulen und kapriziösen Töchtern fährt man nicht in den Urlaub. Man straft sie mit Verachtung. Man übersieht sie ganz einfach. Früher, als er noch zufrieden mit mir war, hat mich mein Vater in der Öffentlichkeit vorzugsweise ›meine mißratene Tochter‹ genannt. Dabei strahlte er. Man merkte ihm an, wie stolz er auf dieses pflegeleichte kleine Mädchen an seiner Seite war. Nie mehr wieder nannte er mich so. Inzwischen war ich in seinen Augen wirklich mißraten, und darüber scherzt man nicht.

Ferdl hingegen fand mich äußerst wohlgeraten. Vier Wochen jobbte er in einer Bank. Die letzten zwei Wochen seiner Ferien gehörten ganz mir. Wir trafen uns jeden Tag, bummelten durch die Stadt, gingen ins Kino und waren alles in allem sehr verliebt ineinander.

Eines lauen Sommerabends, an dem wir auf einer Bank im Englischen Garten saßen, sprach Ferdl mit mir über seine Zukunftspläne. Er wollte nach dem Abitur, das wir gleichzeitig machen sollten, Jura studieren und später in die Kanzlei seines Vaters einsteigen.

Das sei dann auch der Zeitpunkt, wo er ernsthaft an die Gründung einer Familie denke. Mit mir als Ehefrau, selbstverständlich. Bevor er mich aber nicht ernähren konnte, wollte er auf gar keinen Fall mit mir schlafen. Das gehöre sich einfach nicht, meinte er, und ich sah ihn sehr erstaunt an.

Und gegen so einen Ehrenmann, der sich seinen 17jährigen Lockenkopf darüber zerbrach, wie er mir, der Tochter aus vermeintlich bestem Haus, ein gutes Leben bieten könnte, liefen mein Vater und meine Lehrer samt Direktor Brill Sturm. Einfach absurd!

Ich hielt mich bei Ferdls Zukunftsplänen sehr bedeckt. Obwohl ich ihn wirklich mochte und er mir half, die erste Krise mit meinem Vater zu überstehen, sah ich mich keineswegs als seine Ehefrau und Mutter seiner vier Kinder. Soviel wollte er haben, zwei Buben und zwei Mädchen.

Er war mir auf die Dauer einfach zu langweilig. Schon allein die häufig angewandte Formulierung: »Stupschen, wir wollen uns füreinander aufheben«, reizte meine Lachmuskeln.

Das Stupschen, wie er mich wegen meiner Stupsnase nannte, wollte ihr Liebesleben nicht verplant wissen. Ich wollte erobert werden, wann auch immer und von wem auch immer.

Natürlich sagte ich ihm nichts davon, zumal er sich an Liebesspielen durchaus interessiert zeigte. Er war zeitweise sogar richtig stürmisch. Zwei Jahre lang benahmen wir uns also wie typische amerikanische College-Studenten. Beim Petting war alles erlaubt, das Bett blieb tabu. Wir trennten uns jedesmal mit heißen Köpfen, klopfenden Herzen und viel Unruhe im Blut. Doch ich blieb Jungfrau. Darauf legte Ferdl Wert.

Daß er im dritten Jahr unserer braven Liebe dann doch umdisponierte, entging mir zunächst. Er hatte den Führerschein gemacht und durfte von nun an die Isetta seiner Mutter benutzen.

Als seine Eltern in den Urlaub fuhren, hatten wir plötzlich ein eigenes Fahrzeug. Ferdl war zwar noch nicht sonderlich sicher am Steuer, aber ich bewunderte ihn trotzdem grenzenlos. Er genoß meine Anbetung, und irgendwie löste ich damit in ihm den Wunsch aus, sich mir auch auf andere Weise als ganzer Kerl zu beweisen.

Auf jeden Fall öffnete er mir eines Tages die Wohnungstür im dunkelblauen Bademantel. Ich wollte ihn abholen, um mit ihm eine Autotour zu machen.

»Bist du noch nicht fertig?« fragte ich ihn verwundert und gänzlich ohne Arg.

»Nein«, kam es zurück, und ich erinnere mich heute noch an eine leichte Unsicherheit in seiner Stimme.

Wie immer nahm er mich zur Begrüßung in die Arme und küßte mich. Diesmal fiel sie jedoch so stürmisch aus, daß sich der Bademantel öffnete und ein reichlich männlicher Ferdl vor mir stand. Hastig schlug er die Seiten wieder übereinander und band den Gürtel zu.

»Geh schon mal ins Wohnzimmer«, sagte er, »ich komme gleich.«

»Aha, jetzt zieht er sich an«, dachte ich und erlaubte mir keine weiteren unzüchtigen Gedanken. Daß ich ein wenig zitterte, konnte ich dagegen nicht verhindern.

Im Wohnzimmer wartete eine weitere Überraschung auf mich. Die Vorhänge waren zugezogen, die Couch war ausgezogen und vorsorglich mit einer dunklen Decke versehen. Auf dem Tisch davor standen zwei Cognacschwenker und eine Flasche ›Dujardin‹.

»O Ferdl, du willst mich hier und heute verführen!«

Mein Zittern hörte sofort auf. Die Stimmung war verflogen. Derart inszeniert hatte ich mir das erste intime Beisammensein mit einem Mann nun wirklich nicht vorgestellt. So wollte ich das auch auf gar keinen Fall haben.

Als Ferdl zur Tür hereinkam, wohlriechend, den Bademantel an der Brust verwegen geöffnet, war ich eben dabei, die Vorhänge zurückzuziehen.

»Was machst du denn da?« fragte er entsetzt.

Ich drehte mich langsam zu ihm um.

»Merkst du eigentlich, wie albern das hier alles ist? Glaubst du wirklich, bei mir klingelt etwas, wenn ich die präparierte Couch sehe, das schummrige Zimmer und die Cognacflasche?«

Ferdl sah schrecklich unglücklich aus. Ich ging zu ihm und legte ihm meine Arme um den Hals.

»Weißt du was, jetzt schlüpfst du in deine Klamotten und

danach machen wir unseren geplanten Ausflug nach Dietenhausen und vergessen das alles ganz einfach. Okay?«

Und wie okay mein Vorschlag war!

Spürbar erleichtert, verwandelte sich mein blonder, etwas pausbäckiger Möchte-gern-Liebhaber in einen fröhlichen Knaben, an dem der Kelch, sich hier und heute als Mann beweisen zu müssen, noch einmal vorübergegangen war.

Auf dem Weg nach Dietenhausen verunglückten wir in einer unübersichtlichen Kurve.

Ferdl war wohl etwas zu schnell gefahren, die kleine Isetta schmierte ab, überschlug sich, legte sich schließlich auf die Seite und schlitterte in den Straßengraben. Vorher hatte sich noch die Türe geöffnet. Ich wurde auf die Fahrbahn geschleudert.

Obwohl mein linker Arm etwas verdreht im Gelenk hing, spürte ich keinerlei Schmerzen. Zuallererst forschte ich nach meiner Brille. Sie lag einen Meter entfernt von mir und war nicht zerbrochen.

Dann sah ich mich nach Ferdl um. Der saß neben der total ramponierten Isetta und hätte wohl am liebsten geheult. Zu irgendwelchen Aktivitäten war er absolut nicht in der Lage.

Also mußte ich eingreifen. Ich hielt ein Auto an. Der Fahrer brachte mich nach Holzkirchen. In einem Abschleppwagen samt Helfer, den ich einem Tankstellenbesitzer mit viel Überredungskunst und der Versicherung, sämtliche Kosten würden selbstverständlich ersetzt, abschwatzen konnte, kehrte ich an den Unfallort zurück. Dort hatte sich nichts geändert. Ferdl saß immer noch in derselben gebückten Haltung vor der Isetta. Als er uns kommen sah, schien er erleichtert zu sein.

Gemeinsam hievten wir die kleine verbeulte Kugel nach oben. Der Mechaniker wollte sie in einer Münchner Vertragswerkstatt abstellen. Zu dritt setzten wir uns ins Führerhaus.

Eingezwängt zwischen den beiden Männern, meldeten sich zum ersten Mal Schmerzen in meinem linken Arm. Unerträgliche Schmerzen. Der Fahrer versuchte zwar, soweit wie möglich von mir abzurücken, damit er mit seinem Körper keinen Druck auf meine linke Seite ausübte, aber das half nichts. Jede Unebenheit auf der Fahrbahn bereitete Pein. Schließlich kamen Ferdl und der Mann überein, daß sie mich erst zu Hause abliefern und dann weiterfahren wollten.

Ich bekam wenig mit. Es war mir schlecht geworden. Da er ein Donnerwetter von meinen Eltern befürchtete, läutete Ferdl zwar noch an der Gartentür, doch dann ließ er mich allein. Meine Mutter war reichlich entsetzt, als sie mich sah. Ich war schmutzig, stöhnte und konnte keine Auskünfte geben. Als sie mir half, meinen Pullover auszuziehen, wurde ich bewußtlos.

Eine halbe Stunde später war mein Vater zur Stelle. Er brachte mich sofort in ein Krankenhaus. Dort wurde ich geröntgt. Mein Arm war direkt unter dem Schultergelenk gebrochen. Man wollte zunächst warten, bis die Schwellung etwas zurückgegangen war, und dann meinen gesamten Oberkörper in Gips legen. Bis dahin mußte ich im Krankenhaus bleiben.

Man hatte mir Schmerzmittel gegeben. Jetzt endlich konnte ich meinem genervten Vater erzählen, was eigentlich geschehen war. Er tobte.

»Warum hat dich dieses Kind, das du dir als Liebhaber hältst, nicht zum nächsten Arzt gefahren? Warum hat er feige an der Haustür geläutet und sich dann aus dem Staub gemacht?«

Tausend Warums wurden mir entgegengeschleudert. Ich wußte auf keines eine Antwort. Das Pech wollte es, daß ihm Ferdl direkt in die Arme lief, als er mich vom Krankenhaus abholte.

»Sie verschwinden auf der Stelle und lassen meine Tochter in Ruhe!« brüllte er den verdatterten Ferdl an. »Außerdem hören Sie noch von mir. Unterlassene Hilfeleistung ist das geringste, was ich Ihnen vorwerfe.«

Ich hatte keine Gelegenheit einzugreifen. Wortlos sah ich zu, wie sich Ferdl umdrehte und davonging. Todunglücklich watschelte ich hinter meinem Vater her. Der Gipspanzer störte mich entsetzlich.

Als mein Vater endlich wieder ins Büro ging, bat ich meine Mutter, mit Ferdl telefonieren zu dürfen.

Sie brachte mir den Apparat ans Bett. Ferdls Mutter meldete sich. Und da brach nun der gesammelte Zorn der Gegenseite auf mich herein.

Ob ich denn noch bei Verstand sei? fragte sie mich. Ihr Mann und sie hätten den Urlaub abgebrochen, die Isetta, ihre Isetta, habe nur mehr Schrottwert.

Mein Vater und Ferdls Mutter hätten sich in ihren Anschuldigungen und Wutausbrüchen hervorragend ergänzt. Was dem einen nicht einfiel, wußte der andere zu sagen!

Doch den größten Fehler sollte ich erst noch machen. Einen Fehler, den mir mein Vater bis zu seinem Tod nicht verziehen hat und den ich in geeigneten Augenblicken immer wieder vorgehalten bekam.

Ferdl hatte mir am Telefon erzählt, daß seinen Eltern das Geld fehle, ein neues Fahrzeug zu kaufen. Die Versicherung zahle wegen Eigenverschuldens keinen Pfennig. Außerdem sei sein Vater der Meinung, ich hätte auch Teilschuld an dem Unfall. Sicherlich hätte ich seinen Sohn beim Fahren abgelenkt. Man weiß ja schließlich, was junge Mädchen mit jungen Männern so alles treiben, auch wenn diese am Steuer sitzen.

Diese Mitschuld leuchtete mir irgendwie ein. Ich hatte tatsächlich meinen linken Arm um Ferdls Schulter gelegt. Deshalb brach er auch, als ich nach außen geschleudert wurde.

Als mein Vater am Abend nach Hause kam und sich an mein Bett setzte, unterbreitete ich ihm eine Idee, die ich für besonders gut hielt.

»Vati, weißt du eigentlich, daß ich auch schuld habe an dem Unfall?« begann ich das Gespräch.

»Wieso du?« fragte er.

»Na ja, ich hab den Ferdl beim Fahren behindert, weil ich den Arm um ihn legte.«

»Wer hat denn diesen Unsinn verzapft?«

»Na ja, der Vater vom Ferdl ist der Meinung. Ich habe mir gedacht, du könntest dem Ferdl eine neue Isetta kaufen. Dann sind wir den Ärger los. Geld genug hast du ja.«

Meinem Vater blieb buchstäblich die Luft weg.

»Bist du völlig verrückt geworden!« schrie er mich an. »Ich schufte wie ein Verrückter, bezahle dein sündteures Internat, spare, wo ich nur kann, um meinen beiden Damen den gewünschten Luxus bieten zu können, und mein Fräulein Tochter fordert mich allen Ernstes auf, wildfremden Leuten ein neues Auto zu kaufen, weil ihr Sohn zu blöd zum Autofahren ist.«

So wütend habe ich meinen Vater nur noch einmal gesehen. Mit zornrotem Kopf erhob er sich von meinem Bett und knallte die Zimmertür hinter sich zu. Tagelang hat er kein Wort mit mir gesprochen. Als ich in die Schule zurück mußte, gab er mir nicht einmal die Hand. Er lieh mir keinen einzigen seiner Pullover. In meine paßte ich mit dem eingegipsten Oberarm nicht hinein.

»Wende dich an deinen Liebhaber, wenn du Kleidersorgen hast«, sagte er ungerührt. »Dich zu ermahnen, wenigstens am Ende dieses Schuljahres ein ordentliches Zeugnis heimzubringen, ist wohl umsonst«, zischte er mir noch nach, als ich zu seinem Chauffeur ins Auto stieg.

Er hatte recht. Es wäre umsonst gewesen. Ich stand völlig neben mir. Mein Vater hatte mich fallenlassen, der Direktor mich verraten. Meine Klassenkameradinnen zogen sich von der amoklaufenden Ingrid zurück. Ich kannte nur noch ein Ziel: Man sollte mich aus diesem Internat rauswerfen. Wenn sie mich nicht freiwillig gehen ließen, würde ich mich so aufführen, daß sie sich gezwungen sahen, mich zu entfernen. Schon aus Gründen der Gerechtigkeit den anderen Schülern gegenüber.

Meine Bekanntschaft mit Rolf beschleunigte das Verfahren. Als ich ein Besuchswochenende bei meinen Eltern sausen ließ, um mit Renate nach Garmisch zu fahren, saßen er und sein Freund Werner im Bus hinter uns. Renate war Kunstlehrerin und gleichzeitig meine neue Familienmutter. Auch sie war eine Außenseiterin. Im Kollegium hatte sie keine Freundin. Ich mochte sie auf Anhieb gern. Renate war witzig, sehr begabt, tolerant. Trotzdem schien sie auf dem besten Wege, ein altes Mädchen zu werden. Zwei unglückliche Lieben hintereinander hatten sie verbittert.

Werner, der Ältere, hielt sich zurück, doch Rolf wollte unbedingt mit den beiden Damen auf dem Vordersitz anbandeln. Zu viert zogen wir schließlich durch Garmisch. Renate war von Werner hingerissen. Ihre schwarzen, sehnsüchtigen Augen strahlten ihn an. Offenbar war sie trotz schlechter Erfahrungen leicht entflammbar. Rolf und ich gaben uns da schon etwas zurückhaltender. Eigentlich schüchterte er mich auf eine mir unerklärliche Weise sogar ein. Er hatte eine dunkle, weiche Stimme, sprach sehr langsam, sehr prononciert, und was er so von sich gab, unterschied sich eindeutig von den Plaudereien, die ich von Ferdl gewohnt war.

Er studierte in München, jobbte bei den Amerikanern. In Schwabing war er bekannt wie ein bunter Hund. Allerdings hieß er dort Roger. Darauf bestand er. Er hatte schon mehrere Freundinnen gehabt. Mit einem Wort: Rolf stellte sich in meinen Augen als Mann von Welt dar. Er war drei Jahre älter als ich, und diesen Altersunterschied strich er mir bei jeder Gelegenheit aufs Butterbrot.

Renate bot mir stets Rückendeckung, wenn ich mit Rolf verabredet war. Wir vier hatten in Garmisch so viel Spaß miteinander gehabt, daß wir beschlossen, uns nicht aus den Augen zu verlieren. Werner und Rolf wohnten zwar in München, waren aber oft am Tegernsee. Dort betrieb Rolfs Mutter ein exklusives Internat für Schüler bis zur Mittleren Reife. Man machte sich zwar gegenseitig keine Konkurrenz, trotzdem war Direktor Brill auf Rolfs Mutter nicht sonderlich gut zu sprechen. Vermutlich hatte er gar nichts gegen die Mutter, eher schon gegen ihren Sohn. Der wilderte nämlich ab und zu in Brills Schülerherde, und das mißfiel dem ehrenwerten Hirten über hundert Mädchen von ganzem Herzen.

Jetzt also war ich dran. Rolf und ich trafen uns häufig. Bereitwillig überließ mir Renate den Schlüssel für das Schloßtor. Ich konnte kommen und gehen, wann ich wollte.

Eines Tages kehrte ich von einem Rendezvous gegen zehn Uhr zurück. Bevor ich mich in mein Bett schlich, schaute ich noch bei Renate vorbei.

»Seid ihr eigentlich immer noch brav?« fragte sie mich zum wiederholten Male. Weder sie noch Werner konnten glauben, daß Rolf und ich wirklich nicht miteinander schliefen. Rolf, der Schwabinger Mädchenjäger, hatte bei mir ganz offensichtlich Hemmungen, und ich war im Grunde auch nicht interessiert daran, mich in eine Kette von Freundinnen einhängen zu lassen.

Ich saß auf Renates Bett, rauchte eine Zigarette und erzählte ihr von dem Abend.

Rolf und ich waren in einer Tölzer Kneipe gewesen, die größtenteils von Farbigen besucht wurde. Dort konnten wir ohne Bedenken untertauchen. Die Gefahr von einer externen Lehrkraft erwischt zu werden, war gering.

An diesem Abend fand dort jedoch eine Razzia statt. Ich war völlig ahnungslos. Rolf hingegen merkte sofort, was gespielt wurde, als sich Zivilpolizisten an der Bar postierten.

»Verschwinde in der Damentoilette und klettere aus dem Fenster«, flüsterte er mir zu. »Wir treffen uns am Auto.«

Ich erstickte beinahe an meinem Herzklopfen, so aufgeregt war ich.

Doch ich hatte Glück. Unbemerkt erreichte ich unseren Wagen, zwanzig Minuten später war ich im Schloß.

Das alles berichtete ich Renate, als wir Schritte auf dem Gang hörten. Direktor Brill machte einen seiner Inspektionsgänge und hatte wohl unsere Stimmen gehört.

Es war absolut nicht verboten, daß Schülerinnen und Familienmütter am Abend noch miteinander ratschten, doch sollte das tunlichst vor zehn Uhr geschehen. Außerdem bedeuteten Zigaretten in Händen von Schülerinnen einen sicheren Verweis.

Nur um Renate zu schützen, warf ich die Zigarette unter ihr Bett, als es an der Tür klopfte. Fast gleichzeitig begann ich zu schluchzen. Dr. Brill stand im Türrahmen.

»Was hat sie denn?« wandte er sich fragend an Renate, die beim besten Willen keine Auskunft geben konnte.

»Das geht schon eine ganze Weile so. Keine Ahnung, was los ist. Ich wollte erst abwarten, bis sie sich beruhigt hat.«

Mein Weinkrampf ließ nach. Ich begann meine Leidensgeschichte.

»Wir haben gestern eine Matheschularbeit geschrieben, und da ist es mir hundsschlecht gegangen. Ich bekomme sicher einen Fünfer, und dann bin ich weg vom Fenster«

Ich war selbst ganz begeistert von meinem Einfall, zumal wir am Vortag tatsächlich eine Schularbeit geschrieben hatten und ich eigentlich zuverlässig mit schlechten Mathematikzensuren rechnen konnte.

Dr. Brill, der seit seinem Verrat ständig ein schlechtes Gewissen mir gegenüber hatte, setzte sich neben mich aufs Bett und legte einen Arm um mich.

»Ich werde morgen gleich mit Herrn Bauer sprechen«, versprach er mir. »Er soll dich mündlich nachprüfen. Da hast du doch weit weniger Schwierigkeiten.«

Ich ließ vorsichtshalber noch ein paar Schluchzer aus meiner rabenschwarzen Mädchenbrust ertönen, zeigte mich schließlich getröstet und bereit, ins Bett zu gehen.

Dr. Brill schien beruhigt. Sicher war er kein unrechter Mensch, er war halt nur schwach und als Pädagoge gänzlich ungeeignet.

Kaum hatte er sich entfernt, huschte ich in Renates Zimmer zurück.

»Ich habe meine brennende Zigarette unter dein Bett geworfen«, sagte ich aufgeregt. »Die müssen wir finden, sonst brennt der ganze alte Kasten ab.«

Ich wohnte damals nicht im Hauptschloß, sondern in einem Nebenbau, bei dessen Einrichtung sehr viel Holz verwendet worden war. Beide krochen wir unter Renates Bett. Wir hatten Glück. Die Zigarette war von selbst erloschen und hatte nicht einmal einen Brandfleck hinterlassen.

Drei Tage später prüfte mich Dr. Bauer. Da ich rhetorisch fit genug war, um in jedem Fach vorhandene Lücken wegzureden, bekam ich eine gute Note und damit eine Vier ins Osterzeugnis.

Dies alles, entsprechend höhnisch aufbereitet, erzählte ich Rolf in einem langen Brief, den ich noch absandte, bevor ich in die Osterferien fuhr.

Daß Rolf die Adresse gewechselt hatte und nun bei seinem Vater in dessen Schwabinger Haus wohnte, wußte ich nicht. Der Brief kam mit dem postalischen Vermerk »Adressat unbekannt verzogen« an die Schule zurück und geriet in die Hände meines aufmerksamen Direktors. Adresse und Absender genügten, um sein Interesse zu wecken. Er tat also, was er sehr häufig und bei vielen seiner Schülerinnen immer wieder gemacht hat: Er öffnete den Brief. Dort konnte er nun in epischer Breite nachlesen, wie ihn die Schülerin Ingrid Lembke an der Nase herumgeführt hat. Sein Zorn war dementsprechend. Er griff nach dem Telefonhörer und verständigte meinen Vater.

Der fiel aus allen Wolken. Ihm war nämlich entgangen, daß die Tochter sich einem anderen jungen Mann zugewandt hatte. Mit Ferdl war Schluß, das hatte er irgendwie am Rande mitbekommen. Daß jetzt Rolf dabeiwar, die Sinne seiner Tochter zu verwirren, war ihm neu. Irgendwie hatte er wohl gehofft, ich würde mich jetzt doch ausschließlich intellektuellen Übungen zuwenden, um irgendwann ein gutes Abitur zu schaffen.

Wutschnaubend kam er nach Hause.

»Bist du jetzt völlig übergeschnappt«, herrschte er mich an. »Die Verfehlungen, die du in deinem Brief so eindrucksvoll geschildert hast, bringen dir drei Verweise ein. Das heißt im Klartext, du fliegst von der Schule, mitten im Schuljahr!«

Mein Herz hüpfte vor Begeisterung. Ich flog von der Schule! Endlich!

Doch ich hatte mich zu früh gefreut. Natürlich schaffte es mein Vater spielend, den aufgebrachten Herrn Brill zu beruhigen. Er war schließlich prominent. Außerdem zahlte er pünktlich das Schulgeld. Man einigte sich darauf, daß ich noch einmal Bewährung bekommen würde. Durch gutes Verhalten konnte ich beweisen, daß ich doch noch nicht von allen guten Geistern verlassen war. Zur Strafe sollte ich Rolf weder schriftlich noch mündlich noch persönlich kontaktieren dürfen. Außerdem war mein Ausgang im Internat stark eingeschränkt. Ich durfte mich nur noch vom Schloßtor bis zur Linde frei und ohne Aufsicht bewegen.

Renate, meine Familienmutter, war weniger prominent, und Geld hatte sie auch keines. Sie wurde fristlos entlassen.

»Vati, hast du eigentlich immer noch nicht begriffen, daß ich in dieser Schule nicht mehr bleiben will?« begann ich mal wieder eines dieser hoffnungslosen Plädoyers für meine Freiheit. »Ich gehe in diesem Internat kaputt, verstehst du denn das nicht? Wir sind auch schon längst keine Freunde mehr. Das waren wir doch einmal. Hast du das vergessen? Mittlerweile habe ich überhaupt keinen Menschen mehr, der mich versteht. Die Mutti hat nie was begriffen, aber du, du warst für mich mal der beste Vater auf der ganzen Welt!«

»Da hatte ich auch eine andere Tochter«, bekam ich zur Antwort.

Mein Gott, bloß weil ich nicht mehr so funktioniere, wie er das gern gehabt hätte, gab er mich ganz einfach auf! Ich hielt den Mund. Gegenwehr hatte keinen Sinn.

Auch Dr. Brill war natürlich entsetzt, empört, gekränkt, enttäuscht.

Daß auch ich am Ende war, lange Zeit schon, das merkte er genausowenig wie mein Vater.

Selbstverständlich hielt ich mich an keines der Verbote. Ich rauchte in aller Öffentlichkeit vor der Linde. Eine Lehrerin erwischte mich dabei und setzte sich neben mich. »Ingrid, du mußt jetzt nicht dauernd in Opposition zu allem gehen«, begann sie ein seelsorgerisches Gespräch. »Du kennst deine Situation. Bei der kleinsten Verfehlung fliegst du endgültig raus. Rauchen zählt zu diesen Verfehlungen. Es ist bei uns verboten. Trotzdem werde ich ein Auge zudrücken«, fügte sie hinzu. »Du brauchst menschliche Wärme. Sonst verhärtest du.«

Sie hätte mich ruhig melden können. Um meine Seele brauchte sie sich auf jeden Fall nicht zu kümmern. Die menschliche Wärme holte ich mir bei Rolf. Ich traf ihn immer noch. Es war zwar ziemlich kompliziert, dem strengen Reglement zu entkommen, aber an guten Ideen hatte es mir eigentlich nie gefehlt.

Im Sommer sollte ich mit einer komplizierten Zahnbehandlung beginnen. Eine Reise mit meinem Vater war sowieso nicht vorgesehen. Ich zog die Zahnbehandlung ganz einfach vor.

Ziemlich bald, nachdem ich aus den Osterferien in die Schule zurückgekehrt war, simulierte ich Zahnschmerzen. Eine Fahrt nach München wurde notwendig. Mein Vater konnte mich nicht abholen, er war irgendwo auf Reisen. Also sollte ich mit dem Zug fahren und nach dem Zahnarztbesuch sofort wieder zurückkehren. Da meine Mutter nicht zum Bahnhof kommen wollte, witterte ich meine Chance. Rolf wartete dort auf mich. Er brachte mich auch brav zum Zahnarzt. Dieser klopfte an meinem Gebiß herum, konnte sich nicht erklären, warum ich solche Schmerzen haben sollte, und schickte mich wieder zurück.

»Im August sehen wir uns ja sowieso«, meinte er, als er sich verabschiedete.

Doch da sollte er sich täuschen. Er sah mich jede Woche einmal. Die unerklärlichen Schmerzen kamen selbstverständlich immer wieder zurück. Er röntgte mich, er bohrte zwei gesunde Zähne auf, weil er unter ihnen Eiterherde vermutete.

Mir war alles recht. Auf diese Weise kam ich einmal in der Woche nach München. Inzwischen fuhr ich schon längst nicht mehr mit dem Zug. Rolf wartete mit seinem Auto auf mich. Als wir eines Nachmittags von München zum Internat zurückfuhren und einen Umweg machten, um noch etwas schmusen zu können, fuhr uns ein Radfahrer von hinten auf das Auto. Er stürzte auf die Straße, blieb dort benommen liegen.

Entsetzt stiegen Rolf und ich aus und kümmerten uns um den Mann. Inzwischen hatte ein Autofahrer, der vorbeigekommen war, die Polizei verständigt.

»Ingrid, hau dich in die Büsche«, riet mir Rolf. »Wenn sie dich hier sehen, vernehmen sie dich, und du bist dran. Im Internat darf niemand etwas von unseren Ausflügen erfahren. Dein Vater bringt dich um.«

Doch es war schon zu spät. Der Streifenwagen bog um die Ecke, an ein Entkommen war überhaupt nicht zu denken. Ich wollte auch gar nicht verschwinden. Erstens brauchte Rolf einen Menschen, der bezeugen konnte, daß er an dem Unfall keine Schuld hatte, und außerdem war mir sowieso egal, ob ich nun endgültig aus der Schule flog oder nicht.

Rolf verhandelte mit den Beamten. Sie sollten mich tunlichst aus dem Spiel lassen, da ich mich unerlaubt aus dem Schloß entfernt hätte und mir eine harte Strafe drohte. Die beiden Polizisten waren verständnisvoll. Sie zwinkerten mir zu und versprachen, sich nur an mich zu wenden, wenn es unbedingt notwendig sei.

Es war notwendig! Eine Woche, nachdem sich der Unfall ereignet hatte, saß ich gerade am Fenster meines Zimmers, als ich die zwei sah. Sie standen im Hof und fragten nach dem Direktor.

Das Herz sank mir in die Hose. Was jetzt kommen würde, konnte ich mir lebhaft vorstellen. Dabei fürchtete ich weniger die Konsequenzen. Die konnte ich mir ohnedies ausrechnen. Mir graute lediglich vor dem Streß und den Standpauken, die jetzt auf mich niederprasseln würden.

Vorsichtshalber versteckte ich mich erst einmal in meinem Kleiderschrank. Er stand im Gang vor meinem Zimmer. Gyde, eine meiner Zimmergenossinnen, lehnte die Türe des Schrankes nur leicht an, damit ich Luft bekam, und stellte einen Stuhl davor.

Eingebettet in meine Kleider harrte ich der Dinge, die da kommen sollten. Die Schritte von Dr. Brill waren unverwechselbar. Er trabte den Gang entlang, im Schlepptau die beiden Beamten, die immer wieder eindringlich versicherten, daß ihnen das alles wahnsinnig leid täte, aber sie müßten ein Protokoll schreiben und dazu bräuchten sie nun mal die Aussage der Schülerin Ingrid Lembke.

»Hat jemand von euch die Ingrid gesehen?« fragte Dr. Brill Gyde und Martina, die auf ihren Betten saßen.

»Nein.«

»Wo kann sie sein? Sie darf doch nicht weiter als bis zur Linde gehen.«

»Vielleicht sitzt sie in der Bibliothek«, meinte Gyde. »Da ist sie sehr oft und liest.«

»Schau mal nach ihr und schick sie zu mir«, befahl ihr Dr. Brill. »Wir warten in meinem Zimmer auf sie.«

»Was ist denn eigentlich los?« erkundigte sich Gyde scheinheilig. Ihr schien die Rolle als meine Komplizin zu gefallen.

»Das geht dich nichts an«, war die patzige Antwort des genervten Heimleiters. Die Polizisten schwiegen.

Gyde wartete zehn Minuten, dann ging sie zum Direktoriat.

»Sie war in der Bibliothek«, log sie. »Von dort ist sie in den Garten gegangen.«

»Das durfte sie nicht«, keifte Dr. Brill.

»Ich weiß auch nicht, wo sie ist«, gab Gyde beleidigt zurück.

»Irgendwann mußt du aus dem Schrank doch raus«, meinte sie, als sie kam und mich informierte.

»Irgendwann schon, aber jetzt noch nicht.«

Als den Beamten die Wartezeit zulange wurde, verabschiedeten sie sich. Dr. Brill versprach, mich bei meinem Auftauchen höchstpersönlich zur Wache nach Dietramszell zu bringen.

Irgendwann ging mir in dem kleinen Versteck dann doch die Luft aus. Außerdem konnte ich den Vorhaltungen meines Direktors sowieso nicht entgehen.

Gyde begleitete mich auf dem Weg zu Dr. Brill. Sie fühlte sich ganz offensichtlich für mich verantwortlich. Ich klopfte zweimal. Das erste »Herein« hatte ich überhört. Langsam öffnete ich die Tür. Und hätte beinahe einen Lachkrampf bekommen. Der Herr und Gebieter über eine Horde junger Mädchen stand mir im Gartenarbeitsdreß gegenüber. Er trug ausgewaschene, viel zu weite, um die Kniegegend rigoros abgeschnittene Hosen, ein enges Leibchen, klobige Schuhe, rutschende Wollstrümpfe und ein beiges Käppchen auf dem kahlen Kopf. Von Autorität keine Spur!

Diese Witzfigur blähte sich richtig auf, als sie mich sah.

»Wo warst du?« wurde ich angefahren.

Ich war etwas verdutzt. Als ob das jetzt noch eine Rolle spielte. Zum Glück dauerte das Gespräch nicht lange. Selbstverständlich bedeutete diese neuerliche Zuwiderhandlung gegen die bestehenden Auflagen meinen endgültigen Rausschmiß, das heißt, so endgültig war er dann auch wieder nicht. Ich konnte trotzdem bis zum Ende des Schuljahres bleiben. Nur das Schloß durfte ich jetzt überhaupt nicht mehr verlassen. Keinen Schritt mehr.

Der Abschied von diesem Haus nach acht Jahren fiel, was mich betraf, kühl und unbeteiligt aus.

Ich nahm nur meine persönlichen Dinge mit. Einen Schrank und das Bettzeug ließ ich zurück. Direktor Brill machte traurige Augen, als ich ihm die Hand gab. Einige Lehrer hatten ebenfalls betretene Gesichter, als ich mich verabschiedete. Könnte es sein, daß doch der eine oder andere von ihnen begriffen hatte, daß ich wirklich gelitten habe, daß viele meiner Verstöße gegen die bestehende Heimordnung Hilferufe waren, die sie aus Bequemlichkeit ganz einfach überhören wollten?

Nach den großen Ferien, in denen ich von Nachhilfelehrern auf das kommende Abiturjahr vorbereitet wurde, ging ich in ein nahegelegenes Gymnasium, lustlos und ohne einen Funken Hoffnung, einen akzeptablen Schulabschluß zu schaffen. Meine Wissenslücken waren inzwischen viel zu groß geworden. Außerdem hatte ich in all den verschlampten Internatsjahren auch das Lernen verlernt.

Nur ein einziges Mal holte ich mir noch einen Einser in Deutsch. Ich hatte ›Erich Kästner und sein Werk‹ als Referatsthema gewählt. Mein Vater, der sich nur mehr wenig um mich kümmerte, verschaffte mir immerhin einen Termin bei meinem damaligen Lieblingsautor, und ich hatte zwei Stunden Gelegenheit, ihn auszuquetschen. Am Ende hatte ich Material für einen einwöchigen Vortrag erfragt. Zur Verfügung standen mir hingegen nur knappe zwanzig Minuten. Während meiner Ausführungen erschien der Direktor mit einem Schulrat im Klassenzimmer, der die einzelnen Klassen inspizieren und dem Unterricht beiwohnen sollte.

»Lassen Sie sich durch uns nicht stören«, wandte er sich an mich.

Er hätte mich gar nicht stören können, so konzentriert war ich bei der Sache.

Ich merkte, daß ich auf dem besten Weg war, meine Redezeit zu überschreiten. Doch das war mir ziemlich egal. Einmal nur wollte ich diesen Lehrern und meinen neuen Mitschülern beweisen, daß in mir doch einiges steckte! Und das gelang mir auch. Kein einziges Mal wurde ich von meiner Lehrerin unterbrochen. Für gewöhnlich stand sie immer auf und deutete zunächst dezent, doch dann immer nachdrücklicher auf ihre Uhr. Doch jetzt blieb sie sitzen.

»Da habe ich es wohl mit der Meisterschülerin zu tun«, meinte der Schulrat, als ich am Ende war. Gespannt schaute ich den Direktor an, der genau wußte, daß ich in seiner Schule keinen Fuß mehr auf den Boden bekommen würde. Er verhielt sich perfekt.

»Deutsch ist ihre absolute Stärke«, sagte er diplomatisch, zwinkerte mir zu und verließ den Raum, den Schulrat im Schlepptau.

Das ansonsten erfolglose letzte Schuljahr endete mit einem katastrophalen Abitur.

Diskussionen, ob ich die Klasse wiederholen sollte oder nicht, blockte ich sofort ab.

»Ich habe riesige Lücken, die kann ich auch in einem weiteren Jahr nicht aufholen.«

»Gut, mein liebes Kind«, bemerkte daraufhin mein Vater mit mahlendem Unterkiefer, »dann bemühst du dich eben um eine Lehrstelle als Verkäuferin irgendwo in einem Kaufhaus, wo man nicht gleich merkt, daß du stinkfaul bist.«

Zu meiner Überraschung bekam ich Schützenhilfe von meiner Mutter. Ihr war wohl die Aussicht, vor aller Welt eingestehen zu müssen, daß ihre Tochter eine Versagerin ist, ein Greuel.

»Laß sie halt ein Volontariat bei einer Zeitung machen«, setzte sie meinem Vater zu. »Sie will Journalistin werden. Das hat sie immer gesagt. Begabt genug ist sie. Gib ihr diese eine Chance.«

Dann ging alles ganz schnell. Mein Vater wandte sich an seinen Freund, den Chefredakteur, der ihm sowieso einen Gefallen schuldig war, und ich bekam am 1. September 1958 einen Stuhl in der Nachrichtenredaktion einer Münchner Tageszeitung zugewiesen.

Drei Monate wollte man mich dort arbeiten lassen, zwölf Wochen bei den Nachrichten – zwölf Wochen in der Lokalredaktion. Dann sollte über ein Volontariat entschieden werden.

Ich war glücklich. Jetzt endlich begann mein Leben.

Der erste Tag wurde zum Desaster. Um neun Uhr früh hatte ich mich in der Nachrichtenredaktion gemeldet und war einem witzigen Mann namens Conny zugeordnet worden. Er wollte mich in alle Aufgaben eines Nachrichtenredakteurs einweisen. Ich sollte ihm beim Redigieren der Agenturmeldungen über die Schulter schauen und schließlich ganz langsam in eigener Verantwortung arbeiten. Mit vier weiteren männlichen Kollegen und einer Sekretärin teilte ich das Redaktionszimmer. Oberste Instanz für mich war der Chef vom Dienst.

Bereits an meinem ersten Tag nahm mich Conny in die allgemeine Redaktionskonferenz mit.

Der Chefredakteur stellte mich offiziell vor.

»Diese junge Dame soll bei uns viel lernen«, sprach er in die Runde. »Zeigen Sie ihr alles, was sie wissen muß. Helfen Sie ihr, sich in einem Zeitungsbetrieb zurechtzufinden. Behandeln Sie sie liebevoll.«

Hatte ich bei seinen Begrüßungsworten schon einen roten Kopf bekommen, vertiefte sich meine Gesichtsfarbe noch um einige Nuancen, als er eine von ihm sicherlich charmant gemeinte Bemerkung hinzufügte: »Seien Sie allerdings nicht zu liebevoll. Dazu ist sie noch zu jung.«

Du lieber Himmel! Ich war völlig verschüchtert. Conny offenbar auch, denn er ließ mich allein zurück, als er mit den anderen in die Kantine zum Essen ging. Ich saß auf meinem Stuhl, blätterte in Agenturmeldungen, rauchte wie ein Schlot, hatte Hunger, war durstig und mußte vor allen Dingen auf die Toilette.

Schließlich machte ich mich auf die Suche nach einem Waschraum und folgte in meiner Not dem Redaktionsboten.

»Irgendwie wird der mich schon richtig führen«, dachte ich bei mir und wich nicht von seinen Fersen. Er schaute sich immer wieder nach mir um, sagte aber nichts.

Plötzlich verschwand er hinter einer Tür. Gerade noch rechtzeitig bemerkte ich, daß ich soeben dabei war, in die Herrentoilette einzudringen. Entsetzt wich ich zurück und schlich in das Redaktionszimmer zurück.

Noch heute ist es mir ein Rätsel, warum ich mich damals so idiotisch anstellte. Ich hätte lediglich die Sekretärin zu fragen brauchen, auch Conny wäre sicher nicht in Ohnmacht gefallen, hätte ich mich bei ihm nach dem Weg zur Damentoilette erkundigt. So nahm das Unheil seinen Lauf.

Am späten Nachmittag war meine zweite Schachtel Zigaretten leergeraucht, gegessen hatte ich noch immer keinen Bissen. Mein Mund war staubtrocken, so sehr plagte mich der Durst. In meinem Kopf hämmerte es. Trotzdem hing ich immer noch gespannt an Connys Lippen. Er nahm mich zum ›Umbruch‹ mit. Ich stand in dem stickigen Dachgeschoß mit den unzähligen hackenden Setzmaschinen, ließ mir die verschiedenen Schriftarten vorführen und begann, langsam hin und her zu schwanken.

Doch ich hielt eisern durch. Dr. Kovac, der inzwischen eingetroffene Nachtredakteur, zeigte mir schließlich noch die Drukkerei.

Dort ereilte mich dann allerdings das Schicksal.

»Mir wird schlecht«, konnte ich ihn gerade noch vorwarnen, dann kippte ich ganz einfach um.

In der Portiersloge kam ich wieder zu mir. Dr. Kovac hatte mich auf eine Pritsche gebettet und strich über meine verschwitzten Haare.

Auch mein Körper war feucht, besonders mein enger Kostümrock fühlte sich klitschnaß an. Plötzlich erstarrte ich. Warum war der Rock so naß? Schlagartig wußte ich die Antwort und hätte mich am liebsten augenblicklich in Luft aufgelöst.

Als ich ohnmächtig auf dem Boden in der Druckerei lag, muß ich die Kontrolle über meine Blase verloren haben. Ich hatte vor den Augen dieses wildfremden Mannes, dessen Kollegin ich hätte werden sollen, in die Hose gemacht!

Es war fürchterlich! Nie mehr würde ich einen Fuß in diese Zeitung setzen! Nie mehr würde ich einem dieser Menschen hier in die Augen schauen können. Die kleine Schülerin Ingrid, die auszog, um eine berühmte Journalistin zu werden, war bereits an ihrem ersten Tag in einer Redaktion kläglich gescheitert. Ich war doch zu nichts nutze. Mein Vater hatte ganz recht!

Nachtportier und Kollege übergaben mich schließlich einem herbeigerufenen Taxifahrer.

»Was ist mit der Frau?« fragte dieser, als ich, gestützt auf die beiden Männer, seinem Auto entgegenwankte.

»Sie ist in der Druckerei umgefallen. War wohl zu heiß dort. Sonst ist alles in Ordnung«, sagte Dr. Kovac.

Von wegen, alles in Ordnung! Wie sollte ich mich mit diesem triefenden Rock in ein trockenes Taxi setzen!

Dr. Kovac bewies auch jetzt seine dezente Fürsorge.

»Ingrid, Sie wollten doch ein paar druckfrische Exemplare mit nach Hause nehmen«, sagte er. »Setzen Sie sich am besten gleich drauf, sonst vergessen Sie sie am Ende noch.«

Dr. Kovac gehörte in diesem Moment all meine Zuneigung.

Mit dem Taxifahrer sprach ich kein einziges Wort. Ich war

zu kaputt, hatte Angst, ich könnte einen unangenehmen Geruch verbreiten, und außerdem kämpfte ich mit den Tränen.

Als ich unsere Wohnungstür aufsperren wollte, wurde sie bereits von innen geöffnet. Ich stand meinem Vater gegenüber.

»Wo warst du denn so lange?« fragte er mich. »Ich habe schon in der Redaktion angerufen, und dort sagte man mir, du seist mit Dr. Kovac in die Druckerei gegangen. Dort warst du aber auch nicht.«

Ich konnte ihm gar keine Antwort geben. Wie in früheren Zeiten fiel ich ihm ganz einfach um den Hals.

»Ich habe mich so auf die Arbeit in der Redaktion gefreut«, schluchzte ich, »und jetzt wird nichts draus.«

»Wieso denn nicht?« wollte er wissen.

Als er sich meine Gruselgeschichte angehört hatte, war er für einige wenige Minuten wieder mein Vater, wie ich ihn von früher kannte.

»Du bist ein dummes Schaf«, sagte er zärtlich und legte den Arm um mich. »Ich verstehe ja, daß dir das alles fürchterlich peinlich ist, aber wie ich den Kovac kenne, wird er niemandem ein Sterbenswörtchen darüber erzählen. Es liegt also an dir, ob daraus eine Affäre wird, oder ob die Sache ganz schnell in Vergessenheit gerät.«

Ich ging also tatsächlich am nächsten Tag wieder in die Redaktion. Alle waren völlig unbefangen. Keiner wußte, was am Vortag geschehen war.

Natürlich war es kein Problem, die Damentoilette zu finden, die sich ein Stockwerk höher befand, und es kostete mich auch keine große Überwindung, mich den anderen anzuschließen, als sie in die Kantine gingen.

»Hattest wohl gestern noch Angst vor uns?« scherzte Conny, als wir im Paternoster nach unten fuhren. Ich lächelte.

Jetzt begann eine aufregende Zeit für mich. Ich erledigte alle Aufträge gewissenhaft. Meine ersten Schreibübungen wurden anerkannt und sowohl von Conny, seinem Freund Meki und Dr. Kovac begutachtet. Conny weihte mich in die Fertigkeit ein, Schlagzeilen zu formulieren. Der Chef vom Dienst forschte unverdrossen nach Spuren von politischem Wissen bei mir, wurde aber in der Regel nicht fündig. Da rächten sich die langen Internatsjahre. Wir hatten hinter unseren Schloßmauern weder Radio hören dürfen noch gab es Tageszeitungen, geschweige denn ein Fernsehzimmer.

Doch anscheinend wurde meine politische Unwissenheit nicht weiter tragisch genommen. Vier Wochen, nachdem ich in der Nachrichtenredaktion angefangen hatte, bekam ich eine eigene Seite. Ich war verantwortlich für das ›Vermischte‹, das hieß, ich stellte bunte Meldungen aus aller Welt zusammen. Natürlich führte Conny Regie, aber er hielt sich im Hintergrund, so daß ich der Überzeugung war, alles selbst zu machen.

Nach zwölf Wochen verließ ich meine Kollegen von der Nachrichtenredaktion und wechselte in die Lokalredaktion. Wieder begann die strapaziöse Zeit der Eingewöhnung, doch diesmal war ich schon wesentlich selbstsicherer.

Außerdem hatte mich, seit ich die Schule nun endlich hinter mir wußte, großer Eifer gepackt. Nichts war mir zuviel. Gab mir ein Redakteur eine Meldung wegen ungenauer Formulierungen zurück, feilte ich so lange daran herum, bis sie saß. Ich meldete mich freiwillig zum Nachtdienst, und ich maulte auch nicht, als mich Albert, unser zweiter Redakteur, der von schicken Töchtern aus reichen Häusern absolut nichts hielt, zu Terminen schickte, die völlig unwichtig waren. Berichte darüber wurden nie gedruckt. Für mich sollten es lediglich Fingerübungen sein. Nur ein einziges Mal platzte mir beinahe der Kragen.

Albert schickte mich in die Tierkörperverwertungsanstalt. Ich sollte eine Reportage darüber schreiben, was mit toten Haustieren geschieht. Er kannte meine geradezu hysterische Liebe zu Tieren, wußte also ganz genau, was er mir mit diesem Termin antat.

Doch ich war, wie er es nannte, ›weisungsgebunden‹. Es blieb mir also nichts anderes übrig, als mir von ungerührten Sachbearbeitern den Weg vom Hofhund zur Kernseife genauestens erklären zu lassen. Angewidert kehrte ich an meinen Schreibtisch zurück. Als ich Tage nach Ablieferung des Artikels immer noch nichts von ihm gehört hatte, fragte ich Albert, ob er ihm denn nicht gefallen habe.

»Gefallen wäre maßlos übertrieben«, meinte er lachend, »die Geschichte ist ganz einfach unappetitlich und keinem Leser zuzumuten. Die können wir nicht drucken.«

Obwohl ich innerlich vor Wut kochte, blieb ich nach außen hin gelassen.

Nach diesen anfänglichen Schikanen entspannte sich die Atmosphäre spürbar. Selbst Sigi Sommer alias Blasius, der Spaziergänger, der unser Reporterzimmer fest im Griff hatte, unterließ seine giftigen Bemerkungen, wonach sich höhere Töchter ihre Ehemänner wohl besser im Ballsaal als in Zeitungsredaktionen suchen sollten. Irgendwann hatten sie sich alle dazu durchgerungen, mich ernst zu nehmen.

Ich schloß damals Freundschaften, die mir mein ganzes Leben erhalten blieben. Als ich Jahre später mein erstes Buch geschrieben und zu dessen Präsentation viele meiner damaligen Kollegen aus der Redaktion eingeladen hatte, sind sie allesamt gekommen.

Auch mein Vater und ich hatten jetzt wieder einen normalen Umgangston. Immer seltener warf er mir meine verpatzte Internatszeit und mein verschenktes Abitur vor. Er begutachtete meine Artikel, spürte meinen Eifer und war erfreut, als ihm der Chefredakteur am Ende meiner dreimonatigen Bewährungsfrist mitteilte, man würde mich als Volontärin einstellen.

Ich nutzte diese Entspannungsphase und bat meinen Vater, mich aus dem Elternhaus zu entlassen und finanziell zu unterstützten, damit ich ein kleines Apartment beziehen könnte. All meine weiblichen Kolleginnen wohnten allein. Warum also nicht auch ich? Nun, ich war damals erst neunzehn Jahre alt, also noch nicht einmal volljährig. Außerdem konnte ich von den 250 Mark Gehalt plus Spesen nicht leben. Ich brauchte also die Hilfe meines Vaters. Und die verweigerte er mir.

»Wenn du dich selbständig machen willst, mußt du das selbst finanzieren«, war seine prompte Reaktion. »Von mir hast du nichts zu erwarten.«

Also hatte ich mich doch getäuscht.

Mein Vater hatte mir nichts verziehen. Wir lebten nicht im Frieden miteinander. Es herrschte lediglich Waffenstillstand.

Wie hart er sein konnte, bekam ich zu spüren, als ich Franz kennenlernte. Franz war einer der ruhigsten und zurückhaltendsten meiner neuen Kollegen in der Lokalredaktion. In unser großes Reporterzimmer kam er nur selten. Er war verheiratet, hatte zwei kleine Buben und arbeitete, um seine Familie ernähren zu können, Tag und Nacht. Hatte er im Lokalen seine Artikel abgeliefert, ging er weiter zum Rundfunk. Er war freier Mitarbeiter eines Pressebüros und schrieb nebenher Kriminalromane. Er hatte einfach keine Zeit, mit uns nach Redaktionsschluß noch zu blödeln oder gar auf ein Bier mitzugehen.

Franz war sehr ernst, trug meistens einen dunkelblauen, leicht zerknautschten Anzug, und nur bei Sonntagsdiensten tauchte er bisweilen in Cordjeans und Pullover auf. Er hatte Sorgen, das merkte man ihm an, doch keiner von uns wäre auf die Idee gekommen, ihn danach zu fragen. Er hielt Distanz, und wir akzeptierten diese Zurückhaltung.

Eine Zeitlang war ich ihm zugeordnet und begleitete ihn regelmäßig in die Vollversammlung des Münchner Stadtrats. Während er die großen Artikel schrieb, hatte ich einspaltige Kurzmeldungen zu verfassen. Unter seiner Aufsicht, selbstverständlich. Franz war geduldig und vor allem diskret. Meine Fehler besprach er nur mit mir, nie stellte er mich vor den anderen bloß. Ich mochte ihn sehr gern. Auch er schien mich gut leiden zu können. Immer, wenn er sich doch einmal in unser Reporterzimmer verirrte, suchten seine Augen nach mir, und wir lächelten uns an.

An ihn wandte ich mich auch, als ich meinen ersten Zweispalter schreiben mußte. In der Weihnachtszeit veranstaltete unsere Zeitung unter dem Motto ›Adventskalender für gute Werke‹ große Hilfsaktionen, damit auch die Ärmsten der Stadt beschert werden konnten. Täglich schilderten wir in unseren Artikeln die Not dieser Menschen, die das Wirtschaftswunder ganz einfach vergessen hatte.

Ich mußte über das Schicksal eines alten Ehepaares schreiben, das in einer dunklen Kellerwohnung sein Dasein fristete. Mir fehlten zunächst die passenden Worte. Sowohl in der Nachrichtenredaktion als auch als zeitweilige Assistentin des Stadtrat-Reporters war ich zur Sachlichkeit erzogen worden. Jetzt sollte ich plötzlich gefühlvoll werden, mit Worten zu Tränen rühren, und da versagte ich zunächst völlig.

Etwas ratlos schlich ich zu Franz. Der telefonierte gerade mit einem seiner Söhne. Ich wollte das Zimmer schon wieder verlassen, doch er gab mir zu verstehen, daß ich bleiben sollte. Jetzt kam seine Frau an den Apparat. Sie war offenbar wütend über den Buben gewesen und hatte den Vater, der in der Redaktion zu arbeiten hatte, zum Fern-Erzieher gemacht. Das Gespräch war kurz. Franz knallte den Hörer auf die Gabel und warf einen Kugelschreiber quer durch den Raum.

Irgendwie tat mir diese offensichtliche familiäre Disharmonie gut. Ich wußte selbst nicht, warum.

»Können Sie mir bei dem Adventskalender ein bißchen helfen?« wandte ich mich fragend an meinen Mentor.

»Will nicht so recht klappen?« Er lachte mich an.

»Ich fürchte, daß ich zuviel schwätze und nicht auf den Punkt komme«, bekannte ich. »Die Geschichte läuft mir davon.«

»Okay, ich helfe Ihnen«, sagte er und machte einen grandiosen Vorschlag: »Ich habe heute keine Lust, in die Kantine zu gehen. Wir wär's, wenn Sie mich in den ›Weinstadl‹ begleiten? Wir trinken ein Glas Wein und dichten und denken gemeinsam.«

Ich war sofort dabei. Wie viele Gläser es insgesamt waren, weiß ich nicht. Der Artikel wurde auf jeden Fall ein Erfolg. Nach seiner Veröffentlichung gingen die meisten Spenden ein. Mein Chef lobte mich, Albert war zufrieden, und ich schwebte auf rosaroten Wolken.

Doch das lag nicht nur an meinen ersten Erfolgen als angehende Lokalreporterin.

Eines Abends saß ich noch in der Redaktion und blätterte eine Archivmappe durch. Ich hatte ein umfangreiches Reportagethema bekommen und wollte mich über den Stoff gründlich informieren. Noch immer hatte ich durch diese vielen zeitungslosen Jahre im Internat größte Wissenslücken, und die mußte ich schleunigst füllen, um mich nicht zu blamieren.

Guido hatte Nachtdienst. Er formulierte gerade eine Meldung, die das Polizeipräsidium durchgegeben hatte, als Franz zur Tür hereinspazierte.

Er schien überrascht, mich noch am Schreibtisch zu sehen.

»Kann es sein, daß wir uns da eine recht ehrgeizige Kollegin eingehandelt haben?« fragte er und zwinkerte mir zu.

»Ehrgeizig sicher nicht«, schränkte ich sofort ein. »Aber lernwillig. Das dürften Sie doch am besten wissen.«

»Wie wäre es, wenn Sie die Akten schließen und wir noch irgendwo etwas trinken?« fragte er mich. »Ich habe noch eine Stunde Zeit. Vorher kann ich meine Meldungen nach Hamburg nicht durchgeben.«

Franz belieferte dort schon seit geraumer Zeit ein Boulevardblatt mit Neuigkeiten aus München.

Ich schlug die Mappe zu, löschte meine Schreibtischlampe, warf Guido einen Gruß zu und folgte ihm.

Ich hatte erwartet, daß er mich wieder in den ›Weinstadl‹ lotsen würde, aber wir gingen bei eisiger Kälte Richtung Isartorplatz. Er hatte seinen Arm um mich gelegt, weil ich in meiner dünnen Wildlederjacke fürchterlich fror.

»Ich habe meine Stammkneipe in der Kanalstraße. Die muß ich Ihnen zeigen. Wir sind gleich dort.«

Dieses kleine Lokal entpuppte sich als rauchige Bar, in der vorwiegend Farbige und Prostituierte verkehrten. Inhaber war ein kleinwüchsiger Schweizer mit Namen Schipfli, den diverse Straftaten an der Rückkehr in seine Heimat hinderten.

Franz und er kannten sich. Nebenan betrieb ein gemeinsamer Freund, der sämtliche Geschäfte in diesem Etablissement abwickelte, ein kleines Pressebüro.

Als ich es gemeinsam mit Franz zum ersten Mal betrat, verschlug es mir die Sprache.

Franz schaute mich von der Seite an.

»Entsetzt?« erkundigte er sich.

»Nein, das kann ich nicht gerade sagen. Es ist nur ungewohnt. Ich war in Bad Tölz einmal in einer ähnlichen Kneipe, aber die war provinziell gegen das, was sich hier abspielt.«

»Dieser Platz hat so seine Vorteile«, meinte Franz und zog mich neben sich auf einen Stuhl. »Man trifft keine Kollegen und wird in Ruhe gelassen. Das ist ungeheuer wichtig.«

Wieso eigentlich?

Franz und ich tranken Whisky und waren mit einem Mal

sehr schweigsam. Warum wollte er niemanden treffen? Eine Frage, die mich beschäftigte, als ich diesen ernsten Mann neben mir betrachtete.

Er hielt meinen Blick lange Zeit aus.

»Was denken Sie?« fragte er mich schließlich.

»Wollen Sie das wirklich wissen?« entgegnete ich.

»Sonst hätte ich nicht gefragt!«

»Stimmt was nicht mit Ihrer Ehe? Sie waren so schrecklich wütend, als sie mit ihrer Frau telefonierten.«

»Wir haben Probleme«, antwortete er knapp, »große Probleme sogar. Aber ich möchte jetzt nicht darüber sprechen.«

Irgend jemand hatte in der Musikbox ein gefühlvolles Liebeslied gedrückt. Das Licht wurde noch schummriger, die Paare schoben sich über die Tanzfläche.

Franz nahm meine Hand.

»Was dagegen, wenn ich mit Ihnen tanze?«

Ich schüttelte den Kopf. Mit einem Mal hatte ich schreckliches Herzklopfen. Dieser Mann hatte nichts von all den jungen Männern, die ich vor ihm kannte, an sich. Ich war mir plötzlich ganz sicher, daß sich unsere beiden Schicksale miteinander verknüpfen würden.

Franz hatte seine Hände um meine Hüften gelegt und ich meine Arme um seinen Hals geschlungen.

Wer wen zuerst küßte, weiß ich nicht mehr. Es ist auch ohne Bedeutung. Wir ließen uns einfach nicht mehr los, obwohl die Musik längst zu Ende war. Als wir zu unserem Tisch zurückkehrten, sprachen wir kein Wort, sahen uns immerzu nur an.

Der Zauber zwischen uns verflog auch nicht, als Franz zahlte und wir den Weg zur Redaktion zurückgingen. Am Marienplatz sollte ich in ein Taxi steigen.

»Ingrid, das ist keine momentane Stimmung von mir«, sagte er und hob mein Kinn nach oben, so daß unsere Augen in gleicher Höhe waren. »Ich bin verheiratet, und wie es aussieht, werde ich das auch noch eine Weile bleiben«, sagte er. »Wenn du es nicht ertragen kannst, mit einem verheirateten Mann zusammenzusein, dann vergiß diesen Abend ganz schnell wieder. Ich spiele nicht mit dir. Ich habe mich schon vor einiger Zeit in dich verliebt.«

»Ich werde aufpassen müssen auf mich«, murmelte ich. »Ich habe bisher nur junge Männer gekannt, mit denen ich machen konnte, was immer ich wollte. Bei dir ist das anders. Bei dir, fürchte ich, werde ich den kürzeren ziehen.«

Doch darin hatte ich mich getäuscht. Wir blieben schließlich beide auf der Strecke, gleichermaßen verwundet von scheinheiligen Moralaposteln.

In der Zeitung hielten wir unsere Beziehung geheim. Guido, der einzige, der wohl von Anfang an ahnte, daß Franz und ich nicht mehr nur Kollegen waren, schwieg eisern.

»Deine Frau hat angerufen«, teilte er Franz mit, als dieser an unserem ersten Abend in die Redaktion zurückkehrte.

»Ich habe ihr gesagt, du hast überraschend einen Nachttermin bekommen.«

Das war alles. Kein blödes Grinsen, keine aufdringliche Kumpelhaftigkeit.

Für uns beide begann eine herrliche Zeit.

Inzwischen wußte ich einige Einzelheiten über seine Ehe. Er und seine Frau hatten sehr jung geheiratet. Die beiden Söhne Franz und Robby kamen kurz hintereinander. Die Familie blieb zunächst in einer fränkischen Kleinstadt, Franz ging nach München. Als er Frau und Kinder nachholte, spürte das Paar, daß seine junge Ehe bereits einen Knacks bekommen hatte. Julia, seine Frau, war fasziniert vom Leben in der Großstadt. Sie geriet zusehends in einen Kaufrausch, erstand teure Möbel, elegante Kleider. Franz schwieg zunächst zu der Veränderung seiner Frau. Er kümmerte sich verstärkt um die beiden Buben, die er abgöttisch liebte, und hoffte insgeheim, daß das Großstadtleben für seine Frau bald an Faszination verlieren würde.

Doch in diesem Punkt irrte er. Julia blieb immer häufiger weg, an den Wochenenden reiste sie oft zu ihrem Vater. Daß dieser allerdings nur als Alibi diente, merkte Franz erst sehr viel später. Julia hatte sich einen Liebhaber zugelegt.

In dieser Zeit lernte er mich kennen. Erstmals kreisten seine Gedanken um eine mögliche Trennung.

Ich hörte mir, was Franz erzählte, nahezu kommentarlos an.

Gewöhnt an eine schlechte Ehe, so wie ich sie im eigenen Elternhaus erlebte, glaubte ich ihm jedes Wort. Doch mein Entschluß stand fest: Ich wollte ihn zu keiner Zeit dazu animieren, sich scheiden zu lassen. Das war eine Sache, die das Ehepaar allein entscheiden mußte. Ich hatte mit dieser Ehe nichts zu tun, und dabei sollte es auch bleiben.

Es war mir klar geworden, daß meine Zuneigung zu Franz nichts zu tun hatte mit meinen üblichen Flirts. Ließe er sich scheiden, könnte das – vermutlich – eine Ehe von uns beiden bedeuten. Und davor hatte ich große Angst.

»Sag mal, was würde eigentlich dein Vater sagen, wenn wir zwei heirateten?« fragte er mich eines Abends, als wir wieder einmal an unserem kleinen Tisch im ›Weinstadl‹ saßen.

»Er würde entweder sich, mir oder dir die Kugel geben«, antwortete ich umgehend. »Vermutlich müßten wir alle drei dran glauben.«

»Warum eigentlich?«

Tja, warum eigentlich? Im Grunde wußte ich das auch nicht so genau zu sagen. Franz war ein Mann und kein ›unfertiger Bubi‹, wie er meine gleichaltrigen oder wenig älteren Verehrer zu nennen pflegte. Franz war ein anerkannter Journalist. Man sah ihn nie auf den üblichen Reporterfeten. Er verbrachte jede freie Minute an der Schreibmaschine, war brennend ehrgeizig. Die Kollegen mochten ihn nicht besonders, schätzten aber seine Arbeit.

Was also konnte eigentlich mein Vater gegen ihn haben? Die Tatsache, daß er verheiratet war, aber mit dem Gedanken spielte, sich scheiden zu lassen, dürfte ihn im Grunde auch nicht vor den Kopf stoßen. Schließlich wußte er ja selbst am besten, was aus einer Ehe werden kann. Und er wußte durch Irmgard, wie sehr Frauen leiden, die ein Leben lang als Geliebte versteckt und verleugnet werden.

Obwohl es in meinen Augen keinen vernünftigen Grund gab, sich gegen eine Verbindung von Franz und mir zu sträuben, war ich mir vollkommen sicher, daß er alles daransetzen würde, uns zu trennen. Wie recht ich damit hatte, wußte ich ein Vierteljahr später.

Inzwischen feierte ich mit Franz meinen 20. Geburtstag. In

einem kleinen Taschenkalender numerierten wir die Tage bis zu meinem 21. Geburtstag, den Tag meiner Volljährigkeit. Keiner hatte dann das Recht uns zu trennen. Dachten wir zumindest.

Weihnachten stand vor der Tür. Für mich schmeckte das Fest diesmal besonders bitter. Franz feierte natürlich mit seiner Familie, ich mit meinen Eltern. Beide hatten wir uns freiwillig für den Sonntagsdienst am zweiten Feiertag gemeldet. Dann endlich würden wir uns wiedersehen.

Diesmal bekam ich von meinem Vater eine Woche Winterurlaub geschenkt. Ihm war nicht entgangen, daß ich in den letzten Wochen immer schmaler und stiller geworden war. Mein Verhältnis zu Franz quälte mich. So sehr ich die Zweisamkeit auch genoß, ich hatte zum ersten Mal in meinem Leben wirklich Zukunftsangst. All meine kleinen Liebesgeschichten hatte ich stets im Griff gehabt, doch diesmal war alles anders. Der Gedanke, ich könnte zwei Kindern ihren Vater wegnehmen, war mir schrecklich. Daran konnten auch alle Versicherungen von Franz, nicht ich sei der Störfaktor in seiner Ehe, sondern seine Frau, wenig ändern.

So war es mir nur recht, daß mir mein Vater diese einwöchige Fluchtmöglichkeit bot. Er führte meinen schlechten Gesundheitszustand auf Überarbeitung zurück. Ich war fast nicht mehr zu Hause, saß seiner Meinung nach Tag und Nacht in der Redaktion. Die Artikel gewannen an Substanz, die Themen wurden anspruchsvoller. Er war plötzlich wieder ganz zufrieden mit mir.

Als Franz und ich uns am zweiten Feiertag wieder begegneten, sanken wir uns in die Arme. Er wollte mich überhaupt nicht mehr loslassen.

»Es war fürchterlich«, sagte er zwischen zwei Küssen. Sonst nichts.

»Franz, ich werde am ersten Januar für ein paar Tage nach Partenkirchen fahren«, erzählte ich ihm. »Mein Vater hat mir diesen Urlaub geschenkt, und ich brauche ihn auch dringend.«

Franz schwieg und schaute mir in die Augen.

»Weißt du schon, wo du wohnen wirst?« wollte er von mir wissen.

»In einer kleinen Pension. Mein Vater kennt die Inhaberin. Sie soll wohl ein wachsames Auge auf mich werfen«, vermutete ich.

»In der Nacht auch?« fragte Franz und schmunzelte.

»Wie meinst du das?«

»Nun, ich meine, daß ich dich dort besuchen werde«, sagte er ganz einfach. »Ich habe über Weihnachten mit Julia gesprochen. Wir werden uns scheiden lassen. Ich habe ihr auch von dir erzählt. Sie will Franz behalten, Robby soll bei uns bleiben.«

Robby soll bei uns bleiben? Also doch, Franz rechnet offensichtlich ganz fest damit, daß wir heiraten, sobald er frei ist.

»Ich kenne deine Kinder gar nicht. Wie soll ich wissen, ob ich mit so einem kleinen Buben zurechtkomme? Ich bin doch selbst noch nicht sonderlich erwachsen.«

»Julia fährt am siebten Januar zu ihrem Vater. Die Buben läßt sie bei mir. Du wirst ihnen also sehr bald begegnen.«

Ich gab mich geschlagen. Was hätte ich denn auch sagen sollen. Ich liebte diesen Mann inzwischen. Ein Entrinnen gab es nicht mehr.

Am 2. Januar rief er mich in meiner kleinen Pension an.

»Ich komme um zwanzig nach vier am Bahnhof an. Holst du mich ab?«

Es stand also fest. In dieser Nacht würde ich mit Franz schlafen. Er würde der erste Mann in meinem Leben sein.

Doch davon hat er keine Ahnung. Irgendwann einmal, als für mich diese Beziehung noch nicht mehr war als ein heißer Flirt, hatte ich ihm weisgemacht, ich hätte schon einige Affären hinter mir. Irgendwie brauchte ich das damals. Ich kam mir sonst in seiner Nähe immer wie ein kleines Mädchen vor.

»Bei deinem Temperament wundert's mich nicht, daß du schon einiges hinter dir hast«, meinte er nur dazu, und damit war das Thema für ihn erledigt.

Heute also würde er irgendwann merken, daß da eine unberührte Frau in seinen Armen lag, ein junges Mädchen mit großer Klappe.

Als er aus dem Zug stieg, war es für uns beide, als bliebe die Welt für einen ganz kleinen, ganz kurzen Augenblick einfach stehen. Endlich wußten wir uns befreit von neugierigen Kollegenblicken, von Stadträten, die irgendwo auftauchen und bemerken könnten, daß da der verheiratete Reporter mit seiner Assistentin turtelte. Kein Vater drohte. Wir waren ganz allein auf der Welt.

Vor dem Bahnhof stand ein Pferdeschlitten. Selbstverständlich winkte Franz den Kutscher heran. Auf Umwegen brachte er uns zu unserer Pension am Rande von Partenkirchen. Er hatte warme Pelzdecken über uns gebreitet. Ich lag in den Armen von Franz, hatte eine rote Nase und eiskalte Backen. Bevor wir uns am Empfang meldeten, um seinen Zimmerschlüssel entgegenzunehmen, kümmerte er sich noch um ein Detail, das ihm wichtig war: Er zog seinen Ehering vom Finger.

Während er seine Reisetasche auspackte, wartete ich in meinem Zimmer auf ihn. Mein Mund war ganz trocken, ich war ziemlich nervös. Wie sollte ich auf ihn reagieren? Alle romantischen Gefühle waren plötzlich wie weggeblasen. Ich hatte einfach nur Angst vor diesem fremden Mann.

Wie gut dieser mich einzuschätzen wußte, wurde mir erst viel später klar. Zunächst stürmte er in mein Zimmer, warf mir meinen Anorak zu und schlug einen Spaziergang vor.

»Die Luft draußen ist so herrlich. Wir müssen noch ein wenig spazierengehen.«

Franz, du bist ein Schatz!

Unsere Wanderung über tiefverschneite Wiesen war ein einziges Vergnügen. Wie die Kinder kugelten wir im Schnee, bewarfen uns mit Schneebällen, bauten kleine Schneemänner, versteckten uns hinter dicken Bäumen. Es war schon spät, als wir wieder zurückkamen. Franz hatte mich immer mal wieder in seine Arme genommen und mich fest an sich gepreßt. Obwohl wir in dicken Pullovern und Jacken winterfest verpackt waren, unsere Körper also keinerlei Hautkontakt hatten, begann ich langsam zu glühen. Seine Küsse wurden fordernder, seine Hände umfingen mein heißes Gesicht, er strich mir die vereisten Haarsträhnen aus der Stirn.

»Franz, ich muß dir was sagen«, murmelte ich.

»Du kannst mir nichts sagen, was ich nicht schon längst wüßte«, unterbrach er mich liebevoll.

»Was weißt du längst?«

»Na zum Beispiel, daß da ein Jung-Fräulein ganz schön vor seiner ersten Nacht mit einem Mann zittert«, meinte er lachend.

»Wie hast du denn das gemerkt?«

»Wärst du wirklich so erfahren, wie du versucht hast, mir weiszumachen, hätte ich dich vorhin wohl kaum zu einem Spaziergang überreden können. Als ich ihn vorschlug, hast du erleichtert aufgeatmet. Das genügte.«

Ich fiel ihm um den Hals. Mein Gott, wie sehr liebte ich diesen Mann!

Was ich damals mit Franz erlebte, hat mich an ihn gebunden, solange er lebte. Er war der rücksichtsvollste und einfühlsamste Liebhaber, den ich mir vorstellen konnte, ein Mann, den ich jedem jungen Mädchen wünsche, wenn es sich auf den Weg zur Frau begibt. Ihm danke ich meine völlig unkomplizierte Einstellung zur Sexualität, zu meinem Körper, zu Männern.

Wenn ich heute in Zeitungen, im Fernsehen oder wo auch immer von sexuellen Schwierigkeiten erfahre, mit denen sich meine Geschlechtsgenossinnen herumplagen, preise ich die glückliche Fügung, die mich Franz rechtzeitig begegnen ließ. Niemand konnte mich verkorksen. Er hat in mir eine Frau geweckt, die nie wieder zur Ruhe gekommen ist, weil sie das auch gar nicht wollte.

Vier Tage und Nächte gehörten uns beiden. Einmal täglich begaben wir uns ans Telefon. Ich rief meine Eltern an und meldete keine besonderen Vorkommnisse. Franz sprach mit Frau und Kindern und sagte seine Rückkehr für den 5. Januar zu. Dann wollte seine Frau verreisen. Ich sollte einen Tag später nach München kommen, um die Kinder kennenzulernen. Noch immer war Julia entschlossen, den älteren Buben zu behalten und den kleinen ihrem Mann beziehungsweise uns zu überlassen.

Innerhalb eines Tages waren Franz und ich die Lieblinge in der kleinen Pension. Jedermann lächelte uns an, unterhielt sich mit uns, lud uns zu einem Glas Wein oder einem Schnaps ein. Unsere Ausstrahlung muß unwiderstehlich gewesen sein. Man hielt uns für ein junges Liebespaar, das demnächst heiraten wollte und die Flitterwochen ganz einfach ein bißchen vorverlegt hat. Wir spielten eifrig mit.

Tagsüber tobten wir meistens im Schnee umher. Am Nachmittag wartete ein besonderes Vergnügen auf uns. Franz hatte mir Gabór von Vaszarys heiteren Roman ›Zwei gegen Paris‹ mitgebracht. Damit wir beide etwas von der Lektüre hatten, legten wir uns auf die kleine Couch, die in meinem Zimmer stand, und Franz las vor. Wir lachten, bis wir Tränen in den Augen hatten und keine Luft mehr bekamen. Irgendwann nahmen wir uns dann wieder in die Arme.

Es war eine wunderschöne Zeit, wohl die glücklichste in meinem ganzen Leben.

Am Tag, bevor Franz nach München zurück mußte, um am Dreikönigstag Redaktionsdienst zu machen, ließen wir uns von einer reichlich antiquierten Seilbahn auf das Kreuzeck befördern. Wir wollten uns die Welt von oben anschauen. Vorher hatte ich mit meinen Eltern telefoniert und einen Tagesausflug angekündigt.

»Kann sein, daß ich heute abend, wenn ihr mich anruft, noch gar nicht im Hotel bin. Dann melde ich mich halt morgen vormittag, wenn ich ausgeschlafen habe«, teilte ich meiner Mutter mit.

»Mit wem machst du den Ausflug?« wollte mein Vater wissen.

»Mit einer älteren Dame aus der Pension.«

Unsportlich, wie wir beide nun einmal waren, landeten wir zwei Seilbahn-Touristen sehr schnell in einer gemütlichen Almhütte. An einem kleinen Tisch, an dem sich ein Dutzend Skifahrer drängten, fanden wir noch Platz.

»Es wird zwar saueng«, meinte einer der Burschen, »aber des macht nix, ihr seid nette Leit, des paßt dann schon!«

Wie sehr das alles paßte, stellte sich bald heraus. Innerhalb einer Viertelstunde waren wir die dicksten Freunde. Wir aßen fetttriefende Röstkartoffeln, Eier mit Speck und tranken samtweichen Rotwein. Es war schon dämmrig, als die Skifahrer aufbrachen.

»Wir müssen abi, bevor es dunkel wird«, verkündeten sie. »Geht's ihr auch?«

»Nein, wir fahren erst mit der letzten Bahn«, sagte Franz.

»Na, dann viel Glück.«

Es war still geworden in dem gemütlichen Gastzimmer. Nur zwei Tische waren noch besetzt. Die Wirtin begann, Gläser und Teller einzusammeln. Draußen wurde es immer finsterer.

»Da habt's ein Glück, daß noch ein Zimmer frei ist«, meinte sie schließlich, an uns gewandt.

»Wir wollen gar kein Zimmer«, antwortete Franz verdutzt. »Mit der letzten Bahn geht's wieder abwärts.«

Die Wirtin lachte.

»Die Bahn ist schon lang fort«, klärte sie uns auf.

»Und warum sagt uns das niemand?«

»Weil mich niemand danach gefragt hat.«

Da hatte sie recht. Uns blieb also gar nichts anderes übrig, als uns auf eine Nacht auf der Alm einzurichten.

»Franz, ich habe nichts dabei. Nicht einmal eine Zahnbürste.«

»Ich kann darin kein Drama sehen«, entgegnete er lächelnd, »bleiben unsere Zähne halt ungeputzt.«

»Was wird man im Hotel denken, wenn wir nicht erscheinen?« Mir kamen tausend Bedenken.

»Sie werden sich schon keine Sorgen machen«, beruhigte er mich. »Zwei Menschen, wie wir es sind, kann doch einfach nichts passieren.«

Damit war die Diskussion auch schon beendet.

Nachdem wir ja nun endlos Zeit hatten, bestellten wir noch eine Karaffe Rotwein.

»Ist es erlaubt«, fragte uns die Wirtin und setzte sich an unseren Tisch. Auch die anderen Gäste, die noch in der Stube waren, kamen zu uns.

Wir stellten uns als junges Ehepaar aus München vor, das Weihnachten in Garmisch verbracht hat. Zwei unserer Tischnachbarn, ein mittelalterlicher Herr und eine Dame, kamen aus Stuttgart, der einzelne Herr stammte aus Niedersachsen. Er hatte kürzlich seine Frau verloren und wanderte auf alten Wegen. In Garmisch hatte er sie vor fünfundzwanzig Jahren kennengelernt. Vor zwei Jahren war sie an Brustkrebs erkrankt. Im November war sie gestorben.

»Ich komme über ihren Tod nicht hinweg«, sagte der einsame Witwer mit Tränen in den Augen. »Jetzt, wo ich endlich in Rente bin, wollten wir noch soviel unternehmen.«

Franz und ich schwiegen. Es gab auch nichts zu sagen. Stumm prosteten wir ihm zu. Da war Rosa, die Wirtin, schon etwas rigoroser.

»Des ist schon hart, wenn man seinen Schatz verliert«, sagte sie, »aber trotzdem geht's Leben weiter.«

Das Paar, das noch an unserem Tisch Platz genommen hatte, gab sich zunächst etwas zurückhaltender. Vor allem der Mann, grauhaarig mit großen Tränensäcken unter den Augen und schmalen Lippen, machte einen recht unbehaglichen Eindruck. Insgeheim fragte ich mich, ob er freiwillig an unseren Tisch umgezogen war oder ob ihn die Wirtin hierher getrieben hatte. Seine weibliche Begleitung schien lockerer zu sein. Vor allem versuchte sie hemmungslos, mit Franz zu flirten. Immer wieder hob sie ihm ihr Glas entgegen. Ihre himmelblauen Augen strahlten ihn an, der Pferdeschwanz wedelte aufreizend hin und her.

Franz schien zunächst nichts davon mitzubekommen. Er unterhielt sich mit Rosa über die Probleme einer Almwirtin.

»Mir san zu zweit«, erzählte sie, »meine Schwester und ich. Das ist viel Arbeit. Wir haben die Wirtschaft am Hals. Außerdem müssen wir die Viecher versorgen.«

Nach dieser Saison wollten die beiden aufhören.

»Wir haben ein gutes Angebot«, sagte sie. Ein Gastronom aus dem Tal wolle die Alm kaufen und ein richtiges Ausflugslokal draus machen.

»Heut nacht könnt's noch in einem richtigen Bauernbett schlafen. Im nächsten Jahr wird's schon vornehmer. Und teurer bestimmt auch.«

»Was ist, lockt dich unser Bauernbett denn gar nicht?« flüsterte mir Franz ins Ohr.

Rosa erklärte uns den Weg.

»Ihr müßt durch den Stall gehen. Am Ende steht eine Leiter, die führt direkt rauf zu eurer Kammer. Und seid's leise, sonst wachen die Viecher auf und fangen zu schreien an.«

Wir müssen also eine Leiter hinaufklettern! Wieviel Wein haben wir schon getrunken?

Franz fing meinen verzweifelten Blick auf. Beruhigend legte er den Arm um mich.

»Schatz, sorg dich nicht, wenn wir den Aufstieg nicht schaffen, legen wir uns ganz einfach zu den Kühen in den Stall.«

Rosa bestand darauf, uns noch zu einem Abschiedsobstler einzuladen. Der Witwer war inzwischen ganz heiter geworden, auch der Grauhaarige hatte ein wenig Farbe im Gesicht. Mitterweile wußten wir, daß er Schmuckfabrikant war und aus Pforzheim stammte. Seine weibliche Begleitung war Designerin in seinem Unternehmen und noch einiges mehr. Kichernd ließ sie durchblicken, daß sie zwar nicht verheiratet, aber in Liebe verbandelt seien.

»Wir haben uns hier heroben versteckt«, verriet sie der Runde. »Mein Berti ist streng verheiratet. Uns darf niemand finden.«

Während sie das sagte, zwinkerte sie Franz zu. Doch dieser schaltete auf stur. Von Damen, die sich so eindeutig anboten, hielt er wenig. Außerdem störte ihn die Art, wie sie über ihr Verhältnis sprach.

»Wir leben schließlich in einer ähnlichen Situation«, sagte er später zu mir, als wir schon längst unter unserem dicken Federbett lagen, »aber so, wie die das darstellt, klingt alles nur billig. Damit will ich nicht verglichen werden.«

Mitten in der Nacht war es dann soweit! Ich mußte auf die Toilette. Der Weg dorthin schien mir unendlich weit und voller Gefahren. Also verwarf ich die Idee und versuchte, wieder einzuschlafen. Umsonst. Ich hatte die Wahl zwischen einer geplatzten Blase und einer nächtlichen Wanderung durch einen stockdunklen Kuhstall.

Franz mußte mir helfen.

Ich hielt ihm die Nase zu, damit er aufwachte.

»Was ist denn los«, er schreckte hoch, »willst du mich umbringen?«

Ich schilderte ihm meine Not.

»Kein Problem«, meinte er, »ich habe beim Hereinkommen irgendwo einen Nachttopf gesehen.«

»Franz, das hat gar keinen Zweck. Da geht gar nichts bei mir«, stöhnte ich.

»Ich schau bestimmt nicht hin«, versprach er.

»Das hilft nichts. Ich bin einfach zu g'schamig.«

»Ich schlüpfe unter die Bettdecke. Dann höre ich dich auch nicht.«

»Franz, glaub mir halt. Der Nachttopf ist keine Lösung. Ich brauche ein Klo, und das sehr schnell.«

Wir kletterten also gemeinsam die Hühnerleiter wieder nach unten. Franz entzündete sein Feuerzeug, um zu verhindern, daß wir im nächsten Kuhfladen landeten. Wir hatten schon fast die Stalltür erreicht, als der Hahn zu krähen begann. Innerhalb von wenigen Minuten war die ganze Tiermenagerie wach. Um uns herum krähte, gackerte, muhte und mähte es. Es war die Hölle.

Am liebsten wäre ich im Erdboden versunken. Und was tat mein Franz? Er bog sich vor Lachen.

»Was war denn heut nacht bei euch los?« erkundigte sich die neugierige Rosa, als sie uns das Frühstück servierte. »Ihr habt ja die ganzen Viecher aufgeweckt.«

»Soll ich es ihr erzählen?« fragte Franz.

Ein Protest wäre sinnlos gewesen. Er war schon mittendrin in der Geschichte.

Mit der ersten Gondel fuhren wir zurück ins Tal. Und dann ging alles ganz schnell. Wir stürmten ins Hotel, Franz packte seine Sachen. Wir mußten zum Bahnhof.

»Wo wart ihr denn heute nacht?« fragte uns die Dame am Empfang.

»Auf der Alm«, antworteten wir fast gleichzeitig.

»Ingrid, Ihr Vater hat schon zweimal angerufen und nach Ihnen gefragt.«

»Was haben Sie ihm gesagt?«

»Daß Sie heute ganz früh aufgestanden und in den Ort gegangen sind.«

»Danke.«

Auf dem Weg zum Bahnhof sprachen Franz und ich nur sehr wenig. Wir hielten uns an der Hand und hatten Herzen schwer wie Zentnersäcke.

»Vergiß nicht, deinen Ehering wieder anzuziehen«, erinnerte ich ihn.

»Warum? Ich brauche ihn nicht mehr. Es wäre eine Farce.«

Als der Zug einfuhr, klammerten wir uns aneinander. Die Türen öffneten sich wie gierige Mäuler. Sie schnappten nach Franz, verschluckten ihn. Der Zug wurde zum schnaubenden Drachen, feindselig und unbesiegbar.

»Ich rufe dich heute noch an«, hörte ich Franz rufen, als das Ungeheuer ihn endgültig verschlungen hatte. »Ingrid, ich liebe dich.«

»Setzen Sie sich zu mir«, sagte eine ältere Dame, als ich nach einem langen Fußmarsch wieder in unserer Pension ankam. »Sie sehen so traurig aus.«

»Das ist lieb von Ihnen«, entgegnete ich, »aber im Moment brauche ich das Alleinsein.«

Er war so unendlich weit weg, als er mich am Abend anrief. Seine Stimme klang deprimiert.

»Franz, was ist los mit dir?« fragte ich ihn.

»Nichts weiter«, kam seine Antwort. »Julia ist schon fort. Ich bin mit Franz und Robby allein. Morgen muß ich sie in die Redaktion mitnehmen. Ein Babysitter war nicht aufzutreiben.«

»Willst du immer noch, daß ich am Samstag nach München komme und die Buben kennenlerne?«

»Natürlich will ich das«, kam es umgehend zurück. »Ich habe ihnen schon gesagt, daß eine ganz tolle Frau kommt, um uns zu besuchen. Franz freut sich auf dich. Robby hat nichts begriffen. Dazu ist er noch zu klein.«

So setzte ich mich also zwei Tage später in den Zug, um Kinder kennenzulernen, deren Vater ich liebte und der wollte, daß ich ihn heiratete, wenn er von ihrer Mutter geschieden war.

Obwohl ich mich auf Franz freute, wuchs die Beklemmung mit jedem Meter, der mich weiter an München heranführte.

Wie würden die Buben reagieren? Würden sie mich mögen? Würde ich es überhaupt schaffen, mit Kindern umzugehen? Ich war selber noch nicht erwachsen.

Als ich die drei am Bahnhof stehen sah, erwog ich einen kurzen Moment zu fliehen. Franz hatte Robby auf dem Arm und Franz an der Hand. Obwohl er mich längst sah, blieb er stehen und wartete darauf, daß ich zu ihm kam. Sein Gesicht war ganz grau. Sein Mund war verkniffen und seine Augen schienen mich durchdringen zu wollen. Mit einem Mal packte mich ein grenzenloses Mitleid mit uns allen. Wir würden es schwer haben. Wir konnten nicht unbelastet anfangen, wie das andere junge Paare taten. Es würden viele Tränen fließen. Wir würden hohe Berge überwinden müssen. Wir würden viel Kraft brauchen.

Langsam ging ich auf die drei zu. Robby war auf dem Arm des Vaters eingeschlafen. Er schreckte hoch, als mich Franz zur Begrüßung küßte. Im selben Moment fing er zu schreien an, wild und untröstlich. Sein Bruder gab mir die Hand. Er war sehr ernst und sah seinem Vater sehr ähnlich. Zutraulich hielt er sich an meiner Jacke fest, als wir aus der Bahnhofshalle gingen. Robby hatte sich mittlerweile beruhigt. Zufrieden lehnte er den Kopf an die Schulter seines Vaters. Doch sobald er mich sah, begann sein Geschrei von neuem.

»Ich habe Windeln dabei. Wir müssen also nicht nach Hause gehen, wenn du nicht willst«, sagte Franz zu mir.

Nach einem Bummel durch die Innenstadt, der uns beiden nicht den geringsten Spaß machte, weil wir dauernd damit rechnen mußten, von Kollegen entdeckt zu werden, waren wir in einem kleinen Weinlokal gelandet. Während ich mit dem kleinen Franz die Speisekarte studierte, verschwand der große Franz mit seinem jüngsten Sohn auf der Damentoilette, um ihn dort zu wickeln.

Als sie zurückkamen, hatten sein älterer Sohn und ich endgültig Freundschaft geschlossen.

»Fährst du nachher mit mir Schlitten?« fragte er mich mit leuchtenden Augen. »Bei uns in der Nähe ist ein toller Berg.«

»Natürlich fahren wir miteinander Schlitten. Der Papa und der Robby müssen auch mitmachen.«

Ein Taxi brachte uns in die Wohnung von Franz. Es gab für mich noch keine zwingende Notwendigkeit, sie zu betreten. Franz wollte nur schnell den Schlitten holen. Dann sollte es losgehen.

Er packte den Kleinen in den Kinderwagen, ich zog seinen Ältesten im Schlitten hinter mir her. Robby protestierte noch immer lauthals, wenn ich mich ihm zuwandte.

Am Berg weigerte er sich, mit mir gemeinsam hinunterzufahren. Legte Franz den Arm um mich schrie er, gab mir sein großer Bruder ein Bussi, brüllte er ebenfalls.

»Er ist müde«, versuchte Franz das Verhalten seines Buben zu erklären.

»O nein, Franz, das stimmt nicht. Dieser kleine Mann spürt instinktiv die drohende Veränderung und hat Angst vor mir.«

Mag sein, daß ich von Kindererziehung noch nicht so sonderlich viel wußte. Ihre Gedanken waren mir hingegen nicht fremd. Dazu war ich ihnen zu nahe.

»Bleibst du über Nacht hier oder fährst du heute noch nach Garmisch zurück?« fragte mich Franz, als ich nach der hundertsten Talfahrt mit Sohn Franz mal wieder neben ihm landete.

»Ich weiß es noch nicht«, gab ich wahrheitsgemäß zur Antwort.

Der kleine Franz hatte unseren Dialog mitgehört.

»Natürlich bleibt sie da«, meinte er. »Bitte, bitte, Ingrid, geh nicht von uns weg«, bettelte er mich an. »Du bist so lieb.«

Er schlang beide Arme um meine Hüften. Den blauen Augen in dem rotbackigen Bubengesicht war schwer zu widerstehen. Ich gab ihm keine Antwort. Was sollte nur werden? Alles lief schief! Robby, den seine Mutter hergeben wollte, hatte Angst vor mir, Franz, den sie mit sich nehmen wollte, hatte mich ins Herz geschlossen.

»Franz, meinst du, wir schaffen das alles?«

Ich saß mit ihm in seinem Wohnzimmer. Natürlich war ich nicht mehr zurück nach Partenkirchen gefahren. Es wäre eine Flucht gewesen, die uns vermutlich getrennt hätte. Außerdem hatte der kleine Franz Terror gemacht.

»Du mußt mit uns nach Hause kommen«, sagte er immer und immer wieder. »Ich möchte dir meine Autos zeigen. Außerdem hat die Mami gesagt, daß du bei uns schlafen wirst.«

Wieso kam Julia dazu, ihrem Sohn Versprechungen zu machen, die ich einhalten mußte? Würde ich künftig immer so leben müssen, mit der geschiedenen Frau im Hintergrund, die bestimmte, was zu tun ist? Würde Franz jemals ganz zu mir gehören? Was sollte ich mit dem kleinen Robby machen, der mich ganz offensichtlich ablehnte?

»Ich verspreche dir keine goldenen Zeiten«, sagte Franz niedergeschlagen. »Das einzige, was ich dir zusichern kann, sind meine Liebe und mein fester Wille, aus diesen Ruinen gemeinsam mit dir ein neues Haus zu bauen. Ich bin mir durchaus im klaren, daß in der nächsten Zeit viel Schlimmes auf dich zukommen wird. Es wäre wunderschön, du würdest bei mir bleiben. Trotzdem werde ich dich gehen lassen, wenn du das alles nicht mehr aushältst.«

»Ich kann dich gar nicht verlassen«, flüsterte ich und kuschelte mich in seinen Arm. »Du bist der erste Mann in meinem Leben. Du bist etwas Besonderes für mich.«

Das ist er auch geblieben. 35 Jahre nach meiner ersten Begegnung mit Franz sitze ich tagelang weinend an meiner Schreibmaschine und quäle mich mit den Erinnerungen an unsere wunderbare gemeinsame Zeit. Meinen Hunger nach Zärtlichkeit, nach ganz persönlicher Zuwendung, nach einem phantasievollen Zusammenleben hat er gestillt wie kein anderer. Obwohl man uns schließlich voneinander trennte, blieben wir miteinander verbunden. Wann immer wir uns in späteren Jahren begegneten, rannten wir zielstrebig aufeinander zu und ließen uns erst los, wenn die Zeit für uns mal wieder abgelaufen war. Als er starb, fühlte ich mich grenzenlos einsam.

Am Ende einer tränenreichen Woche, die ich nur in Gedanken an ihn verbracht hatte, plazierte ich eine kleine Todesanzeige in der Zeitung, bei der wir uns kennengelernt hatten: »Unser gemeinsamer Weg war stets kurz. Die Trennung schmeckte immer bitter. Ich bin sehr traurig. München, im Oktober. Deine Ingrid.«

Mein Vater rief mich damals an, um mir sein Mißfallen an dieser Geschmacklosigkeit kundzutun. Ich verzichtete darauf, ihm meine Motive zu erklären. Wortlos legte ich den Hörer auf die Gabel.

Das Unheil bahnte sich an, als Julia nach einer Woche zurückkam. Franz schilderte mir ihre Heimkehr, während er mich von Partenkirchen nach München zurückbrachte. Er hatte sich vom Verlag den ›Selbstfahrer‹ geliehen, einen alten klapprigen Volkswagen den man von der Redaktion bewilligt bekam, wenn man kein eigenes Fahrzeug besaß und einen Termin außerhalb Münchens hatte. Eigentlich sollte ich mit dem Zug fahren, aber als ich meine Pension verließ, stand Franz überraschend vor der Tür. Er wollte die zwei Stunden, die wir brauchten, um nach München zu kommen, nützen, um mich auf die sich anbahnenden Schwierigkeiten vorzubereiten.

»Ich weiß nicht, was passiert ist«, sagte er kummervoll, »auf jeden Fall will sich Julia plötzlich nicht mehr scheiden lassen.«

Wir schlichen auf der Landstraße dahin. Es war spiegelglatt.

»Könnte es sein, daß ihr Freund nicht mitspielt? Vielleicht hat er Angst, er müßte sie heiraten, wenn sie erst einmal geschieden ist.«

»Das wäre möglich«, stimmte mir Franz zu. »Fest steht auf jeden Fall, daß sie sofort in die Luft geht, wenn der kleine Franz dich erwähnt. Den ganzen Tag erzählt er ihr, wie lustig du bist. Das ärgert sie natürlich. Wenn Mann und Sohn für dieselbe Frau schwärmen, ist das einfach zuviel.«

Ich blieb still. Was sollte ich auch dazu sagen? Außerdem war ich schrecklich deprimiert. Mir graute davor, wieder nach Hause zu kommen. Ich brauchte so dringend jemanden, mit dem ich hätte sprechen, dem ich von Franz hätte erzählen, der mir einen Rat hätte geben können. Meine Eltern schieden natürlich, wie so oft, aus.

Vor meinem Vater fürchtete ich mich inzwischen. Ich war überzeugt, daß sich meine Geschichte auch vor ihm nicht mehr länger verheimlichen ließ. Die Kollegen hatten feine Sensoren, wenn es darum ging, Affären innerhalb der Redaktion aufzuspüren. Hatten sie uns erst einmal in ihrer Witterung, würde das Gerücht weiterwandern. Davor hatte ich grenzenlose Angst.

Meine Schweigsamkeit machte Franz unruhig. Er steuerte das Auto in einen kleinen Waldweg und stellte den Motor ab.

»Ingrid, ich habe dich immer vor mir gewarnt«, sagte er und nahm mich in seine Arme. »Es warten harte Zeiten auf uns. Ich werde sie überstehen. Das steht fest. Ich bin hart im Nehmen. Aber was wird aus dir?«

»Franz, ich traue mir so wenig zu. Mein übermächtiger Vater hat mir wohl so nach und nach doch meinen ganzen Schneid abgekauft. Wenn er dafür sorgt, daß ich aus der Zeitung fliege – und das wird er ohne Zweifel tun –, bin ich weg vom Fenster. Dann kann ich wirklich froh sein, wenn mich der letzte Laden als Hilfsarbeiterin einstellt.«

»Ich glaube nicht, daß sich dein Vater querstellen wird«, sagte Franz. »Ich habe da so einiges gehört. Der ist kein Kind von Traurigkeit. Soweit bekannt ist, läßt er nichts anbrennen.«

Franz grinste mich an.

Ich verstand nicht so recht. »Du meinst, mein Vater hat ein recht flottes Liebesleben?«

»O ja, das meine ich.«

»Weißt du Näheres?«

»Nein. Tratschereien haben mich noch nie sonderlich interessiert. Ich erwarte lediglich, daß man mir in mein Leben auch nicht dreinredet. Außerdem bist du für mich nicht irgendein Verhältnis. Ich möchte dich heiraten. Und das so schnell wie möglich. Du mußt aufhören, ständig nur um die Anerkennung deines Vaters zu buhlen. Du brauchst dich nicht mehr wegen schlechter Zeugnisse beschimpfen zu lassen. Du solltest endlich erwachsen werden! Mach dich unabhängig von seinem Urteil!«

Er hatte sich in Rage geredet. Und er hatte recht.

Als er mich in sicherem Abstand von unserem Haus absetzte, damit wir nicht gesehen wurden, reckte ich meine Nase in die Luft, finster entschlossen, jeden Widerstand, der unser gemeinsames Leben gefährden könnte, gnadenlos zu brechen.

Franz hupte mir noch ein letztes Mal zu und wollte schon abfahren. Da lief ich ihm plötzlich nach, riß die Beifahrertür auf und stürzte mich in seine Arme.

»Wenn du mir jetzt auch noch den Weg zur Selbständigkeit zeigst, kannst du mich zeitlebens an der Leine spazierenführen.«

Franz lachte. »Ich will kein Schoßhündchen, sondern eine tolle Ehefrau, mit vielen Kindern und einer großen Schreibmaschine, auf der wir vierhändig wunderschöne Bücher schreiben können.«

Meine Augen glänzten immer noch, als ich die Wohnung betrat.

»Ein Gast, der zufällig nach München mußte, hat mich mitgenommen«, belog ich meinen Vater umgehend.

»Wie hieß der Gast?«

»Herr Sandmann.«

»Ich werde das nachprüfen.«

»Tu das.«

Das Lächeln in meinen Augen war längst erloschen. Ich ging in mein Zimmer, dessen Tür ich nie zumachen durfte. Ich setzte mich auf das sorgfältig aufgeschlagene Bett und weinte. Meine Mutter packte meinen Koffer aus. Sie sortierte die schmutzige Wäsche. Mein Vater saß grimmig vor dem Fernsehapparat. Ich war wieder zu Hause.

Die Bombe platze Ende Februar. Franz und ich hatten beschlossen, uns in der Redaktion möglichst aus dem Weg zu gehen. Wir befürchteten, daß uns jeder ansehen mußte, daß da mehr war als nur kollegiale Freundschaft.

Wir trafen uns am Abend, vorwiegend in unserer Nuttenkneipe beim Isartorplatz. Alle Gäste kannten uns dort. Keiner würde ein Sterbenswort reden, wenn man nach uns fragte. Franz hatte inzwischen ein himmelblaues Auto gekauft. Von meinem Schreibtisch aus konnte ich den Parkplatz sehen. Stand es dort, wußte ich Franz im Haus, und mein Herz hüpfte vor Freude. Am Wochenende fuhren wir stundenlang spazieren und suchten uns versteckte Parkplätze im Wald.

Inzwischen drehte Julia durch. Abend für Abend diskutierte sie mit Franz, wollte von Scheidung nichts mehr wissen. Sie machte die Kinder rebellisch. Ihrem älteren Sohn redete sie ein, ich hätte mich in die Ehe geschlichen, wollte ihr gemeinsames Leben kaputtmachen.

Franz brachte viel Geduld auf, ihr klarzumachen, daß sie die Ehekrise herbeigeführt hatte, und zwar zu einem Zeitpunkt, als er mich noch nicht kannte. Doch das half wenig. Sie sah alles auf einmal ganz anders. Schließlich änderte Franz sein Verhalten. Er lehnte Diskussionen ab, bestand auf Scheidung, ging zum Anwalt.

Julia reagierte prompt. Sie rief in der Redaktion an, ließ sich mit dem Ressortchef verbinden. Er solle ihr helfen, bat sie. Ihr

Mann hätte eine Affäre mit der Volontärin. Diese sei jünger als sie, hätte einen prominenten Vater. Ihr Mann sei ehrgeizig, gehe über Leichen für seine Karriere.

Der Skandal war perfekt.

Franz wurde zum Chef zitiert. Ich war auf einer Reportage und vorerst nicht erreichbar.

Als ich zu meinem Schreibtisch zurückkam, fiel mir sofort die gedrückte Stimmung im Redaktionszimmer auf.

»Was ist eigentlich los?« erkundigte ich mich bei Guido.

»Komm, wir gehen einen Kaffee trinken«, meinte er und schob mich aus dem Zimmer

»Der Chef weiß, daß du und Franz ein Verhältnis habt«, begann er seinen Report. »Die Alte von Franz hat angerufen und Zirkus gemacht.«

»Wo ist Franz?« wollte ich wissen.

»Der sitzt seit einer Stunde beim Chef. Die beiden brüllen sich an, daß man es bis zu uns hören kann.«

Allerhand, dachte ich bei mir. Da ist immerhin noch ein Raum dazwischen.

»Sei nicht böse, Guido, trink deinen Kaffee allein«, sagte ich, »ich muß jetzt in die Höhle des Löwen.«

Als ich ins Vorzimmer kam, hörte ich unsere Sekretärin gerade noch sagen: »Natürlich gebe ich Ihrer Tochter Bescheid. Sie soll sofort nach Hause kommen.« Dann legte sie den Hörer auf.

Ich brauchte nicht zu fragen, welche Tochter da gemeint war. Ohne zu klopfen betrat ich das Zimmer des Chefs. Ich liebte diesen schmalen, dunkelhaarigen Mann mit der dicken Hornbrille auf der Nase und der qualmenden Pfeife in der Hand von ganzem Herzen. Er war stets rücksichtsvoll zu mir gewesen, hatte sich unendlich viel Zeit genommen, mir zu erklären, warum er was in einem Artikel von mir gut oder nicht besonders gut fand. Einen kompetenteren Lehrmeister hätte ich mir nicht wünschen können.

Doch jetzt war er mein Feind. Das sah ich sofort, als ich die Tür hinter mir schloß.

Franz saß rittlings auf einem Stuhl. Er hatte hektisch rote Backen und eiskalte Augen. Der Chef hielt sich in einer Rauchwolke verborgen. Seine Nase wirkte noch spitzer als sonst. Er war kalkweiß.

»Warum kommen Sie erst jetzt?« brüllte er mich an.

»Ich habe einen Artikel recherchiert.«

»Hätten Sie das nur immer getan.«

»Ich habe jeden Auftrag, den man mir gab, ausgeführt.«

»Habe ich Ihnen auch den Auftrag gegeben, sich mit einem verheirateten Kollegen ins Bett zu legen und dessen Familie zu ruinieren?«

Ich kam nicht dazu, eine Antwort zu geben.

Franz war aufgesprungen. Der Stuhl fiel um.

»Werden Sie nicht geschmacklos!« brüllte er. »Seit einer Stunde sitze ich hier und versuche Ihnen zu erklären, daß dieses Mädchen nichts mit dem Scheitern meiner Ehe zu tun hat. Sie waren auch schon bereit, mir zuzuhören, und jetzt fängt alles wieder von vorne an.«

Das Telefon läutete.

Der Chef nahm den Hörer ab.

»Selbstverständlich. Stellen Sie durch«, sagte er zur Sekretärin.

Ich vernahm die Stimme meines Vaters. Unverkennbar!

Er redete und redete. Der Chef versuchte ein paarmal, ihn zu unterbrechen. Doch ohne Erfolg.

Schließlich gelang ihm doch ein Satz: »Sie ist hier. Ich gebe sie Ihnen.«

Doch ich weigerte mich, den Hörer in die Hand zu nehmen.

»Sie will nicht an den Apparat.«

Ein erneuter Redeschwall folgte.

»Gut, ich richte es ihr aus. Nein, bei uns hat sie heute nichts mehr zu schreiben.«

»Sie sollen nach dieser Unterredung sofort nach Hause fahren. Ihr Vater wartet dort auf Sie«, sagte er. »Kann ich mich darauf verlassen, daß Sie heimfahren?«

»Nein, das können Sie nicht«, gab ich zurück. »Irgendwann fahre ich schon heim, aber nicht gleich.«

Ich hatte mich neben Franz gestellt, hoffte, daß er den Arm um mich legte, daß er irgendetwas unternehmen würde, das als Votum für mich gelten konnte. Doch er war zu aufgebracht.

Er hatte im Augenblick keinen Sinn für ergreifende Szenen, wie sie sich in Jungmädchenköpfen abspielen. Er kämpfte um seine Ehre und um seine Existenz. Denn das hatte er inzwischen begriffen: Der Zorn des Ressortchefs, des Chefredakteurs und der Kollegen würde sich letzten Endes nicht gegen mich, sondern hauptsächlich gegen ihn richten.

Eine Weile hörte er sich noch die Vorwürfe an, die der Chef mir machte. Doch sie wurden immer milder. Er sah in mir wohl eher das beklagenswerte Opfer, das von einem Abenteurer aufs Kreuz gelegt wurde, so nach dem Motto: Zu Hause spielt er den liebevollen Ehemann und Vater, und in seiner Freizeit vernascht er ahnungslose Töchter aus gutem Hause.

Franz wurde es zuviel. Er ging zur Tür, riß sie auf.

»Ich wünsche nicht, daß über mein Privatleben gerichtet wird«, sagte er in einem schneidenden, mir bisher fremden Tonfall. »Das alles ist eine Sache, die nur meine Frau, mich und Ingrid etwas angeht, sonst niemanden.«

Dann war er verschwunden. Er hatte mich nicht einmal mehr angeschaut.

Ich mußte es noch eine Weile in dem Zimmer aushalten. Es nützte auch mir nichts zu erklären, daß wir keine miese kleine Affäre hatten, sondern daß wir heiraten wollten, und daß Franz' Frau längst zu einer Scheidung bereit gewesen war. Der Chef begriff das ganz einfach nicht.

Schließlich ging auch ich.

»Fahren Sie jetzt heim?« wurde ich noch gefragt, bevor ich das Zimmer verließ.

»Nein«, antwortete ich und knallte die Tür hinter mir zu.

Mit hängendem Kopf ging ich zu meinem Schreibtisch. Die Kollegen tippten ihre Artikel in die Maschinen. Es war bald ›Umbruch‹. Manuskripte mußten fertig werden. Ich packte meine Sachen zusammen. Ein Blick aus dem Fenster informierte mich, daß Franz bereits weggefahren war. Vielleicht wartete er in unserer Kneipe. Doch ich glaubte nicht so recht daran.

Ich hatte die Türklinke schon in der Hand, da drehte ich mich um und stellte eine Frage in den mit Schreibmaschinengeklapper gefüllten Raum: »Ist einer von euch auch der Meinung, der Franz und ich hätten nur eine kleine dreckige Geschichte miteinander?«

Sechs Augenpaare schauten mich verständnislos an.

»Spinnst du jetzt?« Schließlich bequemte sich unser Polizeireporter zu einer Antwort. »Wen interessiert's? Das ist doch eure Sache. Und überhaupt, merk dir eins: Schön dreckig ist auch schön.«

Sein Lachen hörte ich noch, als ich schon längst im Aufzug nach unten fuhr. Am Eingang traf ich Kurt, einen unserer Fotografen. Wir hatten viele Termine gemeinsam wahrgenommen. Er war mein Freund, und er war ein Freund von Franz. Er wußte von unserer Beziehung, schon seit geraumer Zeit.

»Was ist denn mit dir los?« wollte er wissen, als er mein trauriges Gesicht sah. Ich erzählte ihm alles in Kurzfassung. Zu mehr war ich nicht in der Lage. Außerdem verlor ich langsam meine bisher zur Schau getragene Selbstbeherrschung. Lange würde es nicht mehr dauern, dann würde ich anfangen zu weinen.

»Kann ich was für euch tun?« fragte Kurt und legte den Arm um mich.

»Kannst du. Fahr mich bitte schnell in die Pigalle-Bar. Vielleicht ist Franz dort. Und wenn nicht, dann mußt du mir deinen ganzen restlichen Tag schenken.«

»Wie meinst du das?« erkundigte er sich vorsichtig.

»Wir gehen in irgendeine Kneipe, und ich saufe mir den größten Rausch meines Lebens an. Und dann fahre ich nach Hause und kotze meinen ehrenwerten Eltern auf den frischgesaugten Teppich.«

Kurt schien reichlich verwirrt, aber er war eben unser Freund. Er fuhr mich erst in die Pigalle-Bar. Franz war nicht dort. Also nahm er mich in seine Stammkneipe mit. Sie entpuppte sich als ein urgemütliches Eckwirtshaus mit kleinen Holztischen, einer gutbürgerlichen Speisekarte und vor allem einem besonders guten Rotwein.

Und Kurt hörte mir zu. Es blieb ihm auch gar nichts anderes übrig. Mein ganzes Unglück breitete ich vor ihm aus. Ich weinte, ich lachte, ich legte meinen heißen Kopf in seine Hände, als er versuchte, mich zu trösten. Und ich trank ungeheure Mengen von diesem süffigen Rotwein. Die Wirtsleute, die anderen Gäste und die Kellner ließen uns absolut in Frieden. Sie kannten Kurts Beruf und wußten, daß er es manchmal mit recht eigenartigen Leuten zu tun hatte.

Irgendwann in dieser Nacht, brachte er mich nach Hause.

»Soll ich mit dir kommen?« fragte er mich.

»Um Himmels Willen, nein«, brabbelte ich. »Vielleicht meint mein Vater, du bist der Franz und haut dir eins über die Rübe.«

Als ich aussteigen wollte, hielt er mich zurück und küßte mich auf beide Backen.

»Mädel, eins sag ich dir: Der Franz hat ein Riesenglück mit dir. Du bist die netteste Kollegin, die ich kenne. Ich hätte mich beinahe auch in dich verliebt. Und jetzt geh rein und laß dir nichts gefallen.«

Das Haus war hell erleuchtet, als ich versuchte, den Schlüssel ins Schloß zu stecken. Doch das gelang mir nicht. Ich war zu betrunken. Der Vater, der ohnedies nur auf das Geräusch eines abfahrenden Autos gelauert hatte, nahm mir die Arbeit ab. Er riß die Tür auf. Wir standen uns wie zwei Kampfhähne gegenüber.

»Komm in mein Zimmer«, befahl er. »Putz dir aber vorher die Zähne. Du stinkst nach Alkohol.«

Ich ging folgsam ins Bad. Auf dem Weg dorthin forschte mein Blick nach meiner Mutter. Doch sie war nicht zu sehen.

Ich spülte nicht nur den Mund gründlich aus, sondern wusch auch noch das verquollene Gesicht. Dann begab ich mich in das Zimmer meines Vaters. Wie üblich lief der Fernsehapparat. Er wurde eigentlich nie ausgeschaltet. Auch zu Weihnachten nicht. Die Mutter saß im kurzen Nachthemd in einem Lehnstuhl, der säuberlich mit einem Tuch abgedeckt war. Das war immer so bei uns. Die Möbel mußten geschont werden, die Menschen nicht!

Mein Vater hatte – dem Ernst der Lage angemessen – Hose und Hemd anbehalten. Gottlob fehlte wenigstens die Krawatte. Sonst trug er um diese Zeit längst seinen Bademantel und knabberte an einem Apfel, den ihm meine Mutter geschält und in mundgerechte Happen zerlegt hatte.

»Es ist dir also gelungen, auch jetzt wieder zu versagen«, eröffnete er die Verhandlung.

»In welchem Zusammenhang sprichst du jetzt von versagen?« wollte ich als Angeklagte wissen. »Habe ich in deinen Augen menschlich oder beruflich versagt?«

»Beides.«

»Das mußt du mir erklären.«

»Du hättest viel mehr schreiben können, wenn du dich nicht mit diesem Kerl ins Bett gelegt hättest. Auf meine Kosten, übrigens.«

Aha, er hatte also in der Partenkirchener Pension angerufen und erfahren, daß ich von Franz dort besucht worden war.

»Dieser Kerl hat sein Zimmer selbst bezahlt«, verbesserte ich ihn.

Ich wußte genau, daß dieser Einwand sinnlos war. Trotzdem legte ich Wert auf diese Feststellung.

»Ihr habt in dem Zimmer geschlafen, das ich bezahlt habe«, nahm er dieses kleinkarierte Gerede wieder auf.

»Wie kommst du darauf?«

»Es war das größere.«

»Glaubst du wirklich, daß uns das interessierte?«

Dieses Verhör glitt in niederste Banalitäten ab.

»Lassen wir das.« Mein Vater mußte ähnlich empfunden haben.

»Würdest du dich bitte daran erinnern, daß du mit meinen Artikeln durchaus zufrieden warst.« Ich nahm den Kampf wieder auf. »Und der Chefredakteur wohl auch. Schließlich hat er mir nach meiner Hospitanz ein zweijähriges Volontariat angeboten. Das hätte er nicht getan, wenn er nicht mit mir zufrieden gewesen wäre.«

»Als meine Tochter gehst du doch überall durch.«

Es war also soweit. Jetzt wurde scharf geschossen. Mein Vater kannte mich sehr gut. Er wußte, wo er mich am schmerzhaftesten treffen konnte.

»Dann werden sie aber froh sein, daß sie das unbegabte, faule und liebestolle Protektionskind wieder loswerden«, keifte ich zurück. Das fatale Gemisch aus blankem Haß und tiefer, verletzter Liebe, das sich da zwischen mir und meinem Vater zusammenbraute, stank zum Himmel!

Meine Mutter blieb stumm. Sie hatte auch nichts zu sagen.

»Du irrst«, kam es eiskalt aus seiner Richtung. »Nicht du wirst die Zeitung verlassen, sondern dein Liebhaber.«

»Das kannst du doch nicht machen«, brach es aus mir. »Du kannst doch einem Mann mit Familie nicht so einfach die Existenz nehmen!«

»Rührend, wie du dich um seine Frau und die beiden Kinder sorgst. Es hat, wenn ich mich nicht irre, sicherlich Momente gegeben, wo du dich nicht um sie geschert hast.«

»Das geht dich nichts an. Das geht euch alle nichts an!« brüllte ich so laut, daß der Hund vom Bett meines Vaters sprang und sich versteckte.

»Wie will denn der Chefredakteur diese Entlassung begründen?«

»Dein sauberer Freund wird nicht entlassen. Es wird ihm nur ganz einfach nahegelegt, die Zeitung zu verlassen. Der Chefredakteur wird ihm mitteilen, daß er solche Geschichten in seinem Haus nicht mag. Er wird ihm sagen, daß er es nicht gern sieht, wenn seine Reporter mit den Volontärinnen schlafen. Er wird diesem Franz auch klarmachen, daß er wenig Chancen hat, in einer anderen Münchner Zeitung unterzukommen, und ihm raten, sich in eine andere Stadt zu begeben. Es gibt so viele Illustrierte, die qualifizierte Journalisten suchen. Und begabt scheint der Herr ja zu sein.«

Das war's. Der Vater und sein Freund, der Chefredakteur, hatten schon alles miteinander besprochen. Der Lokalchef konnte an diesem Komplott nicht beteiligt gewesen sein. So durchtrieben war er nicht.

Da half ein Freund dem anderen. Vor Jahren hatte der jetzt so vehement für Sitte und Ordnung eintretende Chefredakteur eine Affäre mit einer jungen Reporterin aus der Lokalredaktion. Mein Vater sorgte damals dafür, daß sie im Rundfunk untertauchte, bis der Chefredakteur geschieden war und die Geliebte heiraten konnte. So ist das also! Jetzt zeigte sich der Chefredakteur für das damalige Entgegenkommen erkenntlich.

»Vati, wenn ihr den Franz fertigmacht, werde ich ihm helfen«, fauchte ich. »Ich werde zu irgendeinem der Schmierblätter gehen und denen erzählen, welch glückliches und harmonisches Familienleben wir hier führen. Ich werde ihnen sagen, daß ich lieber dein Hund wäre als deine Tochter. Dann hätte ich es bedeutend besser!«

Der Vater reagierte schnell.

Er stürzte auf mich zu und versetzte mir eine schallende Ohrfeige. Sie war so gewaltig, daß meine Brille durch den Raum segelte und gegen eine Schranktüre knallte.

Dann ging er zur Garderobe, riß seinen Mantel an sich und verließ wortlos das Haus.

»Das hättest du nicht sagen dürfen«, klang es aus dem Stuhl, in dem meine Mutter kauerte.

Stimmt, die war ja auch noch da!

»Der Vati hat ganz recht«, plapperte sie weiter. »Es gehört sich nicht, daß ein verheirateter Mann ein Verhältnis mit einem jungen Mädchen anfängt. Ehebrecher straft der Himmel.«

Und wer straft Eltern, die ihren Kindern die Hölle auf Erden bereiten? Ich war zu müde, um mit ihr zu diskutieren!

Mein Vater kam eine Stunde später wieder zurück. Ich hörte ihn die Haustür aufsperren und war im selben Moment eingeschlafen. Erst sehr viel später erfuhr ich, daß er damals mit Irmgard telefoniert hatte. Er war in größter Sorge, daß alles ans Licht kommen würde. Sie hatten ihr Geheimnis sorgfältig gehütet, aus Angst, seine Karriere könnte einen Knick bekommen, wenn die Zuschauer von seinem jahrelangen Doppelleben erfahren würden.

Mir ist es nie gelungen, ihn davon zu überzeugen, daß ich zu diesem Zeitpunkt gar nichts von diesem Verhältnis gewußt habe, es also auch nicht an die große Glocke hätte hängen können. Er glaubte mir auch nicht, daß ich damals nur aus Verzweiflung derart aggressiv reagierte, ohne die geringste Absicht, ihm wirklich schaden zu wollen. Er blieb auch in diesem Punkt unversöhnlich. Er beharrte eigensinnig auf seiner Version. Ohne sie wäre die Ohrfeige wohl noch weniger gerechtfertigt gewesen.

Als wir uns am nächsten Tag gegenüberstanden und in die Augen schauten, wußten Franz und ich, daß unser Traum vom gemeinsamen Glück ausgeträumt war. Wir gestanden uns das natürlich nicht ein. So weit waren wir noch nicht. Unsere Köpfe hatten das bereits begriffen, nur unsere Herzen wollten noch nicht so recht daran glauben. Franz schäumte vor Wut. Als er nach einer durchdiskutierten Nacht mit Julia und einer Pressekonferenz in die Redaktion gekommen war, hatte er die Nachricht vorgefunden, er solle sich umgehend in der Chefredaktion melden.

Der Chefredakteur forderte ihn auf, die Hände von der Volontärin zu lassen. Außerdem lege er ihm natürlich nichts in den Weg, wenn er den Verlag verlassen und sich einen neuen Arbeitsplatz suchen wolle. Junge, ehrgeizige Journalisten, wie er einer sei, hätten alle Möglichkeiten dieser Welt.

»Sie sind der geborene Reporter. Sehen Sie sich einmal in der Illustrierten-Landschaft um«, riet er ihm scheinheilig.

Franz war wütend, betonte aber, daß auch er keine Lust mehr habe, an dieser Zeitung weiterzuarbeiten. Er werde fristgerecht kündigen.

Der Chefredakteur war zufrieden. So einfach hatte er sich die Verhandlungen mit dem aufbrausenden und beinharten jungen Mann gar nicht vorgestellt.

Quasi als Versöhnungsgeste, um Franz zu zeigen, daß er durchaus Verständnis für ihn hatte, verabschiedete er sich besonders kumpelhaft von ihm.

»Im Vertrauen gesagt, ich versteh Sie ja. Die Kleine ist wirklich sehr appetitlich. Ich hätte sie mir früher vielleicht auch näher angesehen. Ihr Handicap ist halt der prominente Vater.«

Franz übersah die ihm entgegengestreckte Hand. Wortlos verließ er die Chefredaktion.

Er schilderte mir die Szene. Ich war ebenso angewidert wie er.

»Man sollte diese Kreise wirklich meiden«, stieß er hervor. »Die Leute können die Unterschiede zwischen ihren miesen Geschichten und einer echten Beziehung gar nicht mehr erkennen. Macht spielt für sie eine Rolle, sonst gar nichts. Sie kotzen mich alle an.«

»Gehöre ich in deinen Augen auch zu diesen Kreisen?« fragte ich ihn.

»Irgendwie schon.«

Schweigend ging ich aus dem Zimmer. Nach Redaktionsschluß paßte er mich ab.

»Laß uns irgendwohin fahren und miteinander reden«, schlug er vor, »das kann es doch nicht gewesen sein.«

»Ich komme gern mit, aber ich muß um zehn zu Hause sein.«

Mein Vater hatte beim Ressortchef durchgesetzt, daß ich nur noch zu Abendterminen geschickt werden durfte, die nicht länger als 21 Uhr dauerten. Er bestand darauf.

»Die haben doch alle einen Knall. Wo gibt es denn das, daß eine Reporterin auf die Uhr schauen muß, um die väterliche Sperrstunde einzuhalten.« Franz war empört. »Ich muß hier weg, so schnell wie möglich.«

Wir mieden die ›Pigalle-Bar‹ und suchten uns ein ruhiges Lokal in der Innenstadt. Plötzlich konnten wir nicht mehr miteinander reden. Beide erwarteten wir vom anderen ein Höchstmaß an Solidarität. Dabei drehten sich die Gedanken in unseren Köpfen immer nur um das eigene Elend.

»Gehst du zu Julia zurück, ich meine, so richtig als ihr Ehemann?« fragte ich ihn, nachdem wir uns lange genug angeschwiegen hatten.

»Ich will das ganz und gar nicht. Aber ich könnte mir vorstellen, daß ich mich um eine entspanntere Atmosphäre bemühen werde. Meine beiden Buben tun mir unendlich leid. Vater und Mutter schleichen mit bitteren Mienen umher. Es wird überhaupt nicht mehr gelacht bei uns. Da muß sich was ändern, mit oder ohne Scheidung.«

»Wollen wir also Schluß machen?« bohrte ich weiter. Ich muß eine sadistische Ader in mir haben. Obwohl ich an diesem Satz fast zugrunde ging, formulierte ich ihn laut und deutlich.

»Was heißt hier Schluß machen?« fuhr Franz mich an. »Wir werden nie Schluß machen können. Es gibt etwas zwischen uns, das nicht enden wird. Ich liebe dich, wie ich noch nie eine Frau geliebt habe. Aber ich weiß auch, daß wir keine Zukunft haben, wenigstens nicht jetzt. Ich muß mich erst nach einem neuen Job umschauen. Ich muß dafür sorgen, daß es den Buben wieder besser geht, und ich muß erreichen, daß Julia nicht total durchdreht. Wenn einem das Wasser bis zum Hals steht, kann man einfach keine neue Verbindung eingehen. Ich muß wieder Ordnung schaffen in meinem Leben. Erst wenn das Fundament steht, kann ich drangehen, ein neues Haus darauf zu bauen. Vorher nicht.«

Ich hatte ihn kein einziges Mal unterbrochen. Mit beiden Händen umklammerte ich mein Weinglas, so, als hielte ich mich daran fest. Es stimmte alles, was er sagte. Wir hatten keine Chance, jedenfalls nicht zu diesem Zeitpunkt.

Es vergingen fünf Jahre, bis ich ihn wiedersah, für wenige schmerzhafte Minuten. Er hatte eine Stelle als Reporter bei einer großen deutschen Illustrierten gefunden, war mit Frau und Kindern nach Baden gezogen. Ab und zu erzählte man mir Geschichten über ihn. Er habe sich zu einem Himmelfahrtskommando nach Kuba schicken lassen, sei dort bei riskanten Recherchen über Fidel Castro im Gefängnis gelandet und mehrere Wochen eingesperrt worden. Er habe sich zum Sensationsreporter entwickelt. Über einen Kollegen erfuhr Kurt, daß Franz die Illustrierte wieder verlassen und einen Chefredakteurposten in Hamburg angenommen habe. Außerdem sei er geschieden. Seine Frau habe sich mit einem Liebhaber nach Australien abgesetzt. Die beiden Buben seien beim Vater geblieben.

Ich saß mit dickem Bauch, in dem sich mein Sohn Florian breit machte, in der Redaktion und schrieb einen Artikel. Als die Tür geöffnet wurde, sah ich auf. Franz stand im Rahmen. Er schaute weder nach rechts noch nach links, seine Augen suchten nur mich. Ich war viel zu überrascht, um einen Ton sagen zu können. Langsam und schwerfällig stand ich auf und wollte auf ihn zugehen. Da drehte er sich um und schloß die Türe hinter sich. So schnell wie nur möglich lief ich ihm nach. Der Gang war leer. Der Liftpfeil deutete nach unten. Ich stellte mich an das Treppengeländer und wartete, bis er ausstieg.

»Franz, bleib stehen!« schrie ich durchs Treppenhaus. Er schaute nach oben, winkte mir zu und verschwand.

Weinend sank ich in die Knie. Warum hatte mich Franz nicht

wenigstens begrüßt, warum ist er so schnell davongelaufen? Ich setzte mich auf die Treppe, legte meine beiden Hände auf den dicken Bauch und schluchzte. In sechs Wochen sollte mein Kind kommen. Seit vier Jahren war ich verheiratet. Wo war Franz?

Als ich mich einigermaßen beruhigt hatte, kehrte ich an meinen Schreibtisch zurück und rief Kurt an. Ich erzählte ihm, was sich ereignet hatte.

»Kannst du begreifen, warum er erst ins Redaktionszimmer kommt und dann plötzlich auf und davon läuft?« fragte ich ihn.

»Ich glaube schon«, sagte er.

»Ich möchte ihn so gern sehen. Hilfst du mir, ihn zu finden?«

»Hör zu, Ingrid, ich muß noch ein paar Bilder entwickeln. Alles Termingeschichten. Ich melde mich bei dir, wenn ich geliefert habe. Dann klappern wir halt alle Lokale ab. Ich telefoniere schon einmal ein paar Redaktionen an, ob er dort aufgetaucht ist.«

Von Peter, meinem Mann, ließ ich mir für diesen Abend freigeben.

»Franz ist in der Stadt, war kurz in der Redaktion und ist dann wieder verschwunden. Kurt und ich wollen ihn suchen und mit ihm ein wenig ratschen.«

Er hatte nichts dagegen. Daß Franz und ich einmal ein Paar waren, wußte er. Niemandem aus der Branche war das damals verborgen geblieben. Wie eng meine Bindung an diesen Mann noch immer war, ahnte er hingegen nicht. So etwas hätte er wohl auch für ausgeschlossen gehalten.

Kurt und ich wanderten von Kneipe zu Kneipe. Wir fanden Franz nicht. Ich wurde immer niedergeschlagener. Kurt schaute mich von der Seite an.

»Wird dir das nicht zuviel? Immerhin ist dein Bauch gewaltig.«

»Nein, ich pack das schon«, entgegnete ich. Kurt warf mir einen seltsamen Blick zu, sagte aber nichts.

»Hattest du eigentlich in all den Jahren Kontakt zu ihm?« wollte ich wissen.

»Selbstverständlich. Er schanzte mir immer wieder Aufträge zu. Franz ist wirklich ein Freund. Er hat mich nie vergessen. Dich übrigens auch nicht. Immer wieder hat er sich nach dir erkundigt.«

»Wußte er, daß ich verheiratet bin?«

»Ja.«

»Wußte er, daß ich schwanger bin?«

»Ich glaube nicht.«

Warum er damals vor mir davongelaufen war, erzählte mir Franz, als ich ihn Jahre später an der Bar des Deutschen Theaters zufällig traf. Der Presseball hatte ihn nach München geführt. Er leitete inzwischen eine eigene Agentur und mußte sich hier sehen lassen, um Kontakte zu pflegen. Pflichtbesuche dieser Art hat er immer gehaßt. Offenbar mochte er sie immer noch nicht besonders. Seine Miene war jedenfalls griesgrämig. Er hielt ein halbgefülltes Whiskyglas in der Hand und redete mit einem mir unbekannten Herrn. Ich schlich mich an, gab seinem Gesprächspartner ein Zeichen, daß er mich nicht verraten sollte und legte von hinten meine Arme um seinen Hals.

Gelassen drehte er sich um und schaute mir direkt ins Gesicht.

»Hallo, Ingrid«, sagte er, »auf dich habe ich gewartet. Irgendwann mußtest du mir ja doch über den Weg laufen.«

Er entschuldigte sich nicht bei seinem Gegenüber, er schaute weder nach rechts noch nach links. Er nahm mich ganz einfach bei der Hand und stieg mit mir in den Weißwurstkeller hinunter. Mit sicherem Blick entdeckte er einen kleinen Tisch, abseits von dem übrigen Trubel.

Wir setzten uns. Er hielt immer noch meine Hand in der seinen. Wir sagten nichts, schauten uns immer nur an.

»Ein Glück, daß wir nicht geheiratet haben.«

Diese Bemerkung verblüffte mich dann doch etwas.

»Meinst du nicht, wir wären glücklicher geworden?« fragte ich ihn.

»Nicht so glücklich, wie wir jetzt sind.«

Es gab viel zu erzählen. Er wohnte jetzt in Hamburg. Geheiratet hatte er inzwischen auch wieder.

»Stell dir vor, eine Wienerin«, sagte er lachend.

Ich bin Österreicherin, habe bis heute keine deutsche Staatsbürgerschaft.

»Na, dann geht es dir ja prächtig«, konstatierte ich und merkte, daß mir seine neue Ehe nicht paßte.

»Was ist eigentlich damals Monströses in deinem Bauch gewachsen?« fragte er mich plötzlich und lächelte mich an. »Du hast ausgesehen, wie wenn du eine ganze Schulklasse austragen würdest.«

»Ach, deshalb bist du also vor mir weggelaufen«, bemerkte ich mit spitzer Zunge. »Ich habe dir wohl nicht mehr gefallen.«

»Da irrst du dich aber gewaltig. Du sahst besonders herzig aus. Wie eine trächtige Elefantenkuh, nur ohne Rüssel.«

Wenn er glaubte, er könnte mich mit diesem wenig charmanten Vergleich zum Lachen bringen, hatte er sich getäuscht. Ich fand ihn überhaupt nicht witzig.

»Warum bist du dann so plötzlich verschwunden?« Ich ließ nicht locker.

»Weil ich damals gekommen bin, um dich zu holen. Ich wußte, daß du inzwischen verheiratet warst. Mit einem Ehemann hätte ich den Kampf aufgenommen. Nicht aber mit einem Kind, das du von ihm erwartest. Das war mir zuviel. Verstehst du das?«

Ich ließ mir sehr lange Zeit für meine Antwort und schaute ihm dabei fest in die Augen.

»Ich wäre mit dir gegangen. Das Baby hätte mich nicht daran gehindert.«

Von diesem Zeitpunkt an trafen wir uns regelmäßig. Wann immer er nach München kam, meldete er sich bei mir und ich ging in sein Hotel. Er war mein Mann, ich war seine Frau. Wir verbrachten soviel Zeit miteinander, wie wir nur konnten.

Ich achtete darauf, daß meine Familie nicht unter unserer Beziehung litt. Er nahm auf seine neue Frau Rücksicht. Endlich war ich erwachsen geworden. Ich hatte keine Angst mehr, Zukunftspläne gab es nicht.

Da er mich auch beruflich beriet, hatte mein Mann nichts gegen unsere aufgefrischte Freundschaft. Daß da ganz andere Kontakte zwischen uns beiden glühten, merkte er nicht. Er war wohl selbst zu sehr mit seinen Freundinnen beschäftigt, um auf seine Frau zu achten.

Es gab eines Tages natürlich auch eine Begegnung zwischen meinem Vater und Franz. Linda hatte sich zu einem Einkaufsbummel und anschließendem Abendessen mit ihrem Großvater verabredet. Sie wollten sich an einer Straßenbahnhaltestelle Nähe Augustenstraße treffen und gemeinsam losziehen. Ich begleitete Linda. Franz wartete nämlich an eben dieser Haltestelle, um mit mir das Manuskript meines soeben fertiggeschriebenen Buches zu fotokopieren.

Ich sah die beiden von weitem. Sie sprachen miteinander.

»Was machst denn du da?« wurde ich von meinem Vater begrüßt. »Ich will die Linda alleine ausführen.«

»Das weiß ich«, antwortete ich reserviert. »Ich treffe mich hier mit diesem Herrn. Du scheinst dich ja blendend mit ihm unterhalten zu haben.«

Franz grinste. Mein Vater begriff nichts.

»Was schaust du so komisch?« fragte er mich.

»Wie habt ihr euch eigentlich kennengelernt?« wollte ich wissen.

»Nun, ich habe deinen Vater einfach angequatscht«, erklärte Franz. »Er sagte mir, das mache ihm nichts aus. Er sei daran gewöhnt«

»Dieser Fremde, mit dem du gerade gesprochen hast, ist Franz.«

Der Vater runzelte die Stirn, dachte nach: »Richtig, ich erinnere mich. Ihr hattet doch mal eine Affäre miteinander.«

»So habt ihr das damals genannt«, antwortete ich. »Für uns war das Liebe.«

Franz befürchtete offenbar eine Szene und zog mich zu sich heran.

»Was willst du denn«, sagte er gutmütig. »Jetzt finden wir uns außerordentlich sympathisch.«

»Na, dann bin ich aber froh«, sagte ich und fand im Moment beide zum Kotzen. »Jetzt ist es zu spät.«

In der Nacht bricht die operierte Brust auf. Ich werde von einem penetranten Geruch geweckt, der unter meiner Bettdecke hervordringt. Mein Nachthemd fühlt sich naß an. Ich knipse meine Nachttischlampe an, gehe ins Bad und stelle mich dort vor den Spiegel. Meine linke Seite ist feucht. Blut und Eiter haben einen großen Fleck auf das lachsfarbene Seidenhemd gemalt. Ich knöpfe es vorsichtig auf. Der Verband ist durchgeweicht. Aus dem Spiegel sieht mich ein verschrecktes Gesicht an. Es ist schneeweiß, die Augen liegen in tiefen Höhlen. Es ist mein Gesicht. Ich sehe aus wie eine schwerkranke Frau. Ich sehe aus wie eine Krebskranke! Zum ersten Mal begreife ich meine Erkrankung in ihrem vollen Ausmaß. Ich werde daran sterben!

Auf schwankenden Beinen kehre ich zu meinem Bett zurück und suche nach der Schwesternglocke, kann sie ewig nicht finden. Im Schlaf muß ich sie unter das Bett geschleudert haben. Endlich halte ich sie in der Hand. Ich drücke sie und lasse sie überhaupt nicht wieder los.

Traudl stürzt in mein Zimmer. Sie bleibt noch auf der Schwelle stehen. Auch ihr ist der süßliche Eitergeruch in die Nase gestiegen. Dann kommt sie zu mir und streichelt mir über die Haare.

»Gott sei Dank, der Abszeß ist von alleine aufgegangen«, murmelt sie. »Wir müssen also nicht noch einmal schneiden.«

So positiv habe ich das Ganze noch gar nicht gesehen. Ich finde meine Situation so bedrohlich, daß es mir zunächst nicht gelingt, irgend etwas Gutes daran zu finden.

»Ich werde die diensthabende Ärztin verständigen«, sagt Traudl und verläßt den Raum. Eine Sekunde später kommt sie noch einmal zurück und öffnet das Fenster.

Ich bin ihr sehr dankbar dafür. Der Gestank ist wirklich unerträglich. Tagelang bringe ich ihn nicht aus der Nase. Er verstärkt sich noch, als die Ärztin schließlich den Verband abnimmt. Meine Brust sieht schrecklich aus. Alles ist voller Blut. Mir wird schlecht.

»Schauen Sie besser zur Seite«, rät sie mir. »Ich werde jetzt ein wenig an ihnen herumdrücken müssen, damit der Rest auch noch aus der Wunde kommt. Das tut weh, ist aber zum Aushalten.«

Ich lasse diese Tortur über mich ergehen, ohne einen Klagelaut von mir zu geben. Ich fühle mich hilflos und schwach. Diese Empfindung kenne ich nicht an mir, sie ist mir absolut fremd. Bisher war ich stets optimistisch, meine Krankheit habe ich nie sonderlich ernst genommen. Krebs war für mich kein Thema mehr, seit ich vor acht Jahren erfolgreich operiert worden war.

Wenn ich dies hier alles überstanden habe, werde ich meine bunten Farben sorgfältig nachpolieren müssen. Das steht fest. Sie sind glanzlos geworden.

Nachdem sie die restliche Eiterflüssigkeit aus meiner Brust gepreßt hat, verbindet mich die Ärztin wieder sorgfältig.

»Versuchen Sie, noch ein wenig zu schlafen«, rät sie mir. »Morgen früh gebe ich Frau Dr. Georgiou und dem Professor gleich Bescheid. Und machen Sie um Himmels willen kein so trauriges Gesicht. Sie hatten großes Glück. Wäre das hier jetzt nicht passiert, hätten Sie noch einmal unter das Messer gemußt.«

Ich setze ein artiges Lächeln auf und wünsche mir, daß sie das Zimmer verläßt. Der Schlaf will nicht zurückkehren. Ich liege mit weitgeöffneten Augen im Bett und starre auf die Dekke über mir. Traudl schaut noch einmal vorbei.

»Frau Benedict, schlafen Sie?« flüstert sie, um mich nicht zu wecken. Ich gebe ihr keine Antwort.

Am nächsten Morgen geht es in meinem Zimmer zu wie in einem Taubenschlag. Pausenlos kommt jemand herein und versorgt mich, seelisch wie körperlich.

Dabei bräuchte ich eigentlich gar keine Fürsorge mehr. Ich habe mich wieder in den Griff bekommen. Es kann gar nichts passieren, wenn ich mich nur wieder mit der gewohnten Kraft gegen das Kranksein stemme. Der Krebs wird mich noch lange nicht besiegen. Ich muß erst einmal rauskommen aus diesem nach Blut und Eiter stinkendem Zimmer, aus diesem Krankenhaus, weg von den geschwätzigen Patienten, die mich auf Schritt und Tritt mit ihrer Krankengeschichte überfallen, weg von Infusionsschläuchen und Spritzen.

Als Frau Dr. Georgiou auftaucht, bin ich richtig aufgekratzt. Sie entfernt den Verband. Auch sie ist froh, daß der Abszeß von allein aufgebrochen ist und nicht geschnitten werden mußte.

Für seine Entstehung hat sie auch eine Erklärung. Als ich in die Klinik gekommen bin, war meine Brustwarze offen. Irgendwie müssen Keime eingedrungen sein, die sich dann entzündeten. Sie nimmt mich mit in ihr Ordinationszimmer, drückt noch einmal Blut und Eiter aus der Wunde.

»Ich glaube, jetzt sind Sie das Fieber los«, meint sie.

»Kann ich morgen nach Hause?« will ich von ihr wissen.

»Nein, das wird nicht gehen. Wir müssen die Brust versorgen. Erst wenn sie zugeheilt ist, ist eine Entlassung möglich.«

Unerwartet kommt dieser Bescheid nicht. Trotzdem versetzt er mir einen Stich.

Enrico wollte mich morgen abholen. Hoffentlich meldet er sich heute noch bei mir, damit ich ihm absagen kann. Auch den Kindern muß ich eine Nachricht zukommen lassen. Sie alle haben mich für morgen erwartet.

Obwohl ich mich noch sehr schwach fühle, lege ich mich nicht mehr in mein Bett. Ich lasse mir Badewasser einlaufen und setze mich bis zum Bauch in die dampfende Wanne. Jetzt, wo alles überstanden scheint, habe ich nur noch einen Gedanken: Ich muß wieder auf die Beine kommen. Ich habe mich noch nie so elend gefühlt wie in den vergangenen Tagen.

Damit ist jetzt Schluß. Ich werde mich zum Essen zwingen, ich werde meine Spaziergänge wieder aufnehmen, und ich werde mich auf jeden Fall auf die Sonnenbank legen. Wenn ich nach Hause komme, soll mir niemand ansehen können, was ich hinter mich gebracht habe.

Bevor ich München verließ, hatte ich allen Bekannten gesagt, ich machte lediglich eine der gewohnten Hackethalkuren. Eine mögliche Operation habe ich nicht einmal andeutungsweise erwähnt. Die besorgten Blicke hätten mich umgebracht. Nur meine engsten Freunde wußten Bescheid.

Die Sonnenbank ist wie immer besetzt. Ich reihe mich in die Gruppe der Wartenden ein, gebe aber schnell wieder auf. Das Geschnatter um mich herum, geht mir gewaltig auf die Nerven. Gisela, eine der Krankengymnastinnen, kommt auf mich zu.

»Frau Benedict, gehen Sie zurück in Ihr Zimmer. Ich rufe Sie an, wenn der Trubel vorbei ist.«

Ich lächle sie dankbar an und gehe wieder nach unten. Obwohl mein frisch überzogenes Bett eine große Anziehungskraft auf mich ausübt, widerstehe ich der Versuchung, mich wieder hineinzulegen. Ich reiße das Fenster weit auf. Der üble Geruch hängt immer noch in der Luft. Wenigstens empfinde ich das so.

Fröstelnd kuschle ich mich in den Lehnstuhl. Schwester Marlies kommt ins Zimmer.

»Frau Benedict, Sie müssen sich die Suprefactspritzen zu Hause selbst geben«, sagt sie. »Ich habe gerade ein wenig Zeit und kann Sie anleiten.«

Mit zittrigen Händen greife ich nach der Spritze. Marlies zeigt mir den richtigen Winkel, und ich steche die Nadel in meinen Oberschenkel. Alles ist ganz einfach. Ich verstehe gar nicht, warum ich solche Angst davor hatte. Der Einstich schmerzt nicht mehr als bei der Schwester. Meine Sorge, ich könnte vielleicht aus Ungeschicklichkeit die Nadel abbrechen, erweist sich als absolut unbegründet.

Ich atme auf. Wieder ist ein Hindernis abgetragen. Meine Zuversichtlichkeit wächst. Obwohl ich weiß, daß mich diese Krankheit nicht mehr in Ruhe lassen wird, bin ich wieder voller Hoffnung.

Da schrillt das Telefon.

»Frau Benedict, die Sonne ist frei.«

Gisela, das Mädchen aus der Bäderabteilung ruft mich nach oben. Für einen Moment bleibe ich regungslos sitzen. Was für sie lediglich eine Mitteilung ist, klingt in meinen Ohren plötzlich wie eine Verheißung.

»Die Sonne ist frei« – was will ich mehr?

Wenn ich noch einmal die Kraft finden sollte, ein Buch zu schreiben, wäre das nicht ein wunderbarer Titel?

Als ich am Abend endlich im Bett liege und halbtot bin vor Überanstrengung, rufe ich Helga, meine Freundin aus früheren Jahren an. Sie ist das einzige weibliche Wesen aus meiner Generation, das mir wirklich nahe ist und das ich ertrage, ohne klaustrophobische Gefühle zu bekommen. Sie ist ungeheuer unterhaltsam, hat Charme und Witz und sie ist vor allem tolerant. Wir zwei verstehen uns prächtig.

Das war nicht immer so. Als wir uns vor langer Zeit in einer überaus noblen, aber durchaus gemütlichen Pension im österreichischen Kitzbühel kennenlernten, war zunächst wenig Harmonie angesagt. Wir ähnelten uns wohl zu sehr. Ich lehnte diese selbstbewußte Frau ab, die die Männer ebenso um die Finger wickelte, wie ich das eigentlich immer getan hatte.

Fast gleichzeitig erwarteten wir ein Baby. Helga bekam eine unkomplizierte, strahlende Tochter mit Namen Katrina und ich einen von Blähungen geplagten, schreienden Buben namens Florian. Als die beiden ein Vierteljahr alt waren, machten wir Sommerurlaub in Kitzbühel. Katrinchen lag auf einer Decke im Garten und strampelte vergnügt vor sich hin. Ich blieb mit meinem Sohn meist in unserem Zimmer. Er brüllte sich die Seele aus dem Leib, und ich saß weinend neben seinem Bettchen. Peter, der Kindsvater, war nur noch auf dem Tennisplatz zu finden. Er, der sowieso keine Kinder gewollt hatte, sah seine bösesten Ahnungen bestätigt: Dieser Knabe würde Unruhe in sein Leben bringen.

Schließlich erbarmte sich Helga unser.

»Ich will mich ja nicht einmischen«, sagte sie eines Tages zu mir. »Es muß doch Gründe geben, warum der Bub so weint. Vielleicht machen Sie alles zu perfekt. Beim ersten Kind ist man meist verunsichert, will alles besonders richtig machen. Das merken die Babies und werden unruhig. Bei Barbara, meiner älteren Tochter, habe ich Ähnliches erlebt.«

Ich war zu genervt, um mich ihren Argumenten zu widersetzen. Gemeinsam gingen wir in mein Zimmer. Sie nahm Florian auf den Arm.

»Die Windeln sind viel zu fest zusammengeschnürt«, bemerkte sie. »Das Kind bekommt ja überhaupt keine Luft.«

Ohne mich um Erlaubnis zu fragen, schälte sie meinen Buben aus seiner Verpackung.

»Hätten Sie etwas dagegen, wenn ich ihn mit hinunternehme und zum Katrinchen auf die Decke lege?«

Nein, ich war einverstanden. Sie nahm eine neue Windel, schlang sie locker um den kleinen Bauch und verschwand.

Ich blieb auf meinem Bett sitzen und war auf einen gräßlichen Entsetzensschrei meines Sohnes gefaßt. Doch der kam nicht.

Von diesem Zeitpunkt an war das Eis zwischen Helga und mir gebrochen. Wir wurden Freundinnen. Die wenigen Jahre Altersunterschied zwischen uns beiden nutzt sie indes heute noch hemmungslos und überaus charmant aus. Immer, wenn sie recht hat, und das hat sie oft, kommt der mittlerweise klassische Satz: »Ich, als die wesentlich Ältere, weiß das besser.« Dabei strahlt sie mich an, und ich lächle zurück.

Nach meiner Scheidung verloren wir uns eine Zeitlang aus den Augen. Ich hatte damals beschlossen, jeglichen Kontakt zu dem Bekanntenkreis meines Mannes zu meiden. Allzuoft mußte ich erleben, daß hinter geschiedenen Paaren schandbar hergetratscht wurde. Helga beteiligte sich zwar niemals an solchen Redereien, trotzdem hatten sie und ihr Mann mehr Kontakt zu den Kreisen meines Mannes als zu meinen neuen Freunden.

Außerdem ging ich – kurz nach meiner Scheidung – eine neue, in ihren Augen äußerst problematische Beziehung ein. Sie, als ›wesentlich Ältere‹, hatte mich zwar vor der Verbindung mit einem stark alkoholgefährdeten Mann gewarnt, doch ich hörte nicht auf sie, verließ mich darauf, daß ich stark genug sei, ihn aufzufangen. Ich war es nicht, und Helga zog sich zurück. Meine Selbstaufopferung war ihr unverständlich. Sie war zu sehr Realistin, um sich mit Unmöglichem aufzuhalten.

Jahre später, als ich mit Freunden ein Wochenende in Kitzbühel verbracht hatte, rief ich sie nach meiner Rückkehr an. Sie war zwar sehr erstaunt, meine Stimme zu hören, doch es dauerte nur wenige Minuten, bis wir zu unserem gewohnten Tonfall zurückfanden. Spontan verabredeten wir, ein gemeinsames Wochenende in Kitzbühel zu riskieren. Sie und ihr Mann hatten dort inzwischen ein Haus gebaut. Obwohl ich davon wußte, zog ich ein Zimmer in unserer ehemaligen Pension vor. Ich konnte mir zwar nicht vorstellen, daß wir uns nicht mehr vertragen würden, trotzdem wollte ich die Rückzugsmöglichkeit in ein Hotelzimmer haben.

Diese Überlegung hätte ich mir sparen können. Das stellte sich sofort heraus, als wir uns nach so vielen Jahren wieder gegenüberstanden. Helga war noch genauso attraktiv und liebenswürdig wie früher, sie lachte immer noch gern, sie konnte immer noch stundenlang erzählen, ohne daß man sich auch nur eine einzige Sekunde in ihrer Gesellschaft gelangweilt hätte.

Wir verbrachten drei lustige Tage zusammen. Tagsüber gingen wir spazieren. Helga hatte eine panische Angst vor Eisplatten. Wann immer wir auf eine gerieten, klammerte sich ›die wesentlich Ältere‹ an die standfeste Jüngere. Unsere Abende fanden stets im Gastzimmer meiner Pension statt. Wir hätten natürlich auch die wenigen Schritte bis zu ihrem Haus gehen können, aber die Wirtsleute genossen die Renaissance längst vergessener Zeiten und ließen uns einfach nicht gehen.

Als Helga eines Tages von Menorca erzählte, spitzte ich die Ohren. Sie hat dort ein Haus am nördlichen Zipfel der Baleareninsel, am Rande einer kleinen Stadt. Früher fuhr sie mit ihren Kindern in den Ferien dorthin. Mittlerweile ist Katrina mit einem Menorciner verheiratet. Helga fliegt regelmäßig alle sechs bis acht Wochen auf die Insel. Ihr Leben teilt sich nunmehr zwischen Menorca und München. Manchmal nimmt sie Freundinnen mit, häufig ist sie auch allein dort und widmet sich mit größtem Vergnügen ihrer kleinen Enkeltochter Julia.

»Meinst du, ich könnte auch einmal mitkommen?« fragte ich sie an unserem letzten Abend in Kitzbühel.

»Jederzeit«, war ihre spontane Antwort. »Ich fliege im Oktober.«

Als wir am Ende dieser Tage nach München zurückfuhren, war ich sehr glücklich. Jetzt erst merkte ich, wie sehr mir diese Freundin gefehlt hatte. Sie ist nicht aufdringlich, sie ist nicht betulich. Sie ist ganz einfach ein gleichwertiger Partner. Wir können uns stundenlang unterhalten, ohne daß wir auch nur ein einziges Mal Hausfrauenthemen streifen oder Kochrezepte austauschen. Mit ihr läßt es sich wunderbar leben.

Nur eine Schwachstelle hat sie. Ich hatte sie vergessen. Helga ist eine Kümmerin, wenn es darum geht, ihre Lieben medizinisch ausreichend zu versorgen. Ständig verordnet sie einem irgendwelche Tropfen, Medizin aus der Natur, selbstverständlich. Als ich ihr von meiner Krebserkrankung erzählte, von der sie im übrigen längst wußte, holte sie tief Luft und hob an, mir eine Fülle an Therapien zur Stärkung meines Immunsystems zu empfehlen. Man braucht Durchhaltevermögen, wenn man sich ihren medizinischen Ratschlägen widersetzen will. Sie ist durchdrungen davon zu heilen.

Selbst die vielen Katzen, die sie in ihrem Haus in San Leuis betreut, sind nicht sicher vor ihr. Sie bekommen allesamt aufbauende Vitamine in ihr Trinkwasser getröpfelt, trächtige Katzen erhalten zusätzlich Milch, die mit einem Eigelb versetzt ist, und Charly, der heißgeliebte Hauskater, wird demnächst ein allgemeines Stärkungsmittel von ihr erhalten. Er ist schon uralt, hat keine Zähne mehr und bedarf Helgas besonderer fachärztlicher Fürsorge. Meint sie.

Es dauerte ein wenig, bis ich ihr klarmachen konnte, daß ich mich von Professor Hackethal ausreichend versorgt fühle.

»Du könntest aber doch noch zusätzlich ...« hörte ich sie manchmal sagen.

Inzwischen weiß ich auch, daß sie mit meiner Diagnose nur schwer zurechtkommt. So kleine Wehwehchen, das sind ihre Sachen, aber wirklich ernsthafte Erkrankungen lähmen sie und machen sie im Grunde sprachlos und unsicher.

Am 3. Oktober flogen wir zusammen nach Menorca – zum ersten Mal. Sie hatte mir während unserer langen Ratschabende viel erzählt von dem Leben, das sie dort führt, von Maria, der nahezu zahnlosen Hausverwalterin, die sich für die Señora aus Deutschland zerreißen ließe, von Rafaela, deren politisch ambitionierter Freundin. Aus ihren Schilderungen kannte ich Paco, ihren spanischen Schwiegersohn, ich kannte alle ihre Lieblingskneipen, und ich kannte ihre Freunde.

Am blitzsauberen Flughafen wurden wir von Katrina und Julia abgeholt. Katrina überließ uns ihr Auto, damit wir beweglich waren. Die Fahrt unter einem strahlend blauen Himmel führte an vertrockneten Wiesen vorbei. Der Sommer war wie immer glühend heiß gewesen, das Land fast verdurstet. Auch die Menschen sehnten sich nach Regen und Kühle.

Helgas schneeweißes Haus lag am Rande von San Leuis, einem kleinen Städtchen. Als wir dort ankamen, erwarteten uns bereits ein Dutzend laut schreiender Katzen. Sie müssen eine innere Signalanlage haben. Wann immer Helga auftaucht, eilen sie aus allen Ecken und Winkeln herbei, um sie zu begrüßen. Während ihres Aufenthaltes bleiben sie in der Nähe des Hauses, werden regelmäßig gefüttert. Fährt Helga ab, und sie sehen die erste Reisetasche auf dem Fußboden stehen, verschwinden sie wieder.

Ich war sofort begeistert von der Atmosphäre, die von dem Haus ausging. Es war sparsam und ungeheuer geschmackvoll möbliert. Helga und ihr Mann Wolfgang hatten bei der Einrichtung sorgsam darauf geachtet, den Charakter des ehemaligen spanischen Bauernhauses zu erhalten.

Es gab keinen Flur. Man befand sich sofort im Eßzimmer, wenn man das Haus betrat.

Eine rote Steintreppe mitten im Raum führte in den ersten Stock, zu Helgas Schlafzimmer, zu einem kleinen Gästeraum, der meist zum Ankleidezimmer umfunktioniert wurde, und zu einem geräumigen Bad.

Ich bezog im Parterre ein Doppelzimmer. Im Nu hatte ich meine Reisetasche geleert und meine Kleidungsstücke in einem geräumigen weißen Wandschrank mit Lamellentüren verstaut. Durch eine Glastür direkt neben meinem Bett fiel mein Blick auf den Garten. Er war klein, vier Palmen spendeten Schatten. Efeu kletterte am Haus entlang. Direkt vor mir blühten Blumen in allen Farben. Helga hat eine englische Gärtnerin, die sich in ihrer Abwesenheit um den Garten kümmert.

Mein Zimmer öffnete sich auf eine Terrasse, die einen weiten Blick in das Land ermöglicht. Menorca läßt sich nicht mit ihrer großen Balearenschwester Mallorca vergleichen. Die Insel ist nur fünfzig Kilometer lang und etwas über 25 Kilometer breit. Sie wirkt wesentlich herber als die Blumeninsel Mallorca. Das Land ist hügelig, die Grundstücke werden durch halbhohe Steinzäune abgegrenzt. Der einzige Berg ist hundert Meter hoch. Man kann ihn von jeder Stelle der Insel sehen.

Mein erster Urlaub auf Menorca war traumhaft. Nach dem Frühstück, das wir mit den Katzen teilten, fuhr Helga täglich mit mir über die Insel. Sie zeigte mir Sand- und Felsbuchten. Wir setzten uns auf die Klippen und schauten den tanzenden Wellen zu. Das Meer war blitzsauber. Man konnte die Fische auf ihren Wegen durch das Wasser mühelos verfolgen. Ein frischer Wind vertrieb die Hitze und sorgte für angenehme Temperaturen. Wir erholten uns prächtig.

Wo immer wir auftauchten, trafen wir auf Freunde. Helga hatte wirklich nicht übertrieben. Sie wurde von allen stürmisch begrüßt. Ich konnte sehr gut verstehen, daß es sie von München immer wieder hierher zog. Ihr Spanisch war mittlerweile perfekt. Ich hingegen hatte enorme Verständigungsschwierigkeiten. Zwar versuchte ich, mich mit meinen Italienischkenntnissen über Wasser zu halten, doch gelang mir das nur selten. Obwohl akustisch ähnlich, sind die beiden Sprachen doch sehr verschieden. Meine Flucht ins Englische war auch wenig erfolgreich. Es wohnen zwar zahlreiche Engländer auf der Insel, viele verbringen sogar ihren Lebensabend dort, trotzdem ist das Verhältnis der Menorciner zur englischen Sprache eher gestört. Vor allem ihre Aussprache ist problematisch. Ich zumindest verstand fast noch weniger, wenn sich einer von Helgas Freunden dazu verpflichtet sah, mich auf englisch zu unterhalten.

Die vorhandene Sprachbarriere bereitete mir ohnehin keine Schwierigkeiten. Ich genoß die freundschaftliche Atmosphäre, die uns überall umgab.

Als ich eines Abends mit Helga in einer Pizzeria am Hafen saß, erzählte ich ihr von Enrico. Seit Tagen träumte ich davon, mit ihm hier einen Urlaub zu verbringen. Helga hörte mir aufmerksam zu.

»Du sagst mir da nichts Neues« meinte sie schließlich. »Ich habe damals dein Buch gelesen. Es wundert mich sowieso, daß du erst jetzt mit mir über diesen Mann redest.«

»Würdest du mir einmal dein Haus überlassen, damit ich mit ihm hier Urlaub machen könnte?« fragte ich sie.

»Selbstverständlich könnt ihr hierher kommen. Ich habe nichts dagegen.«

Inzwischen sind drei Jahre vergangen, seit ich mit Helga zum ersten Mal auf Menorca war. Ich liebe diese Insel ebenso wie sie. Auch ich habe inzwischen dort Freunde gewonnen. Und sie hat noch eine besondere Bedeutung für mich. Endlich gibt es auf der Welt einen Platz, wo ich mich mit Enrico treffen kann, ohne jemandem zu begegnen, der uns nicht sehen soll. Dort spürt uns keiner auf, weil uns dort keiner kennt oder gar besucht.

Helga ist nicht weiter überrascht, als ich ihr sage, daß ich nicht wie vorgesehen am Dienstag, sondern erst gegen Ende der Woche entlassen werde, Linda hat es ihr bereits erzählt.

»Soll ich dich besuchen, um dich zu trösten?« erkundigt sie sich vorsichtig. Ich weiß viel zu gut, daß ihr diese Fahrt zu mir schwerfallen würde.

»Helga, du brauchst nicht zu kommen«, sage ich. »Und Trost brauche ich auch keinen mehr. Den habe ich mir selbst gespendet. Du kennst mich doch. Ich werde mit harten Schlägen am besten allein fertig. Da kann mir keiner helfen. Ich war heute den ganzen Tag über damit beschäftigt, mich wieder aufzupäppeln. Es hat geklappt.«

Helga lacht am anderen Ende der Leitung.

»Ich habe eine gute Idee. Wenn sich dein Enrico freinehmen kann, soll er mit dir ein paar Tage nach Menorca fliegen. Das wird dir endgültig über den Berg helfen.«

Ich kann Enricos Anruf gar nicht abwarten, so begeistert bin ich von diesem Vorschlag. Obwohl ich den ganzen Abend über mit klopfendem Herzen darauf warte, daß das Telefon läutet, meldet er sich nicht. So ist er halt. Er hatte sicher keine Zeit. Also meldet er sich eben morgen oder übermorgen. Ich muß warten können!

Nach meiner Trennung von Manuel hatte es noch ein ganzes Jahr gedauert, bis ich wieder mit Enrico zusammentraf. Die telefonische Verbindung war allerdings nie ganz abgerissen. Wir redeten halt Belangloses, und das stundenlang. Unsere Stimmen klangen gepreßt und unnatürlich. Wir erzählten uns Geschichten aus dem Alltag. Er wollte wissen, wie es mir geht, ich fragte ihn, ob er sich noch einmal einen Ausflug in seine Traumwelt erlaubt habe oder ob er nur noch Generalmanager seiner Hotelkette sei.

Darauf gab er mir keine Antwort.

Wir hätten uns soviel zu sagen gehabt. Doch wir sprachen

nicht miteinander, nicht wirklich. Ich hätte ihn so gern darum gebeten, zu mir nach München zu kommen. Ich wollte ihm meine Geschichte mit Manuel erzählen, ihm noch einmal erklären, wie sie überhaupt geschehen konnte.

Als schon zu befürchten war, daß sich unser gemeinsames Leben nur noch auf Telefonate beschränken würde, kam uns der Zufall zu Hilfe. Enrico startete eine große Werbekampagne für seine Hotelkette. Er bereitete Prospekte in mehreren Sprachen vor, natürlich auch in deutsch.

»Ingrid, ich brauche deine sprachliche Hilfe«, teilte er mir eines Tages mit. »Du mußt mir eine perfekte Übersetzung für Deutschland liefern.«

»Mache ich gern«, sagte ich. Unvermittelt bekam ich heiße Backen. »Schickst du mir die Unterlagen?« wollte ich wissen.

»Nein, ich komme.«

Endlich! Wenn wir uns erst einmal wieder gegenüberstünden, würde sich der Graben zwischen uns zuschütten lassen. Davon war ich überzeugt. Ich mußte ihn sehen. Ich hatte die Farbe seiner Augen vergessen.

Eine Woche später war er bei mir.

Als die Glocke läutete, pochte mein Herz wie bei einem ganz kleinen Mädchen, das auf das Christkind wartet.

Ich drückte auf den elektrischen Knopf, der ihm die Gartentür öffnete, ging ihm entgegen.

Sein dichtes schwarzes Haar war inzwischen von einigen Silberstreifen durchzogen, die tiefblauen Augen hielten mich fest. Er kam auf mich zu. Seinen Trenchcoat hatte er über die Schulter geworfen. In der einen Hand hielt er eine schwarze Aktentasche aus weichem Leder, die andere zerquetschte einen Blumenstrauß aus weißen Nelken, Rosen und Chrysanthemen. Er konnte mich also gar nicht umarmen, selbst wenn er das gewollt hätte. Er hatte einfach keine Hand frei.

Doch er wählte den Gruß, den ich so viele Jahre lang von ihm gewohnt war.

»Ciao, bella«, sagte er, ging an mir vorbei und stieg die Treppe hinauf in meine Wohnung.

Ich blieb stumm, beobachtete ihn, wie er seinen Mantel an den Kleiderständer hängte, die Blumen umständlich auswikkelte. Das feuchte Papier ließ er in der Aktentasche verschwinden.

»Hast du vergessen, wo der Papierkorb ist?« fragte ich und hätte mich für diese Banalität ohrfeigen können.

»Nein. Aber ich hatte vergessen, wie groß der Zauber zwischen uns beiden ist!«

Er breitete die Arme aus, und ich fiel ihm ganz einfach entgegen. Wir klammerten uns aneinander, sagten kein Wort, doch unsere Herzen schlugen Purzelbäume, das war unüberhörbar. Und während wir uns wiedererkannten, während wir den Geruch des anderen wieder in uns aufnahmen, während unsere Hände nacheinander tasteten, lösten sich alle Kümmernisse, die uns in den beiden Jahren unserer Trennung gequält hatten, ganz einfach in Luft auf.

Wir waren so froh, diese Fremdheit zwischen uns langsam wieder verschwinden zu sehen. Wir verloren kein einziges Wort mehr über Manuel. Ich mußte ihm nichts mehr erklären, er wollte nichts wissen. Wichtig war, daß wir wieder zusammenwaren.

Wie die Kinder tanzten wir in der Wohnung herum. Die hatte sich sehr verändert. So nach und nach waren meine alten und teilweise doch recht ramponierten Möbel durch neue ersetzt worden. Attraktiver Mittelpunkt im Wohn- und Eßzimmer war ein alter Schrank, den ich von Büdi gekauft hatte. Eine Couchgarnitur aus weichem Leder, das Florian und ich bei künstlichem Licht für auberginefarben gehalten hatten und das sich bei Tageslicht erbarmungslos als lila erwies, machte das frischgestrichene Wohnzimmer ungemein gemütlich.

Im Schlafzimmer fand er nichts mehr an seinem gewohnten Platz. Dort gab es ein neues Bett, etwas zu groß für mich allein, gerade recht, wenn man zu zweit drinliegt. Ein Kleiderschrank war ganz verschwunden, der andere hatte weiße Lamellentüren bekommen. Der bemalte Bauernschrank aus dem ehemaligen Büro meines Vaters bot einen attraktiven Kontrapunkt zu dem nüchternen Weiß.

»Da hast du ja viel zu tun gehabt«, meinte er, als wir Arm in Arm in die Küche wanderten, um etwas zu trinken zu holen.

»Das war nicht sehr schlimm«, entgegnete ich. »Pino und die Kinder haben mir sehr geholfen.«

»Wer ist Pino?« wollte Enrico wissen und ließ seinen Arm von meiner Schulter gleiten.

»Ein feuriger Neapolitaner, genauer gesagt, ein San-Alpiner. Ich habe ihn durch die Schierecks kennengelernt. Er lebt seit Jahren hier und ist unheimlich hilfsbereit.«

»So, so. Wobei hat er denn noch geholfen?«

»Enrico, hör auf«, ich lachte, »eine Affäre war vollkommen genug.«

»Na, hoffen wir's«, entgegnete er.

Wir packten Käse, Brot und Wein auf ein Tablett und gingen ins Wohnzimmer zurück. Er wollte mir die Unterlagen für den Prospekt zeigten. Ohne einen Blick auf die einladende Couch zu werfen, steuerte er den gläsernen Eßtisch an.

»Hast du Angst, wir kommen dort auf dumme Gedanken?« fragte ich und zwinkerte ihm zu.

»So dumm wären die Gedanken gar nicht«, antwortete er, »aber erst die Arbeit, dann das Vergnügen.«

Wir verbissen uns sofort in den Text, suchten beide sehr sorgfältig nach den besten Formulierungen. Ich war sehr froh, daß wir miteinander arbeiten konnten und uns auch dabei gut verstanden. Wir waren also nicht nur ein total verrücktes Liebespaar. Das war gut zu wissen.

Unsere Köpfe rauchten. Ich fuhr Enrico mit der Papierserviette über die Stirn. Sie war feucht. Nachdenklich schaute ich auf den dunklen Flecken in der hellblauen Serviette.

»Enrico, für mich sind das keine Schweißtropfen. Das sind Liebesperlen.«

Er lächelte mich an, zärtlich, liebevoll und sehr glücklich. An diesem Tag begann für uns beide der zweite Teil unseres gemeinsamen Lebens.

Er kam so oft wie möglich zu mir, kurbelte das Deutschlandgeschäft intensiv an. Die neuen Bundesländer öffneten für ihn interessante Perspektiven. Keiner in seiner Florentiner Umgebung wunderte sich darüber, daß der Chef mindestens einmal im Monat für einige Tage nach Deutschland flog. Auch Laura, seine Frau, und die mittlerweile fast erwachsene Tochter akzeptierten die Geschäftsreisen Enricos. Laura ging es gesundheitlich hervorragend. Nach ihrer Krebsoperation, ein Jahr nach meiner, hatte sie keinerlei Beschwerden. Sie lehnte es ab, in Enricos Betrieben mitzuarbeiten, war viel auf Reisen, kam stets gutgelaunt zu Mann und Kindern zurück. Das Ehepaar hatte sich kräftig auseinandergelebt. Trotzdem war der Umgangston freundlich und zuvorkommend. Man ließ sich gegenseitig leben. Eine Trennung kam indes für beide nicht in Frage. Damit hatte ich mich längst abgefunden.

Mein schlechtes Gewissen verflüchtigte sich so nach und nach. Ich nahm Laura nichts mehr weg. Enricos Liebe hatte sie längst nicht mehr. Die Fassade ihrer Ehe blieb nach außen hin unversehrt. Darauf bestand sie.

Helgas Vorschlag, nach meiner Entlassung aus dem Krankenhaus mit Enrico nach Menorca zu fliegen, war also durchaus realisierbar.

Am nächsten Morgen meldet sich Enrico endlich bei mir im Krankenhaus. Er will sich auf den Weg machen, um mich abzuholen.

»Enrico, heute nacht ist der Abszeß aufgebrochen. Ich darf noch nicht heim. Du brauchst also nicht zu kommen.«

»Was ist los, Ingrid, geht es dir schlecht?«

»Nein«, sage ich beruhigend, »im Grunde ist alles bestens. Ich muß nicht mehr unters Messer. Der Abszeß hat sich von allein geöffnet. Die Wunde muß nur täglich versorgt werden, deshalb entläßt man mich nicht.«

Enrico ist enttäuscht. »Ich hätte bis übermorgen in München bleiben können«, sagt er. »Dann besuche ich dich wenigstens.«

»Nein, Enrico, tu das bitte nicht.«

Ich habe große Angst, er könnte bei meinem Anblick dann doch erschrecken. Seit wir uns kennen, habe ich noch nie so elend ausgesehen. Ich bin mager geworden, unter den Augen liegen tiefe Ringe. Die leichte Bräune, die ich der Sonnenbank verdanke, kann auch nicht darüber hinwegtäuschen, daß es mich diesmal wirklich erwischt hat.

Und dann erzähle ich ihm von Helgas-Vorschlag, nach meiner Rückkehr für eine Woche nach Menorca zu fliegen.

Er ist sofort begeistert.

»Cara, die Idee ist prächtig. Ich verbinde damit eine Reise nach Barcelona.«

Die vier Tage, die ich noch im Krankenhaus bleiben muß vergehen wie im Flug. Ich fühle mich von Tag zu Tag besser, die Wunde heilt.

»Sie hatten trotz allem noch riesiges Glück.« Frau Dr. Georgiou freut sich mit mir. Sie nimmt sich viel Zeit für die Abschlußuntersuchung. Der medizinische Plan, das heißt, mein Selbstversorgungsprogramm, steht fest. Um sieben Uhr in der Früh und um fünf Uhr am Nachmittag muß ich Suprefact Spritzen, um 13 Uhr und um 21 Uhr verwende ich Suprefact nasal, sprühe es in die Nase. Ich muß Magnesium einnehmen, Misteltabletten und Lebertran. Auf die operierte Brust kommen sterile Verbände. In sechs Wochen soll ich in die Sprechstunde kommen. Vorher muß mein Arzt in München die Blutwerte bestimmen.

»Frau Benedict, eines ist Ihnen hoffentlich klar: Wenn Sie noch einmal so schlampen mit Ihrer Gesundheit, kann ich für nichts garantieren.«

Ähnlich strenge Töne höre ich am selben Tag noch vom Professor. Obwohl ich mich sehr darum bemühe, unseren alten Blödelton wieder aufleben zu lassen, bleibt er zunächst unnahbar und verschlossen.

»Diesmal hat es nicht so besonders gut ausgeschaut« sagt er sehr ernst. »Ich bin ja auch dafür, daß man sich nicht voll und ganz in eine Krankheit hineinfallen läßt, aber so locker, wie du die eindeutigen Hinweise auf den Rückfall genommen hast, darf man auch nicht sein. Zum Glück hat das Suprefact wenigstens den Knoten unter dem Arm verschwinden lassen.«

»Julius, du brauchst keine Angst zu haben. Ich bin in den Wochen hier vernünftig geworden«, entgegne ich ihm, ebenso ernsthaft. »Die Tatsache, daß ich erstmals zu den Bettlägrigen gehörte, hat mir ganz schön zugesetzt. So was muß ich nicht noch einmal haben.«

Zum Abschied nimmt er mich in seine Arme.

»Du warst für Li und mich und für unser ganzes Krankenhaus immer so etwas wie ein Hoffnungsträger. Sieben Jahre hattest du keine Beschwerden. In deinem Fall waren wir uns sicher, daß nichts mehr zurückkommt. Also halte dich wenigstens jetzt an die Anweisungen.«

Als er mich wieder losläßt und in Richtung Tür schiebt, schaue ich ihn mir noch einmal genau an.

»Julius, du bist viel ruhiger und ausgeglichener. Ich hatte dich anders in Erinnerung.«

»Schreibe diese Reife meinem zunehmenden Alter zu«, meinte er scherzend. Aber ich lasse mich nicht so schnell abspeisen. Ich kenne ihn zu gut.

»Dafür muß es andere Gründe geben«, widerspreche ich ihm.

»Stimmt. Ich bin ziemlich dünnhäutig geworden. Die klischeehaften Vorurteile gegen mich, die mich noch vor ein paar Jahren zum Lachen gebracht haben, verletzen mich plötzlich. Meine medizinischen Wege in der Krebsbekämpfung werden mittlerweile von so vielen Ärzten eingeschlagen. Sie brüsten sich damit und vergessen dabei, daß ich sie als erster gegangen bin. Sie haben mich in ein Schema gepreßt, und da lassen sie mich nicht mehr raus. Ich kann machen, was ich will. Sie fallen bei jeder Gelegenheit über mich her, meine Herren und Damen Kollegen, und deine Kollegen tun das auch.«

Wir sind wieder zu seinem Schreibtisch zurückgegangen.

»Ich erzähle dir mal eine Geschichte, die sich vor drei Wochen ereignet hat. Dann brauchst du dich nicht mehr zu wundern, warum ich so deprimiert bin.«

Der Schweizer Porträtist und Graphiker Hans Jörg Limbach sei ein besonders lieber Freund von ihm gewesen. »Im März vor zwei Jahren hat er sich umgebracht. Mit zwei Schüssen, wohlgemerkt. Das bedeutet, daß der erste nicht richtig getroffen hat und er noch einmal nachsetzen mußte. Obwohl die Hintergründe nie vollständig geklärt werden konnten, nimmt man an, er habe befürchtet, an einer schweren Krankheit, also sprich Krebs, zu leiden. Vierzehn Tage bevor er sich tötete, waren wir locker verabredet. Es gab keinen besonderen Grund dafür. Er wollte einfach nur, daß ich komme. Irgendwie konnte ich dann nicht und vertröstete ihn auf später.«

Als er die Nachricht vom Tod des Freundes erhalten habe, sei er erst einmal zusammengebrochen. Gerade er, der vielleicht hätte helfen können, als Freund und als Mediziner, hatte keine Zeit gehabt.

»Ich habe unter diesem Tod sehr gelitten. Deshalb bemühte ich mich bei der Intendanz des Züricher Bernhardt-Theaters, wo ich schon mehrmals Vorträge gehalten habe, auf einer Matinee mit Werken von Hans Jörg Limbach die Laudatio halten zu dürfen. Irgendwie sah ich darin eine Möglichkeit, mein damaliges Versäumnis gutzumachen.«

Die Veranstaltung sei ein voller Erfolg gewesen. Er habe einer Reporterin aus St. Gallen ein Interview gegeben, habe ihr von seiner Freundschaft zu Limbach erzählt.

»Was am übernächsten Tag in ihrer Zeitung stand, war eine einzige Unverschämtheit. Wieder einmal konnte ich lesen, wie publicity-geil ich sei, daß ich keine Gelegenheit ungenützt ließe, um mich zu produzieren und und und.«

Solche Ereignisse hätten ihn früher kaltgelassen. Jetzt würden sie ihn zutiefst verletzen.

»Ich kann den Ton, in dem man über mich und meine Arbeit schreibt, immer schwerer ertragen.«

Ich bin betroffen, als ich ihm zuhöre. Obwohl ich ihn sehr gut verstehe, hätte ich ihm einiges entgegenhalten können. Ich hätte ihn zum Beispiel daran erinnern können, daß er diese Mißverständnisse und Vorurteile mitverschuldet hat in den Jahren, als er noch Amok lief gegen alles und jedes. Doch ich sage es nicht. Ihm nützt es nichts mehr, und mir tut der Mann, der mir da gegenübersitzt, ein wenig leid.

Ich stehe auf, gehe um den Schreibtisch herum und gebe ihm einen Kuß auf die stets leicht gerötete Stirn. »Ich habe dich sehr gern, Julius«, sage ich.

»Das weiß ich«, antwortete er, »und darüber bin ich sehr froh.«

Und dann ist es endlich soweit. Alex fährt mit meinem weißen Golf die Ausfahrt entlang und holt mich nach Hause. Ich fahre zu meinen Kindern, zu meinen Katzen, zu meinen Freunden. Mit ihrer Hilfe werde ich wieder ganz gesund. Da bin ich mir sicher.

Doch zunächst einmal krieche ich am Boden entlang. Meine Zugehfrau hat geplaudert. Halb Harlaching weiß, daß ich einen Rückfall hatte und wieder operiert worden bin. Mein Aussehen tut das übrige. Die zwar wortlose, doch unübersehbare Anteilnahme erdrückt mich. Schließlich weigere ich mich, zum Einkaufen zu gehen. Ich will sie alle nicht sehen, diese lieben Mitmenschen mit ihrer Neugierde und ihrer Aufdringlichkeit.

Meine längst gegebene Zusage, für die Osterausgabe des Gemeindebriefes ein Interview mit unserem Krankenhauspfarrer zu machen, zwingt mich zur Räson. Obwohl ich am liebsten flüchten würde, wanke ich durch die langen Gänge des Harlachinger Krankenhauses und suche nach seinem Amtszimmer.

Glücklicherweise ist das wenigstens hell und freundlich. Eine breite Fensterfront neben dem Schreibtisch ermöglicht den Blick in einen wunderschönen, blühenden Garten. Der Pfarrer ist rücksichtsvoll genug, kein Wort über mein schlechtes Aussehen zu verlieren. Im Gegenteil, er ist wohltuend sachlich, berichtet über seine Arbeit als Begleiter schwerkranker und sterbender Menschen, schildert seine Ohnmacht, wenn ihn Menschen in den letzten Stunden ihres Lebens nach dessen Sinn befragen, bekennt, daß auch er manchmal vor seinem Gott steht und ihn nach dem Warum fragt.

Ich habe längst das Mitschreiben vergessen. Block und Kugelschreiber liegen auf meinem Schoß. Das alles klingt so überzeugend, da brauche ich nichts zu notieren. An diese Worte werde ich mich erinnern, nicht nur beim Verfassen meines Artikels.

Weil er meine Animosität gegen sein Krankenhaus, wo man mir vor acht Jahren die Brust amputieren wollte, kennt, bietet er mir an, mich auf dem kürzesten Weg zurück zu meinem Auto zu bringen.

»Willst du mir auch noch etwas sagen?« fragen mich seine Augen, als wir uns erheben und in Richtung Tür gehen.

»Nein«, antworten ihm meine Augen. »Es geht schon wieder.« Es ist gut, ihn zum Freund zu haben.

Bevor ich endlich mit Enrico nach Menorca fliegen kann, erreicht mich eine schmerzliche Todesnachricht. Mein ehemaliger Lokalchef ist wenige Wochen nach seinem Geburtstag gestorben. Zum ersten Mal nach siebenundzwanzig Jahren werde ich also keinen Gruß von ihm vorfinden, weder unter meiner Geburtstags- noch unter meiner Weihnachtspost. Obwohl wir schwere Zeiten miteinander hatten, und ich ihm sein Sich-Einmischen in das Leben von Franz und mir lange nicht vergeben konnte, sind wir Freunde geblieben. Er hat die Geburt meines ersten Buches mitgefeiert, ich durfte bei ihm sein, als er zu seinem 80. Geburtstag seine liebsten Ehemaligen zu einem Essen lud und mit seinem Du beschenkte. Ich werde ihn vermissen.

Menorca bringt dann endlich die seelische und körperliche Entspannung, die ich so dringend nötig hatte. Es regnet, als Enrico und ich in München abheben. Über den französischen Alpen wird die Wolkendecke dann endlich dünner. Über dem Mittelmeer verschwindet sie schließlich ganz. Menorca liegt im strahlenden Sonnenschein. Und der bleibt uns erhalten, eine ganze Woche lang.

Enrico hat sich verändert. Er war – wann immer wir uns sahen – stets liebenswert, phantasievoll, voller Witz und Unsinn im Kopf. Doch jetzt hat er dieser Mischung, die mich immer wieder aufs Neue in seinen Bann zog, einen Schuß Fürsorge und Rücksicht beigefügt. Er errät einfach meine geheimsten Wünsche, gestaltet unsere Tage zwar völlig in eigener Regie und trifft doch jedesmal mit meinen Gedanken zusammen.

Als ich mich das erste Mal nach meiner Operation im Badezimmer vor ihm ausziehe, steht er unter der Dusche und schaut mich an. Ich will mich betont unbefangen benehmen, merke aber an meinem wild klopfenden Herzen, daß da doch eine gewisse Hemmschwelle in mir ist. Dabei kann sich die Narbe durchaus sehen lassen. Sie ist inzwischen völlig verheilt. Der Schnitt hat meine Brust endgültig in zwei Hälften geteilt. Von der Warze ist nicht sehr viel geblieben, eine kleine Andeutung höchstens, die darauf hinweist, daß diese linke, krebsgequälte Brust früher auch einmal ganz hübsch aussah.

Ich merke, daß mich Enrico genau betrachtet, nicht neugierig, aber interessiert. Ich halte seinen Blick aus. Er dreht die Dusche ab, nimmt das Handtuch vom Halter und kommt auf mich zu. Die Tropfen laufen noch an seinem Körper entlang, als er mich in seine Arme nimmt.

Tagsüber sind wir am Strand. Er ist menschenleer, windgeschützt und ganz in der Nähe von Helgas Haus. Die Bar ist bereits geöffnet. Wenn wir Hunger haben, holen wir uns dick belegte Bogadillos, die spanische Version der französischen Baguettes.

Wir trinken kühlen Rosado und sehr häufig eiskalten Champagner. Uns ist einfach danach, und die braungebrannten Spanier an den Bar lachen uns an. Das Wasser wird täglich wärmer. Tauchten wir anfangs noch zähneklappernd in ein Eismeer, gehen wir in der Mitte unserer Ferienwoche schon recht tapfer in das tiefblaue Wasser.

In unserer Badetasche stecken neben Tageszeitungen und den üblichen Cremes, die wir beide nie benutzen, da wir grundsätzlich keinen Sonnenbrand bekommen, ein Notizblock und einige Kugelschreiber. Hier in Menorca will ich mein zweites Buch beginnen.

Um die Weihnachtszeit war mir die Idee gekommen, dem Verlag eine Fortsetzung meiner »Bunten Farben« anzubieten. Ich saß damals an einem eiskalten Wintertag an meiner Schreibmaschine und beantwortete Leserbriefe. Immer wieder stieß ich auf die Frage, ob ich nicht daran dächte, ein weiteres Buch zu schreiben. Viele Leser wollten wissen, ob ich geheilt sei, wie es meinen Kindern gehe, ob Enrico und ich noch ein Paar seien. Meine Antwort darauf war bisher immer gewesen, daß mein Leben nach wie vor bunt und aufregend sei, es allerdings keinen wirklichen Grund gäbe, darüber ein zweites Buch zu verfassen.

Jetzt allerdings hatte sich einiges geändert. Schließlich mußte aller Voraussicht nach wieder operiert werden. Warum also sollte ich nicht in mich gehen und überprüfen, ob mir dieser Rückfall nicht doch einiges von meinem im ersten Buch so laut proklamierten Optimismus genommen hat.

Dem letzten Leserbrief folgte also eine Anfrage an den Verlag, ob man überhaupt ein neues Buch von mir wolle. Die Antwort kam prompt. Natürlich sei man interessiert.

»Schicken Sie uns eine Leseprobe, wenn Sie die ersten Seiten fertig haben«, lautete der Auftrag.

Ich bin froh, daß Enrico bei mir ist, als ich die Gedanken zu Papier bringe. Seine Anwesenheit erleichtert mir vor allem den Einstieg in das Buch. Es ist so deprimierend, daß ich die Nähe des Mannes, der mir nun schon seit so vielen Jahren vertraut ist, notwendig brauche. Immer häufiger ertappe ich mich dabei, daß meine Gedanken abgleiten und ich schon fest beim Schreiben bin.

Wenn wir am Abend in unserer Stammkneipe im Hafen von Mahon sitzen, reden wir über das Buch, frischen alte Erinnerungen auf, klären einige Ungereimtheiten, die unser gemeinsames Leben manchmal doch etwas erschwert haben.

Ich weiß, daß ich, will ich die Jahre vor meiner ersten Krebsoperation schildern, an meinem Vater nicht vorbeikomme. Ich fürchte mich davor, über unsere komplizierte Beziehung zu schreiben. Ich habe Angst, man könnte mir Indiskretion vorwerfen, könnte mir unterstellen, ich würde mit einem Menschen abrechnen, der sich nicht mehr zur Wehr setzen kann.

Dabei kann Enrico mir auch wenig helfen. Selbstverständlich kennt er weit mehr Details aus diesem Leben von Vater und Tochter, Einzelheiten, über die ich nie eine Zeile schreiben würde.

»Ingrid, ich habe dir immer besonders genau zugehört, wenn du von deinem Vater gesprochen hast. Eines weiß ich sicher: Im Grunde habt ihr euch sehr geliebt.«

Ich lasse Enrico ausreden, schaue in seine Augen, schaue auf seinen Mund. Sein Gesicht verschwimmt, nimmt langsam die Züge meines toten Vaters an. Man liebt niemanden auf dieselbe Weise, das weiß ich. Ich habe drei Männer geliebt in meinem Leben: Franz, der nun schon seit einigen Jahren tot ist, Enrico, der mich am Leben hält, und meinen Vater, der mir mit seiner Unversöhnlichkeit so viele Jahre meines Lebens schwergemacht hat.

Zurück in München, stürze ich mich förmlich in die Arbeit. Da mich die kleine Schreibecke im Schlafzimmer beengt, verlege ich meinen Arbeitsplatz ins Wohnzimmer. Ich brauche die Sonne, die durch die Balkontür scheint, ich brauche meine Musik, die das Klappern meiner Schreibmaschine begleitet, ich brauche einen Arbeitsplatz, an dem ich alles liegen- und stehenlassen und meine Arbeit jederzeit wieder aufnehmen kann.

Von Büdi kaufe ich einen wunderschönen englischen Sekretär. Die Resonanz auf die ersten vierzig Seiten ist vielversprechend. Gisela Günther, die mein Buch lektorieren wird, kommt eines sonnigen Sonntags zu mir, blättert in meinem Manuskript, und ich sitze auf einem Hocker vor meinem Sekretär. Die Finger tanzen Walzer auf meiner Schreibmaschine. Ich bin wieder glücklich.

Die Raserei, die mich beim Schreiben gepackt hatte, unterbrach ich nur einmal für längere Zeit, um mit Linda nach Israel zu fliegen. Wir hatten ein Jahr vorher Inbal, eine Austauschschülerin aus Jerusalem, bei uns aufgenommen. Im August darauf stattete ihr Linda einen Gegenbesuch ab und gewann dort so viele Freunde, daß wir spontan beschlossen, Ostern und das jüdische Pessachfest in Jerusalem zu verbringen.

Linda war mit ihrer Freundin Martina schon eine Woche vorher geflogen, ich kam mit Frank, Martinas Vater, und Stefan, ihrem kleinen Bruder, nach. Die Abfertigung am Flugplatz war für uns alle ungewohnt und eine einzige Tortur. Polizisten, bis an die Zähne bewaffnet, verstärkten unser Unbehagen. Bevor wir einchecken konnten, galt es, endlose Befragungen über sich ergehen zu lassen. Warum flogen wir nach Israel? Zu wem? Hatten wir unsere Koffer selbst gepackt? Waren sie seitdem auch nur für Sekunden aus unserem Gesichtskreis entschwunden? Ich verlor langsam die Geduld, zumal sich die Fragen ständig wiederholten.

»Unsere Vorsichtsmaßnahmen sind nicht unbegründet«, entschuldigte sich mein penetranter Großinquisitor. »Sie kennen die Situation. Haben Sie dies hier erst einmal überstanden, nehmen Sie an einem sicheren Flug teil. Wir müssen vorsichtig sein.«

Ich bemühte mich also um Gelassenheit, als meine sorgfältig eingepackte Reisetasche von behandschuhten Polizistinnen bis auf den Grund ausgeräumt wurde. Hinter mir stand ein Beamter, der sein Maschinengewehr genau auf mich gerichtet hatte. Ich wußte, daß er nicht mich persönlich meinte, trotzdem verursachte mir sein Anblick Gänsehaut.

Wir kamen mitten in der Nacht in Tel Aviv an. Die Luft war feucht und samtweich, als wir das Flughafengebäude verließen. Von Linda gewarnt, lehnte ich eine teure Taxifahrt nach Jerusalem ab, sondern suchte nach einem Sammeltaxi, das uns für zehn Dollar pro Kopf bis zum Hotel fuhr.

Als wir dort ankamen, sprangen uns Linda und Martina entgegen. Sie strahlten vor Freude, hatten für die nächsten Tage bereits ein volles Programm gemacht.

»Bist du auch so richtig schön müde?« erkundigte sich meine Tochter, als wir unser Zimmer ansteuerten. Wir hatten das Hotel von München aus gebucht. Es gehörte dem weltweit verbreiteten YMCA und war verhältnismäßig preiswert.

»Wir haben natürlich kein Luxuszimmer«, beugte Linda vor, »aber das macht nichts. Wir werden ja sowieso dauernd unterwegs sein.«

Ich gab keine Antwort. Mir schwante Übles.

Richtig, das Hotelzimmer, das ich betrat, war auf den ersten Blick so ziemlich das Trostloseste, was ich jemals gesehen hatte. Drei Betten, die durch Nachtkästchen getrennt wurden, füllten den Raum fast vollständig aus. Ein schmaler Gang führte an einer klapprigen Kommode und einem wenig einladenden Sessel vorbei zu einem Schrank mit Schiebetüren, die sich nur mit Brachialgewalt öffnen ließen. Es gab nur einen einzigen Bügel und eine Reihe von Brettern, die mit einer dicken Staubschicht bedeckt waren. Vier kleine Fenster, nur durch Fliegengitter verschlossen, waren so hoch angebracht, daß man durch sie nur den tiefschwarzen Nachthimmel sah. Ein Blick auf die menschenleere Straße war unmöglich. Tiefrote Leinenvorhänge hingen von der Decke bis zum Boden. Aus demselben Stoff und in der gleichen Farbe waren auch die Überdecken auf den Betten.

Bad und Toilette waren getrennt. Eine unbeschirmte Glühbirne, die von der Decke baumelte, setzte das ganze Interieur noch in das passende, trübe Licht. Sprachlos ließ ich mich auf eines der Betten fallen.

»Linda, das ist ja fürchterlich«, stöhnte ich.

Meine Tochter lachte mich ganz einfach aus.

»Mami, du wirst schon sehen, das ist gar nicht so schlimm. Man kann sich sogar wohlfühlen hier.«

Allerdings, räumte sie ein, habe sie eine ähnliche Reaktion von mir erwartet.

Plötzlich wurde ich aktiv. Mit einem Handtuch, das ich mir aus der Badekabine geholt hatte, wischte ich den Schrank aus. In einer knappen halben Stunde war alles verstaut. Linda beobachtete mich vom Bett aus.

»Bist du sauer?« wollte sie von mir wissen.

»Nein, Linda, eigentlich nicht. Der Schock über dieses Zimmer hat mich nur überrumpelt. Morgen gehe ich ins ›King David‹ hinüber und miete uns dort ein«, sagte ich gelassen. Beim Aussteigen aus unseren Sammeltaxis hatte ich dieses renommierte Hotel entdeckt. Ich blieb ganz ruhig. Mir konnte gar nichts passieren, ich würde das Hotel wechseln. Das war alles. Lindas Blick sprach Bände.

»Meine liebe Mutter, wenn wir dort wohnen wollen, kannst du dein Konto plündern. Dieses Hotel ist unbezahlbar.«

Nachdem ich geduscht hatte, kroch ich in mein Jerusalemer Bett. Es war erstaunlich bequem und roch sehr sauber.

»Trotzdem ziehe ich um.« Ich hatte es fest vor, als ich in einen tiefen Schlaf fiel.

Es dämmerte schon, als ich aufwachte. Durch die schlafende Stadt hallte der Singsang des Muezzins. Ich blieb bewegungslos liegen, wagte fast nicht zu atmen, um die eigenartige Stimmung, die mich erfaßt hatte, nicht zu zerstören. Mir war, als hätte ich mich immer nach dieser Stadt gesehnt, als hätte ich immer auf diesen Ruf gewartet. Auf eine eigenartige Weise fühlte ich mich daheim. Dieses Empfinden verließ mich in dieser Woche kein einziges Mal.

Immer wieder zog es mich zur Klagemauer. Von einer Bar-Mizwa-Feier, die in ihrer unmittelbaren Nähe stattfand, konnte ich mich erst nach einer Stunde lösen. Ich stand auf einer Steiltreppe, blickte hinab auf die bunt gekleidete, tanzende Gruppe, wiegte mich im Rhythmus dieser fremdartigen und mitreißenden Melodien und konnte einfach nicht weggehen. Ich lächelte Soldaten zu, denen wir immer wieder begegneten, und fühlte mich durch sie beschützt. Kurzum, ich entdeckte an mir Züge, die ich bisher nicht kannte. Ich wechselte auch das Hotel nicht. Wie hätte ich das Zimmer verlassen können, in dem ich zum ersten Mal den Ruf eines Muezzins gehört habe!

Außerdem stellte sich sehr bald heraus, daß dieses Hotel zwar starken Qualitätsschwankungen unterlag, hygienisch aber einiges zu bieten hatte. Die Bettwäsche und die Handtücher wurden täglich gewechselt. Der arabische Zimmerboy, dem ich am ersten Morgen nach dem Frühstück auf dem Gang begegnete, schleppte einen Arm voller Bügel an. Ich konnte meine Kleider also aufhängen und mußte sie nicht in die Fächer stopfen. Wir hatten reichlich Wasser, konnten duschen, so oft wir wollten. Tagsüber beschritten wir touristische Wege. Linda und Martina schleppten uns zu all den Plätzen, die sie mit ihren offiziellen Führern besichtigt hatten. Am Abend trafen wir uns mit Freunden.

Ich lernte Liz und ihre Familie kennen. Sie wohnte auf einem der sieben Hügel Jerusalems in einem ehemaligen Stall, den ihre Großmutter zu einem Wohnhaus umfunktioniert hatte. Der Ausblick war prachtvoll. Liz ist Jazzpianistin, stammt eigentlich aus Amerika. Sie gehört zu den Liberalen ihres Landes, hat kein Verständnis für die Orthodoxen, die keine Annäherung an die traditionellen Freunde Israels zuließen. Sie hatte Anne Ponger, die Israel-Korrespondentin der Münchner Zeitung, bei der ich einst arbeitete, eingeladen. Sie wußte allerdings nichts von meiner früheren Tätigkeit dort, sondern wollte lediglich, daß ich auch eine deutschsprachige Gesprächspartnerin vorfinden würde.

Wir aßen gedünstetes Huhn, tranken fruchtigen Wein aus der Nähe von Haifa und trennten uns als Freunde.

Wir trafen Aviva und ihren 17jährigen Sohn Yftach. Beide wohnten in der Nähe eines arabischen Dorfes. Ihr Haus war gesichert, ihr Leben war es weniger. Da flogen schon mal Steine in ihre Richtung. Aviva ist Sängerin, eine wunderschöne Frau mit lockigem Haar. Vor Jahren starb ihr Mann. Sie hat nie mehr geheiratet. Verehrer, die sich ihr nähern wollten, wurden mit einem vernichtenden Blick zurückgewiesen.

»Die besten Männer sind tot«, sagte sie. Mehr nicht.

Inbals Familie lud uns ein. Wir versanken in einem Meer von Pessach-Spezialitäten. Die Gastfreundschaft war unbeschreiblich.

Nur ein einziges Mal bekamen wir zu spüren, daß wir aus Deutschland stammten. Im Bus fuhren wir von Yad Vashem, dem Denkmal für sechs Millionen ermordeter Juden, zurück in die Stadt. Linda und ich sprachen Deutsch. Eine alte Frau schreckte aus ihrem Halbschlaf hoch. Sie betrachtete uns aus weit aufgerissenen Augen, stand auf und suchte sich einen Platz am anderen Ende des Busses.

Den Ostermontag verbrachten wir am See Genezareth. Wir aßen Petersfisch und schauten nachdenklich auf die leise plätschernden Wellen. Biblische Geschichten nahmen plötzlich Gestalt an.

Am Toten Meer holte sich Frank den Sonnenbrand seines Lebens. Er hatte in München einen Bericht über das Tote Meer gelesen und ihn wohl gründlich mißverstanden. Auf jeden Fall hatte er ihm entnommen, daß man sich an dessen Ufer dank einer besonderen Sonnenkonstellation keinen Sonnenbrand holen könne. Das reichte ihm. Ungeschützt legte er sich in die Sonne. Als ich zu ihm hinschaute, traf mich fast der Schlag. Er war überall krebsrot.

»Frank, bist du wahnsinnig geworden!« Unsanft riß ich ihn aus seinen gefährlichen Sonnenträumen. »Geh um Himmels willen in den Schatten. Du kannst dich heute abend vor lauter Schmerz sicher nicht mehr bewegen.«

Wieder zitierte er den Artikel, legte dann aber doch das T-Shirt über seinen verbrannten Körper. Stefan und Martina sahen auch nicht viel besser aus.

Am besten hatte es mit Sicherheit Linda getroffen. Sie war bei Tamar in Jerusalem geblieben. Tamar ist ihre Freundin. Die schwarzhaarige Jüdin und die braunlockige Christin haben sich auf Anhieb gemocht, als sie sich zum ersten Mal begegneten. Tamars Onkel war im KZ gewesen. Linda sah seine Nummer, als er die Hemdsärmel hochkrempelte. Sie war betroffen, bekam plötzlich ein schlechtes Gewissen, obwohl sie mit diesem Teil der deutsch-jüdischen Vergangenheit nichts zu tun hat.

Auf dem Rückweg vom Toten Meer wollten wir dieselbe Straße benützen, auf der wir hingefahren waren. Sie war hermetisch abgeriegelt. Ein Trupp schwerbewaffneter Soldaten leitete uns um. Was war geschehen? Die Straße führte durch arabisches Gebiet. Die Araber hatten sie jetzt gesperrt. Eine Bombe war gefunden worden. Wer hat sie gelegt?

In Bethlehem, einer rein arabischen Stadt, gerieten wir dann beinahe in Panik. Unsere israelischen Freunde hatten uns vor einem Ausflug dorthin gewarnt, doch wir ließen uns von diesem Plan nicht abbringen. Unser Leihwagen war deutlich gekennzeichnet. Obwohl wir ein israelisches Nummernschild hatten, waren wir für jeden Araber als Touristen erkennbar.

Als wir nach Besichtigung der Geburtskirche wieder einsteigen wollten, sprang unser Auto plötzlich nicht mehr an.

Eine Gruppe von Arabern näherte sich uns. Die Männer gestikulierten wild. Wir verstanden zwar kein Wort. Daß sie uns behilflich sein wollten, war indes eindeutig. Ein besonders wild wirkender Mann drängte Frank aus dem Auto. Fast gleichzeitig verließen Linda und ich das Fahrzeug. Martina und Stefan blieben auf ihren Plätzen. Einer der Männer setzte sich hinter das Steuer, ein anderer nahm auf dem Beifahrersitz Platz, die anderen schoben. Das Auto setzte sich in Bewegung, bog um die Ecke, entschwand unserem Blickfeld. Frank und ich schauten uns an, sprachen nicht aus, was wir dachten. Was geschah mit seinen beiden Kindern? Wurden sie entführt?

Da kam das Auto um die Kurve geschossen, der Motor war angesprungen. Der Fahrer klärte Frank in tadellosem Deutsch auf: »Der Wagen hat einen Choke, den müssen Sie ziehen, wenn Sie starten.«

Wir bedankten uns überschwenglich. Woher konnte er so gut Deutsch?

Wir wollten ihm einige Schekel zustecken.

»Nein, wir bekommen nichts«, wehrte er sofort ab. »Das ist arabischer Service!«

Als wir am letzten Tag unser Hotel bezahlen wollten, bemerkte ich, daß keine Ortsgespräche berechnet waren. Ich machte den Mann am Empfang darauf aufmerksam.

»Das Telefon brauchten Sie doch, um Ihre israelischen Freunde zu erreichen« meinte er und lächelte uns an. »Das müssen Sie nicht bezahlen.«

Wortlos ging ich in unser Zimmer zurück. Inbal hatte uns vor einigen Tagen einen Strauß von bunten Nelken gebracht. Ich nahm die schönste heraus.

»For you«, sagte ich und legte die leuchtendrote Nelke auf die Theke vor ihn.

»Thank you«, entgegnete der Mann und steckte sie in sein Knopfloch.

»Wir kommen wieder«, versprach ich ihm. »Shalom, Israel.«

Wir kehrten nach Deutschland zurück.

Während ich vor meiner Schreibmaschine sitze und mir meine Probleme von der Seele schreibe, hat sich der Krebs in eine meiner Freundinnen gekrallt, ohne daß ich die Gefahr zunächst erkannte. Vor einem Jahr war bei Gisi Brustkrebs festgestellt worden.

Sie ist Mitglied einer großen Familie, die mir lange Jahre Zuflucht geboten hat. Das immer stärker werdende Bedürfnis, mein eigenes Leben zu leben und meine innersten Gedanken eigentlich mit niemandem zu teilen, hatte mich dort etwas ins Abseits getrieben. Der Kontakt war loser geworden, die Zuneigung zu einzelnen Mitgliedern hingegen erhalten geblieben.

Kurz vor einer Reise nach Menorca erfuhr ich mehr durch Zufall, daß Gisi beim Abtasten ihrer linken Brust einen Knoten gespürt hatte und jetzt eine Mammographie vornehmen ließ. Das Röntgeninstitut verwies sie umgehend an ihre Frauenärztin und legte ihr einen Klinikaufenthalt nahe.

Ihre Ärztin war der gleichen Meinung. Gisi mußte zur Operation ins Krankenhaus, und zwar so schnell wie möglich.

Wie sollte ich mich verhalten? Nach Bekanntwerden meiner Krebserkrankung durch Zeitungen und Frauenzeitschriften bekam ich sehr viele Leserbriefe oder Anrufe von Frauen, die selbst von der Diagnose Brustkrebs überfallen worden waren und nun Rat bei mir suchten. Bisher war mir eine gewisse Zurückhaltung gegenüber anderen Brustkrebspatientinnen immer leichtgefallen.

Ich habe niemandem meine damalige Entscheidung, nicht

amputieren zu lassen, aufgedrängt. Dazu fühlte ich mich nicht berufen. Mein Rat ging stets in die Richtung: Suchen Sie mehrere Ärzte auf. Lassen Sie sich gründlich beraten, lassen Sie sich vor allem nicht bedrohen, und entscheiden Sie selbst. Es ist Ihr Leben. Sie müssen es aushalten.

Doch bei Gisi empfinde ich zunächst völlig anders. Am liebsten würde ich sofort zu ihr laufen und ihr tausend Eide abnehmen, daß sie sich nicht amputieren lassen, daß sie Bestrahlung und Chemotherapie ablehnen wird. Ich warte auf ein Zeichen von ihr, bin voller Hoffnung, daß sie sich an mich wenden und mich um Rat fragen wird. Doch das tut sie nicht. Sie ruft mich nicht einmal an, um mir die Diagnose mitzuteilen.

Allmählich wird mir klar, daß sie ihren Ärzten vertraut, daß sie meine Therapie durch Professor Hackethal zwar akzeptiert, soweit sie mich betrifft, für sich selbst aber ablehnt.

Ich habe schwer daran zu schlucken. Vor allem muß ich mich davor hüten, eingeschnappt oder gar beleidigt zu sein. Gisi praktiziert lediglich das, was ich anderen auch immer rate: Sie hat die Entscheidung, wie sie sich behandeln lassen will, selbst getroffen.

Als ich das endlich begriffen habe, gehe ich zu ihr. Gisi freut sich, daß ich zu ihr komme. Trotzdem belauert sie mich. Offenbar erwartet sie, daß ich zumindest einen schwachen Versuch unternehmen werde, sie auf meine Seite zu ziehen. Doch ich habe mich jetzt wirklich in der Hand. Wir vereinbaren, daß mich ihre Schwester Helga verständigen wird, wenn das histologische Ergebnis vorliegt. Ich hinterlasse meine Nummer in Menorca und verspreche, mich bei ihr zu melden, wenn sie das will.

Fünf Tage später steht fest: Der Knoten in Gisis linker Brust war bösartig, die Brust ist abgenommen. Ihre Schwester hat es mir am Telefon mitgeteilt. Ich höre gar nicht, was sie noch sagt. Ich fühle mich, als hätte man mir mit dem Hammer eins über den Schädel geschlagen. Das passiert mir immer, wenn ich erfahre, daß jemand Krebs hat. Stets verhalte ich mich so, als sei ich nicht auch davon betroffen.

Ich habe mir bisher noch nie wirklich leidgetan. Höre ich hingegen von anderen, daß sie an Krebs erkrankt sind, vergieße ich bittere Tränen. Also fürchte ich mich schon auch vor dieser Diagnose. Nur – ich habe keine Angst um mich. Ich habe Angst um andere.

Gisi ist aus dem Krankenhaus entlassen, als ich aus Menorca zurückkomme. Wenn die Narbe verheilt ist, sollen die Bestrahlungen beginnen. Zwanzig werden es sein. Während dieser Zeit darf sie nicht in die Sonne, sie darf keine Feuchtigkeit an die bestrahlte Haut bringen, darf weder duschen noch baden. Der Sommer 1991 ist sonnig. Gisi liegt im Schatten.

Im übrigen verträgt sie die Bestrahlung ganz gut. Und vor allem: Sie ist voller Zuversicht. Sie klagt nie. Im August nimmt sie ihre Arbeit als Krankengymnastin wieder auf. Sie ist Chefin der physiotherapeutischen Abteilung in einem Münchner Krankenhaus. Ich bin eine ihrer ersten Patientinnen nach der Krebsdiagnose. Das Schultergelenk in meinem rechten Arm schmerzt bei jeder Bewegung teuflisch. Ich kann den Arm nicht mehr nach oben bewegen. In der Nacht wache ich auf, so stark sind die Beschwerden.

Gisi bearbeitet mich hingebungsvoll. Sie ist mit Leib und Seele bei der Sache, hat zahlreiche Sonderkurse gemacht, um ihren Patienten mit immer neuen Methoden zu helfen. Die Behandlung ist derart schmerzhaft, daß ich ab und zu um eine Pause bitte, weil mir schlecht wird. Sie ist ratlos.

»Ich behandle eigentlich viel lieber Fremde«, sagt sie, als ich wieder einmal um eine kleine Unterbrechung bitte. »Da ist man ganz anders bei der Sache und hat nicht so viel Mitleid.«

Mitleid – das ist ein gutes Stichwort. Sie tut mir von Herzen leid. Gisi macht keine halben Sachen. Das heißt, daß meine Behandlung einfach an ihren Kräften zehren muß. Immer öfter dränge ich auf einen frühzeitigen Abbruch, doch sie ist eisern.

Wenn wir gemeinsam nach Hause fahren, ist sie bleich und schweigsam.

Im November macht sie eine Kur in einem Krankenhaus in der Nähe von Berchtesgaden. Sie wohnt privat, weil ihr laut Versicherung nur ein Mehrbettzimmer zusteht. Gisi ist Individualistin. Sie hat einen Horror davor, das Zimmer mit Menschen zu teilen, die den halben Tag über ihre Krankheiten reden und die andere Hälfte vor dem Fernsehapparat verbringen.

Das Zimmer in Sichtweite der Klinik simuliert einen Hauch von Heimat, macht aus ihr eine ambulante Patientin, die zu den Behandlungen kommt und dann wieder gehen kann.

Wir telefonieren in dieser Zeit mehrmals, besuchen will ich sie hingegen nicht. Meine Berührungsängste werden immer größer. Gisis Therapie unterscheidet sich so grundsätzlich von der meinen, daß es einfach keine Gemeinsamkeiten gibt. Dieses Fremdsein wird im übrigen bleiben – bis zu ihrem Tod, der mich zunächst völlig aus der Bahn wirft.

Sie kommt im Dezember wieder nach Hause. Im Januar werden Metastasen in der Leber festgestellt. Wohl mehr durch Zufall stößt sie in dieser Zeit auf eine Ärztin, die ihr die makrobiotische Ernährung nahebringt. Gisi ist sofort Feuer und Flamme. Sie sucht sich spezielle Läden und kauft nur noch neue Gewürze, unbehandeltes Obst und Gemüse, und jede Art von Getreide. Diese Ernährungsumstellung erspart ihr eine chemotherapeutische Behandlung, der sie sich eigentlich Ende Januar unterziehen sollte. Als sie dem Arzt von der neuen Ernährung erzählt, will er erst einmal abwarten, bevor er seine chemischen Waffen einsetzt. Sie soll sich weiterhin an die Makrobiotik halten. Er werde sie in einigen Wochen wieder untersuchen.

Ob er damals schon die Hoffnung auf Rettung aufgegeben hatte, weiß ich nicht. Gisi vertraute auf jeden Fall voll auf ihre neue Kost. Nach der Arbeit in der Klinik, die sie plötzlich wieder weniger anstrengt, grast sie ihre Spezialgeschäfte ab, kauft alles, was sie braucht. Dann fährt sie nach Hause und stellt sich in ihre Küche. Nichts ist ihr zuviel. Ihrem Schwager Uli, ihrer Mutter und ihrem älteren Sohn Frank schmeckt das, was da auf den Tisch gebracht wird. Die anderen Familienmitglieder sind skeptisch. Auch ich bin einige Male bei Gisi eingeladen. Ihre Küche ähnelt ein wenig einer Hexenküche. Überall sprießt es, in kleinen Schüsselchen werden geheimnisvolle Körner eingeweicht. Es ist eine schöne Zeit, voller Hoffnung für uns alle, voller Betriebsamkeit für Gisi, die fest daran glaubt, daß es aufwärts geht.

Doch dann kommt der Schock. Eine weitere Untersuchung ergibt, daß sich die Leberwerte verschlechtert haben. Auch die Blutwerte verheißen nichts Gutes. Darüber hinaus teilt ihr eine neue Expertin mit, daß sie die makrobiotische Ernährung viel zu leichtgenommen hätte. Sie müsse sich nach viel strengeren Rezepten richten. Außerdem dauere es mindestens ein Jahr, bis sich erste Erfolge zeigten.

Da läßt Gisi erstmals wirklich los. Sie war der Meinung gewesen, daß sie sich dank dieser Ernährung sehr viel schneller erholen würde. Was sie jetzt essen muß, schmeckt überhaupt nicht. Alles ist total verkocht. Sie bekommt keine Vitamine mehr. Die Familie hat immer stärkere Bedenken gegen diesen neuen Speiseplan. Nur die Mutter ißt noch mit ihr. Alles, was auf den Teller kommt, ist ein einziger langweiliger Matsch. Gisi nimmt ständig ab. Plötzlich sieht sie schwerkrank aus.

Eines Abends, als ich die Sorge um sie nicht mehr aushalte, rufe ich sie an und lade sie für den nächsten Tag zu mir ein. Ich will für sie kochen. Sie freut sich auf den Abend. Von ihrer Mutter lasse ich mich informieren, was ich an Zutaten verwenden darf und was ich unbedingt weglassen muß.

Als sie gegen sieben Uhr bei mir läutet, ist alles fertig. Aus einem kühlen, regnerischen Tag war ein milder Frühlingsabend geworden. Ich habe auf dem Balkon gedeckt. Neben dem Heilwasser steht auch eine Flasche Rotwein.

Ich serviere grüne Bohnen, in etwas Wasser gedünstet, und ungeschälten Naturreis. Auf frische Kräuter habe ich verzichtet.

Wir essen selbstverständlich das gleiche. Gisi schmeckt es. Als ich mir ein Glas Wein einschenke, lächelt sie mich plötzlich an: »Es spricht doch eigentlich nichts dagegen, daß ich mein Wasser zumindest mit einem kleinen bißchen Wein spritze.«

Ich bin sehr froh über diese kleine ›Sünde‹. Manchmal denke ich mir, ich müßte mich klammheimlich in ihre Küche schleichen und alles wegwerfen, was nur annähernd an makrobiotische Kost erinnert. Mag ja sein, daß sie seit neuestem von manchen als Allheilmittel gepriesen wird. Für Gisi ist sie das nicht. Sie nimmt ihr sämtliche Freude am Leben, sie kann nichts mehr genießen. Und das hat Gisi früher mit wahrer Leidenschaft getan. Sie aß gern, sie trank gern, sie kochte gern.

Nach diesem Abend, der bis halb elf Uhr dauert und wohltuend harmonisch verläuft, sehe ich sie zunächst nicht wieder. Wir telefonieren häufig miteinander. Was ich höre, klingt nicht gut. Sie hat starke Atembeschwerden. Ihre Wohnung im zweiten Stock des Hauses, das sie mit ihrer Mutter und Schwester samt deren Familie teilt, erreicht sie nur mit Mühe. Ich höre mir das alles eine Weile an. Inzwischen bin ich an Klagen gewöhnt.

Doch ganz plötzlich, während eines unserer Telefongespräche, bekomme ich fürchterliche Angst um sie. Noch am selben Tag gehe ich zu ihr. Vorher habe ich ihre Mutter beim Einkaufen getroffen. Die ›Oma‹, wie sie von allen, auch von Linda und mir, genannt wird, sieht sehr bekümmert drein. Sie war in der Stadt, um Gisi frischen Fisch zu kaufen.

»Sie will nur weißen Fisch essen«, sagt sie. »Die Makrobiotik haben wir inzwischen weitgehend aufgegeben. Die hilft ihr auch nicht mehr. Ingrid, meinst du, es wird noch einmal alles gut?« fragt sie mich plötzlich.

Ich kann dieser Frau, die schon ihren Mann an Leberkrebs hat sterben sehen, nichts vormachen. »Oma, ich weiß es nicht. Ich würde es mir so sehr wünschen, aber ich glaube eigentlich nicht, daß die Gisi noch einmal auf die Beine kommt«, antworte ich dann auch wahrheitsgemäß.

»Ich glaub auch nicht dran«, sagt sie seufzend und schleicht nach Hause.

Gisi liegt noch im Bett, als ich komme. Sie ist zu schwach zum Aufstehen. Außerdem muß sie Kräfte sammeln. Am Nachmittag fährt sie mit ihrer Schwester Helga zu Hetty, ihrer Ärztin. Diese will ihr eine Infusion geben. Ich bleibe ein bißchen an ihrem Bett sitzen. Die Oma kommt, macht sich Sorgen, daß Gisi bisher noch nichts zum Frühstück wollte.

»Oma, tu, was du nicht lassen kannst.« Tapfer versucht Gisi zu scherzen. »Mach mir mein Müsli, misch die frischen Erdbeeren aus dem Garten drunter, aber schimpf nicht, wenn ich dann doch nichts essen kann.«

Noch steht Gisis Bett auf der Galerie in ihrem Wohnzimmer,

doch der Oma und uns allen ist diese schmale Treppe, die in ihren Schlafraum führt, ein Dorn im Auge.

Was ist, wenn sie auf die Toilette muß, ihr vor Schwäche schwindlig wird und sie hinunterfällt? Die Oma hat schon einige Versuche unternommen, die kranke Tochter ins Wohnzimmer oder noch besser in ihre Wohnung zu locken. Doch bisher blieben ihre Bemühungen ergebnislos.

»Gisi, warum magst du eigentlich gar nichts mehr essen, jetzt, wo du endlich wieder Vitamine zu dir nehmen kannst und die Diät nicht mehr so streng ist?« will ich von ihr wissen.

»Ich habe Schmerzen«, antwortet sie. Es ist das erste Mal, daß sie das zugibt.

»Welche Art von Schmerzen?«

»Die Leber ist so groß geworden, daß überall Druck entsteht. Habe ich etwas im Magen, ist der Raum zu klein.«

Wir sind alle erleichtert, daß sie endlich über ihre Beschwerden spricht. Am nächsten Tag soll Helga sie nach Steingarten bringen. Dort hat Hetty einen Arzt gefunden, der in der Krebsbehandlung neue Wege geht. Außerdem macht er die Sauerstofftherapie.

Als ich merke, daß mein Besuch sie anstrengt, verabschiede ich mich von ihr. Sie scheint erleichtert darüber, obwohl sie sich über mein Kommen sichtbar gefreut hat.

Am Abend erreicht mich ein Anruf von Lilo, ihrer heißgeliebten Schwester, die in Köln lebt und endlich nach langer Arbeitslosigkeit wieder eine neue Stelle gefunden hat. Sie ist jetzt einfach noch nicht abkömmlich, nicht ohne triftigen Grund, und dieser ›triftige‹ Grund schien bisher noch nicht eingetreten zu sein. Um sie nicht zu belasten, hat ihr die Familie über Gisis wahren Gesundheitszustand nichts erzählt. Irgendwann wurde sie mißtrauisch und rief Hetty an.

Die ließ keine Zweifel daran, daß ihre Schwester sterben muß, und das sehr bald.

Lilo weint am Apparat.

»Ingrid, geh rüber zu Gisi, nimm sie in die Arme, kümmert euch um die Oma, um den Frank und den Mark. Ich kann hier doch nichts tun. Sie lassen mich jetzt noch nicht weg.«

Als ich einhänge, packt mich endlich das Entsetzen, das ich

bisher unterdrückt habe. Gisi hat Brustkrebs und wird bald sterben. Ich habe Brustkrebs, gerade war meine zweite Operation! Wann sterbe ich?

Um nicht in einem Meer von Tränen zu versinken, zwinge ich mich dazu, eine Verabredung im Biergarten wahrzunehmen. Linda geht zu Gisi, kommt dann aber doch nach.

Eines ist klar: Ich will mich vor dem entsetzlichen Sterben von Gisi keineswegs drücken. Ich muß nur sehr aufpassen, daß ich meine Tapferkeit dabei nicht verliere. Zuversicht oder Hoffnung, daß es mir nicht ebenso ergehen wird, habe ich im Moment nicht. Ich muß auf Distanz gehen, wenn Gisi stirbt, sonst sterbe ich mit ihr!

Mit einem Mal geht alles sehr schnell. Am Samstag reden wir noch miteinander. Die Oma ist in die Küche gegangen, um Gisi eine Forelle zuzubereiten, die sie sich gewünscht hat. Helga kocht Salzkartoffeln dazu. Gisi und ich sind allein. Sie hat endlich nachgegeben und ihren Hochsitz verlassen. Jetzt liegt sie auf einer Matratze im Wohnzimmer. Immer wieder fallen ihr die Augen zu. Das Gesicht ist gelb. Offenbar hat sie jetzt auch noch eine Gelbsucht bekommen. Ganz zart nehme ich ihre linke Hand. Gisis Hände sind eindrucksvoll schmal und weich. Eigentlich verwunderlich. Sie hat zeitlebens gegen ihre Pfunde gekämpft. Außerdem forderte ihr Beruf als Krankengymnastin viel Kraft. Trotzdem blieben ihre Hände klein und zerbrechlich, so, als hätten sie mit ihrem Körper nichts zu tun.

Ich streichle sie.

»Eigentlich wollte ich heute in Urlaub fahren. Vor vier Wochen fühlte ich mich noch kräftig genug. Heute kann ich mir das gar nicht mehr vorstellen«, sagt sie plötzlich. »Seltsam, seltsam.«

Dann ist sie wieder ruhig.

»Jetzt bist du wieder öfter bei uns«, fährt sie plötzlich fort. »Das ist gut so. Kommst du gerne?«

»Natürlich«, presse ich aus mir heraus. »Ich bin immer gern gekommen. Nur halt nicht mehr so oft.«

Wir schweigen wieder und halten uns an den Händen.

Oma und Helga servieren das Essen. Es dauert unendlich lange, bis Gisi endlich am Tisch sitzt, und noch viel länger, bis sie ein winziges Stück Fisch und eine kleine Kartoffel gegessen hat. Zwischendurch schläft sie immer wieder ein. Als Trixi, Helgas Tochter, und wenig später auch Linda, zu ihr kommen, wird ihr das zuviel. Sie wolle jetzt bitte schlafen, meint sie, essen könne sie auch nichts mehr.

Linda und ich gehen nach Hause. Und dann endlich kommen die Tränen. Ich sitze mit ihr auf einer Steinstufe im Garten und schluchze.

»Linda, ich kann das Buch nicht mehr weiterschreiben. Ich kann doch nicht Optimismus verbreiten, wenn ich zuschaue, wie ein Mensch, den ich sehr gern habe, ganz elendig verreckt.«

Linda sagt gar nichts darauf. Was sollte sie auch entgegnen. Ihr geht es ja selbst dreckig.

Mein Ausbruch dauert nicht lange. Ich stehe auf und setze junge Triebe, die ich von meinen Pflanzen abgenommen habe, in neue Töpfchen. Ich habe das noch nie gemacht. Ich bin keine Gärtnerin. Trotzdem hole ich Blumenerde aus der Garage und bepflanze gemeinsam mit Linda, die mir Anweisungen gibt, zwei Blumenkästen. Ich stelle sie im Treppenaufgang auf die Fensterbretter und bin plötzlich getröstet.

Ich will nicht so sterben, nicht vor allen, nicht in dieser Öffentlichkeit. Ich will dabei nicht beobachtet werden. Lieber bringe ich mich um!

»Woher nimmst du eigentlich deine Lebenskraft, deinen Humor, deinen Optimismus, deinen Schwung?« bin ich einmal auf dem Rückweg von einem wunderschönen Ausflug nach Österreich von Brigitte, der Frau des Krankenhauspfarrers, gefragt worden.

»Ich glaube, das war Gottes Geschenk an mich«, gebe ich zur Antwort. »Er hat mir eine Menge zugemutet. Mit jedem Schlag, der mich getroffen hat, bin ich kräftiger und widerstandsfähiger geworden.«

Sie ist still, weiß darauf nichts zu entgegnen. Jetzt sollte sie mich sehen, denke ich bei mir. Ich bin ein Häufchen Elend, sonst nichts!

Am Sonntag sitzen Linda und ich bei Gisi, als Frank von einer kirchlichen Freizeit zurückkommt. Sohn Mark ist wieder in seinem Internat.

»Hallo, Sohn«, begrüßt die sterbende Mutter ihren Ältesten.

»Hallo, Mutter«, antwortet dieser.

»Was machen wir jetzt?« fragt Gisi.

Frank versteht nicht. Die Frage kam aus einem Zusammenhang, den er nicht kennt. Er weiß nichts darauf zu sagen.

Die Mutter erwartet auch gar keine Antwort von ihm. Sie hat die Augen wieder geschlossen und scheint eingeschlafen zu sein.

Er steht auf und geht.

Endlich erscheint Hetty, die eigentlich gemeinsam mit Gisi und Oma Urlaub machen wollte. Sie wird statt dessen jeden Tag kommen und Gisi Infusionen geben.

Linda und ich suchen nach Frank. Er sitzt bei Helga in der Küche und weint. Ich nehme ihn in den Arm. Dann gehen wir heim. Der Schmerz in seinen Augen macht sprachlos.

Der Montag darauf ist schwül. Gewitter liegen in der Luft, entladen sich aber nicht.

Linda hat bis drei Uhr Unterricht. Ich werde warten, bis sie nach Hause kommt, und dann mit ihr gemeinsam zu Gisi gehen. Bis dahin will ich an meinem Buch weiterschreiben. Da läutet es. Eigentlich will ich gar nicht aufmachen. Mir ist nicht nach Besuch. Ich will arbeiten. Ich will allein sein. Irgend etwas treibt mich dann doch in Richtung Türöffner. Enrico steht vor mir. Strahlend, voller Freude, mich zu sehen. Und ich falle ihm um den Hals, bin so unendlich glücklich, ihn gerade jetzt bei mir zu haben.

Von Gisis nahem Tod sage ich kein Wort. Wir trinken ein Glas Sekt miteinander, streicheln uns, erzählen uns, was wir in den letzten Tagen erlebt haben, halten uns an den Händen. Wieder einmal zeigt es sich, wie tief unsere Verbindung ist. Er konnte wirklich nicht ahnen, wie schlecht es mir zur Zeit geht. Das letzte Mal, als wir miteinander telefonierten, deutete nichts darauf hin, daß meine Seele um Hilfe schreit.

Bis morgen ist er in München, dann muß er zurück nach Florenz. Sein Kalender quillt über vor Terminen. Irgendwann heute nacht, wenn er alles Geschäftliche erledigt hat, wird er zu mir kommen. Morgen früh muß er wieder fort. Aber heute werde ich nicht allein sein. Und das ist gut so.

Als Linda heimkommt, ist er schon gegangen. Sie will nichts zu essen, sondern lieber gleich zu Gisi.

Ohne sich aufhalten zu lassen, geht sie die Treppe hinauf. Ich spreche noch ein paar Worte mit Trixi. Sie sitzt mit leeren Augen vor dem Fernsehapparat, weiß vermutlich gar nicht, was sie sieht. Ein Blick in Omas Wohnzimmer zeigt ein ähnliches Bild. Die alte Frau hockt zusammengesunken in ihrem Stuhl und ist eingenickt. Auch bei ihr läuft der Fernseher. Als sie mich hört, zuckt sie zusammen.

»Es geht ihr schlecht«, sagt sie. »Wir haben heute die ganze Nacht und den ganzen Tag bei ihr gewacht.«

Ich biete Lindas und meine Dienste an, doch ich weiß im selben Moment, daß sie sie nicht annehmen werden. Jetzt, in ihren letzten Tagen, gehört ihnen Gisi ganz allein. Da lassen sie nur ungern jemanden dazwischen, auch wenn dieser Jemand jahrelang praktisch zur Familie gehört hat.

Zusammen gehen wir die Treppen zu Gisis Wohnung hinauf. Linda und Helga knien auf einem Polster. Gisi ist nicht bei Bewußtsein, aber sehr unruhig. Immer wieder wirft sie den Kopf hin und her. Sie stellt die Beine hoch, überkreuzt sie, streckt sie wieder aus. Einmal suchen ihre Hände eine andere Hand, dann zieht sie ihre wieder zurück, verschränkt sie unter ihrem Kopf.

Mühsam zieht sie die Luft ein. Manchmal sind ihre Augen halboffen. Helga befeuchtet Stirn, Arme und Beine mit einem nassen Waschlappen. Außerdem träufelt sie mit einer Pipette Flüssigkeit in den trockenen, halboffenen Mund.

Ich sitze dabei, präge mir alles genau ein. Langsam werde ich von der mitleidenden Freundin zur sachlichen Beobachterin. Und das ist gut so. Meine Tränen versiegen, meine Augen sehen wieder klar. Ich werde sterben, sicher, aber solange ich den Zeitpunkt noch nicht weiß, muß ich meine gebückte Haltung wieder aufgeben. Sonst verschwende ich wichtige Zeit, die ich eigentlich zum Leben brauche.

Am nächsten Morgen kurz vor halb acht – Enrico hat gerade seine Tasse Kaffee eilig in sich hineingeschüttet und ist nach einem flüchtigen Bussi auf meine zerstrubbelten Haare in das wartende Taxi gesprungen – läutet das Telefon. Ich bräuchte den Hörer gar nicht abzunehmen. Ich weiß ohnedies, wer am anderen Ende der Leitung ist.

»Ingrid, guten Morgen«, vernehme ich Helgas klare Stimme. »Ich wollte dir nur sagen, daß die Gisi heute nacht ruhig eingeschlafen ist.«

Ich bedanke mich für ihren Anruf, vergesse, mich nach Einzelheiten zu erkundigen, krieche zurück in mein Bett. Gisi ist tot. Bin ich die nächste?

Brigitte, meine Freundin von nebenan, muß meine Gedanken erraten haben. Als sie mir im Laufe des Tages begegnet, nimmt sie mich in die Arme.

»Ingrid, ich weiß ganz genau, wie dir zumute ist. Man sieht es dir an.«

Ich lehne mich ganz fest an sie und bin ihr so unendlich dankbar, daß sie an mich gedacht hat.

Alle anderen lassen mich in diesem Niemandsland zwischen trotzigem Lebenswillen und Todesangst allein. Schlimmer noch, sie merken gar nicht, in welcher Verzweiflung ich mich momentan befinde.

Mittags kommt Enrico schnell bei mir vorbei. Er hat gerade noch Zeit, schnell ein Gulasch mit Semmelknödel zu essen. Ich berichte ihm von Gisis Tod und gebe mich betont gelassen. Er schaut mich von der Seite an, ist wohl auf einen Ausbruch von mir gefaßt. Doch der kommt nicht.

Wir sind uns einig, daß ich keinen Kranz schicken werde, sondern einen Strauß Margeriten. Gisi liebte diese Blumen. Ich liebe sie auch. Man hat immer das Gefühl, als lachten sie einen an. Auf mich wirken sie wie große strahlende Sonnenaugen mit wunderschönen weißen Wimpern.

Zum Abschied drückt Enrico mich fest an sich. Sicher fühlt er meinen Kummer. Wir wollten halt nur nicht darüber sprechen. Die Vertrautheit zwischen uns beiden, die mit den Jahren immer noch zu wachsen scheint, ist im Grunde Trost genug.

Ich habe den Wunsch, mich von der toten Freundin allein zu

verabschieden. Als ich das Haus betrete, ist die Familie ausgeflogen. Nur Nada, die jugoslawische Putzfrau, steht im Gang und bügelt.

Mitteilungsbedürftig, wie sie nun einmal ist, will sie mir alles erzählen. Ich winke ab, drehe mich wortlos um, und steige die Treppe hinauf.

Gisi liegt mit gefalteten Händen in ihrem Bett. Eine Mullbinde, die man ihr umgebunden hat, verhindert, daß der Mund aufklafft. Auf der Decke liegen Blumen aus dem geliebten Garten. Neben ihr auf einem kleinen Tischchen stehen Kerzen. Die Vorhänge sind zugezogen und lassen nur wenig von den Sonnenstrahlen herein, die draußen den Tag aufheizen.

Ich wage es nicht, mich auf den Stuhl zu setzen, der neben dem Sterbebett steht. Gebannt bleibe ich am Kopfende stehen und betrachte die tote Frau. Sie trägt einen schwarzen Pullover mit eingestickten Herzen. Manchmal hat es den Anschein, als hebe und senke sich ihre Brust, als atme sie. Die Vision ist so perfekt, daß ich erschrecke. Ich stehe am Bett und kann einfach nicht glauben, daß ich mit Gisi nie mehr ein Wort werde reden können, daß sie nie mehr lachen wird, daß vor mir ein eiskalter Körper liegt, den kein Streicheln und keine Liebkosung mehr ins Leben zurückholen wird.

Ich flüchte mich ins Vaterunser. Mit gefalteten Händen murmele ich das Gebet vor mich hin. Es gibt mir gar nichts. Ich hätte genausogut irgendein Gedicht aufsagen können. Der Effekt wäre der gleiche, lediglich Gemurmel in einem totenstillen Haus.

Mein fast kindlicher Glaube an Gott hat mir in meinem Leben schon sehr oft geholfen, hat mich aufgefangen, wenn ich mich nicht mehr auskannte. Hier und heute ist er mir vorübergehend abhanden gekommen.

Dieser Abstand zu Gott und sämtlichen kirchlichen Ritualen, die so ein Tod mit sich bringt, wird mir in den nächsten Tagen erhalten bleiben.

Gisi, vor Jahren zum katholischen Glauben übergetreten, war tief gläubig. Das wußte ich, das wußten wir alle. Die Beerdigung war für mich eine einzige Katastrophe. Hat ihr der Pfarrer tatsächlich helfen können, als sie sich – wie er in seiner

Predigt immer wieder betonte – in manchen Notlagen an ihn wandte? Ich kann mir das nicht vorstellen. Zu nichtssagend wirkt das, was er in der Aussegnungshalle und am Grab vor sich hinleiert. Ein Schicksal, das mich zutiefst erschüttert hat, das uns alle, die wir uns zu ihrem Begräbnis eingefunden haben, quält und peinigt, degradiert er mit seiner kirchlichen Routine zur Alltäglichkeit. Um meine Beherrschung nicht zu verlieren und mich seiner Ansprache zu entziehen, versuche ich mich an lustige Situationen zu erinnern, die ich mit Gisi erlebt habe. Das lenkt vorübergehend ab.

Ich versenke mich derart intensiv in unsere Vergangenheit, daß ich im wahrsten Sinn den Boden unter den Füßen verliere. Als die Reihe an mir ist, ans Grab zu treten und meine Blumen in das dunkle Erdloch zu werfen, schwanke ich und wäre beinahe gestürzt, hätte mich Linda nicht rechtzeitig zu fassen bekommen.

Das Bild wäre makaber gewesen. Die krebskranke Gisi ist tot, die ebenfalls krebskranke Ingrid stolpert ihr nach. Als ich am Spalier der trauernden Familienmitglieder vorbeigehe, wanke ich noch einmal. Doch diesmal fange ich mich selbst auf.

Mein endgültiger Zusammenbruch kommt dann in der Kirche bei der Seelenmesse. Zur Kommunion gehe ich noch aufrecht und tränenlos. Doch dann sinke ich auf meine Knie und stehe nicht mehr auf. Wie ein Faustschlag trifft mich plötzlich das Wissen um meine Krankheit und ihre zu erwartenden Folgen.

Nach Jahren ist der Krebs zurückgekehrt, hat sich tiefer hineingefressen in meine Brust. Wo sitzt er noch? Wann komme ich dran? Wie werden sie gekleidet sein, wenn sie mich zum Grab begleiten? Ist es ein warmer Tag, sehen sie vermutlich genauso aus wie heute? Sterbe ich im Winter, werden die dunklen Blazer wohl durch warme Wintermäntel ersetzt sein? Sie werden Pelzstiefel tragen, damit sie keine kalten Füße bekommen.

All diese Gedanken fahren mir durch den Kopf, und ich kann und kann mich nicht dagegen wehren.

Was hat der Pfarrer gerade gesagt? Von Sündern und Sünden war die Rede. Bin ich eine Sünderin, weil ich seit so vielen

Jahren einen verheirateten Mann liebe und ohne ihn nicht leben kann? Bin ich eine Sünderin, weil ich keinen Zugang zu meiner Mutter finde? Bin ich sündig, weil ich bisher nur ein einziges Mal am Grab meines Vaters war und mich mit ihm noch immer nicht versöhnen kann? Bin ich unwürdig, weil ich mich mit meiner Krebserkrankung im Grunde immer noch nicht wirklich identifiziere? Gebe ich meiner Lust am Leben zu bedenkenlos nach? Fällt das alles unter die Kategorie Sünde?

Ich weiß es nicht. Ich weine und weine, finde kein Ende. Es ist fürchterlich, daß mir dieser Ausbruch ausgerechnet in dieser Kirche vor all diesen Menschen passiert. Aber ich kann es nicht ändern.

Der Gottesdienst geht zu Ende. Aus weiter Ferne höre ich mein Lieblingslied: »Großer Gott, wir loben Dich«. Nein, großer Gott, loben kann ich Dich nicht, nicht jetzt. Vielleicht kann ich Dich lieben. Jetzt wieder. Die vielen ungeweinten Tränen hatten mir vorübergehend die Sicht versperrt. Jetzt sind meine Augen wieder frei. Der seelische Hausputz war notwendig.

Im Arm von Linda verlasse ich die Kirche. Draußen empfangen mich einige Trauergäste, die mir etwas Tröstendes sagen wollen. Doch ich mache ein abweisendes Gesicht. Ich will nichts hören. Gar nichts!

Linda geht zu Fuß nach Hause, obwohl ein Gewitterregen ihr die Wassermassen ins Gesicht peitscht. Es ist ihr egal. Ich verschwinde schleunigst im Auto von Freunden.

»Willst du noch ein wenig zu uns kommen?« werde ich gefragt.

»Lieb von euch, aber ich will jetzt allein sein«, gebe ich zur Antwort.

Ein Blick auf die Uhr zeigt mir, daß die Sprechstunde von Pfarrer Söllner schon vorüber ist. Soll ich ihn privat anrufen und ihm von meinem Kummer erzählen? Schließlich sind er und seine Frau Hanne seit vielen Jahren meine Freunde. Ich unterlasse es dann doch. Hanne muß ein Frauentreffen vorbereiten. Ich will lieber nicht stören.

Wie zwei entwurzelte Bäume sitzen Linda und ich im Wohnzimmer und wissen einfach nicht, wie wir mit unserem Leid fertigwerden sollen.

Enrico, wo bist du? Warum kannst du jetzt nicht bei mir sein, um mich zu trösten? Solche Momente sind schrecklich. Er ist in Florenz, bei seiner Familie, ich sitze in München und habe nur den einen Wunsch, mich an ihn anzulehnen.

Linda ist schon im Bett und hat sich den Kopfhörer über die Ohren gestülpt, um ihre Musik zu hören. Ich sitze noch im Wohnzimmer, habe eine Zeitung in der Hand, versuche im Sportteil Florians Artikel über Wimbledon zu lesen und komme über die ersten Zeilen nicht hinaus.

Es läutet. Ganz leise nur, sehr zaghaft. Die Haustür ist schon verschlossen. Ich stecke den Schlüssel zurück ins Schloß und öffne die Tür. Ich weiß nur, daß solche Ereignisse auf der absoluten Plus-Seite in meinem jetzigen Leben zu verbuchen sind. Enrico steht vor mir.

Zunächst bin ich fassungslos. Er hat in Florenz eine Münchner Zeitung in die Hand bekommen und den Todesanzeigen entnommen, daß Gisi heute begraben wird.

Arm in Arm gehen wir die Treppe hoch, setzen uns auf die Couch, ohne uns loszulassen. Und dort bleiben wir sitzen. Engumschlungen, wortlos.

»Enrico, es war so schrecklich«, sage ich schließlich.

»Ich weiß«, antwortet er mir.

Dann kehrt wieder Ruhe ein zwischen uns.

»Ich bin richtig daheim in deinen Armen«, sage ich nach einer Weile.

»So soll es auch sein«, meint er und drückt mich noch ein wenig fester an sich.

Irgendwann stehe ich auf und hole uns eine Flasche Rotwein. Wir nippen an den Gläsern, eigentlich ohne Verlangen nach Alkohol.

»Enrico, ist das Sünde, was wir erleben?« Plötzlich sind die Gedanken aus der Kirche wieder ganz präsent.

Enrico schweigt. Der praktizierende Katholik aus Italien weiß einfach keine Antwort, mag diese Art von Überlegungen auch nicht sonderlich.

»Wir dürfen niemanden verletzen. Das ist wichtig.« Das ist ein Programm, aber keine wirkliche Reaktion auf meine Frage.

Doch ich bin zufrieden damit. Seine Anwesenheit heute ist so unheimlich wichtig für mich.

Das erste Mal, seit wir uns kennen, gehen wir in mein Bett, nur um einander nahe zu sein. Zwischen uns ist im Moment keine Leidenschaft, sondern ganz einfach nur Liebe, Verständnis füreinander, Verbundenheit, Freundschaft. Ich habe mir das immer gewünscht, mein Leben lang. Ich wollte mit dem Mann, den ich liebe, auch befreundet sein. In den langen Jahren, die wir nun miteinander verbunden sind, ist mir Enrico auch zum Freund geworden. Und dafür bin ich unendlich dankbar!

Seit Gisis Tod sind inzwischen einige Monate vergangen. Ich vermisse sie. Der Weg zu ihrer Familie, die nur einen Steinwurf entfernt von mir lebt, fällt mir schwer. Uns allen fehlt Gisis perlendes Lachen, ihrer Mutter gehen die Gespräche mit ihrer Tochter ab. Wie sehr sie eine Einheit waren, merkt man erst jetzt, wo sie auseinandergerissen wurden. Die Ähnlichkeit zwischen den beiden sticht ins Auge. Auch im Gesicht ihres ältesten Sohnes Frank tauchen immer mehr Züge der toten Mutter auf. Wenn er etwas erzählt, höre ich ihm manchmal gar nicht zu. Seine Gesten, seine Redewendungen, seine Bewegungen – sie alle führen weg von ihm und hin zu Gisi, die jetzt schon so lange in ihrem Grab liegt.

Vor allem, wenn ich mich elend fühle, halte ich mit der toten Freundin Zwiegespräche. Sie ist für mich mit der Zeit so etwas wie eine Kontaktadresse im Reich der toten Krebskranken. Sie wird mich dort in Empfang nehmen, wenn ich an der Reihe bin.

Es geht mir sehr schlecht in diesem heißen Münchner Sommer 1992. Doch das liegt weniger an den ungewohnt hohen Temperaturen. Auch den alarmierenden Ozonwerten gebe ich keine Schuld an den sich häufenden Kreislauf- und Herzbeschwerden.

Die schriftliche Auseinandersetzung mit meinem bisherigen Leben verursacht die Pein. Vor allem mein toter Vater hat mich wieder voll im Griff. Es gibt Zeiten, da bringe ich keine Zeile zu

Papier. In den Nächten liege ich wach und tauche ein in meine kontrastreiche Kindheit. Da helfen auch die aufmunternden Worte von Clare nichts mehr. Sie schaut regelmäßig bei mir vorbei, holt die fertigen Manuskripte ab und tippt sie in den Computer.

Als ich gar nicht mehr weiter weiß und schon geneigt bin, die bereits fertigen Seiten einem Papierwolf zu überlassen, wende ich mich an Gisela Günther, meine verständnisvolle Lektorin. Mir war eingefallen, daß ich die Szenen mit meinem Vater neutralisieren könnte, indem ich sie in die dritte Person setze. Nicht mehr ich und mein Vater sind es dann, die sich gegenseitig quälen, sondern ganz einfach ein Vater und seine Tochter. Das schafft Abstand und bietet Raum zum Atmen. Außerdem will ich mich in meinem Buch nur auf Momentaufnahmen beschränken, die mein Leben mit ihm beleuchten, die auf mich Einfluß hatten. Gisela Günther ist zwar von dieser Idee angetan, doch ich verwerfe sie wieder.

»Sie begehen keinen Verrat an Ihrem Vater.« Sie versucht mich immer und immer wieder aufzubauen. »Sie sind im übrigen auch nicht die einzige Tochter auf der Welt, die unter den Wechselbädern väterlicher Zuwendung zu leiden hatte.«

Solche nüchternen Worte sind notwendig.

Die entscheidende Hilfe bekomme ich dann von Konstantin Wecker, einem Freund aus vergangenen Tagen. Gerade als ich mir über die letzten Seiten meiner Geschichte den Kopf zerbreche und hin- und hergerissen bin zwischen Optimismus und Skrupeln, bekomme ich sein jüngstes Buch ›Uferlos‹ in die Hände. Ich habe es Linda zu ihrem 20. Geburtstag geschenkt. Doch es liegt nicht lange auf ihrem Tisch. Noch am Abend wandert es auf die Bauerntruhe neben meinem Bett.

In einem Tag habe ich es ausgelesen. Ich nehme nichts um mich herum wahr, so fesselt mich der Inhalt. Wecker schildert den langen gefährlichen Weg eines lebensfrohen, heiteren jungen Mannes, der Kokain für eine jederzeit läßliche Sünde hält und an diesem Irrtum fast zugrunde geht.

Ich weiß zunächst gar nicht zu sagen, was mich mehr fasziniert: die Intensität seiner kraftvollen Sprache oder der zunehmende Wahnsinn des Drogenabhängigen. Seine Offenheit ist überwältigend. Er schont nichts und niemanden, am wenigsten sich selbst.

Noch benommen von diesem Buch, rufe ich ihn an.

»Konstantin, ich muß dich unbedingt sehen.« Ich überfalle den Ahnungslosen. »Ich glaube, im Moment bist du der einzige Mensch, der mir kompetent helfen kann.«

Selbstverständlich hat er keine Ahnung, wovon ich rede. Doch Konstantin ist ein Freund, ein geduldiger obendrein. An einem düsteren Regentag, der unerbittlich kommende Herbstdepressionen ankündigt, fahre ich zu ihm. An der Tür begrüßen mich zwei wie wild bellende Hunde und zwei interessierte Katzen. Mit einer Weinschorle bewaffnet wandern wir in sein Arbeitszimmer. In wenigen Worten schildere ich ihm das Sujet meines zweiten Buches und die Schwierigkeiten, die ich immer wieder mit ihm habe.

»Hör zu, Ingrid«, sagt er, nachdem er meinen Redeschwall kein einziges Mal unterbrochen und mir sehr aufmerksam zugehört hat. »Du mußt dein Buch so ehrlich wie möglich schreiben. Nur Selbsterlebtes und Selbsterlittenes erreicht den Leser. Auf Geschichten fällt er nicht mehr rein. Das ist ein allgemeiner Trend. Menschen sind an Schicksalen anderer Menschen interessiert, holen sich das raus, was sie selbst betrifft.«

Plötzlich lacht er mich an.

»Eigentlich macht so ein Buch wie meins oder deins die Psychiater arbeitslos. Die reden doch oft über Dinge, die sie selbst gar nicht kennen.«

Er habe Stöße von Briefen erhalten, in denen Betroffene seine Offenheit priesen.

»Viele von ihnen steckten in derselben Situation und waren richtig froh darüber, daß es auch den sogenannten Prominenten dreckig gehen kann.«

Doch er hat auch Reaktionen erhalten, die ihn kränken.

»Eine wirkliche Kritik über mein Buch habe ich bisher nicht gefunden«, sagt er. »Den Journalisten geht es nur um den Inhalt, nicht um die Form. Und da scheiden sich dann die Geister. Die einen werfen mir vor, daß ich das Drogenproblem verniedliche, andere lesen sogar eine Aufforderung zum Drogenkonsum heraus, und die ganz Gescheiten sehen darin die sexuellen Bekenntnisse eines drogensüchtigen Schickimicki-Machos, der die Frauen verächtlich macht.«

»Und da wunderst du dich, daß ich mich vor den Reaktionen auf mein Buch fürchte?« falle ich ihm ins Wort. »Vielleicht glaubt man, ich will mit dem beliebten Rateonkel abrechnen. Vielleicht unterstellt man mir, daß ich für den Hackethal Reklame mache, vielleicht hält man mich aber auch nur für eine profilneurotische Anfang-Fünfzigerin mit starkem Drang, ihr kompliziertes Liebesleben vor der Öffentlichkeit breitzutreten.«

Jetzt reicht es ihm.

»Spar dir deine Überlegungen. Dein erstes Buch, das ja ähnlich gestrickt war, hat seine Leser gefunden und gute Kritiken gehabt. Warum willst du jetzt bei deinem zweiten zurückstekken? Je ehrlicher du schreibst, desto enger bist du am Leser.«

Mich wundert, daß er den Felsbrocken, der mir vom Herzen fällt, nicht hört. Er hat ja recht. Ich muß dieses Buch zu Ende schreiben, ohne mich um mögliche Reaktionen der anderen zu scheren.

Erleichtert kehre ich an meinen Schreibtisch zurück. Die Regenwolken sind auch wieder verschwunden. Ein kräftiger Föhnwind hat den Himmel saubergefegt.

Während eines Kurzurlaubs auf Menorca hole ich verpaßte Sommerfreuden nach. Eine Woche lang tobe ich mit Helga im lauwarmen Meer herum. Tagsüber schwimmen wir, am Abend besuchen wir das ›Cachito‹, eine kleine Bar am Hafen in Mahon. Bei Wodka-Tonic erzählen wir uns Geschichten, die wir erlebt haben. Wenn der Betrieb ruhiger geworden ist, setzt sich Nacho zu uns an den Tisch. Ihm gehört diese Bar. Im Winter, wenn die Touristen die Insel verlassen haben, kehrt er zu seiner Freundin nach Madrid zurück und malt. Vor Jahren waren seine Bilder noch reine Fingerübungen. Inzwischen hat er bereits einen Manager, der Ausstellungen für ihn arrangiert. Ich verliebe mich in ein Bild und kaufe es ihm ab.

›Das Schweigen der Glocken‹, hat er es genannt. Für mich symbolisiert es auf Anhieb Karfreitagsstimmung. Die Farben sind alle in Moll, dunkle, schwermütige Kleckse unter einem wolkenverhangenen Himmel. Ich schildere Nacho meine Empfindungen. Er schaut mich nachdenklich an. Dieses Bild hat er tatsächlich an einem Karfreitag begonnen.

Nach einer Woche kommt Enrico zu uns. Ich ziehe mit ihm ins Hotel, Helga bleibt allein im Haus. Wir unternehmen alles gemeinsam, erst spät am Abend trennen wir uns. Ich bin glücklich, diese beiden Menschen, die mir soviel bedeuten, um mich zu haben.

Mein Optimismus wächst. Wieder einmal bin ich ganz sicher, meine Krankheit – wenigstens vorläufig – besiegt zu haben. Beschwerden habe ich im Moment nicht. Kleine Wehwehchen stecke ich ganz einfach weg.

Ich habe noch so viel vor. Ich darf jetzt gar nicht sterben. Ich möchte erleben, wie aus meinen Kindern Linda und Florian und deren Freunden ehrenwerte Mütter und Väter werden. Ich möchte im ersten Buch meines Sohnes blättern und dabeisein, wenn Lindas Bilder ausgestellt werden. Ich möchte Jerusalem wiedersehen, wenigstens einmal noch. Ich möchte noch viele Gelegenheiten haben, den Menschen, die mich täglich begleiten, für ihre Freundschaft zu danken.

Und ich möchte mit dem Mann, den ich liebe, unseren längst bereitgestellten Luftballon besteigen, in einen wolkenlosen Himmel fliegen und gemeinsam mit ihm in der Regenbogenstraße Nummer 21 ein Luftschloß beziehen, das wir dort vor vielen Jahren eingerichtet haben.

So heiter, so unbeschwert, so voller neuer Hoffnung sollte dieses Buch ausklingen.

Doch dann kommt der 26. Oktober 1992, und so manches ändert sich wieder einmal in meinem Leben.

Florian befindet sich momentan mit Schiereck auf einer vierwöchigen Rundreise durch Amerika, Enrico nimmt an einer Tagung in Paris teil, Linda ist in der Schule, meine Mutter liegt hinter geschlossenen Fensterläden in ihrem Bett – wie so oft in letzter Zeit.

Ich fahre mit Alex, die einen studienfreien Tag hat, nach Riedering in die Hackethalsche Sprechstunde. Eine ganz normale Untersuchung soll es sein, eine Rückmeldung nach den Sommerferien sozusagen. Ich habe zwar entlang der eigentlich gut verheilten Narbe einige Unebenheiten gespürt, sie aber nicht weiter ernstgenommen. Dr. Weber ist eben doch mehr Chirurg als Couturier!

Die Stimmung ist relativ entspannt, als ich das Ordinationszimmer von Helena Georgiou betrete. Sie zeigt sich sehr zufrieden mit meinem Allgemeinzustand. Ich habe nur ein wenig abgenommen. Es gibt keine Beschwerden – bis eben auf die kleinen holprigen Stellen am oberen Ende der Narbe. Die Ärztin besieht sie sich genauer und sperrt augenblicklich ihr Gesicht zu. Dann verlangt sie die Blutwerte, die ich in München hatte bestimmen lassen. Ihre Miene wird noch düsterer. Der CA-Wert ist seit dem Juli um zehn Striche gestiegen. Plötzlich ist Alarm angesagt.

»Sie müssen wiederkommen und sich operieren lassen«, sagt sie grimmig und telefoniert nach dem Professor.

Ich bin völlig empfindungslos auf der Untersuchungspritsche sitzengeblieben, höre ihre Sätze, aber ich nehme sie nicht wirklich in mir auf.

Julius betritt das Zimmer, aufgekratzt wie immer, wenn er mich sieht.

»Na, Frau Schriftstellerin, was macht Ihr Buch?« flachst er mich an.

Wir arbeiten für denselben Verlag. Er weiß also Bescheid.

Als er unsere ernsten Gesichter sieht, schaltet er sofort um.

»Was ist los?« will er von Helena Georgiou wissen.

»Sehen Sie selber« sagt diese und deutet auf die zwei kleinen Knoten, die sie inzwischen mit einem blauen Farbstift sichtbar gemacht und fotografiert hat.

»Warum bist du nicht drei Monate nach deiner Operation im Februar zurückgekommen und hast unser Aufbauprogramm mitgemacht?« knurrt er mich an.

So ist das immer mit uns beiden. Der Mediziner in ihm macht mir stets Vorwürfe, daß ich zu leichtsinnig bin, der Freund hingegen strahlt zufrieden in die Runde, wenn ich nur Blödsinn im Kopf habe und mir keiner meine Krebserkrankung ansieht.

»Julius, wir sind uns im Juli darüber einig gewesen, daß wir zunächst einmal den Sommer vorübergehen lassen und ich mich erst im Herbst wieder melde, vorausgesetzt, es stellen sich keine Beschwerden ein.«

Er hat unsere Absprache offenbar völlig vergessen.

»Ich hatte keine Beschwerden, wenigstens keine, die mit meiner Brust zusammenhingen. Der Kreislauf spielte manchmal verrückt, aber das lag wohl an der Hitze und den Herzbeschwerden, die mir mein Buch bereitet.«

»Lassen wir das«, sagt er einlenkend. »Das bringt jetzt nichts. Du mußt kommen, so schnell wie möglich.«

Ich sage nichts, schaue die beiden nur an.

»Hast du verstanden«, bohrt er nach, »und willst du das überhaupt?«

»Natürlich komme ich, wenn ich muß. Von Wollen ist da ja wohl weniger die Rede.«

Zunächst kann ich gar nicht aufgenommen werden. Kein einziges Bett ist frei. Die Parkklinik ist bis weit in das kommende Frühjahr hinein ausgebucht.

»Sobald wir was haben, ruft dich die Li an«, sagt er. »Mach's gut.«

Er dreht sich um und verläßt den Raum. Er hat mir nicht einmal die Hand gegeben.

Helena Georgiou legt einen Arm um meine Schultern.

»Sie dürfen nicht aufgeben. Wir kriegen das schon wieder hin. Kein Zweifel.«

Die dunklen, sorgenvollen Augen in dem blassen Gesicht strafen ihre optimistische Prognose Lügen.

Ich löse mich aus ihrer Umarmung, die auf mich plötzlich wie eine Umklammerung wirkt.

Ich darf jetzt nicht weinen, bloß nicht! Ich kann sonst nicht mehr aufhören. Nie mehr!

Alex, die immer noch vor dem Ärztezimmer sitzt, brauche ich nichts zu erklären. Sie hat das Gesicht des Professors gesehen, als er mich verließ.

»Mist«, sagt sie und sonst nichts mehr.

In der Zentrale teilt man mir noch einmal mit, daß momentan nicht einmal eine Rumpelkammer, geschweige denn ein

Einzelzimmer frei ist. Man wird mich anrufen, sobald sich etwas tut.

Einer erneuten Umarmung irgendeiner mitleidenden Seele entgehe ich gerade noch rechtzeitig.

Es ist vorüber. Alex und ich steigen in mein Auto. Zunächst reden wir nicht miteinander. Ich habe zwar ein paar verzweifelte Anstrengungen unternommen, irgend etwas zu sagen, aber meine Stimme schwankt derart, daß ich es vorziehe, den Mund zu halten.

Auf halbem Weg rede ich dann doch.

»Weißt du, daß ich vorhatte, mit Enrico den Rest meines Lebens zu verbringen?« sage ich völlig aus dem Zusammenhang. »Auf und davon wollte ich mit ihm gehen. Das wird jetzt nichts mehr. Wir haben wohl zu lange gewartet mit unserem gemeinsamen Leben. Der Florian muß seine Wohnung aufgeben und in unser Haus zurückziehen. Linda kann nicht allein bleiben mit meiner Mutter und unseren beiden Katzen. Das hält sie nicht aus.«

»Bitte, bitte hör auf damit! Ich kann das nicht hören!«

Alex' Aufschrei reißt mich augenblicklich aus meiner Weltuntergangsstimmung.

»Verzeih, Alex. Das war wohl nicht sonderlich rücksichtsvoll von mir«, entschuldige ich mich bei dem jungen Mädchen, das sicherlich im Moment total überfordert ist. »Es wird schon wieder werden. Es muß einfach noch einmal werden.«

Diese Sätze klingen in meinen Ohren wie die beschwörenden Formeln bei einer Hexenaustreibung. Doch diese Version behalte ich vorsorglich noch ganz für mich.

Bevor wir nach Hause fahren, müssen wir noch bei Clare vorbei und den ersten Schwung ausgedruckter Manuskriptseiten abholen.

Von dort aus rufe ich Linda an.

»Was ist los, Mami?« fragt sie mich

»Ich muß wieder in die Klinik. Es ist was nachgekommen.«

»Scheiße!« schreit meine Tochter in den Hörer.

Daheim empfängt sie mich mit einem wunderschönen Margeritenstrauß und einem strahlenden Lächeln.

»Donnerwetter«, denke ich bei mir, »das Mädel hat sich ganz schön in der Hand.«

Ich will eine Flasche Prosecco öffnen, bekomme den Korken nicht aus dem engen Hals. Auch Alex scheitert.

Linda erledigt das für uns. Wir füllen unsere Gläser und trinken ... Ja, auf was trinken wir eigentlich? Auf meine Gesundheit, selbstverständlich. So ist es nun einmal der Brauch, auch wenn die zweite Krebsoperation innerhalb eines Jahres auf mich wartet. Prost!

In der Nacht meldet sich Enrico bei mir. Ich schluchze mein ganzes Elend in den Hörer. Er kommt gar nicht zu Wort.

»Enrico, es ist so fürchterlich! Wir werden niemals miteinander leben. Ich habe keine Zeit mehr.«

Er will mich aus der Ferne beruhigen, doch seine Versuche scheitern kläglich. Er ist zu weit weg.

In zwei Tagen wird er zurück sein. Vielleicht schafft er es dann. Eine Woche dauert es noch, bis Florian aus Amerika zurück ist. Er hat angerufen, ich habe kein Wort über meine neuerliche Erkrankung verlauten lassen.

Die Woche ist angefüllt mit hektischen Aktivitäten. Die Versicherung muß verständigt werden. Gisela Günther tritt eine Kur an. Ich melde mich bei ihr und erzähle ihr von meinem Rückfall. Sie erschrickt und meint, ich soll mir mit der Abgabe des Manuskripts ruhig Zeit lassen. Ich schreibe eine kleine, sehr persönliche Weihnachtsgeschichte für unseren Gemeindebrief und hole mir bei einem Freund Rat, wie ich mein Testament machen soll. Das ist sicherlich der schwerste Weg, den ich in diesen Tagen gehe. Aber er ist notwendig. Das sehe ich ein.

Außerdem ertappe ich mich dabei, daß ich diesmal ganz anders reagiere als bei meiner Operation im Februar. Damals war sie top secret. Nur ganz wenige wußten, was auf mich wartete, als ich mich für drei Wochen verabschiedete. Diesmal bin ich nicht so diskret. Diesmal sehne ich mich nach meinen Freunden, nach ihren Streicheleinheiten, nach ihren Liebesbeweisen.

Und sie kommen alle, wärmen mein kummervolles Herz, halten meine Hände fest, die nervös mal hier- und mal dorthin greifen, die am kräftigsten da zupacken wollen, wo das Loslassen am schmerzhaftesten ist.

Ich hatte vergessen, wieviel Freunde ich habe, wie sehr sie mich mögen. Nach zehn Tagen Ungewißheit steht jetzt mein Operationstermin fest. Li hat ein Bett für mich aufgetrieben. Kurz vor Weihnachten werde ich wieder zu Hause sein. Voraussetzung ist natürlich, daß sich keine Komplikationen einstellen.

Weiche noch? Inzwischen habe ich nämlich begriffen, daß ich selbst zunächst die größte Komplikation war. Ich hatte mit einem Mal allen Mut und alle Zuversicht verloren. Zu schnell und ohne Gegenwehr hatte ich mich auf ein Leben auf Zeit eingestellt. Was morgen, nächste Woche, in einem Monat passieren würde, interessierte mich schon nicht mehr.

Das war ein Fehler, den ich eigentlich nicht machen wollte und den ich bei vielen Bekannten, die in einer ähnlichen Situation stecken wie ich, immer recht wortreich gegeißelt habe.

Ich muß wieder zu meinem alten Optimismus zurückkehren, sonst habe ich keine Chance!

Auch jetzt, wo ich weiß, daß es mit dem Sterben vielleicht doch etwas schneller gehen kann, als ich das ursprünglich erwartet hatte, werde ich mein Leben nicht vorzeitig beenden durch Zweifel, Ängste und Kleinmut.

Ich werde mir deswegen kein Vergnügen versagen, ich werde mit meinen Freunden so oft und so lange feiern, wie es nur geht, ich werde auf ein Leben mit Enrico vorerst noch nicht verzichten, auf keinen seiner Küsse, auf keine unserer Umarmungen.

Ich werde nicht klein beigeben! Noch lange nicht! Ich habe keine Angst um mich! Noch immer nicht.

Band 61396

Jeannette Kupfermann

Wenn die Tränen versiegt sind

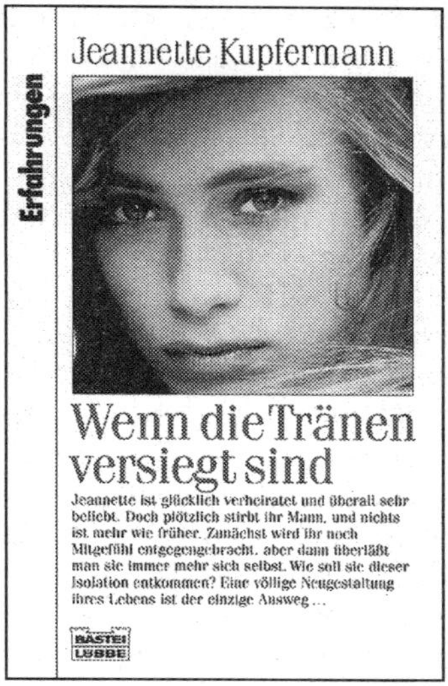

Für Jeanette bricht eine Welt zusammen, als sie erfährt, daß ihr Mann an Krebs leidet und nur noch kurze Zeit zu leben hat. Doch nach Jacques' Tod muß sie erkennen, daß sie das Ausmaß der Probleme noch unterschätzt hat: Der Schmerz über den Verlust des Partners reißt sie in ein tiefes Loch, und ihre Freunde, mit deren Hilfe sie gerechnet hatte, ziehen sich von ihr zurück. Jeannette spürt die Sprachlosigkeit, das Unbehagen und das Konkurrenzdenken der Frauen wie Messerstiche. In bewegender Offenheit schildert Jeanette ihren Weg zurück ins Leben, wie sie das Gefühl der Wertlosigkeit, ihr Selbstmitleid und die Isolation überwindet. Schritt für Schritt baut sie sich eine neue Existenz auf, beginnt wieder zu arbeiten, trägt den Schuldenberg ab, der mittlerweile entstanden ist, und macht sich auf die Suche nach neuen Freunden, nach Menschen, die sie auch ohne Partner akzeptieren...

BASTEI LÜBBE

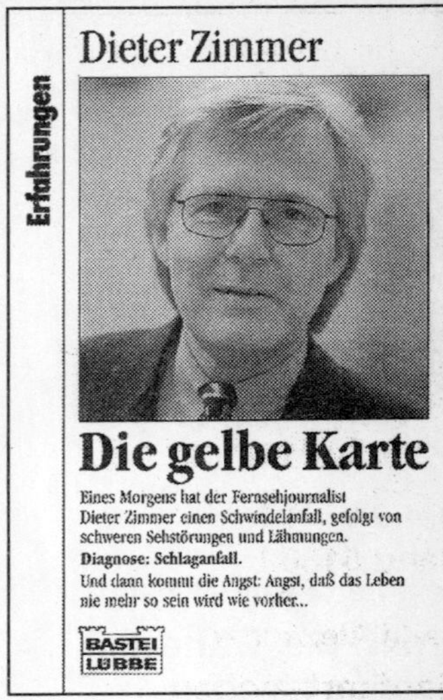

Band 61361

Dieter Zimmer

Die gelbe Karte

Der Schlaganfall ist die dritthäufigste Todesursache in der Bundesrepublik, nicht zu reden von den Tausenden von Behinderten, die er auf der Strecke läßt. Die Zahl der Schlaganfallopfer steigt, und die Betroffenen gehören immer häufiger einer jüngeren Altersgruppe an. Doch nur wenige wissen über diese »Volksseuche« Bescheid.
Dieter Zimmer war 49, als ihm im wahrsten Sinne des Wortes »der Schlag traf«. Er fragte sich: Warum gerade ich? Woran hat es gelegen? Was habe ich falsch gemacht? Aber vor allem: Werde ich wieder so leben können wie vorher? Schreiben? Sprechen? Mit den Kindern spielen? Vor der Kamera stehen? Oder werden die Krankheit und die Angst von nun an meine ständigen Begleiter sein?
In diesem Buch beschreibt er, wie er diese Ängste bewältigen konnte.

BASTEI LÜBBE

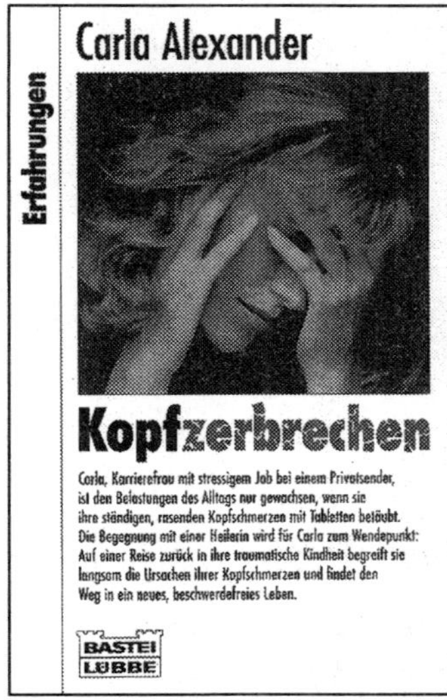

Band 61382

Carla Alexander

Kopfzerbrechen

Carla führt ein Leben, um das sie viele Frauen beneiden: Sie ist jung, attraktiv und hat als Fernsehredakteurin im Handumdrehen Karriere gemacht. Doch Carlas Alltag ist die Hölle. In ihrem Job darf sie nicht die geringste Schwäche zeigen, deshalb muß sie jeden Tag ihre unerträglichen, hämmernden Kopfschmerzen mit großen Mengen Schmerztabletten betäuben. Aber das ist noch nicht alles: Jedesmal, wenn sie ihr Gesicht im Spiegel sieht, steigt lähmendes Entsetzen in ihr auf, und wenn sie versucht, sich an ihre Vergangenheit zu erinnern, überfallen sie rasende Schmerzen im Hinterkopf.
Dann lernt Carla bei einer Reportage Virna, eine Heilerin kennen. Mit ihrer Hilfe gelingt es Carla schließlich, die Kopfschmerzen als letzte Warnung zu verstehen, ihr Leben von Grund auf zu ändern und so schließlich die Schmerzen zu besiegen.

BASTEI LÜBBE

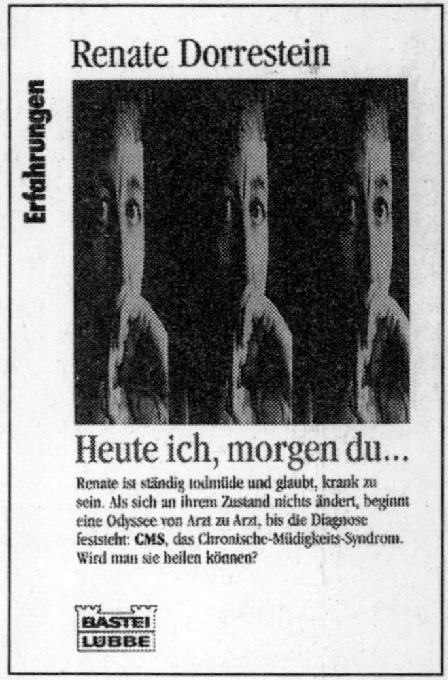

Band 61383

Renate Dorrestein

Heute ich, morgen du...

Von heute auf morgen ist Renate nicht mehr die dynamische Frau, die sie einmal war: Zu müde zum Aufstehen, schleppt sie sich durch den Tag. Als dieser Zustand überhaupt nicht mehr aufhört, sondern auch noch Sprachstörungen, Fieberanfälle, Konzentrationsschwäche und Muskelversagen hinzukommen und sie fast unfähig ist, sich um sich selbst zu kümmern, beginnt eine endlose Tour zu Ärzten und Heilern.
Als festgestellt wird, daß sie an der noch weitgehend unbekannten und kaum erforschten Krankheit »Chronisches Müdigkeitssyndrom« (CMS) leidet, kommt Renate sich endlich nicht mehr wie eine Hypochonderin vor. Sie weiß, daß es für sie noch keine Heilung gibt, aber sie läßt sich nicht unterkriegen ...